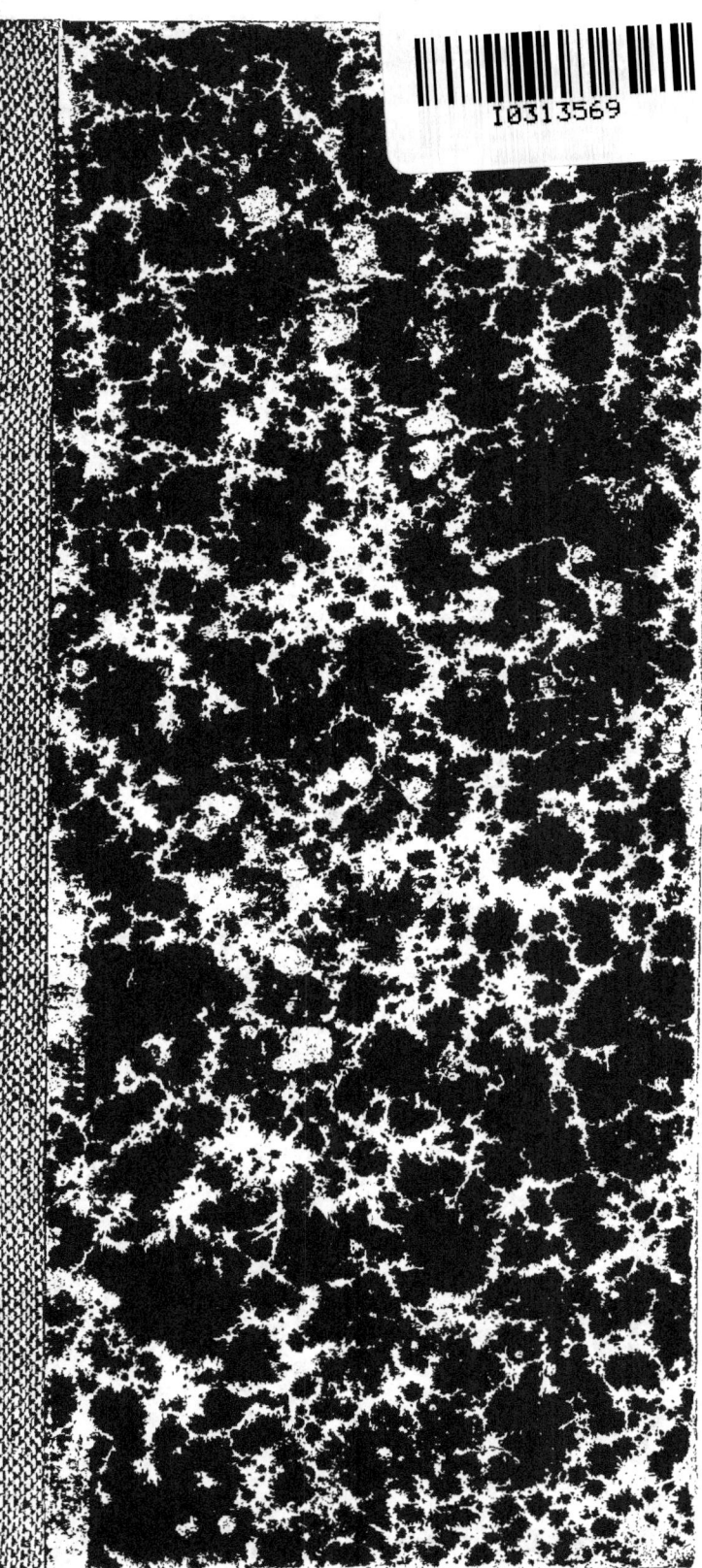

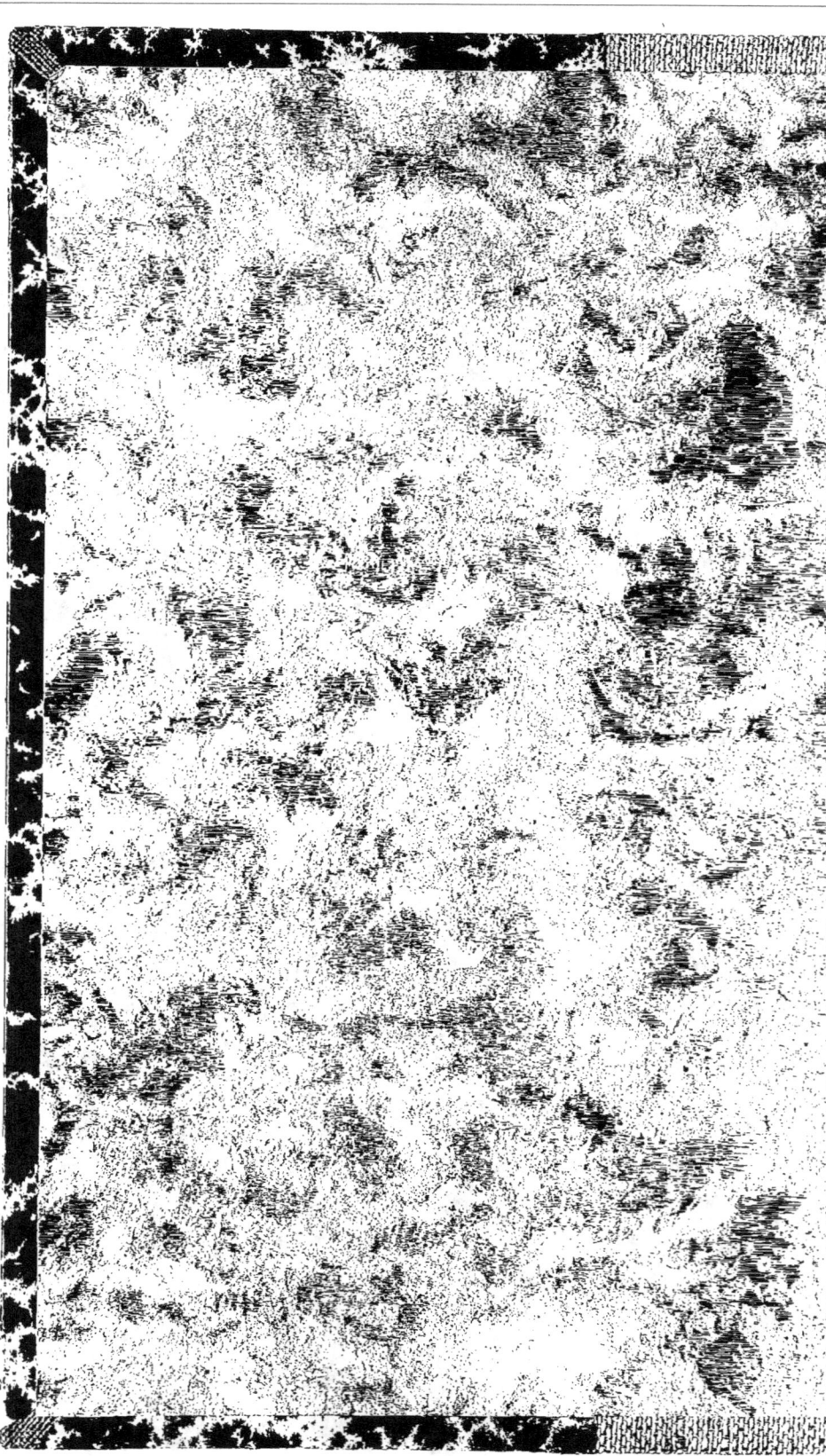

P-A MATHIEU REL. 1981

ÉLOGES
LUS DANS LES SÉANCES PUBLIQUES
DE
L'ACADÉMIE ROYALE
DE CHIRURGIE
DE 1750 A 1792

PAR A. LOUIS,

Recueillis et publiés pour la première fois,

AU NOM DE L'ACADÉMIE IMPÉRIALE DE MÉDECINE,

ET D'APRÈS LES MANUSCRITS ORIGINAUX,

AVEC

UNE INTRODUCTION, DES NOTES ET DES ÉCLAIRCISSEMENTS,

PAR

E.-Fréd. DUBOIS, d'Amiens,

Secrétaire perpétuel de l'Académie impériale de médecine.

PARIS
J.-B. BAILLIÈRE ET FILS,
LIBRAIRES DE L'ACADÉMIE IMPÉRIALE DE MÉDECINE,
rue Hautefeuille, 19.

LONDRES,	NEW-YORK,
H. BAILLIÈRE, 219, REGENT-STREET.	H. BAILLIÈRE, 290, BROADWAY.

MADRID, C. BAILLY-BAILLIÈRE, CALLE DEL PRINCIPE, 11.

1859

ÉLOGES

LUS DANS LES SÉANCES PUBLIQUES

DE

L'ACADÉMIE ROYALE DE CHIRURGIE.

PARIS. — Imprimerie de L. MARTINET, rue Mignon, 2.

ÉLOGES

LUS DANS LES SÉANCES PUBLIQUES

DE

L'ACADÉMIE ROYALE
DE CHIRURGIE

DE 1750 A 1792

PAR A. LOUIS, 2448

Recueillis et publiés pour la première fois,

AU NOM DE L'ACADÉMIE IMPÉRIALE DE MÉDECINE,

ET D'APRÈS LES MANUSCRITS ORIGINAUX,

AVEC

UNE INTRODUCTION, DES NOTES ET DES ÉCLAIRCISSEMENTS,

PAR

E.-Fréd. DUBOIS, d'Amiens,

Secrétaire perpétuel de l'Académie impériale de médecine.

PARIS

J.-B. BAILLIÈRE ET FILS,

LIBRAIRES DE L'ACADÉMIE IMPÉRIALE DE MÉDECINE,

rue Hautefeuille, 19,

LONDRES,	NEW-YORK,
H. BAILLIÈRE, 219, REGENT-STREET,	H. BAILLIÈRE, 290, BROADWAY.

MADRID, C. BAILLY-BAILLIÈRE, CALLE DEL PRINCIPE, 11.

1859

AVERTISSEMENT.

L'Académie impériale de Médecine, en chargeant son secrétaire perpétuel de publier les éloges de Louis, a voulu réparer une grande faute, on pourrait même dire une grande injustice.

Après la suppression de l'ancienne Société royale de médecine et de l'Académie royale de chirurgie, tous les papiers et registres ayant appartenu à ces deux corps savants avaient été remis à l'École de santé de Paris ; chacun savait à cette époque que des dissentions regrettables avaient empêché l'Académie royale de chirurgie d'aller, dans ses publications, au delà du cinquième volume de ses Mémoires, et que le plus illustre de ses secrétaires perpétuels, Louis, sur les trente éloges qu'il avait prononcés dans les séances publiques, n'en avait fait imprimer que deux : celui de J.-L. Petit et celui de Bertrandi; tandis que la Société royale de médecine avait paisiblement publié et ses neuf volumes de Mémoires, et tous les éloges prononcés par Vicq-d'Azyr, son secrétaire perpétuel. On savait en outre, tant les souvenirs étaient récents, que les matériaux de près de deux volumes se trouvaient dans les cartons légués par l'Académie royale de chirurgie, et que ces mêmes cartons contenaient environ vingt-huit éloges entièrement inédits, dûs à la plume de Louis, la plupart en deux copies, corrigées l'une sur l'autre, et toutes prêtes pour l'impression.

Tel était l'état des choses, lorsque l'École de santé de Paris, composée, en grande partie, des débris de ces deux Sociétés savantes, et qui comptait peut-être dans ses rangs quelques anciens ennemis de Louis, s'avisa, en l'an VI, par la plus inconcevable et la plus fâcheuse préférence, d'ajouter un dixième volume à l'énorme compilation de la Société royale de médecine.

L'Académie impériale de médecine arrive bien tard sans doute pour cette œuvre de réparation, mais s'il ne saurait lui être donné de publier avec quelque espoir de succès et d'utilité un ou deux volumes de Mémoires qui ont un peu vieilli, on la félicitera certainement de pouvoir aujourd'hui, grâce à une décision favorable de M. le ministre de l'instruction publique, mettre au jour les beaux éloges de Louis, ces compositions si sévères, si précises, si sagement écrites, auxquelles ce grand chirurgien a su donner par les charmes de son style une éternelle jeunesse. Les plus difficiles rendront hommage à cette plume si judicieuse et si savante ; à cette parole si simple et si vraie, qui semble un dernier écho de la langue que parlait Saint-Simon au commencement de ce siècle.

Malheureusement il manquera à cette collection trois pièces qui n'ont pu être retrouvées ; l'éloge de Levret, celui de Disdier et la notice sur Tronchin. L'éloge de J.-L. Petit, bien que souvent réimprimé, sera naturellement placé en tête de ce recueil ; on y lira l'éloge de Bertrandi, qui ne pouvait en être séparé ; on y trouvera aussi les trois notices lues aux écoles de chirurgie sur Bassuel, Malaval et Verdier ; enfin, et pour clore dignement cette brillante cohorte de chirurgiens, on terminera par l'éloge de Louis lui-même, prononcé par P. Suë dans la dernière séance publique de l'Académie royale de chirurgie.

Ces notices embrassant ainsi tout un demi-siècle, de 1750 à 1793, et renfermant, outre les détails biographiques, des appréciations et des jugements sur les faits, formeront une véritable histoire de la chirurgie française au xviiie siècle.

Le secrétaire perpétuel de l'Académie impériale de médecine s'abuse peut-être, mais il a la conviction qu'en se chargeant de publier ce livre, il aura rendu un vrai service aux hommes de science et aux amis des lettres; aussi se fait-il un devoir de remercier ici l'ancien bibliothécaire de la compagnie, M. le docteur Daremberg, qui, en appelant en d'autres temps son attention sur ces précieux documents, lui a donné la première idée de cette tardive, mais utile publication.

Paris, le 5 avril 1859.

INTRODUCTION.

> At mihi, quod vivo detraxerit iuvida turba,
> Post obitum, duplici fœnore, reddet honos.
> PROPERTII *lib. III, eleg.* 1.

Les corps savants, de même que les simples particuliers, ne peuvent acquérir une célébrité vraiment légitime et durable que par la publication de travaux sérieux et soutenus ; ces publications, pour les Académies, se sont de tout temps produites sous la forme de *mémoires* pour ce qui concerne les choses, et sous la forme d'*éloges* pour ce qui concerne les personnes : double tâche communément imposée à leurs secrétaires perpétuels.

L'Académie royale de chirurgie a publié ainsi des mémoires à l'égard desquels on a pu dire qu'ils forment un Code chirurgical dont les articles ne sont pas encore abrogés. Mais d'où vient que cette précieuse collection s'est trouvée suspendue dès l'année 1774, c'est-à-dire au milieu même de l'existence de cette Société ? Et comment se fait-il que le plus célèbre de ses secrétaires perpétuels n'ait fait insérer qu'une seule notice historique dans cette même collection ? Nous pensons qu'il ne sera pas inutile de tracer ici un court historique des causes qui ont si malheureusement entravé ces publications, de montrer quel était l'esprit qui animait cette Société, quels étaient les partis qui finirent ensuite par la diviser, et les dissensions qui lui causèrent tant de préjudice.

On sait que l'Académie royale de chirurgie a eu successivement trois secrétaires perpétuels, et que dans la dernière année de son existence elle a eu un secrétaire par *intérim*.

L'un de ses premiers secrétaires n'ayant fait en quelque sorte que passer, c'est à peine si nous aurons à nous en occuper : c'était Quesnay, nommé pour publier le premier volume des Mémoires, et qui se retira dès que cette tâche fut remplie.

Quant à Morand, nous verrons que, nommé secrétaire dès l'établissement de la Société, il avait été obligé de se démettre une première fois de ses fonctions; que, nommé de nouveau après la retraite de Quesnay, il fut encore obligé de donner sa démission pour céder enfin la place à Louis, qui déjà, et depuis longtemps, était secrétaire de fait. On peut dire que Louis a été de 1764 à 1792 l'âme de ce grand corps; plus que tout autre, il a contribué à sa gloire; que n'aurait-il point fait s'il n'avait été sans cesse attaqué, poursuivi et persécuté. Mais il est temps d'entrer dans quelques détails à ce sujet, et de dire quelle a été la part que les trois secrétaires ont prise à la publication des travaux de cette compagnie.

Le premier établissement de l'Académie royale de chirurgie remonte à l'année 1731 ; la première mention officielle en est faite dans une lettre de M. de Maurepas, adressée, le 12 décembre 1731, à Mareschal, premier chirurgien du roi ; M. de Maurepas l'informe que Sa Majesté approuve le projet de la formation d'une *Société académique*, sous sa protection et sous l'inspection de son premier chirurgien ; Société qui sera composée, est-il dit, de soixante-dix membres, dont dix sous le nom d'*académiciens libres*, et soixante sous la dénomination d'*académiciens ordinaires*.

Cette première organisation essentiellement libérale et calquée sur celle de l'Académie des sciences, grâce à Fontenelle qui avait prêté ses registres, aurait prévenu bien des troubles et des dissensions, si elle eût été maintenue ; mais des ambitions particulières substituèrent plus tard à cette organisation une hiérarchie toujours blessante entre des savants, et particulièrement entre des chirurgiens.

L'égalité la plus parfaite régnait donc à cette première et brillante époque de l'Académie royale de chirurgie ; la séance d'inauguration eut lieu le 18 décembre 1731. Mareschal avait convoqué soixante-dix maîtres chirurgiens de Paris, soixante-huit répondirent à l'appel; les officiers avaient été nommés par le roi pour l'année qui allait s'ouvrir et sur la présentation de Mareschal; c'était J.-L. Petit pour la place de directeur; Malaval, vice-directeur; Morand secrétaire; Ledran fut chargé de la correspondance, Garengeot des extraits, et Bourgeois jeune fut nommé trésorier.

On commença par donner lecture du règlement qui allait régir la compagnie, puis Petit (le fils) communiqua, au nom de Lapeyronie, une observation sur une hernie; Morand, au nom de Mareschal, communiqua des remarques sur une pierre sortie du rectum; J.-L. Petit donna lecture d'une observation sur une fistule du périnée, guérie par une opération; Malaval lut une observation sur un cancer au genou, et enfin Houstet communiqua des observations sur les pierres enkystées.

Dans la seconde séance qui eut lieu le 24 décembre suivant, il fut arrêté que la *Société académique*, car tel a été le premier titre de l'Académie de chirurgie, se réunirait tous les mardis de trois à cinq heures, dans la grande salle de Saint-Côme.

Les travaux si heureusement commencés continuèrent dans la séance du 31 décembre; Morand et Puzos communiquèrent diverses observations, et la séance fut terminée par un comité secret dans lequel on examina les questions qui devaient être proposées pour les prix à décerner en 1732.

Je viens de dire qu'à cette première époque les académiciens étaient au nombre de soixante, ayant tous mêmes droits et mêmes prérogatives, et qu'on leur avait adjoint dix académiciens libres; c'était ce qu'on appelait les académiciens *vocaux*, par cela qu'ils avaient le droit de prendre la parole et de délibérer sur toute espèce de matière.

Quant aux autres chirurgiens jurés de Paris, ils étaient *associés* de la compagnie, et ils avaient le droit de siéger quand ils avaient des mémoires ou des observations à communiquer à la compagnie.

Indépendamment du premier chirurgien du roi, qui était président-né de l'Académie, et du premier chirurgien en survivance qui en était le vice-président, la société académique avait alors six officiers, tous annuels et rééligibles, savoir : un directeur, un vice-directeur, un secrétaire, un commissaire pour les extraits, un commissaire pour les correspondances, et un trésorier.

C'était l'Académie elle-même qui nommait ses officiers et qui se recrutait sauf l'approbation du roi.

Pour les places d'officiers elle présentait trois candidats, pour les places de titulaires elle en présentait six pris parmi les maîtres chirurgiens de Paris.

Nous venons de dire qu'on se réunissait tous les mardis, et que les séances duraient deux heures, de trois heures à cinq heures. Il y avait en outre une séance annuelle publique, fixée au premier jeudi après la Trinité.

Telles étaient les principales dispositions de ce règlement primitif qui a gouverné l'Académie sans trouble notable et à peu près sans réclamation pendant la vie de Mareschal et pendant les deux premières années qui ont suivi sa mort.

On voit que les membres étaient tous sur le même pied d'égalité ; il n'y avait pas encore cette distinction en trois ordres qui plus tard parut si blessante et qui excita tant de désordres.

Mareschal mourut cinq ans après l'établissement de la compagnie, le 13 octobre 1736 ; le lendemain 14 l'Académie nomma deux députations qui furent chargées, l'une d'aller complimenter la famille de M. Mareschal, l'autre d'aller féliciter M. de Lapeyronie.

Lapeyronie, devenu premier chirurgien du roi et président de l'Académie, chercha plus que jamais à imprimer une direction toute scientifique aux travaux de cette compagnie, et c'est dans ce but que, cédant à des sollicitations intéressées, il se décida à porter atteinte à sa constitution. On lui avait persuadé qu'en établissant une sorte de hiérarchie parmi ses membres, et en introduisant un principe démocratique dans ses élections, il exciterait chacun d'eux au travail par le désir d'arriver à de hautes positions.

Le 10 mars 1739, il convoqua donc en assemblée générale les maîtres chirurgiens de Paris et il leur donna lecture du nouveau règlement.

Le nombre des académiciens dits *vocaux* était maintenu à soixante ; mais la faculté de se recruter eux-mêmes leur était retirée ; quarante sur ce nombre devaient être annuellement élus par la compagnie des maîtres chirurgiens, et vingt directement nommés par le premier chirurgien du roi.

Il était dit dans l'exposé des motifs que le roi, en accordant le nouveau règlement, avait pour but de rendre plus utile l'établissement de la société, *en y faisant entrer successivement tous les membres de la compagnie de Saint-Côme qui en seraient jugés les plus dignes, afin d'exciter l'émulation parmi eux.*

Ce changement dans la constitution de l'Académie de chirurgie coïncidait avec la première retraite de Morand ; le 2 avril 1739, M. de Maurepas annonçait au directeur que le roi approuvait la nomination de J.-L. Petit à la place de secrétaire.

Lapeyronie avait pu croire que les maîtres chirurgiens de Paris, une fois investis du droit de faire passer annuellement quarante des leurs dans le sein de l'Académie, y enverraient en effet les plus dignes ; c'était une erreur, on s'en aperçut dès les premières nominations. La compagnie de Saint-Côme était divisée en classes tumultueuses ; les esprits remuants y faisaient la loi ; et c'étaient les plus intrigants qui devaient arriver.

Il fallut donc revenir sur ce qui avait été fait, c'est-à-dire rendre de nouveau *perpétuelles* des places qu'on avait essayé de rendre *muables*. Telles étaient les expressions usitées alors. Mais on crut devoir maintenir la division en trois ordres.

Lapeyronie, du reste, ne s'était point dissimulé les nombreuses difficultés qu'il devait rencontrer, même de la part des membres de l'Académie. Dans une lettre adressée à Faget, en

1740, il se plaint du peu d'émulation qui se montrait dans la compagnie. « Il est vrai, disait-il, que nos travaux sont pénibles, qu'il faut y employer bien du temps; mais pour qu'ils ne soient pas sans fruit, je ferai tous mes efforts pour obtenir du gouvernement des récompenses proportionnées à ces mêmes travaux. Mais, ajoutait Lapeyronie, je me suis lié les mains jusqu'à ce moment, la publication de notre premier volume les déliera, et ce sera alors que je demanderai des grâces pour le corps en général et pour les particuliers qui se distingueront; j'ai lieu d'espérer d'en obtenir : en attendant je fournirai moi-même aux frais des livres lorsqu'ils manqueront. »

On voit que ce grand chirurgien préludait en quelque sorte à cette générosité sans exemple, qui devait tant ajouter à sa gloire; mais en attendant le jour où il devait assurer matériellement l'avenir de l'Académie, il venait de découvrir pour ainsi dire dans la foule un jeune homme doué des plus beaux talents, d'un esprit étendu et judicieux, d'un goût parfait, et qui devait un jour faire la force et l'honneur de l'Académie. C'était son futur scrétaire perpétuel, Louis (Antoine), né à Metz en 1723, d'une famille noble et très considérée dans le pays.

Louis avait fait d'excellentes études dans une maison dirigée par les Jésuites. Son père était chirurgien-major de l'hôpital militaire de Metz; ce fut dans cet établissement et sous ses yeux qu'il fit en quelque sorte ses premières armes. Ses progrès furent tellement rapides qu'avant d'avoir atteint sa vingt et unième année, il avait fait avec distinction plusieurs campagnes en qualité d'aide et de chirurgien-major.

C'est à cette époque que Lapeyronie le fit venir à Paris. Ses débuts furent brillants et justifièrent l'attente de son protecteur. Un concours était ouvert pour la place de *gagnant-maîtrise* à l'hôpital de la Salpêtrière. Louis ne craignit pas de se mesurer avec des hommes éprouvés, et il sortit de la lutte aux applaudissements des maîtres de l'art; un chirurgien de la trempe de Louis ne pouvait être qu'une précieuse acquisition pour la jeune Académie; il avait pour lui la haute protection de Lapeyronie;

mais pour entrer dignement dans ce corps, il commença par se mettre au nombre des concurrents. L'Académie décernait annuellement des prix. Louis obtint un premier accessit en 1744, en 1745 son mémoire fut couronné par l'Académie.

Ses différends avec le fameux Lecat, chirurgien à Rouen, remontent à peu près à cette époque; Louis avait lu en 1746, dans la séance publique de l'Académie, un mémoire sur la taille pratiquée chez les femmes. On connaît son procédé : une double section faite latéralement ouvre un accès facile aux tenettes et une libre issue aux calculs. Ce procédé parut judicieux, mais Lecat vint en réclamer la priorité. Lecat était un chirurgien passionné, avide de renommée; il prétendit que quatre ans auparavant, en 1742, il avait proposé un gorgeret dilatateur à lames tranchantes, qui opérait précisément les sections latérales de Louis. Il en résulta entre Louis et Lecat une discussion animée, trop souvent personnelle, qui ne dura pas moins de deux années.

C'est à cette même époque, c'est-à-dire en 1746, que Louis entra à l'Académie royale de chirurgie; cette compagnie lui avait conféré, dans sa séance annuelle publique, le titre de membre associé; mais les portes de l'Académie ne tardèrent pas à s'ouvrir entièrement devant un mérite aussi éminent.

Il semble que la mort avait attendu que le protégé de Lapeyronie fût définitivement attaché à l'Académie et en mesure, pour ainsi dire, d'assurer l'avenir de cette Société, pour frapper son illustre protecteur : l'année 1747 devait du reste être à jamais mémorable, dans l'histoire de la chirurgie, par les dispositions que Lapeyronie fit insérer dans son testament.

Pour ne parler que de celles qui intéressaient l'Académie royale de chirurgie, il en résultait que les revenus de sa terre de Monsigny, ses circonstances et dépendances, situées dans l'élection de Château-Thierry, devaient être affectées : 1° à la fondation d'un prix annuel de la valeur de 500 livres; 2° à la distribution de jetons d'argent, chaque jour d'assemblée, aux quarante académiciens du Comité ; plus 3,000 livres, pour chaque année, au secrétaire perpétuel de l'Académie de chirurgie.

C'était certainement le plus plus grand et le plus judicieux acte de libéralité dont l'histoire de la chirurgie fasse mention, et qui aurait pu couronner dignement la vie d'un souverain. Jusque-là l'Académie royale de chirurgie ne s'était soutenue que par son propre zèle et par le seul amour de la science; elle allait se trouver dotée et subventionnée, grâce à Lapeyronie; on aurait pu ainsi la croire désormais à l'abri des variations du pouvoir; mais le décret de la Convention nationale, en date du 8 août 1793, devait lui prouver qu'il n'est point d'institution au monde qui se puisse dire indépendante de toute espèce d'événement.

La mort de Lapeyronie avait été pour Louis une véritable calamité; il ne put jamais s'en consoler. Ses contemporains s'accordent à dire que chaque année, dans le discours d'ouverture de son cours de physiologie, il rappelait avec attendrissement tout ce que Lapeyronie avait fait pour lui dans sa jeunesse, et des larmes accompagnaient ses paroles. Ayant eu plus tard à prononcer l'éloge de Houstet, ce fut pour lui une occasion de rappeler tout ce que la science devait à son protecteur et tout ce qu'il lui devait lui-même.

Sa douleur était légitime et faisait honneur à son caractère, mais il devait trouver dans le successeur de Lapeyronie un protecteur non moins empressé et non moins constant; c'était Lamartinière, esprit ferme, vigilant et profondément dévoué aux intérêts de l'Académie.

Lamartinière avait voulu d'abord conserver le règlement de l'Académie tel que Lapeyronie l'avait institué en 1742; mais, comme il vient d'être dit, contrairement à ce qu'on en avait attendu, l'émulation ne s'était pas rétablie, et les travaux languissaient.

Lamartinière pensa, et avec raison, que cet état d'inertie tenait à la constitution même de l'Académie, et que de nouveau il fallait modifier son règlement; c'est ce qu'il fit au commencement de 1751. Le 23 mars, il réunit extraordinairement l'Académie sous sa présidence, et fit donner lecture de la lettre par laquelle M. d'Argenson annonçait à la compagnie le nouveau règlement qui allait la régir.

Quesnay venait de se démettre de ses fonctions, il avait pris le titre de *secrétaire vétéran*. Morand, remis en possession de ses anciennes fonctions, avait obtenu le titre de *secrétaire perpétuel*; Louis se trouvait adjoint à Morand en qualité de *commissaire pour les extraits*. En réalité, c'était Louis qui déjà se chargeait de tout le travail; l'année précédente, il avait prononcé, en séance publique, son premier éloge, celui de J.-L. Petit; c'était noblement débuter; mais de longues années devant encore s'écouler avant qu'il fût à l'Académie dans sa véritable place, ne quittons pas 1751, et revenons à la séance du 23 mars; après la lecture de la lettre du ministre, Morand fit connaître à l'Académie le règlement qui lui était donné; c'était sa nouvelle constitution; elle rendait à l'Académie le droit de pourvoir à toutes les places vacantes par la voie du scrutin, c'est-à-dire le droit de se recruter elle-même, et en même temps elle maintenait l'inamovibilité des places; mais, moins libérale que celle de 1731, elle consacrait la division en plusieurs ordres; comme ce règlement est devenu plus tard la cause, ou du moins le prétexte de troubles assez graves dans le sein de l'Académie, il est bon d'en faire connaître les principales dispositions.

L'Académie avait toujours, outre son président-né, le premier chirurgien du roi, ses six officiers; mais de ces six officiers, deux seulement étaient perpétuels, le secrétaire et le trésorier, puis l'Académie se trouvait distribuée en trois classes: la première était composée de quarante académiciens dits *conseillers* du comité; la seconde comprenait vingt académiciens dits *adjoints* au comité; la troisième comprenait les maîtres chirurgiens de Paris, dits *académiciens libres*.

Quant aux élections et aux promotions, on avait cherché à les entourer de quelques garanties; des devoirs étaient imposés aux académiciens des différents ordres ; on exigeait d'eux des travaux non-seulement pour passer d'une classe dans une autre, mais encore pour conserver leurs places ; ainsi, pour conserver le titre de *conseiller*, il fallait fournir chaque année un ou deux mémoires ; voici le texte : « La place de ceux qui passeront deux ans sans se conformer à cette disposition sera déclarée vacante. »

Il en était de même pour ceux qui, sans excuse valable, manquaient trois mois de suite aux assemblées.

Que s'il y avait une place vacante parmi les conseillers, ceux-ci étaient seuls admis à voter, mais ils devaient choisir les trois candidats parmi les *adjoints*, et désigner de préférence ceux qui avaient fourni le plus de mémoires et d'observations.

Que s'il y avait une place vacante parmi les adjoints, les conseillers et les adjoints réunis devaient présenter trois candidats pris parmi les académiciens libres, mais ils devaient désigner toujours de préférence ceux qui avaient fourni le plus de mémoires ou d'observations.

Lamartinière croyait bien que par ces dernières dispositions il ranimerait l'émulation dans le sein de l'Académie, que cette perspective de récompenses accordées au vrai mérite amènerait de nombreux travaux ; mais nous verrons plus tard que trop souvent la majorité de l'Académie ne se fit aucun scrupule de violer ouvertement ces articles si sages, et de désigner dans ses élections les moins dignes et les moins méritants ; il y a plus, trois mois ne s'étaient pas écoulés depuis la promulgation du nouveau règlement que la masse des maîtres chirurgiens de Paris organisa une sorte d'insurrection, et résolut de faire une démonstration publique pour obtenir ce qu'ils appelaient une réforme radicale ; les hommes médiocres et remuants, toujours en majorité dans les grandes corporations, regrettaient le temps où tout le monde pouvait espérer passer par le comité de l'Académie alors que toutes les classes de la compagnie de Saint-Côme se formaient en comices pour en opérer le renouvellement annuel.

Vers le milieu du mois de juin 1751, les maîtres chirurgiens de Paris se réunirent donc sous la présidence de leur doyen et de leur sous-doyen, et ils rédigèrent, séance tenante, une requête par laquelle ils demandaient au roi :

1° Que les places des quarante conseillers du comité de l'Académie fussent déclarées *muables* et renouvelées par les suffrages de la compagnie de Saint-Côme ;

2° Que la troisième classe, celle des *libres*, fût supprimée, et que tous les chirurgiens de Saint-Côme fussent admis à composer les deux autres classes d'académiciens.

Cette pièce fut signée, doyen en tête, par cent douze maîtres en chirurgie de Paris ; elle était humble dans la forme, les signataires se disaient *suppliants*, mais impérieuse au fond ; elle fut déposée entre les mains du ministre.

Ceci est assez fâcheux à dire ; mais il y avait en même temps une question d'argent. Ce qui blessait surtout les *libres*, c'est que les conseillers seuls avaient le droit de toucher le jeton d'argent légué par Lapeyronie ; en l'absence d'un ou de plusieurs conseillers, les adjoints étaient appelés, par rang d'ancienneté, à profiter de cette libéralité ; mais les libres n'y avaient aucune part ; de là la vivacité de leurs réclamations : mais le pouvoir était alors dans toute sa force, et l'on va voir que cette espèce d'insurrection fut promptement réprimée.

Le 2 août suivant, en effet, l'Académie fut convoquée extraordinairement, sous la présidence de Ledran, qui remit à Morand une dépêche officielle. Ce paquet contenait d'abord une lettre de M. le comte d'Argenson, datée de Compiègne, le 29 juillet. Morand en donna lecture à l'assemblée.

« Sa Majesté, disait le ministre, a vu avec étonnement que non-seulement on forme des demandes aussi contraires aux vues qui l'ont portée à rendre le règlement qui fixe l'état de l'Académie, mais que l'on ose même essayer de combattre ces mêmes vues par des raisonnements également vains et répréhensibles ; aussi Sa Majesté a-t-elle mieux aimé penser que le Mémoire donné au nom des maîtres en chirurgie de Paris est simplement l'ouvrage de quelques esprits turbulents qui n'en sont que plus punissables. Sa Majesté, ajoutait le ministre, m'a chargé de vous ordonner de faire les perquisitions nécessaires pour connaître les sujets dont il s'agit; mais, en attendant, son intention est que ceux qui ont signé le Mémoire soient et demeurent interdits de l'entrée de l'Académie et de toutes les assemblées qu'il peut y avoir à Saint-Côme. Vous aurez pour agréable de lire cette lettre dans une assemblée que vous convoquerez à cet effet, de tenir la main à ce que les intentions du roi soient exactement remplies, et de me mettre en état de rendre compte à Sa Majesté de ce qui se passera. Je dois, au reste, vous avertir que les auteurs du Mémoire en question, ayant poussé la témérité jusqu'à le faire imprimer pour le répandre dans le public, Sa Majesté vient d'en ordonner la suppression, par un arrêt du conseil d'État dont je joins ici la copie.

» Je suis, monsieur, parfaitement à vous. »

Les maîtres en chirurgie de Paris, ainsi exclus de l'Académie et des assemblées de Saint-Côme, ne tardèrent pas à regretter la démarche qu'ils avaient faite, et peu de mois après ils rédigèrent un *désistement* qui fut signé par eux et remis à M. d'Argenson, pour être soumis à Sa Majesté.

Ce désistement était conçu en ces termes :

« Nous, soussignés, maîtres en l'art et science de chirurgie de Paris et académiciens libres de l'Académie royale de chirurgie, déclarons, sous le bon plaisir de Sa Majesté, qu'étant pleinement convaincus de la sagesse et de l'utilité de toutes les dispositions du règlement qu'elle a jugé à propos de donner à ladite Académie, nous n'avons jamais entendu y contrevenir ni nous soustraire à son exécution... En conséquence, nous désavouons toutes les demandes et représentations..., lesquelles nous n'avons signées que par induction et surprise causées par la seule crainte que de l'*immuabilité* des places de conseillers il ne pût résulter quelque obstacle au progrès de la chirurgie, ce que nous reconnaissons de bonne foi n'être qu'une erreur...

» Supplions très humblement Sa Majesté de recevoir favorablement l'aveu sincère de notre faute et d'avoir la bonté de lever l'interdiction, etc. »

Le roi ayant accueilli favorablement cet aveu, sincère ou non, l'interdiction fut levée et l'Académie en fut informée par une lettre à la date du 2 décembre suivant.

Tel fut le résultat de la première tentative faite par les libres pour changer à leur profit la constitution de l'Académie ; mais nous verrons plus tard les choses se passer tout autrement : nous ne sommes encore ici qu'en 1751, alors que le pouvoir royal était encore dans toute sa force ; attendons les derniers temps de la monarchie et nous aurons un spectacle bien différent.

Le bureau de l'Académie pouvait donc gouverner assez paisiblement l'Académie à l'époque dont nous parlons ; Louis se trouvait adjoint à Morand, en qualité de *commissaire pour les extraits*. Nous avons dit qu'en réalité c'était lui qui se chargeait de tout le travail. Morand, en effet, à partir de 1751, n'avait pu remplir ses fonctions que par son assistance ; parfois cependant Louis refusait de se plier aux exigences de Morand ; on en référait alors au premier chirurgien du roi, à Lamartinière qui, sachant parfaitement à quoi s'en tenir sur le mérite de Morand, cherchait, en y mettant tous les égards possibles, à faire prévaloir les idées de Louis.

Ainsi, dans une lettre datée de Fontainebleau, le 11 octobre 1759, Lamartinière demande à Morand si, avec un peu de patience, de remontrance et d'égards, on ne pourra pas ramener l'esprit de M. Louis.

« Mettez-y, lui dit-il, autant de politesse et d'égards que vous en êtes capable ; il faut faire en sorte de ne point révolter un homme qui peut autant faire d'honneur au Collége que M. Louis. »

Louis, à cette époque, ne remplissait encore ostensiblement que les fonctions de *commissaire pour les extraits;* Andouillé était *commissaire pour les correspondances*. Celui-ci devait répondre, au nom de l'Académie, à tous les savants étrangers qui envoyaient des travaux à la Société.

On pouvait s'acquitter de ces fonctions de différentes manières; ou bien adresser tout simplement des lettres de remercîments, en général louangeuses, banales au fond et sans intérêt ; ou bien exprimer aux auteurs, et avec pleine connaissance des faits, les jugements portés par l'Académie, en y joignant des éloges, des conseils, des encouragements, et même au besoin des paroles de blâme ; on doit prévoir que c'est ce dernier procédé que Louis a suivi pendant les absences que fit son collègue Andouillé, de 1757 à 1759, il a laissé des modèles en ce genre, et comme il tenait note de tous ses travaux, nous avons trouvé dans les archives *trois cahiers* écrits de sa main, contenant les copies de toutes les lettres qu'il avait écrites au nom de l'Académie ; c'est un recueil d'un prix inestimable ; c'est l'Académie elle-même qui résume en peu de mots ses jugements sur les travaux qui avaient été soumis à son examen ; c'est une critique polie, bienveillante, mais qui comprend sa mission et ne manque jamais à ses devoirs.

Voici, à cet égard, quels étaient les usages de l'Académie. Le commissaire pour les correspondances rédigeait d'abord les lettres en s'inspirant des rapports faits à l'Académie; il reproduisait brièvement les opinions émises dans le sein de la compagnie, et cela était d'autant plus nécessaire qu'aucun journal ne rendant compte de ce qui se passait en séance, l'auteur ne pouvait connaître le jugement porté par l'Académie sur son œuvre que par la lettre que lui adressait le commissaire.

Ce n'est pas tout, cette lettre était lue elle-même devant l'Académie, de sorte que rien n'était écrit en son nom sans son assentiment, circonstance qui ajoute encore à la valeur de ces documents. D'abord ce sont des *Lettres chirurgicales* dues à la plume de Louis, écrites avant qu'il fût secrétaire perpétuel, puis ces lettres ont été lues devant l'Académie royale de chirurgie et approuvées par elle.

C'est donc un véritable cours de chirurgie critique et didactique ; l'Académie royale de chirurgie dictait et Louis tenait la plume !

C'est dans le cours de cette même année 1757, que Louis fut nommé substitut de Dufouart à l'hôpital de la Charité. C'était alors la première école de chirurgie pratique, presque tous les grands maîtres y avaient passé depuis 1724.

Mais, malheureusement pour la science et pour lui-même, Louis n'y put rester en exercice que quatre ans, c'est-à-dire jusqu'en 1761. Louis était d'un caractère élevé et généreux, mais facile à blesser ; presque toujours en querelle avec les frères de la Charité, qui prétendaient gouverner jusqu'aux services de chirurgie, Louis, après de longues luttes, finit par se retirer. Il prit même le parti de rentrer dans le service militaire, et il se rendit à l'armée du Rhin en qualité de chirurgien major consultant.

Il avait dû suspendre ses fonctions à l'Académie, mais la paix ayant été conclue en 1763, la compagnie vit heureusement rentrer dans son sein celui qui devait le plus contribuer à ses travaux et à sa gloire.

Les tomes II et III des *Mémoires de l'Académie* avaient paru, il est vrai, sous le second secrétariat de Morand, mais chacun savait que c'était grâce à l'assistance de Louis que ces deux volumes avaient été publiés ; c'est à peine si Morand avait participé à leur rédaction : douze pages et demie, c'était tout ce qu'il avait pu insérer dans le tome III. Louis en avait donné 238 sur 656.

Mais il est temps de dire comment, après avoir été pendant plusieurs années secrétaire perpétuel de fait, Louis le devint enfin de droit.

Morand jusque-là s'en était reposé sur lui, il avait donc dû attendre son retour de l'armée pour procéder à la publication du quatrième volume des *Mémoires* ; mais c'était une entreprise qui cette fois devait être pour lui un écueil insurmontable. Louis, en effet fatigué de toutes ses exigences, lui refusa son concours ; Morand passa outre, et ayant réuni quelques observations, il commença résolûment l'impression du volume ; trois feuilles déjà avaient été tirées en épreuves; on verra dans les notes placées ci-après quelles étaient les observations que Morand voulait insérer dans ce volume (1); mais il y avait dans le sein de l'Académie un comité dit de *librairie*, c'était ce que nous appelons aujourd'hui un comité de *publication :* ce comité devait prendre connaissance de toutes les pièces destinées à l'impression. Morand prétendait qu'en sa qualité de secrétaire perpétuel il ne devait pas être tenu de soumettre sa rédaction aux membres de ce comité ; l'Académie heureusement avait alors à sa tête un directeur d'une grande fermeté, c'était Pibrac, qui, tout en observant les formes, opposa la plus vive résistance aux prétentions de Morand ; on trouvera dans les notes annexées à l'éloge de Morand d'amples détails à ce sujet, on y verra que la dernière séance du comité eut lieu le 22 juillet 1764, que Pibrac avait supplié ses collègues de juger par eux-mêmes, pour l'honneur de M. Morand et pour l'honneur de l'Académie, et que ceux-ci, bien que parents et amis pour la plupart de Morand, déclarèrent d'une voix unanime qu'il fallait mettre au *rebut* tout ce que le secrétaire perpétuel avait préparé pour l'histoire de l'Académie, et qu'il fallait charger M. Louis de la publication du quatrième volume des *Mémoires* de la compagnie. Ces débats avaient duré plus d'une année; Morand comprit enfin qu'il ne lui restait plus qu'à se démettre définitivement de ses fonctions de secrétaire perpétuel, et Louis fut nommé en sa place.

Louis, chargé de publier le quatrième volume, prit une part considérable à sa rédaction; sur 780 pages il en donna 393 ; mais dans le tome V ses travaux devaient dépasser ce qu'on pouvait attendre d'un seul homme; sur 893 il en donnera 481; plus de la moitié; mais au prix de quels efforts, de quelles luttes ! On pourra en juger d'après les faits qui seront exposés plus loin; Louis cependant n'avait pas seulement à s'occuper de la publication des Mémoires de l'Académie, il avait à con-

---

(1) Voyez aux Notes et éclaircissements (A), p. XLII.

courir à sa bonne administration et à composer annuellement les éloges des membres décédés.

Pour l'administration de l'Académie il avait trouvé dans Lamartinière un appui qui depuis ne lui a jamais manqué. Lamartinière, de concert avec Louis, usait de toute son influence pour remettre en vigueur les règlements de l'Académie, et pour imprimer une meilleure direction à ses travaux; sa correspondance avec les directeurs et avec le secrétaire roule presque toujours sur ces trois points : faire que les élections soient sincères et honorables, maintenir l'ordre pendant les séances, et obtenir des travaux de la plupart des membres. On trouvera quelques détails à ce sujet dans les notes placées à la suite de l'éloge de Lamartinière; et peut-être apprendra-t-on avec surprise, tant ce nom d'Académie royale de chirurgie est resté glorieux dans la mémoire des savants, qu'il ait fallu des résistances et des luttes de chaque jour pour obtenir quelques élections honnêtes et légitimes, pour assurer un peu d'ordre dans les séances, et pour défendre jusqu'à ses propres Mémoires contre des coteries envieuses et jalouses. Et les éloges de Louis, de combien d'attaques n'ont-ils point été l'objet dans le sein même de la compagnie! de combien de chagrins Louis n'a-t-il pas été abreuvé pour avoir osé dire dans ces notices quelques vérités, et pour les avoir écrites avec trop de talent. On verra que ces biographies si sages et si modérées, qui semblaient ne devoir lui concilier que des félicitations, des remercîments et des amitiés, ne furent en effet pour lui qu'une source de déboires et de persécutions.

Disons-le à l'honneur de notre temps, Louis, de nos jours, loin d'être ainsi attaqué et dénoncé dans le sein de nos Académies, n'aurait reçu de la part de ses collègues que des marques d'approbation et des témoignages de sympathie.

Peut-être aurait-il encore trouvé, en dehors de nos assemblées, des gendres ou des neveux plus ou moins insolents; peut-être aurait-il rencontré quelques misérables adversaires parmi des hommes qui n'ont jamais pu s'élever au-dessus des œuvres les plus infimes de la chirurgie; peut-être même quelques poëtes orduriers auraient-ils essayé de lui donner des leçons de bon goût, de décence et de beau langage! Cela s'est vu ; mais à coup sûr il aurait pu librement prononcer ses *éloges*, et chaque année les faire imprimer en tête des Mémoires de sa compagnie.

Il est toutefois une circonstance dont on n'a peut-être pas assez tenu compte, c'est que l'Académie royale de chirurgie étant exclusivement composée de chirurgiens, ne comptait guère que des rivaux pour tous ceux qui cherchaient à s'élever au-dessus des autres ; aujourd'hui que l'art a été ramené à son unité primitive, que nos Académies, de même que nos écoles, sont composées de médecins et de chirurgiens, il y a plus de tolérance et de justice à attendre de leur part, et jamais d'aussi criantes injustices ne pourraient s'y produire.

Nous avons cru devoir consigner à la suite des éloges prononcés par Louis quelques-unes des attaques odieuses dont ils ont été l'objet ; mais on trouvera dans les notes de l'éloge de Lecat la réponse à David : c'est un morceau aussi bien écrit que judicieusement pensé. Louis y retrace admirablement les devoirs imposés aux secrétaires perpétuels des Académies ; il emprunte quelques exemples à Fontenelle, il ne pouvait mieux choisir. Fontenelle semblait en effet avoir prévu toutes les objections qui depuis ont été faites à ce genre de compositions. Ainsi déjà de son temps quelques esprits mal faits prétendaient que le titre d'*éloges* entraîne l'obligation de tout louer, dût-on mentir pour le faire. « Le titre d'*éloge*, dit Fontenelle, n'est pas trop juste, celui de *vie* l'eût été davantage. » Mais M. Flourens, à qui nous devons cette citation, a parfaitement prouvé que le mot *éloge* n'entraîne en aucune manière la nécessité de tout louer. Après avoir dit « qu'il est bien aise de voir que Fontenelle n'était pas content du titre d'*éloge*, » et après avoir trouvé avec lui que le mot *vie* est le mot vrai, le mot naturel, le mot simple, M. Flourens, avec cette netteté et cette justesse d'esprit qui le caractérise, a très bien expliqué que le mot *éloges*, dans les publications académiques « n'est que l'expression convenue d'une époque littéraire donnée. » Et comme Fontenelle encore, il pense que les éloges prononcés dans les Académies ne doivent être qu'*historiques*, c'est-à-dire *vrais*.

Cette distinction est parfaite; elle reproduit ce que disait Louis, que les éloges des académiciens ne sont pas des panégyriques, mais des notices historiques. Un panégyriste, disait Louis, exalte perpétuellement les vertus et les mérites d'un personnage, il n'a pas la prétention d'être historique; tandis que cette prétention est obligée et juste de la part d'un secrétaire d'académie : ses louanges doivent toutes avoir la vérité pour fondement. Mais c'est là ce qu'on ne voulait pas admettre. Et Fontenelle, qu'il faut toujours citer, connaissait sur ce point les difficultés; il savait qu'en fait de louanges, il est à peu près impossible de contenter les familles et les intéressés; qu'on trouve toujours l'orateur en deçà de ce qu'on attendait de lui : c'est ce qu'il dit avec beaucoup d'esprit et de finesse en parlant des éloges qu'il avait lui-même prononcés : « Je n'ai pas eu la liberté, dit-il, et encore moins le dessein de faire des portraits à plaisir de gens dont la mémoire était si récente; si cependant on trouvait qu'ils n'eussent pas été assez loués, je n'en serais ni surpris, ni fâché. »

Heureux notre Louis, s'il avait pu conserver cette quiétude et cette sérénité d'esprit ! Mais Louis n'avait pas, comme Fontenelle, cet art difficile de ne trahir son secret qu'à demi; il n'avait pas ce style presque toujours à demi voilé, qui laissait penser beaucoup plus qu'il ne disait.

Louis cependant aurait dû être pleinement rassuré en voyant ses opinions partagées et soutenues par ses plus illustres contemporains; nous n'en citerons ici que deux, mais qui font autorité en matière d'éloges, Thomas et d'Alembert :

« Ne vous abaissez point, disait Thomas (*Essai sur les éloges*), à d'indignes panégyriques; il est temps de respecter la vérité; il y a deux mille ans que l'on écrit, il y a deux mille ans que l'on flatte : poëtes, orateurs, historiens, tout a été complice de ce crime. Il y a peu d'écrivains pour qui l'on n'ait à rougir;

il n'y a presque pas un livre où il n'y ait des mensonges à effacer... Avant de louer un homme, interrogez sa vie... Songez que chaque ligne que vous écrivez ne s'effacera plus; montrez-les d'avance à la postérité... »

D'Alembert est de la même école, celle des libres penseurs et des écrivains véridiques. « Il est peut-être aussi utile, dit-il, de faire connaître ce qu'un homme a été que de donner le récit de ses travaux, et de peindre l'homme en même temps que l'écrivain, au risque de changer quelquefois le panégyrique en histoire. » (*Réflexions des éloges.*)

Mais cette liberté d'examen, cette impartiale appréciation n'a pas été seulement à l'usage des philosophes du XVIIIe siècle, nous l'avons vue pratiquée de notre temps, et nous pourrions citer en ce sens de nombreux passages empruntés à deux illustres secrétaires perpétuels, tout à la fois historiens éminents et hommes de science, qui, de nos jours, parlant au nom de grandes assemblées, ont également maintenu ce droit imprescriptible de dire la vérité sur les hommes qu'ils avaient à louer. Eux aussi ont su peindre vivement les caractères, tout en rendant justice aux belles et bonnes actions : l'un est M. Mignet, l'autre est M. Flourens.

Qui ne connaît l'impartiale notice historique que M. Mignet a prononcée sur le prince de Talleyrand ? C'était une tâche difficile : M. Mignet l'avouait devant son auditoire; mais il s'était dit que, tout en parlant, il se croirait devant l'histoire. Qu'on relise les éloges de M. de Blainville et de M. Magendie par M. Flourens, et l'on verra que le savant et ingénieux écrivain n'a pas été moins fidèle à ce principe de se placer, non devant les familles, mais devant l'histoire.

Mais si de nos jours les corps savants concèdent à leurs secrétaires perpétuels les droits réservés aux historiens, Louis avait reconnu que ses intolérants collègues ne pourraient lui accorder la même liberté, et c'est pour cela qu'il avait cru devoir réserver la publication de ses éloges pour des temps meilleurs. C'est donc à la postérité qu'il entendait en appeler, et c'est dans cette vue qu'il avait fait à ses éloges d'assez nombreuses corrections. Voici quelle a été notre conduite à l'égard de ces corrections qui toutes sont de la main de Louis, et dont P. Sue avait parlé dans son éloge : les unes sont de simples corrections de style qui ne portent en aucune manière sur les idées ou sur les faits, nous les avons maintenues ; les autres n'étaient pas, à proprement parler, des corrections, c'étaient des suppressions demandées par les familles, et que Louis avait accordées dans un premier mouvement. Nous n'avons pas cru devoir maintenir ces suppressions ; nous avons rétabli et imprimé ces passages en entier, et voici nos raisons. Évidemment ces passages avaient été lus en séance publique, et l'Académie n'avait point réclamé ; en second lieu, si Louis, dans un premier mouvement, avait passé un trait de plume sur ces pages, nous avons pu constater que postérieurement, revenant sur ces concessions, il avait biffé sur les manuscrits originaux ces mêmes traits de plume. Nous n'avons donc fait que remplir ses intentions, en conservant tous ces passages, et en reproduisant ces discours tels qu'il avaient été lus. L'œuvre des envieux et des méchants n'aura donc point prévalu, et la vérité, comme toujours, aura fini par se faire jour. Nous nous plaisons du reste à le dire ici, pour notre part notre joie a été grande lorsque ayant en main la première feuille imprimée, nous avons vu reproduits, en caractères neufs et sur un papier éclatant de blancheur, ces manuscrits poudreux, jaunis par le temps, et qui depuis tant d'années, ensevelis dans nos archives, attendaient qu'une main secourable vînt enfin les rendre à la lumière. Mais reprenons notre historique, et voyons quelles luttes Louis eut encore à soutenir dans le sein de l'Académie royale de chirurgie.

Cet esprit si distingué, ce caractère si noble, continuait d'user en quelque sorte sa vie dans de misérables discussions devenues toutes personnelles ; son existence était remplie d'amertume : les critiques si odieuses de Valentin ne lui laissaient plus de repos, à ce point qu'il avait conçu des projets sérieux de retraite. En vain Lamartinière cherchait à le consoler, lui citant l'exemple des hommes de génie, qui tous avaient été persécutés pendant leur vie. « Et quelles n'ont pas été, lui écrivait-il, les peines de notre célèbre et respectable J.-L. Petit? faites comme lui, roidissez-vous contre les difficultés. »

L'année 1770 avait été presque entièrement perdue dans de malheureux débats, et ce n'est que l'année suivante, en 1771, que Louis se sentit le courage de provoquer la réunion d'un nouveau comité de *librairie*, pour arriver à publier le cinquième volume des Mémoires de l'Académie. C'était lui qui tenait la plume dans les réunions; cette fois les membres du comité étaient de Lafaye, Bordenave, Goursaud, Houstet, Fabre, Sabatier, Brasdor, Mertrud, Majault et Ferrand : on ne pouvait mettre en doute la compétence de pareils juges et l'impartialité de leur décision ; le secrétaire n'aurait pu faire prévaloir exclusivement ses opinions.

On a vu plus haut que ces comités de librairie étaient institués non-seulement pour la publication, mais aussi pour la *composition* des mémoires qui devaient entrer dans ces volumes, et que chaque membre devait payer de sa personne. Cette fois, en effet, c'est Sabatier, c'est Bordenave, c'est Ferrand qui vont fournir les mémoires principaux, et si Louis prend la parole, c'est uniquement sur des points de science, sur des questions de doctrine.

Les membres du comité, une fois d'accord sur la composition générale du volume, ou du moins sur les principaux mémoires à insérer, les séances suivantes n'étaient plus employées qu'à entendre la lecture des mémoires proposés. Nous donnerons dans les notes ci-après les procès-verbaux des séances de ce comité (1), on verra que l'admission définitive des mémoires n'éprouvait aucune difficulté, quand les travaux offraient un véritable intérêt ; lorsqu'au contraire il s'élevait des objections, on passait à une seconde lecture, quelquefois même à une troisième. Ainsi, un mémoire de Camper est admis d'emblée pour le cin-

---

(1) Voyez aux Notes et éclaircissements (B), page LIX.

quième volume, tandis qu'un mémoire de David sur les fistules de poitrine avec carie est rejeté comme contenant des opérations téméraires, superflues, dangereuses et peu conformes aux vrais principes de la chirurgie. Les travaux du comité avaient marché avec assez d'activité en 1771 ; on aurait pu se trouver bientôt en mesure de publier son volume, mais les détracteurs de Louis n'avaient été réduits que momentanément au silence : leurs persécutions recommencèrent en 1772, et avec bien plus de violence, de sorte que le comité de librairie ne put reprendre ses travaux que vers la fin du mois de mai. C'est à cette époque que Louis se disposa à fournir sa part d'observations, non pas comme on l'en accusait, pour imposer ses opinions à ses collègues ou pour les dominer, mais tout simplement pour contribuer à l'œuvre commune. C'est en août de cette année qu'il fut donné lecture au comité d'un mémoire de David sur les amputations : Sabatier s'était chargé de répéter sur le cadavre les expériences que l'auteur annonçait ; elles n'eurent point l'approbation du rapporteur et du comité, et ce fut un nouveau motif de haine contre Louis. David s'était ligué avec Valentin ; celui-ci ne cessait également de reprocher à Louis ce qu'il appelait son *implacable éloge* de Lecat, et par contre, David soutenait Valentin dans toutes ses violences contre Louis. Les séances du comité n'allèrent pas au delà. Mais pour se rendre compte de cette brusque intervention, il suffit de savoir que c'est dans le cours de cette même année 1772 qu'on vit paraître, et les diatribes de Valentin, et ses motions outrageantes non pas seulement contre les écrits, mais aussi contre la personne de Louis. Ce n'est donc qu'après un intervalle de près de deux années, c'est-à-dire en 1774 (le 24 août), que le cinquième volume des Mémoires put enfin être livré au public, et ce fut le dernier. Ainsi, des deux volumes publiés par Louis, le premier parut en 1768 et le second en 1774.

Il faut montrer maintenant que, malgré le profond découragement dans lequel Louis était tombé, il fit de nombreuses tentatives pour publier un sixième volume et pour en préparer un septième. Mais, pour cela, il faut arriver à une époque de beaucoup postérieure, c'est-à-dire à 1785.

Lamartinière, ce puissant et courageux ami de Louis, n'existait plus ; Andouillé lui avait succédé dans la place de premier chirurgien du roi, et par conséquent de président de l'Académie.

Louis se concerta avec Andouillé pour provoquer la formation d'un nouveau comité de librairie ; ce comité fut nommé, et il se réunit pendant la dernière moitié de 1785 et pendant toute l'année 1786. Les procès-verbaux de ses séances seront également reproduits ci-après (1) ; ils feront connaître quels étaient les mémoires qu'on se proposait d'insérer dans le sixième volume de la collection et les jugements du comité sur ces travaux. Il y a plus, et ceci n'est pas ce qu'il y a de moins important pour la justification de Louis, accusé d'avoir empêché cette nouvelle publication par son mauvais vouloir ; ils prouveront que dans le sein même du comité de 1785, on lui suscitait des difficultés qui devaient encore faire tout ajourner. Au nombre des membres de ce comité se trouvaient Sabatier, Favre, Brasdor, Hevin, et de plus Peyrilhe, Lassus, Desault, Chopart, Baudelocque et Pelletan. On voit que les temps se rapprochent du nôtre ; il y a là des hommes dont la carrière s'est prolongée assez avant dans le XIXe siècle.

La première séance eut lieu le 17 juin 1785. Fabre se disposait à lire au comité un travail sur les luxations, lorsque l'un des plus constants adversaires de Louis, Peyrilhe, demanda la parole pour une motion d'ordre ; mais Louis l'avait prévenu. Conformément à ce qui s'était passé lors de la publication du cinquième volume des Mémoires de l'Académie, Louis avait posé la question d'usage à tous les membres du comité ; il les avait priés de faire connaître ce que chacun d'eux entendait fournir pour la composition du sixième volume, ajoutant que cela s'étant toujours pratiqué, il n'y avait pas de raison pour changer cet

---

(1) Voyez aux Notes et éclaircissements (C), page LXVIII.

ordre. Des hommes comme Sabatier, Brasdor, Desault, Chopart, Baudelocque et Pelletan pouvaient certainement payer de leur personne; mais comme en suivant ces errements, Louis arrivait avec une masse de travaux qui l'auraient mis de nouveau en relief, Peyrilhe fit une proposition contraire, d'abord verbalement dans la séance du 16 juin, puis, par un écrit dans la séance du 25 du même mois.

Peyrilhe demandait qu'on puisât dans les cartons de l'Académie, qu'on lût ou qu'on fît lire tous les mémoires, sans exception, et même toutes les observations envoyées à l'Académie et déposées dans ses archives. Suivant lui, il devait suffire de deux mois pour cette lecture ; puis on se trouverait en mesure de choisir les meilleurs travaux, et on les imprimerait jusqu'à concurrence d'un volume.

Cette manière de procéder pouvait sourire à quelques-uns, à ceux par exemple qui préféraient le rôle de juges à celui de travailleurs. Peyrilhe voulait qu'on se bornât à faire *un choix*, c'est le mot dont il se servit, et il ajoutait que sa proposition serait approuvée par tous les hommes qui aimaient la gloire, et par tous ceux qui, travaillant pour l'Académie, désiraient voir leurs productions consignées dans ses Mémoires.

Louis avait répondu, par écrit également, que c'était précisément pour remplir le vœu exprimé par M. Peyrilhe qu'il avait fait au comité la proposition contre laquelle s'élevait M. Peyrilhe. Et en effet, ceux qui aimaient véritablement la gloire, qui travaillaient pour l'Académie, et qui désiraient voir leurs productions insérées dans ses Mémoires, devaient bien plutôt s'accommoder de la proposition de Louis que de celle de Peyrilhe. Que demandait en effet Louis? On vient de le voir, il demandait que chaque membre du comité déclarât ce qu'il entendait fournir pour la confection du sixième volume. Que demandait au contraire Peyrilhe? Qu'on fût dispensé de travailler, et qu'on fît un choix dans les archives de la compagnie pour y trouver de quoi publier un volume. Eh bien ! alors de quel côté devaient se trouver, dans le comité, ceux qui, aimant la gloire, voulaient personnellement contribuer à la composition des ouvrages de la compagnie? Évidemment du côté de Louis. Mais, on a dû le comprendre, il y avait une arrière-pensée dans la proposition de Peyrilhe ; il savait que Louis était en mesure de faire pour le sixième volume ce qu'il avait fait pour le cinquième, c'est-à-dire, de le remplir presque entièrement de ses œuvres, non pas en imposant sa volonté à ses collègues, mais en leur soumettant ses travaux, et c'était là ce que Peyrilhe voulait empêcher.

Manœuvre imprudente et funeste, qui devait avoir pour résultat d'empêcher toute nouvelle publication!

On verra en effet, par les procès-verbaux, que Louis, poussé à bout par le mauvais vouloir de Peyrilhe, qui arrêtait ainsi systématiquement les travaux du comité, avait fini par ne plus assister aux séances ; il y reparut cependant dans les mois d'août, de septembre et d'octobre, mais en novembre le comité lui-même cessa de se réunir. Quelles ont été les causes qui de nouveau interrompirent les séances, et cette fois pour ne plus les laisser reprendre? C'est ce qu'il est difficile d'établir aujourd'hui d'une manière rigoureuse, mais il est extrêmement probable que les adversaires de Louis revinrent à l'idée de chercher dans les archives de la compagnie de quoi composer le sixième volume, et d'en exclure ainsi les travaux du secrétaire perpétuel.

Plusieurs années se passèrent donc encore sans qu'il fût question de donner suite aux publications de l'Académie ; toutefois si les ennemis de Louis étaient ainsi parvenus à l'empêcher de publier de nouveaux mémoires, il ne faudrait pas en conclure qu'il ne fit plus rien pour l'Académie, et que de 1774 à 1792 il ait gardé un mutisme complet; il resta fidèle à ses devoirs de secrétaire perpétuel et d'académicien. Chaque année fut marquée par de nouvelles communications ; mais aux approches de la révolution, dans l'effervescence générale des esprits, sa vie fut troublée par de nouvelles agitations, la politique était venu mêler ses luttes à celles de la science.

La cause de ces nouveaux troubles était toujours la division de l'Académie en plusieurs ordres, l'espèce de hiérarchie qu'on avait substituée à l'égalité primitive des membres. On a vu que les tentatives faites en d'autres temps dans le but de changer le règlement avaient été promptement réprimées; qu'en 1751 il avait suffi pour cela d'une injonction de la part du roi; mais en 1790 le pouvoir royal, déjà singulièrement amoindri et tenu en échec par l'Assemblée nationale, ne pouvait plus même être invoqué.

Les académiciens *libres* ou du troisième ordre allaient donc de nouveau s'insurger contre les quarante conseillers. Mais d'abord, comme les temps étaient changés, les opposants, qu'on désignait sous le nom de *parti des jeunes gens*, ne crurent pas devoir procéder par la voie pacifique de pétition. Sédillot le jeune, qu'on appelait Sédillot second, et qui était un des plus ardents, donna le signal des premières attaques. Après s'être entendu avec Peyrilhe, Baudelocque, Antoine Dubois et quelques autres, il adressa, le 1ᵉʳ septembre 1790, à tous ses collègues, une circulaire dont un exemplaire a été retrouvé par nous dans les archives, et par laquelle il les prévenait que l'Assemblée nationale devant prochainement s'occuper de réorganiser les sociétés savantes, l'Académie de chirurgie se réunirait le lendemain à l'effet de prendre des mesures pour préparer un nouveau règlement, et que lui, Sédillot, prononcerait un discours à ce sujet.

Louis reçut une circulaire comme tous ses collègues, et il nous a conservé la minute de sa réponse. Il objectait d'abord que la réunion provoquée par Sédillot était illégale; que si c'était un mémoire que se proposait de lire M. Sédillot en sa qualité de *libre*, il ne pouvait le faire que dans une séance ordinaire. Dans tous les cas, ajoutait Louis, si les jeunes gens veulent faire du bruit, c'est au directeur à user de l'article 36 du règlement.

Sédillot passa outre, et Louis nous a laissé la relation de ce qui s'est passé dans cette première séance.

Le directeur n'avait pu réprimer le tumulte. On était venu pour troubler, dit Louis, et l'on était en force; les opposants, après bien des clameurs, se constituèrent en assemblée *primaire*, et se nommèrent des officiers pour présider leurs assemblées illégales.

Le prétexte de cette agitation, suscitée ainsi par les *libres*, était d'amener une révision du règlement dans un sens qu'on appelait *libéral*; l'ancien bureau ne refusait pas d'adhérer à une révision, mais il la voulait sage, modérée et faite dans certaines limites.

Pipelet, qui était alors directeur, avait proposé, dans une séance subséquente, le 16 septembre 1790, un plan de conciliation; mais il n'avait pu parvenir à se faire entendre : la séance tout entière s'était passée, dit Louis, en avis tumultueux et en propos plus ou moins injurieux sur la nécessité d'une dissidence si contraire au bon ordre.

C'était là comme un effet de cet esprit de vertige qui avait saisi en quelque sorte toute la nation. L'Académie de chirurgie parodiait de tout point les premières scènes de l'Assemblée constituante : elle avait ses trois ordres, les conseillers, les adjoints et les libres; et ceux-ci, se regardant comme le *tiers état chirurgical*, prétendaient, à l'exemple de Siéyès, qu'ils étaient *tout....* dans la science. Ainsi dans la séance du 18 septembre on vit se renouveler ce qui s'était passé à Versailles l'année précédente, à l'assemblée des états généraux. Pendant que les deux premiers ordres, les conseillers et les adjoints, étaient réunis dans la salle ordinaire des séances, les libres s'étaient réunis dans une autre pièce : les premiers étaient légalement présidés par le directeur de l'année, les seconds par des officiers improvisés.

Nous venons de dire que les conseillers et les adjoints consentaient volontiers à modifier les règlements qui étaient la constitution de l'Académie; ils avaient même pris la résolution de nommer pour procéder à cette révision une commission de quinze membres dont six de la classe des conseillers, trois de celle des adjoints et six de celle des libres, afin d'y représenter tous les intérêts, et ils avaient invité, séance tenante, les opposants à se réunir à eux pour nommer en commun les commissaires.

Les meneurs s'opposèrent de toutes leurs forces à cet accommodement, de sorte que les conseillers et les adjoints furent obligés de nommer à eux seuls cette commission.

Mais alors, dit Louis, les opposants, par contre-marche, vinrent au nombre de quatre dans la salle où étaient réunis les conseillers et les adjoints, et ils déposèrent sur le bureau un écrit signé de leur main, et dans lequel ils déclaraient textuellement que :

« Sans examiner pour le moment la question de l'illégalité ou de la légalité de leur assemblée, ils invitaient messieurs de la compagnie actuellement assemblés sous le titre de comité à se joindre à eux, à l'effet de traiter en commun et amiablement des affaires communes. »

Cette pièce, qui existe encore dans nos archives, est revêtue de la signature de Pelletan, Baudelocque, Sédillot et Coquart.

C'était le tiers état qui appelait à lui les deux autres ordres pour faire une constitution en commun ; mais, à la différence de ce qui s'était passé dans l'Assemblée nationale, les deux camps restèrent distincts, et chacun fit sa constitution.

Ces deux documents nous ont été conservés : celui des membres dissidents a un préambule de circonstance ; il y est dit que :

« L'Académie de chirurgie, attentive aux progrès de la raison chez les Français, aux leçons de sagesse et de patriotisme qui émanent de l'Assemblée nationale, persuadée avec elle que le moyen le plus propre pour perfectionner les connaissances humaines, pour tirer la nation de la détresse où elle se trouve et la porter au degré de puissance dont elle est susceptible, se réduit à élever le génie par l'*égalité*, puissance dont les effets vivifiants sont incalculables, etc. En conséquence, l'Académie présente à l'assemblée nationale le projet de règlement suivant. »

Il suffira, pour faire connaître les dispositions principales de ce nouveau règlement, de dire que les trois classes d'académiciens étaient ramenées à une seule, et que l'Académie se trouvait ainsi composée, comme à son origine, de membres ayant tous mêmes droits et mêmes prérogatives; mais, de plus, l'Académie ne devait plus être présidée que par un directeur annuel. La place et le titre de président perpétuel, qui avaient toujours appartenu au premier chirurgien du roi, son véritable protecteur, étaient supprimés.

Un considérant fait remarquer que la présidence perpétuelle exclut l'égalité et répugne à la raison.

La place de secrétaire perpétuel était également supprimée, ou du moins réduite à quatre ou six ans.

Un considérant, tout à fait de circonstance encore, fait remarquer que le *secrétaire est fait pour l'Académie, et non l'Académie pour le secrétaire.*

Le même considérant ajoute :

« Que l'Académie, se renouvelant sans cesse, ne vieillit pas, tandis que le secrétaire perpétuel, en gagnant des années, devient moins propre au travail ; et puis, ajoute le même considérant, un officier nommé ainsi à vie finit toujours, malgré les règlements, par devenir indépendant et par ne plus agir que suivant ses convenances. »

Il était facile de reconnaître ici la main des ennemis de Louis : c'était ce grand chirurgien qu'ils accusaient ainsi, non-seulement de despotisme, mais encore d'incurie, de négligence et d'incapacité ! Toutefois, par un reste de pudeur, on n'allait point, pour le moment, jusqu'à demander sa révocation ; on voulut bien trouver, car on n'était encore qu'en 1790, qu'il était juste de conserver au président ou au secrétaire *actuels* la perpétuité de leurs fonctions, c'est-à-dire la jouissance de leurs places, leur vie durant, et de n'appliquer ces dispositions qu'après leur décès.

Louis s'était opposé à tous ces changements, mais avec calme et modération ; il s'était borné à faire connaître les précédents de l'Académie et à rappeler quelles avaient toujours été les bases de son organisation. L'une de ces allocutions commençait ainsi :

« Celui qui depuis quarante-cinq ans est assidu aux exercices de cette Société, qui depuis quarante ans est au nombre de ses officiers et en est devenu le doyen, croit être plus en état que personne de fournir les notions nécessaires pour améliorer sa constitution, etc. »

Et, en effet, Louis s'était prêté à toutes les améliorations reconnues justes, praticables et vraiment libérales.

La commission, régulièrement nommée par l'Académie pour procéder à cette révision, avait eu pour rapporteur Sabatier, et l'on ne pouvait choisir un meilleur esprit.

Sabatier donna lecture de son projet de règlement vers la fin de l'année, et le comité n'y apporta que peu de modifications.

Malgré l'amoindrissement de la royauté à cette époque, on ne craint pas, dans le préambule, de rappeler ses bienfaits envers l'Académie de chirurgie; toutefois on y demande à l'Assemblée nationale de déterminer elle-même sous quelle autorité le corps académique se trouvera désormais placé.

L'article 1er établit que l'Académie sera essentiellement formée de tous les maîtres en chirurgie du Collége de Paris; mais, par l'article 2, on la divise en deux classes distinctes : l'une composée des membres du *comité perpétuel*, l'autre formée des *académiciens libres*.

Ainsi la classe des vingt adjoints est confondue avec celle des quarante conseillers; ce qui portait l'Académie à soixante membres ayant tous mêmes droits et mêmes prérogatives.

Les libres, étant la classe dans laquelle devaient se recruter les académiciens proprement dits, restaient en nombre indéterminé.

D'après l'article 5, trois officiers étaient perpétuels : le président, le secrétaire et le trésorier. C'était le premier chirurgien du roi qui restait de droit président de la compagnie.

Ainsi l'Académie régulièrement représentée avait fait disparaître de sa constitution tout ce qu'il y avait de suranné et de blessant, à savoir : la distinction des membres élus en deux catégories, les conseillers et les adjoints. Ceux-ci se trouvaient élevés au rang de conseillers, et ils devaient également recevoir un jeton à chaque séance; mais comme ils étaient au nombre de vingt, c'était un surcroît de dépense auquel on allait avoir à faire face. Le désintéressement de Louis y pourvut.

D'après le testament de Lapeyronie, le secrétaire perpétuel devait à chaque séance toucher la moitié des jetons des conseillers absents, l'autre moitié était dévolue aux adjoints, en commençant par les plus anciens, jusqu'à concurrence des jetons disponibles. Louis se désista de son droit, et fit abandon de cette moitié de jetons, afin qu'on pût rétribuer tous les adjoints sur le même pied que les conseillers, et cela de lui-même, sans qu'on l'en priât; bien plus, malgré le vœu et les instances de tous les commissaires.

Telles furent les dispositions des deux projets de règlement, l'un formulé par une réunion qui s'était constituée d'elle-même en assemblée primaire, l'autre par l'Académie régulièrement représentée.

Ces deux projets furent adressés à l'Assemblée nationale. Celui qui émanait de l'Académie fut remis par le directeur et par le secrétaire à M. Bureaux de Puzy et à M. Émery, alors président de l'Assemblée; mais le torrent des affaires ne permit pas même à l'Assemblée de s'occuper d'une question aussi secondaire, si on la compare aux événements qui se succédaient avec tant de rapidité.

De sorte que l'Académie de chirurgie dut rester à peu près dans le même état jusqu'au moment où elle fut supprimée; heureuse encore si ses propres membres ne s'étaient pas de nouveau divisés! Son secrétaire perpétuel continuait, conformément à ses devoirs, de prononcer annuellement les éloges de ses collègues décédés, mais il ne traînait plus qu'une vie décolorée et languissante. Desgenettes, jeune alors, avait été reçu par lui; il a décrit d'une manière saisissante l'état dans lequel il avait trouvé ce grand chirurgien en 1792. « Admis devant ce savant, dit-il, dont la figure si belle exprimait habituellement une gaieté douce et expansive, je le trouvai pâle et amaigri. »

« Je n'ai été heureux que dans ma jeunesse, dit Louis à Desgenettes, quand mes succès n'avaient pas encore éveillé l'envie. » Après avoir confié quelques-uns de ses chagrins au futur médecin en chef de l'armée d'Orient, il finit par lui donner un conseil qui prouvait toute sa sagacité.

« Si je n'avais l'honneur et le plaisir de vous revoir, lui dit-il, et que vous vouliez accepter un conseil, prenez, monsieur, du service dans l'armée..... Le conflit sera européen, et vous trouverez plus de paix et de sécurité au milieu des armées que dans l'intérieur de la France, que je crois menacée des plus grands troubles et des plus grands malheurs. »

Peu de jours après, le 20 mai, Louis succombait aux progrès d'une affection du cœur, et il était enterré, comme il l'avait demandé, au milieu des pauvres, dans le cimetière de l'hospice de la Salpêtrière.

Louis, en sa qualité de secrétaire perpétuel, avait eu à sa disposition beaucoup de mémoires, d'observations, d'instruments, de livres, etc., appartenant à l'Académie. Il occupait aux écoles de chirurgie le logement attaché à la place de bibliothécaire, dont on l'avait obligé de remplir les fonctions dans les dernières années de sa vie; il avait l'usage du cabinet d'histoire naturelle, et sa bibliothèque remplissait un des côtés d'une des salles du collége.

L'Académie, dans sa séance du 24 mai, après avoir exprimé ses regrets sur la perte douloureuse qu'elle venait de faire, avait arrêté que son directeur ferait opposition à la levée des scellés apposés dans le logement de Louis, et elle avait nommé six commissaires pour assister à leur levée; mais par un déplorable malentendu, les commissaires n'assistèrent point à cette levée, elle fut faite en leur absence, de sorte que le triage des papiers de Louis fut abandonné à des étrangers. Cette négligence était irréparable, et quand les héritiers présentèrent aux commissaires les liasses, registres et cartons qui avaient été mis à part, ceux-ci ne purent s'empêcher de témoigner leur étonnement de ne pas trouver bon nombre de registres et de plumitifs qui concernaient les travaux de l'Académie ; ils apprirent en même temps avec une grande surprise, que l'inventaire des livres avait été fait par un libraire en l'absence de tout contrôle. Mais le mal était irréparable, et c'est à cette négligence sans doute qu'il faut attribuer la perte de beaucoup de documents, leur dispersion et leur vente publique.

Louis avait laissé deux testaments olographes, l'un à la date du 24 mai 1788, l'autre à la date du 13 mai 1792 : le premier fait dans la plénitude de sa santé, sauf une légère irrégularité dans le pouls qui l'avait un peu alarmé, mais dans la parfaite intégrité de ses forces morales, loin de toute obsession, dans toute la spontanéité enfin de ses idées et de ses affections ; le second obtenu peu de jours avant sa mort, dans un état avancé d'affaiblissement physique et moral, et qui révoque les dispositions les plus généreuses du premier.

Sans pousser la libéralité aussi loin que Lapeyronie, Louis en 1788 avait songé quelque peu sans doute à sa gloire personnelle, mais il avait généreusement pourvu aux intérêts de la science et de l'Académie de chirurgie. Or presque toutes ces dispositions furent révoquées dans le testament de 1792.

Ainsi, sa bibliothèque, qui, disait-il, était le plus fort objet de sa succession, et que le premier testament laissait à la compagnie, devait être vendue avec l'argenterie d'après le second.

Il avait dit dans le premier que si l'Académie jugeait que son buste en marbre méritât cet honneur, il voulait qu'on le livrât à l'Académie ; en 1792, il n'est plus question de cette disposition, et si l'Académie de médecine possède aujourd'hui ce morceau précieux, dû au ciseau de Houdon, c'est qu'elle l'a acheté à beaux deniers comptants de feu Sédillot.

Suivant le testament de 1788, cinquante louis étaient destinés aux chirurgiens qui se chargeraient d'examiner tous ses papiers, projets d'ouvrages, etc., concernant les progrès de la chirurgie : « Cet art, disait-il, a été ma passion favorite ; je ne l'ai jamais considéré comme un état lucratif, mais comme l'objet le plus capable de captiver l'application d'une âme élevée; messieurs les exécuteurs testamentaires trouveront bien des papiers à brûler, mais ils mettront à part jusqu'au plus petit chiffon où il y aura de ma main note relative à l'art, et il en sera fait séquestre pour l'usage ci-dessus indiqué. »

On comprend que dans le testament de 1792 il n'est plus question de ces cinquante louis, ni du vœu relatif à ses manuscrits; c'est un soin dont personne ne songea à se charger dans l'intérêt de la réputation de Louis; beaucoup de ces manuscrits passèrent en des mains étrangères, et n'ont jamais été publiés. Sans avoir d'autre mission à cet égard que notre respect et notre admiration pour la mémoire de Louis, nous avions déjà en d'autres temps recueilli avec un soin religieux jusqu'au plus petit chiffon portant note de sa main, et nous les avions mentionnés dans les publications de notre Académie, en attendant le jour où il nous serait enfin donné d'éditer les Éloges de Louis. Ces recherches minutieuses, faites dans la solitude et dans le silence de notre bibliothèque, n'ont eu d'autre témoin que le buste de Louis, mais ce marbre muet semblait sourire à nos efforts.

Louis avait reçu une belle médaille de l'empereur Joseph II et une riche tabatière; il voulait que ces objets fussent mis au trésor des bénédictins de l'abbaye de Saint-Arnoult, à Metz, sa ville natale, afin d'être un monument, disait-il, de la perfection à laquelle les arts avaient été portés dans son siècle.

Cette disposition est encore une de celles qui ont disparu dans le dernier testament.

Enfin, ajoutait-il, s'il reste de quoi faire une somme de quelque conséquence, mes exécuteurs testamentaires sont priés de consulter ce que l'on pourrait faire de mieux pour l'employer à favoriser les progrès de l'art par un don de livres aux élèves distingués, etc.

Telles avaient été d'abord les volontés, ou du moins les vœux de Louis en faveur de cet art chirurgical qu'il avait tant aimé et qu'il avait porté si haut.

L'Académie de chirurgie, qui les connaissait, apprit avec

douleur que ces dispositions se trouvaient révoquées par un autre testament; elle voulut avoir l'avis de quelques jurisconsultes éclairés, et entre autres de MM. Delamalle, Martineau et de Sèze. Mais tout l'actif de la somme, en y comprenant les livres placés dans la bibliothèque de la compagnie, dut être délivré aux héritiers.

C'est à peine si après la mort de Louis, l'Académie donna elle-même quelque signe de vie; une ou deux tentatives encore furent faites pour arriver à la publicité de ce sixième volume de ses Mémoires, et d'un ou deux volumes de prix.

On verra dans les notes ci-jointes (1) que le 30 août 1792, Delaporte fit plusieurs propositions relatives à l'administration de la compagnie; comme on n'était plus dans ces temps heureux où le libraire de l'Académie payait 2000 francs à la compagnie pour chaque volume qu'on lui donnait à imprimer, indépendamment des soixante-dix volumes reliés en veau, Delaporte trouvait que ce serait faire un sage et très-utile emploi des fonds appartenant à l'Académie que de les consacrer à l'impression des deux nouveaux volumes de mémoires de prix. Delaporte formulait ainsi ses propositions :

1° Mettre au jour, le plus tôt possible, deux volumes des prix de l'Académie, à l'impression desquels, ajoutait-il, il y aurait peu de travail.

2° Pendant que l'on imprimera ces deux volumes, déposer, jusqu'au moment où il y aura un secrétaire de nommé, les mémoires et les observations intéressantes et en état d'être livrées à l'impression, travail d'autant plus facile, qu'il y a déjà des mémoires composés par les commissaires de la librairie et qui ont été jugés dignes de l'impression.

L'Académie prit en considération les propositions faites par Delaporte; mais les événements de la révolution marchaient avec une telle rapidité, qu'elle ne put y donner aucune suite. Un autre membre, cependant, que rien ne décourageait, de-

---

(1) Voyez aux Notes et éclaircissements (D), page LXXIII.

vait de nouveau les reprendre et leur donner plus de développement : c'était M. Duval, qu'une verte et longue vieillesse a conduit jusque parmi nous. M. Duval reprenait les choses précisément au point de vue de Louis. Le temps presse, disait-il, la lenteur n'est plus de saison ; je propose : 1° qu'on engage ceux des membres de l'Académie qui ont déjà fait de bons mémoires sur différents sujets, à les travailler de nouveau et à y insérer les observations éparses dans les écrits déposés aux archives ; 2° constituer des commissaires pour l'examen des mémoires, et livrer à l'impression ces mémoires à mesure qu'ils se trouveront faits et jugés en comité. On voit que M. Duval était tout à fait dans les principes de Louis, et qu'il ne croyait pas qu'on dût procéder comme l'avait voulu Peyrilhe en d'autres temps ; mais si la proposition faite par Delaporte en août 1792 n'avait pu être suivie d'aucun effet à raison des événements politiques, que pouvait-il advenir de celle faite par M. Duval en juin 1793, c'est-à-dire deux mois, jour pour jour, avant la suppression de la compagnie, et quand les libres, plus turbulents que jamais, entretenaient la plus fâcheuse agitation dans son sein ?

L'Académie, après la mort de Louis, avait nommé P. Suë secrétaire par intérim, et l'ex-premier chirurgien du roi, Andouillé, en était resté le président.

L'Académie semblait toujours se modeler, et de la manière la plus déplorable, sur les assemblées politiques ; et de même que les constituants avaient été dépassés par de nouveaux opposants, de même les Sédillot, les Baudelocque et les Dubois avaient été dépassés par d'autres mécontents.

Deux lettres déposées dans les archives suffiraient pour montrer quelles formes nouvelles avaient prises les réclamations des académiciens libres après la chute de la royauté : l'une est d'Evrat et l'autre de Coquart. La première, assez modérée, avait encore la couleur de l'Assemblée législative ; l'autre dépassait toutes les bornes, elle avait en quelque sorte la couleur de la Convention.

« Il ne faut pas se dissimuler, disait Evrat, que l'Académie craint sa défaite en même temps qu'elle voudrait conserver son régime abusif et faire croire aux libres que s'ils tirent le rideau, l'Académie est détruite, et qu'ils en seront la cause ; c'est pour l'empêcher de tomber, au contraire, les libres ne respirent que pour lui donner une nouvelle existence... » C'était toujours cette suprématie des conseillers et des adjoints qui soulevait ainsi les libres ; toutefois, bien qu'Evrat reproche aux conseillers de vouloir conserver leurs priviléges, il n'attaque et menace personne ; mais il n'en est pas de même de Coquart, la lettre de celui-ci est odieuse : c'est le langage de la Montagne.

« Le bras de la justice, dit-il, a frappé de mort la royauté en France ; le flambeau de la raison, en éclairant les peuples, incendie déjà les trônes qui nous environnent. »

Puis venaient des attaques aussi ridicules qu'atroces contre l'inoffensif Andouillé, resté malgré lui président de l'Académie.

« C'est sous le manteau, ou plutôt sous les haillons aristocratiques que le ci-devant premier chirurgien du roi cache la nudité de son pouvoir. Craignant pour sa vie despotique, il se retient à nos statuts comme l'homme qui se noie s'attache aux branches du saule..... nous ne le voyons presque plus..... »

Andouillé, que Coquart accusait ainsi de faire du despotisme, s'effaçait au contraire autant qu'il le pouvait. Et qui n'aurait craint alors pour sa vie ! Aussi ne le voyait-on presque plus. Au renouvellement du bureau pour 1793, il avait fait approuver la nomination des officiers par le pouvoir exécutif, et il restait chez lui sans mot dire : voilà comment il exerçait son despotisme.

Disons, pour l'honneur de l'Académie, que ces deux lettres ayant été lues en séance, on passa immédiatement à l'ordre du jour, et cela, dit le plumitif, à la presque unanimité des voix.

Mais il y avait alors bien d'autres sujets d'inquiétudes pour l'Académie ; elle avait en sa possession quelques objets d'art, et ces objets étaient devenus, dans le langage du temps, des *objets relatifs à la féodalité*. Il s'agissait d'abord d'une statue de marbre blanc de Louis XV, son fondateur; elle était placée dans la salle des actes, là où se trouve aujourd'hui à la Faculté une statue d'Apollon. C'était un objet compromettant : les uns proposaient d'en référer au ministre de l'intérieur, les autres de prendre les ordres de la municipalité; d'autres enfin, d'en informer la Convention nationale. Il y avait encore un autre objet non moins compromettant : c'était une seconde statue de Louis XV de moindre dimension et de bronze; à l'égard de celle-ci, il fut décidé qu'elle serait envoyée à la section du Théâtre-Français, pour être convertie, dit le plumitif, en *instruments propres à l'artillerie*.

Sabatier, directeur de l'année, dut écrire au ministre au sujet de la statue de marbre; mais le ministre, qui sans doute avait à s'occuper d'affaires bien autrement importantes, ne répondit pas et le jour de la séance annuelle publique approchait. L'Académie, assez embarrassée, se décida pour un terme moyen. Considérant qu'il serait *indécent* (*sic*) que la statue de marbre de Louis XV restât exposée aux regards du public le jour de la séance annuelle, elle arrêta que cette statue serait entourée de planches, en attendant la décision du ministre.

Les choses restèrent en cet état jusqu'en juillet 1793; mais alors de zélés patriotes s'étant introduits dans le local de l'Académie, mirent tout simplement en pièces la malencontreuse statue. Cet événement jeta de nouveau quelque émoi dans la compagnie; et bien qu'elle eût nommé trois commissaires ayant tout pouvoir d'anéantir les effets, meubles ou autres objets qui pourraient offrir des traces de l'ancien régime, il fallut faire une démarche auprès du conseil général de la Commune, pour y donner des explications nécessaires. Trois commissaires de l'Académie s'étaient rendus dans son sein.

Mais à peine l'un de ces commissaires avait donné lecture des arrêtés de l'Académie, qu'un membre de la Commune fit observer que les mots *liberté* et *égalité* placés dans une inscription de l'amphithéâtre des écoles de chirurgie avaient été effacés et détruits. Le commissaire de l'Académie, dit le plumitif, après avoir demandé et obtenu la parole, répondit au préopinant que « l'inscription où se trouvaient ces mots ayant été placée depuis au moins deux ans par les élèves, avec l'approbation des officiers de l'Académie et des professeurs du collége, on ne pouvait soupçonner ni les uns ni les autres d'avoir détruit leur propre ouvrage et d'être les auteurs du délit anticivique dont se plaignait le membre de la Commune ; que ce délit ne pouvait avoir été commis que par la main ennemie de quelque malveillant qui s'était introduit dans l'amphithéâtre lorsqu'il n'y avait ni professeurs, ni élèves ; que pour éviter dorénavant un pareil événement, qui pouvait compromettre le patriotisme des professeurs et des élèves, l'Académie, après avoir ordonné la restitution des mots seulement en partie grattés et non détruits, avait arrêté que les portes de l'amphithéâtre seraient fermées tout le temps des leçons, et ouvertes une demi-heure seulement avant la leçon. »

Ceci se passait du 22 au 25 juillet 1793. Quinze jours après, le 8 août, l'Académie était supprimée par décret de la Convention nationale. Nous avons trouvé dans ses archives deux plumitifs de sa dernière séance, l'un de la main de Sabatier, l'autre de la main de Suë, secrétaire par intérim.

Il y a quelque chose de profondément triste dans cette rédaction, on partage presque l'émotion et les terreurs de ces derniers représentants de l'Académie.

On était au 22 août 1793 : le directeur se borne à déclarer qu'un décret de la Convention du 8 du présent mois ayant supprimé *toutes les académies et sociétés littéraires patentées ou dotées par la nation*, celle de chirurgie étant de ce nombre, c'était le temps de clore les travaux de l'Académie, et de prendre un arrêté qui prouvera sa soumission et son respect pour les décrets de la Convention nationale.

Le second plumitif, rédigé séance tenante, constate que l'Académie, pour obéir à la loi, a arrêté qu'elle levait sa séance.

Telle fut la dernière réunion de l'Académie royale de chirurgie. Elle dut, comme toutes les autres académies, obéir à ce décret; mais ce décret pour elle consacrait une véritable spoliation : ce n'était point en effet la nation qui l'avait dotée, c'était Lapeyronie. Il est vrai qu'en temps de révolution on n'y regarde pas de si près. La nation confisqua donc à son profit, et la terre de Monsigny, et toutes les propriétés que Lapeyronie avait cru affecter à tout jamais aux dépenses de l'Académie; et il a fallu plus d'un quart de siècle pour qu'un gouvernement réparateur restituât enfin par une subvention publique, à l'héritière de ce grand corps, c'est-à-dire à notre Académie, ce qu'un décret inique lui avait enlevé dans ces jours néfastes.

NOTES ET ÉCLAIRCISSEMENTS.

Note (A), page xvi.

Nous avons dit, dans les remarques placées à la suite de l'éloge de Morand, que pour édifier ses contemporains et la postérité sur la valeur des observations que Morand se proposait d'insérer, au nom de l'Académie, dans le quatrième volume des Mémoires, Louis les avait déposées dans les archives ; ici nous ferons plus, nous allons les reproduire succinctement avec les remarques du comité. On pourra voir ainsi de quels pitoyables documents le secrétaire de l'Académie allait remplir ce volume, si le comité n'y avait mis bon ordre.

La première observation a pour titre :

VIN DONNÉ EN LAVEMENTS SUPPLÉE A TOUTE NOURRITURE. UN EXEMPLE A CE SUJET.

Cette observation donnera tout d'abord un échantillon des documents prétendus scientifiques que Morand voulait placer en tête de l'*Histoire de l'Académie*.

« En 1718, dit-il, M. Baigue, docteur en médecine à Aix, fut consulté par un bourgeois de cette ville, âgé de soixante ans, tourmenté par une colique d'estomac qui lui faisait vomir tout ce qu'il prenait ; il n'était soulagé que lorsqu'il avait tout rendu ; et le mal fut poussé au point qu'il ne pouvait prendre un bouillon dans toute la journée. Il avait essayé inutilement tous les remèdes qui pouvaient être raisonnablement essayés en pareil cas, lorsqu'un de ses amis (on ne dit pas dans la narration si c'était un homme de l'art) lui conseilla de renoncer à toute espèce de nourriture, et de ne prendre que des lavements de vin. Il s'y accoutuma, et en prenait huit ou dix par jour, à la quantité chaque fois d'une seringue ordinaire. Cet homme, dont la complexion était fort bonne d'ailleurs, a vécu dix ans, avec ce seul secours, ayant conservé une sorte d'embonpoint et pouvant vaquer à ses affaires. Il fut ouvert en présence des médecins consultants, et on lui trouva l'orifice inférieur de l'estomac bouché (apparemment par un squirrhe au pylore).

» En 1733, un frère convers de la chartreuse de Villeneuve-lez-Avignon (frère Fallet) voyait un malade à peu près dans le même cas, qui lui proposa de se servir du même remède ; le frère, n'y ayant point foi, fut fort étonné d'apprendre de ce malade qu'à la grande surprise des gens de l'art, il avait été employé à Aix, sous les yeux de M. Baigue. C'est ce dont on vient de lire l'histoire. Le religieux écrivit au médecin, qui certifia le fait. L'histoire et la lettre furent envoyées à M. de Lapeyronie, qui les communiqua à l'Académie. »

La discussion s'étant ouverte sur ce premier fait, Louis, dans son appréciation, se montra fort indulgent; le comité l'est un peu moins.

Cette observation, dit Louis, peut être considérée en elle-même et par rapport à son titre. 1° Le cas n'est pas, à proprement parler, chirurgical, et il ne semble pas assez répondre à l'objet principal des travaux de l'Académie, pour devoir faire le premier article de son histoire. 2° La chronologie étant de quelque considération dans l'histoire, ne sera-t-on pas frappé de voir que celle de l'Académie de chirurgie, à la tête du quatrième tome, commence par une observation, laquelle commence elle-même par ces mots : *En* 1718. On sait que l'Académie n'a été établie qu'en 1731. On écrit, à la vérité, à la fin de l'observation, qu'elle a été communiquée à M. de Lapeyronie en 1733 ; mais de là naît une idée toute simple : c'est que cette observation a été ou oubliée pendant trente et un ans dans les paperasses de l'Académie, ce qui amène un reproche de négligence, ou que, faute de mieux, on donne à présent indifféremment tout ce qu'on a; autre jugement qui n'est pas favorable à l'Académie.

Louis démontre ensuite que le fait pourrait bien être apocryphe. « On a tant découvert de supercheries sur ces sortes de cas, dit-il, que s'il n'était pas mieux de supprimer celui-ci, au moins semble-t-il, par les raisons alléguées, qu'il ne faudrait pas le mettre à la tête de l'histoire. »

Louis, après quelques réflexions, du reste fort modérées, termine en disant que ces mots, *vin donné en lavements supplée à toute nourriture*, forment une proposition complète, et qu'il paraîtrait plus naturel de la changer en mettant simplement : *Lavements de vin donnés pour toute nourriture.*

Le comité finit par déclarer que cette observation ne pourrait être admise qu'autant qu'on la placerait ailleurs, qu'on la lierait à d'autres faits, et qu'on lui donnerait un intérêt relatif à la chirurgie. A cela, Morand répliqua par les mots suivants, écrits de sa main au bas de la page :

« *Cette observation isolée peut avoir lieu où elle est employée. Qui de nos messieurs en connaît une semblable ?* »

C'est ainsi que Morand crut fermer la bouche à ses collègues, c'est-à-dire en soutenant son fait en fort mauvais langage, et sans donner une seule raison.

La deuxième observation a pour titre :

HYDROCÉPHALE.

Il s'agit d'un enfant que ses parents promenaient de ville en ville comme une curiosité. « Sa tête, dit Morand, était d'un tiers plus grosse que dans l'état naturel. En la regardant d'une tempe à l'autre, on pouvait aisément voir le jour, même à travers la dure-mère, ajoute Morand, et l'on reconnaissait les ramifications des vaisseaux. Cet enfant mourut âgé de dix-neuf mois et vingt et un jours.

« A l'ouverture du corps, on trouva environ huit livres d'eau dans la tête ; les os étaient mous, au point de ne pouvoir soutenir la plus légère pression : « et les deux endroits, ajoute Morand, par où l'on pouvait *mirer* cette tête sur l'enfant vivant étaient plus minces que partout ailleurs. »

Puis Morand rapproche de cette observation l'histoire d'un crâne déterré par hasard, et provenant d'un sujet mort on ne sait de quelle maladie.

Comme on le pense bien, cette observation fut l'objet de nouvelles critiques, et celles-ci suscitèrent des répliques de la part de Morand.

Louis fait d'abord remarquer que le cas d'hydrocéphale qui fait le sujet de cette observation ne présente rien de curieux ni d'utile, et que cependant la matière en serait très susceptible.

Il ajoute que le second exemple, pris d'une tête déterrée par hasard, ne prouve ni l'hydrocéphale qu'on suppose et qu'on ne suppose pas avoir existé, ni l'âge du sujet qu'on détermine, sans qu'on voie pourquoi, à douze ou treize ans ; et toutes ces incertitudes n'aboutissent qu'à apprendre, ce qui importe peu à savoir, « que ce crâne avait passé du cabinet de M. Carreau dans celui de M. Morand. »

Deux lignes de la main de Morand répondent : « *Le second exemple ne se trouve nulle part, que je sache, et méritait bien d'être conservé.* » A quoi Louis aurait pu répliquer « qu'un crâne trouvé par hasard dans la terre ne saurait constituer un cas de chirurgie, et un cas méritant d'être conservé. »

Mais Morand aura bien plus à répondre au comité. Celui-ci lui objecte que « les prétendues ramifications des vaisseaux n'ont pas été vues ; que ceci, du moins, a été nié ; que, d'après M. Brasdor, cette observation était tout au long dans les journaux de médecine ; que la mollesse des os n'empêche pas la pression, mais qu'elle y cède ; que la phrase où il était parlé de l'endroit des sutures n'était pas claire, et qu'elle était peu anatomique ; que *mirer* une tête n'est pas une expression française ; qu'on ne doit pas dire *faire voir un exemple* ; que le mot *hydrocéphale*, dans une seule énonciation, est pris pour la maladie et pour le sujet malade ; que cette observation n'offrait rien de particulier, et qu'enfin il fallait supprimer l'histoire du second crâne, qui ne prouvait absolument rien. »

Voilà bien des accusations. Morand ne pouvait se dispenser d'y répondre ; mais comment s'y prend-il ? En persistant plus que jamais dans ses assertions ; il se répète, il affirme, mais ne donne aucune explication. « Les vaisseaux de la dure-mère, dit-il, se voyaient dans les deux endroits transparents. La phrase où il est parlé des sutures est fort claire. *Mirer* est une expression très française et qui tient sa place dans tous les dictionnaires. Une observation rare peut se trouver en plusieurs endroits, et quant à la difficulté sur le mot *hydrocéphale*, je ne l'ai pas entendue. »

La troisième observation est intitulée :

GROSSES DENTS SORTIES A UN AGE TRÈS AVANCÉ.

Encore une curiosité ; elle est énoncée en dix lignes. C'est un chanoine de Bourges, qui, à l'âge de soixante-deux ans, s'aperçut qu'il venait de lui pousser une grosse dent, d'abord à la mâchoire inférieure, puis à la mâchoire supérieure. Louis trouve que le fait n'est que curieux ; que c'est le sujet lui-même qui l'a écrit à M. Morand ; et bien qu'on prononce journellement, dit-il, l'exclusion de faits plus intéressants, parce qu'on les suppose simplement anatomiques, et par là étrangers à l'objet essentiel des travaux de l'Académie, celui-ci ne paraîtrait pas déplacé dans nos Mémoires ; mais il serait mieux qu'il n'y fût pas exposé d'une manière si isolée.

On avait été plus sévère dans le comité. Brasdor avait d'abord rappelé que plusieurs auteurs citent des faits semblables. Un autre a dit que cette observation n'offrait rien de particulier, puisque les dents avaient poussé dans la bouche. « Mauvaise plaisanterie, ajoute le rédacteur, qui a été dite sérieusement. »

Mais tous se sont accordés à ce qu'on supprimât le fait comme peu intéressant.

Morand s'est contenté cette fois d'écrire au bas de la page : «*Comme vous voudrez.* »

La quatrième observation est plus étendue que les précédentes ; elle a pour titre :

DEUX EXEMPLES SINGULIERS DE L'EMPHYSÈME.

Il s'agit d'un soldat qui fut surpris, près de Montpellier, au moment où il épiait une intrigue amoureuse. Entraîné dans une caverne, on lui fit une incision à la partie supérieure et antérieure de la cuisse, on plaça dans cette ouverture le tuyau d'un soufflet de boucher, et l'on y poussa de l'air avec force ; tous les téguments furent soufflés et tendus ; et, ajoute le rédacteur, comme ces gens-là crurent que la punition devait être de la même nature que l'offense, ils lui firent aussi une incision au côté droit des bourses, pour souffler pareillement les parties génitales ; mais elles ne furent pas beaucoup enflées. Une fois en liberté, le malheureux se perça lui-même la peau en plusieurs endroits ; l'air s'échappa avec violence et avec bruit ; puis, admis à l'hôpital Saint-Éloi, il y fut traité par M. Soullier, qui pratiqua de nouvelles incisions, fit saigner le malade, lui appliqua des fomentations carminatives, et en douze ou quinze jours l'emphysème disparut.

Suivent des réflexions de M. Lamorier, démonstrateur royal au collége de chirurgie de Montpellier, qui pense qu'une partie de l'air s'échappe en pareil cas par les pores des vaisseaux, et prend la route de la circulation ; d'où l'indication de pratiquer des frictions sèches, des compressions, et de ne faire que consécutivement des ouvertures à la peau.

Un autre fait est rapproché de ces observations : c'est celui d'un homme qui, en faisant des armes, reçut un coup de fleuret qui pénétra jusqu'au fond de la bouche, et blessa le voile du palais ; deux heures après, le malade était menacé de suffocation, par suite d'un emphysème qui avait envahi tout à coup la joue, l'épaule, etc. M. Delarue se souvenant, dit le rédacteur, de l'effet que l'huile produit sur les chenilles qui, en étant frottées, meurent, parce que les branches qu'elles ont à l'extérieur sont bouchées, M. Delarue engagea le malade à se gargariser avec de l'huile, le fit saigner, le frictionna, et celui-ci fut guéri en peu de jours.

Louis trouve que cette observation est chirurgicale, mais qu'elle aurait eu un tout autre prix si elle avait été mise en œuvre avec d'autres et bien raisonnée. « Telle qu'elle est, dit-il, elle n'apprend rien que nous ne sachions. Les réflexions de M. Lamorier ne sont pas également bonnes ; il met les incisions au second rang des secours, et elles doivent être mises au premier. Outre que cette proposition contraire à la sienne est vraie, c'est qu'elle se déduit naturellement de son observation. »

Louis pense en outre, et avec assez de raison, que le récit ne perdrait rien par la suppression de ce bout de phrase : « Et comme ces gens-là crurent que la punition devait être de la même nature que l'offense, ils lui firent une incision au côté droit des bourses... » Quelle était, en effet, cette offense, ajoute Louis, d'avoir épié un couple d'amants? Quel rapport y a-t-il donc entre une indiscrète curiosité et une incision au côté des bourses du curieux ?

« Dans le récit du second fait, reprend Louis, on attribue la suffocation à la pression de la peau sur la trachée-artère, et, quelques lignes plus bas, on allègue la compression des vaisseaux. Quand on examinera les choses de près, et attentivement, on verra que les cartilages de la trachée artère offrent trop de résistance pour être rudement comprimés à l'occasion d'un emphysème, et que ce ne peut être la compression de la trachée-artère qui soit la cause des symptômes fâcheux qui gênent la faculté de respirer.

» Quant à la remarque de M. Delarue, qui termine cet article, elle a souffert quelques contradictions ; il faudrait la juger contradictoirement avec le rapport du commissaire ; car les gargarismes d'huile sont admis sous une analogie qui n'est pas exacte. »

Le comité, toujours plus sévère que Louis, déclare d'abord que ce titre, *Deux exemples singuliers de l'emphysème*, est à réformer : remarque que Louis avait faite. Il est certain, avait-il dit, qu'il faut dire *d'emphysème*, à l'indéfini et au génitif absolu, et non *de l'emphysème*.

On ne dirait pas sans spécification : *Exemples singuliers de la fracture !* Le comité ajoute que plusieurs personnes ont contesté la résorption de l'air ; que la logique et la théorie de M. Lamorier n'ont pas été trouvées bonnes ; que l'exemple des cornemuses et des préparations anatomiques par l'air ne prouve rien. La conclusion unanime a été de supprimer toutes les réflexions et de ne garder que le fait.

La cinquième observation a trait à un ecclésiastique atteint d'aliénation mentale; elle est intitulée :

MANIAQUE GUÉRI EN LUI RENDANT LA GALE.

« Un chirurgien-major, correspondant de l'Académie, s'étant informé des antécédents du malade, apprit qu'en d'autres temps il avait eu la gale; supposant alors que l'état du malade pouvait bien être causé par la suppression de l'humeur qui se portait ailleurs, il ordonna qu'on le fît coucher dans des draps de galeux : la gale reparut, et le malade fut délivré de sa maladie. »

Louis se borne à dire que cette observation est triviale; qu'isoler de semblables cas, c'est leur donner une importance qui ne s'accorde pas avec les jugements bien fondés de l'Académie, qui met souvent au rebut des faits qui valent beaucoup mieux que celui-ci.

Sixième observation :

TUMEUR CONSIDÉRABLE AU GROS DOIGT DU PIED EMPORTÉE AVEC SUCCÈS.

Une femme portait une tumeur à la partie latérale externe du gros orteil gauche; une ouverture fistuleuse s'étant établie, à l'aide d'une petite baguette on faisait sortir de la matière crétacée. Elle fut admise à l'Hôtel-Dieu de Chartres, où M. Bardet, chirurgien en chef, fit l'amputation de l'orteil et de la tumeur.

Louis trouve d'abord que ce titre ne répond pas à l'observation; il n'annonce que l'extirpation de la tumeur du gros doigt, et, dans le fait, c'est le gros doigt lui-même dont on a fait l'amputation. Puis il ajoute, et avec beaucoup de raison, que sans faire de grands frais d'érudition, on aurait pu rappeler les observations de Marc-Aurèle Séverin, et donner à cette maladie le nom qui en indique le caractère.

Le comité avait admis les remarques de Louis, et une discussion s'était établie. De la Faye aurait désiré qu'on ne mît point de titre en tête des observations, comme cela se fait dans l'*Histoire de l'Académie des sciences*, où les diverses observations anatomiques ne sont séparées que par des chiffres romains. Brasdor soutint la même opinion; mais Louis dit, au contraire, que les titres fixent l'attention, soulagent le lecteur, facilitent les recherches, etc., et qu'il fallait les conserver.

Morand écrivit au bas de cette page : « *C'est bien mon avis.* »

Septième observation :

MERCURE PASSÉ DANS LE SANG PAR LES FRICTIONS ET RETENU DANS L'URINE.

« Un seigneur sicilien était souvent attaqué de rétention d'urine ; on le soulageait au moyen de saignées et de bougies introduites dans l'urèthre ; mais, pour remonter à la cause du mal qu'on croyait vénérien, on le soumit à l'usage des frictions mercurielles. Comme ce seigneur conservait scrupuleusement toutes ses déjections et sécrétions, il aperçut dans son urinal, à la douzième friction, des petits corps luisants suspendus dans l'urine. Lamorier, professeur à l'école de Montpellier, ayant recueilli quelques-uns de ces petits corps, les examina à la loupe, et reconnut que c'était du mercure. »

Le comité conclut à ce qu'on supprime cette observation. Plusieurs membres ont dit que l'expérience, pour avoir quelque valeur, aurait dû être répétée, et qu'il est probable que le mercure trouvé dans les urines provenait de l'onguent avec lequel on graissait les bougies, et non du mercure qui aurait passé dans le sang.

La huitième observation a pour titre :

PLUSIEURS EXEMPLES DE GROSSES PIERRES TIRÉES DU REIN A LA SUITE D'ABCÈS EN CETTE PARTIE.

Il s'agit de deux malades, l'un âgé de cinquante ans, l'autre de cinquante-deux, portant des ouvertures fistuleuses dans la région lombaire. Après plusieurs années de souffrances et d'accidents divers, ils furent examinés et sondés par des chirurgiens qui firent l'extraction de pierres volumineuses. Morand suppose que, sur le premier, la pierre, quoique fort grosse, était sortie du rein *par la pourriture*, et que le rein avait fini par se cicatriser. Quant au second, il succomba, et l'on ne put faire l'ouverture du corps. Toutefois Morand suppose que, chez celui-ci, le côlon devait être percé du côté du rein malade, car, dit-il, une partie des lavements que le malade recevait s'échappait par l'ouverture de l'abcès.

Cette fois, le comité émit son jugement avant de connaître l'opinion de Louis. Il aurait voulu, est-il dit dans le compte rendu, revoir l'observation originale et le rapport qui avait dû être fait ; mais tous les membres ont nié la formation de ces pierres dans le rein. Louis, de son côté, a fait les remarques suivantes :

« La grosse pierre du premier malade n'a pas plus été formée dans le rein que les grosses pierres urinaires gravées dans le troisième volume n'ont été tirées du canal de l'urèthre. Il est visible qu'une pierre aussi volumineuse s'est formée dans le tissu cellulaire, et qu'il ne faut pas supposer un rein en pourriture pour la sortie d'une pareille pierre, et un rein qui se cicatrise par derrière, sans former primitivement d'abcès, etc. Le récit de l'auteur a été admis trop légèrement ; le fait n'a pas été bien examiné, et cette observation ne peut pas passer. Si l'on en rétablit l'exposé d'une manière plus conforme à la possibilité du fait, il n'y aurait point de mal à rappeler les mémoires de MM. de Lafitte et Hévin, insérés dans le second et dans le troisième volume : la matière est traitée à fond dans ces deux ouvrages, et, par cette raison, le fait sera véritablement dans le plan historique que l'Académie doit désirer. »

Louis est ici, comme toujours, d'une admirable sagacité ; sa critique si modérée, si judicieuse, prouve sans réplique que Morand pèche constamment par deux points essentiels : le mauvais choix de ses matériaux et l'insuffisance de ses explications.

L'observation neuvième en est une nouvelle preuve ; c'est un récit privé de tout intérêt scientifique. Il est intitulé :

PETITE PIERRE FORMÉE SUR UNE ARÊTE ET TIRÉE D'UNE AMYGDALE.

M. Souque, y est-il dit, appelé pour voir une jeune dame qui se plaignait d'un mal de gorge, trouve l'amygdale gauche enflammée ; il sent, à l'aide du doigt, un corps âpre et dur ; il le tire avec des petites pinces : c'était une petite pierre dont une arête de poisson était incrustée.

Maintenant voici littéralement le commentaire de Morand :

« On s'imagine aisément, dit-il, comment cela a pu se faire, et que la guérison a dû suivre de près l'extraction du corps étranger. »

Cette observation est rapportée en quelques mots ; le jugement du comité, résumé par Louis, n'est pas moins laconique. Il est dit que cette observation a fait à tous les membres la même impression, à savoir : « qu'elle avait été trouvée bien mince dans le temps, et que le récit aurait dû dispenser d'une figure qui donne un air de conséquence à une petite chose ; et l'on ajoute, qu'on a souvent rebuté comme triviales cent observations meilleures que celle-ci. »

Dixième observation :

PRIAPISME SUIVI DE LA MORT EN TREIZE JOURS.

C'est un jeune homme de vingt-cinq ans qui tombe dans un puits; il éprouve un grand froid, puis il est atteint d'une érection qui résiste à onze saignées, bains, fomentations émollientes, etc., et il meurt de faiblesse au treizième jour.

« On en conclut que le froid qu'il avait éprouvé dans le puits, et plus encore le spasme violent dont il fut saisi, avaient causé une stagnation du sang qui remplit le corps caverneux, et que le refoulement du sang dans les veines voisines, de proche en proche, occasionna la gangrène. »

Louis avait eu connaissance du fait; il déclare que « le malade n'est pas mort de la gangrène; que ce fait, joint à plusieurs autres, aurait pu donner lieu à un bon mémoire sur le siége du mal et sur les indications curatives qu'il présente, ce qu'on ne trouve pas, à beaucoup près, dans le récit de M. Morand, où l'on ne voit pas, dit-il, le moindre trait de lumière, mais au contraire. »

Louis insiste toujours, on le voit, sur ce que présentent de défectueux des observations isolées, réunies au hasard, sans analogie, sans rapports entre elles. Louis préfère des observations groupées, des observations qui se complètent et s'éclairent mutuellement; Louis, en un mot, préfère les *mémoires* aux *observations*. Et il a parfaitement raison, quand il s'agit, comme dans le cas présent, d'un vaste recueil, d'une histoire de l'art publiée au nom d'une Académie. Mais Morand pensait tout différemment. On voit que jusqu'à présent il n'entendait remplir le volume de l'Académie que de faits insignifiants pour la plupart, isolés, tronqués et mal interprétés.

Je viens de dire *jusqu'à présent,* parce que sous le n° 11 on lit le titre suivant :

PROGRÈS DE L'OPÉRATION DE LA CATARACTE.

On aurait pu s'attendre ici à un mémoire ; c'est un article de quatre pages.

L'histoire de l'opération de la cataracte y est prise à partir du mémoire de Daviel, imprimé dans le tome II de l'Académie. Il n'est d'abord question que des moyens proposés pour assujettir l'œil pendant l'opération, et en particulier du *speculum oculi*. On donne ensuite une description du procédé de Lamorier, puis de celui de Béranger de Bordeaux ; sous le prétexte de rendre justice à tout le monde, on cite l'instrument proposé par Palucci, tout en lui reprochant de n'en avoir pas donné de figure; puis on revient à Daviel, et l'on rappelle que pour *porter la lumière dans l'œil*, il avait imaginé d'y *ouvrir une fenêtre*, et qu'il l'avait essayé dans tous les sens; puis on arrive à Wenzel, qui se servait aussi du bistouri pour la section de la cornée transparente. Enfin, on termine par le procédé de Janin, qui se servait d'un fer de lance pour faire son incision, et d'une espèce de petite raquette pour aller chercher le cristallin et sa capsule, et l'amener au dehors. Voilà tout simplement en quoi consiste ce fragment historique. Louis l'a jugé favorablement. Cet article, dit-il, est véritablement dans le plan de l'*Histoire de l'Académie;* j'ajouterai qu'on devrait commencer par cet article : ce remaniement serait au bien et à l'honneur de la chose. » Il paraît qu'ici Louis se serait montré trop indulgent; car le comité ne voulut adopter son avis qu'avec certaines restrictions. Voici les notes du comité : « On admet la réflexion de M. Louis, mais on demande de grandes corrections. 1° Le *speculum oculi* n'ayant jamais pu servir, ce qu'on dit sur son usage porte à faux. 2° On parle des moyens *ordinaires* d'assujettir l'œil, cela n'est pas clair. 3° On ne parle pas de M. de la Faye de Rochefort, qui est auteur du bistouri de M. Béranger. 4° MM. Delahaye et Brasdor ont trouvé la citation de M. Palucci déplacée. 5° La phrase de la lumière et de la fenêtre a été trouvée très-mauvaise. 6° Il y a des phrases qui ne sont pas terminées. 7° On a trouvé qu'il ne fallait pas parler de la mauvaise opération de M. Janin, ou qu'il fallait charger d'improbation sa prétendue méthode, en supprimant le nom de l'auteur. 8° M. de la Faye a demandé qu'on ajoutât les instruments de MM. Pamard et Pellier pour fixer le globe de l'œil; il a également demandé qu'on ajoutât que M. Daviel et ceux qui se servent de la lance n'ont pas besoin de cette fixation; et qu'enfin M. Wenzel n'a besoin que de ses doigts méthodiquement posés. »

En résumé, il parut à tout le monde que ce fragment d'histoire était fort incomplet et sans critique judicieuse.

Sous le n° 12 se trouve encore un exposé qui comprend plusieurs faits particuliers; il a pour titre :

DIFFÉRENTS MONSTRES OU VICES DE CONFORMATION.

Morand y expose une étrange doctrine, ou plutôt une répudiation de toute doctrine, et cela au nom de la chirurgie.

On va en juger. Un assez grand nombre d'observateurs avaient recueilli des faits relatifs aux monstruosités, et ils les avaient soumis à l'examen de l'Académie royale de chirurgie. Que fait le secrétaire perpétuel? Il déclare qu'il en donnera une simple énumération, et tout simplement par ordre de date. Et pourquoi cette manière de procéder? Pour inviter les savants à présenter dorénavant à l'Académie *des sujets plus utiles et plus propres à concourir aux progrès de l'art!*

D'après Morand, les différents cas de monstruosités ne peuvent offrir aux physiologistes que des *objets de curiosité;* et quant à l'art de guérir, ils ne méritent, suivant lui, quelque attention que lorsqu'ils présentent quelque vice de conformation à corriger, comme un sixième doigt, un bec-de-lièvre, une tumeur à extirper, etc. Puis vient la simple énumération par ordre de date.

On sent bien que Louis avait l'esprit trop juste pour partager cette manière de voir. Voici ses réflexions à ce sujet :

« Cet article, dit-il, peut être réputé historique comme le précédent ; mais il me semble qu'on ne devrait pas dire que la simple énumération par ordre de date est le seul usage qu'on puisse faire de ces observations :

» 1° Parce qu'il n'est pas prouvé qu'on ne puisse tirer d'excellentes conséquences d'un examen éclairé et judicieux de quelques-uns de ces faits. 2° Que de la comparaison on pourrait parvenir à acquérir de plus grandes connaissances sur les causes des difformités monstrueuses : les systèmes de MM. Winslow et Lemery étant aussi défectueux l'un que l'autre, et de M. de Haller, qui s'accommode des deux opinions, étant par une conséquence très naturelle pareillement dans l'erreur; il y a eu depuis le système de M. Huber, celui de M. de Buffon, etc. 3° Que ce serait un avis aux chirurgiens de ne plus communiquer de faits de cette nature, ce en quoi on ferait mal; car, encore bien que tous ceux qui nous sont venus jusqu'à présent seraient sans aucune utilité, il peut en survenir un qui dessillera nos yeux, ce qui fera peut-être d'un simple sujet de curiosité l'objet le plus intéressant. »

Ici, comme toujours, Louis nous ramène sur le terrain de la science, et il découvre le vrai sens des choses; aussi le comité s'empressa de se ranger à son avis, se bornant à dire : « On *a adopté les réflexions* de M. Louis. »

Ici se termine ce qui avait été imprimé en épreuves; mais nous avons dit qu'une partie manuscrite avait été également soumise au comité, et qu'elle comprenait divers autres articles relatifs à des instruments et machines approuvés par l'Académie. Comme ces articles ont été l'objet de nouvelles remarques de la part de Louis, nous devons aussi les faire connaître.

La première de ces machines, mentionnée par Morand, est celle que Mopilier avait soumise à l'Académie en 1753. Il lui donnait le nom de *restaurante*, et il prétendait qu'à l'aide de cette machine un seul homme peut vaincre toutes les difficultés qu'on rencontre dans la réduction des luxations et des fractures.

Louis fait remarquer que, « dès que M. Mopilier a retiré sa machine, et que l'académicien n'en donne pas la figure, le motif d'informer le public des dispositions de l'Académie pour M. Mopilier ne fait rien au progrès de l'art. D'ailleurs, ajoute-t-il, les nouvelles vues de l'Académie sur la réduction des luxations semblent avoir proscrit les machines. »

La deuxième machine est la *porte*, proposée par Mopilier l'aîné, frère du précédent. On ne conçoit pas comment Morand pouvait avoir eu l'idée d'en faire mention comme d'une machine approuvée par l'Académie. « Cette *porte* de M. Mopilier l'aîné, dit Louis, ne serait certainement pas approuvée aujourd'hui, si on la présentait de nouveau. »

Troisième machine. C'est celle de Dussau, qui consiste en une imitation de la chèvre et des moufles dans l'artillerie pour soulever des pièces de canon. Dussau avait proposé de s'en servir en chirurgie, pour opérer l'extension des membres. Louis ne blâme pas cette machine, mais il fait observer, sans y tenir cependant, qu'on aurait pu le citer lui-même, puisqu'il avait proposé cela avant Dussau.

Quatrième machine, ou plutôt instrument. C'était la pince à trois mors, ou du moins le tire-balle proposé par Mopilier jeune. Parlant de lui-même à la troisième personne, Louis rapporte ainsi ce qui s'est passé dans le comité :

« M. Louis a trouvé que la description ne donnait pas une idée suffisante de ces instruments. Il désirait que la figure en fût gravée ; son sentiment n'a pas prévalu (dans le comité, bien entendu) ; on n'a pas trouvé cet instrument utile ; sa description n'est point faite (par Morand) ; la grande objection qu'on oppose à son utilité n'est pas résolue. Enfin, on a décidé la suppression de cet article, d'après le raisonnement suivant : Ou il y aura de la prise sur le corps étranger, ou il n'y en aura pas ; s'il y en a, une pince à deux mors suffit ; s'il n'y en a pas, trois mors ne vaudront pas mieux, et peut-être moins que deux. »

NOTES ET ÉCLAIRCISSEMENTS.

NOUVEAU COUTEAU COURBE POUR L'AMPUTATION.

Bauchot, chirurgien de Vannes, l'avait proposé, en vue, dit Morand, d'éviter la saillie des os à la suite des grandes opérations, et comme devant être plus utile que le couteau ordinaire dans l'amputation de la cuisse dans l'article, pour couper le ligament capsulaire et le ligament rond.

Louis, continuant à la troisième personne, ajoute que « cet article a été rejeté unanimement; qu'on a trouvé des contradictions dans l'exposé des avantages de ces instruments, et qu'ils étaient absolument nuls. Le mémoire de Louis sur la *rétraction des muscles après l'amputation*, dont plusieurs des assistants avaient la doctrine présente, a fait voir, dans le quatrième volume, que quelques lignes gagnées en apparence par cette courbure ne valent pas la peine d'avoir deux couteaux, un pour chaque membre. »

Le comité ajoute qu'un préambule raisonné aurait du moins été nécessaire pour amener cette observation, si l'on ne préfère la supprimer, ce qui est le vœu général.

MANNEQUIN OU MACHINE POUR DÉMONTRER LES ACCOUCHEMENTS.

Une dame Bourcier, maîtresse sage-femme à Clermont en Auvergne, avait présenté cette machine à l'Académie. On y trouvait, outre les os du bassin et les vertèbres lombaires, un sac de peau destiné à imiter la matrice et ses ligaments, un conduit de toile pour représenter le vagin, une poche pour représenter la vessie, un conduit de peau pour figurer le rectum, puis un fantôme d'enfant, etc. Morand déclare que l'Académie a cru devoir applaudir au zèle et aux talents de madame Bourcier, et il avait ajouté, de sa main, que cette dame, dans l'exposition qu'elle a faite de ses machines à l'Académie, a répondu avec précision et d'une manière satisfaisante aux éclaircissements qui lui ont été demandés.

L'avis du comité n'était pas tout à fait aussi favorable. Voici la note de Louis :

« Article à réduire à six lignes (il y a quatre grandes pages dans la copie); l'objet trouvé peu intéressant, ne contribuant en rien au progrès de l'art, à peine utile à l'enseignement des principes. Quelques voix se sont élevées dans le comité pour n'en point faire mention. — Nota. On pourrait rappeler la dame Bourcier, et son zèle et ses travaux en province, à l'occasion de la demoiselle Biheron, dont la machine est préférable. »

CORPS POUR REDRESSER LA TAILLE DES ENFANTS.

Un maître tailleur, nommé Doffemont, avait soumis à l'examen de l'Académie des corps de baleine pour redresser la taille des enfants ; l'épaisseur des baleines était plus ou moins considérable, en raison des parties sur lesquelles on devait les appliquer ; ces corsets étaient lacés par devant et par derrière, et il y avait des espèces de coiffes pour envelopper les hanches.

Morand n'hésite pas à louer cette invention ; il dit « qu'elle *mérite attention*, et qu'elle doit rentrer dans la classe des moyens soumis à la prothèse pour soulager la nature, même la redresser, au moins empêcher les progrès de vice reconnu. »

Le comité, on doit le présumer, n'avait nullement partagé cet avis favorable de Morand. Louis nous fait connaître que « cet article fut rejeté unanimement. On a dit, ajoute Louis, que la théorie exposée à cette occasion par M. Morand était fausse ; qu'il était bien prouvé que les corsets du sieur Doffemont n'avaient pas eu et ne pouvaient pas avoir les avantages qu'on leur supposait ; que M. Levacher avait donné dans son mémoire les vrais principes sur cette matière ; qu'on ne redressait que l'épine par une pression latérale, et qu'il serait plus honorable pour l'Académie de n'avoir jamais donné d'approbation à ce tailleur. »

BOTTINE POUR RECEVOIR UNE JAMBE COUPÉE TRÈS PRÈS DU PIED, ET DONNER LA FACILITÉ DE MARCHER SUR LE MOIGNON.

En juin 1756, Ravaton, chirurgien-major de l'hôpital militaire de Landau, avait présenté cette bottine à l'Académie ; il l'avait employée deux fois avec succès, notamment sur un cavalier du régiment de Schomberg. Ce soldat était venu lui-même exposer le fait à l'Académie ; il avait dit comment, à l'aide de cette bottine, il avait pu marcher sur sa jambe, rejoindre son régiment et faire un voyage en Dauphiné.

Pour la première fois, Morand ne se montre pas favorable à l'appareil dont il fait mention, et voici quels sont ses motifs. Le soldat dont il est ici question fut admis à l'hôtel des Invalides ; Morand était le chirurgien major de cet établissement ; sa plaie s'était rouverte, puis cicatrisée par le repos, puis rouverte de nouveau, et il finit par substituer à la bottine la jambe de bois ordinaire.

Louis prend ici un peu la défense de Ravaton. « On a remarqué, dit-il, que, si l'on désapprouvait cette machine, il y aurait de la contradiction à en parler dans un chapitre qui a pour titre : *Machines approuvées par l'Académie*. Cette machine, d'ailleurs, ne paraît pas si défectueuse, puisqu'on avoue que le soldat a fait une route fort longue par son moyen, depuis Landau jusqu'en Dauphiné. Ce pourrait donc être une machine utile à quiconque ne s'exposerait pas à des fatigues aussi considérables. D'ailleurs on pourrait perfectionner cette bottine, en cherchant un autre point d'appui que le bout du moignon. L'Académie doit désirer, dans cette occasion, une théorie des machines utiles pour ces sortes de cas, et la bottine de M. Ravaton y entrera comme un exemple, et aura dans ce travail la place qu'elle mérite, suivant le degré d'utilité qu'on lui trouvera. »

On doit remarquer de nouveau que toujours la même idée préoccupe Louis : à chaque occasion, il demande un travail d'ensemble. C'est la tendance des esprits à la fois érudits et judicieux; comme ils savent beaucoup, ils rapprochent naturellement les faits les uns des autres, ils les comparent; et c'est de ces rapports, de ces comparaisons, qu'ils veulent qu'on tire des inductions propres à faire avancer la science. C'est toujours ce que Louis demande à Morand ; mais celui-ci était incapable d'exécuter un pareil travail.

Ici se terminent les remarques de Louis sur les articles que Morand voulait faire entrer dans la composition du quatrième volume; du moins nous n'en avons pas trouvé d'autres dans les archives de l'Académie.

C'est le 22 juillet 1764, avons-nous dit, que le comité avait définitivement statué sur le commencement de l'histoire rédigée par Morand. Louis avait tenu la plume ; restait à informer Morand de ce qui s'était passé dans cette séance.

Cette mission assez délicate dut être accomplie par Louis ; nous en avons dit quelque chose dans les notes qui suivent l'éloge de Morand, mais je n'ai point parlé de deux brouillons de lettres qui nous donnent encore quelques détails à ce sujet.

Nous voyons d'abord que Louis crut devoir informer Lamartinière de ce qui s'était passé dans la séance du comité. Le 23 juillet, il lui écrivait :

« Je sors du comité, assemblé pour la lecture du travail de M. Morand pour l'*Histoire de l'Académie;* on a lu les treize premiers paragraphes, formant la première partie sous le titre : *Observations diverses*. L'examen a été fait avec une grande attention et la plus rigoureuse impartialité. M. Pibrac n'a point servi de censeur, il n'a rien dit; mais tous les autres,

NOTES ET ÉCLAIRCISSEMENTS.

d'un commun accord, se sont prononcés de la manière la plus défavorable sur ce travail; il n'y a pas une observation qui ait été trouvée passable. J'ai tenu note des objections, et je pense qu'il est encore plus honnête de les envoyer à M. Morand que d'en converser avec lui; car il est *désagréable* (Louis avait d'abord écrit *difficile*) de prouver en face à un homme qui croit avoir bien fait, que son ouvrage a été trouvé misérable. Je ne sais ce qu'il fera; je ne vois pas de remède.

» Je suis avec respect, etc. »

Maintenant voici la lettre écrite à Morand :

« Monsieur,

» Vous avez été prévenu, par un billet de M. Leblond, qu'il y avait un comité pour l'examen de votre travail pour l'*Histoire de l'Académie*; il s'est tenu aujourd'hui, et vous verrez par la feuille ci-jointe ceux qui y ont assisté. Instruit par M. de Lamartinière de la confiance que vous avez témoigné avoir en moi et du désir qu'on mît les difficultés par écrit, j'avais préparé, au verso des titres, diverses observations, et mis sur du papier à part les principales objections qui s'étaient présentées à mon esprit, dans l'intention de les rectifier ou de les supprimer d'après les jugements qui étaient portés par les membres du comité; ils ont été plus rigoureux : ils n'ont été contents d'aucun des faits, et m'ont donné des raisons que j'ai recueillies sommairement. Toutes mes observations ont été confirmées par les leurs, sans les avoir communiquées. J'aurais volontiers pris le parti de vous rendre verbalement leurs objections et en conférant amicalement ensemble; mais tout considéré, il me paraît plus convenable d'en abréger l'exposé par de courtes notes, qui, au reste, portent seulement contre les auteurs des observations. »

Il est évident que c'était par pure politesse que Louis mettait ainsi sur le compte des auteurs des observations les censures du comité; mais le dénoûment de cette grande affaire ne pouvait plus dès lors se faire attendre. A la fin de sa lettre à Lamartinière, Louis disait qu'il ne savait ce que ferait Morand; il n'y avait qu'un moyen de sortir de là avec quelque dignité, c'était de donner purement et simplement sa démission de la place de secrétaire perpétuel. On a vu que c'est le parti que finit par prendre Morand.

Note (B) page xxii.

On a vu, dans les notes qui précèdent, que toutes difficultés, pour la publication du quatrième volume des Mémoires de l'Académie, tenaient uniquement à ce que Morand voulait y insérer des articles absolument sans valeur; maintenant que Louis est chargé de présider à la composition du cinquième volume, les difficultés seront d'une tout autre nature, elles tiendront à ce que Louis, ne s'effaçant pas assez devant ses collègues, montrera trop de capacité : Morand avait été trop *au-dessous* de sa tâche pour pouvoir la remplir; Louis semblera trop *au-dessus*, et c'était un défaut plus impardonnable encore aux yeux de quelques-uns de ses collègues. Mais entrons dans le comité, assistons à ses séances, et voyons quelles étaient les discussions qu'on y soutenait.

La première séance eut lieu le mardi 27 août 1771, chez M. de la Faye, directeur. En tête du procès-verbal, on lit, comme en tête de tous les autres, les signatures autographes de Houstet, Goursaud, Sabatier, Fabre, Louis, Mertrud, Brasdor, Ferrand, Majault, etc.

On a lu un mémoire sur plusieurs points intéressants de la chirurgie, dont M. Pibrac a fait la première lecture à la séance publique de l'année 1760.

On a fait plusieurs objections, la plupart avec fondement, et il a été dit qu'on en ferait une seconde lecture.

M. Louis a présenté sur l'encéphalocèle ou hernie du cerveau : 1° un mémoire de M. Robin, chirurgien à Reims; 2° le rapport de M. du Bertrand, qui contient des réflexions fort judicieuses contre le mémoire; 3° une observation de M. Sallencuve, fils du chirurgien-major du régiment Dauphin, sur cette maladie, et a observé que le mémoire de M. Robin avait eu pour occasion la thèse soutenue par M. Ferrand aux écoles, pour sa réception à la maîtrise de chirurgie; laquelle thèse était fondée sur une dissertation de Corvin pour son doctorat en médecine à Strasbourg, le 23 septembre 1749, insérée dans le second tome des *Thèses chirurgicales* de M. Haller, p. 333, et que cette dissertation avait pour base la première des observations de M. Ledran, laquelle lui paraissait dénuée de fondement.

M. Louis avait apporté ces pièces, et l'on a lu au comité l'observation de M. Ledran, qui a été trouvée très mauvaise et ne prouvant point du tout la hernie du cerveau.

M. Ferrand, présent, s'est chargé des pièces manuscrites ci-dessus mentionnées.

MM. les académiciens présents ont été invités à dire quelles productions ils fourniraient pour le volume à faire.

On a prié M. de la Faye de donner son mémoire sur les fractures du col du fémur et celui sur les maladies de la vessie; il a dit que celui-ci surtout était bien étendu pour un travail académique.

M. Mertrud a promis sur la carie des os.

M. Majault, sur la même matière.

M. Bordenave, sur l'éraillement des paupières, sur les fongosités du sinus maxillaire, sur une exostose à la mâchoire inférieure, et sur les plaies transversales de la gorge.

M. Sabatier, sur les anus contre nature, sur les abcès au fondement, sur les luxations consécutives du fémur, et sur la cure radicale de l'hydrocèle.

M. Goursault, sur une plaie de tête, et sur les scrofules.

M. Houstet, sur les rétentions d'urine.

M. Ferrand, sur l'encéphalocèle.

M. Brasdor, sur la fracture de la clavicule, et sur les avantages de l'amputation dans les articles.

MM. Dupuy et Favre, sur les luxations.

Tel est le compte rendu de la première séance du comité institué pour la *composition* et la publication du cinquième volume. Je dis à dessein composition, car on doit remarquer que chaque membre dut se préparer à payer de sa personne. C'est Sabatier, c'est Bordenave, c'est Ferrand, qui vont fournir les mémoires principaux; et si Louis prend la parole, c'est sur un point de science, c'est-à-dire pour faire connaître la nature des faits relatifs à l'encéphalocèle, appréciation si exacte, que Ferrand a dû la reproduire dans son mémoire sur l'encéphalocèle.

On pense bien que les membres du comité une fois d'accord sur la composition générale du volume, ou du moins sur les principaux mémoires à insérer, les séances suivantes seront presque toutes employées à entendre la lecture des mémoires proposés, et que les plumitifs seront très brefs. Je vais les reproduire néanmoins, en prévenant que tous sont revêtus des signatures des membres présents.

10 septembre 1771.

On a remis sur le tapis le mémoire de M. Pibrac, sur plusieurs points intéressants de la chirurgie, et il a été rejeté unanimement.

M. le secrétaire a parlé de l'encéphalocèle, à l'occasion de la thèse de M. Ferrand soutenue aux écoles de chirurgie pour sa réception, le 5 juillet 1763, qui sera obligé de palinodier; il pourra, pour second paragraphe, parler des protubérances du cerveau. On a discuté la proposition par laquelle il admet les plaques de plomb de Belloste, que M. Louis a rejetées par une proposition contradictoire dans sa thèse de réception, le 25 septembre 1749; on est convenu que les plaques de plomb seraient rejetées.

Les tumeurs fongueuses de la dure-mère ont fait l'objet d'une autre discussion. M. Louis, qui se charge d'un mémoire sur cette matière, en a fait connaître le plan, qui a été agréé. Des observations multipliées établiront le diagnostic et les symptômes de ce genre de maladies. Les sentiments ont été unanimes sur la nécessité d'opérer dans ce cas, ce qui était le point le plus intéressant.

Cette séance est la seule peut-être dans laquelle Louis ait eu à se poser comme adversaire d'un de ses collègues, et encore faut-il se rappeler que ce collègue était membre du comité, qu'il était présent et pouvait se défendre; quant à ce que Louis vient de dire du mémoire sur les tumeurs fongueuses de la dure-mère, on trouvera sans doute qu'il a été très réservé, et qu'il a parlé en termes très modestes d'un très beau et très bon travail, digne d'ouvrir la scène dans le cinquième volume.

Du mardi 17 septembre 1771.

On a discuté la matière des fractures et des luxations de la clavicule, et l'on a communiqué à M. Brasdor le mémoire de M. Robin (de Reims), de M. Lamoulère, chirurgien à Sainte-Colombe, de M. Enjourbault à Avranches. M. Mertrud communiquera le bandage mécanique.

On a lu la moitié du mémoire de M. Hévin sur la castration des femmes.

On voit de nouveau comment on procédait à la composition de la plupart des mémoires dans le sein de l'Académie. On communiquait à tel membre du comité qui s'était plus spécialement occupé d'un point de chirurgie les observations qui y étaient relatives; ces observations, qui provenaient le plus souvent des correspondants, devenaient la base de mémoires fournis par les membres. Ceux-ci n'étaient donc pas seulement juges des travaux soumis à leur examen, ils étaient collaborateurs et metteurs en œuvre; c'était là leur mission.

Mardi 29 octobre 1771.

On a lu le texte de M. Duverney sur la luxation particulière du rayon, et il a été fait lecture de deux observations de M. Sabatier sur la même matière ; la discussion des faits a été instructive et très intéressante.

Du mardi 5 novembre 1771.

Sur la luxation du rayon, on a examiné un squelette ; et il a été reconnu que cet os pouvait être luxé en avant et en arrière ; que dans la luxation antérieure, l'avant-bras devait rester en extension, et que dans la luxation postérieure, l'avant-bras doit être en flexion.

Lecture d'une lettre de M. Butte sur cette question. On a lu le mémoire de M. Camper sur le levier de Ronhuysen, admis comme un mémoire historique, à rédiger pour le style.

Du mardi 12 novembre 1771.

On a lu le mémoire de M. David sur les fistules de poitrine avec carie, soit du sternum, soit des côtes.

Rejeté comme contenant des opérations téméraires, superflues, dangereuses et peu conformes aux vrais principes de la chirurgie sur les fistules.

David était un très médiocre chirurgien, son mémoire sur les fistules fut rejeté par des motifs tout scientifiques ; on insèra un autre travail de sa composition dans le cinquième volume : je veux parler de son observation sur une exostose du sinus maxillaire avec concrétion spongieuse.

Du mardi 19 novembre 1771.

On a lu le mémoire sur le spina-bifida, par M. Hoin. Rejeté d'une voix unanime.

Ici je dois faire connaître les noms des membres présents. Les signatures apposées sont celles de Sabatier, Bordenave, Brasdor, Mertrud, de la Faye, Fabre, Ferrand, Houstet et Louis.

Quand on voit de tels noms, un rejet unanime est significatif.

Du mardi 26 novembre 1771.

On a examiné le mémoire de feu M. Thomas sur la taille ; il y a à refaire, mais on est convenu qu'on ne devait pas soustraire la méthode et les succès à la connaissance du public.

Du mardi 3 décembre 1771.

On a lu plusieurs observations sur la cure des hydrocèles par injection, par MM. Chastenet et Planque ; le rapport de M. de Lafitte, les observations de MM. Cuquel, Sauccrotte, Capdeville, Majault, remises à M. Sabatier.

Les observations de M. Sauccrotte sur la nécessité de traiter le vice

NOTES ET ÉCLAIRCISSEMENTS. LXIII

local, dans certains cas, pour la guérison des maladies vénériennes, et l'observation de M. Marchand. Remises à M. Majault.

Ce procès-verbal, tout succinct qu'il est, indique de nouveau comment les mémoires les plus considérables étaient suggérés en quelque sorte aux membres du comité. Chacun connaît le mémoire de Sabatier sur la cure radicale de l'hydrocèle, mémoire inséré dans le cinquième volume. Or nous assistons ici à son origine première. Les chirurgiens anglais négligeaient ce point de doctrine ; l'Académie l'avait mis à l'ordre du jour. Des observations arrivent de toutes parts ; elles sont remises à Sabatier. Divers procédés opératoires étant préconisés, Sabatier en établit le parallèle ; il cite les faits favorables à l'injection, faits qui avaient été communiqués dans cette séance du comité, et les bases de tous les travaux postérieurs sont posées.

Je ferai ici une remarque sur la rédaction de Louis : il avait d'abord écrit le plumitif comme je viens de le rapporter ; il est probable qu'après en avoir donné lecture à ses collègues, on lui fit observer qu'il avait omis de mentionner quelques faits invoqués dans la discussion, et que c'est pour faire droit à cette réclamation, qu'il ajouta entre deux lignes les mots suivants : « *On a rapporté des faits sur le danger de guérir les hydrocèles.* » Cette omission était une preuve nouvelle de sa bonne foi.

Du mardi 10 décembre 1771.

On a lu le mémoire de M. Lassus sur les plaies du sinus longitudinal supérieur, admis ; et la réflexion de M. Louis sur le précepte de pratiquer ou d'éviter le trépan sur les sutures : adopté.

C'est la première fois que Louis mentionne une proposition faite par lui, et l'on voit avec quelle modestie il le fait.

Le travail de Lassus devient pour lui le sujet d'un mémoire plein d'érudition, et dans lequel il s'attache à prouver que les doctrines admises par l'Académie sont le point capital fondé en raison et en expérience.

Pour le comité du 17 décembre, je ne trouve qu'un seul mot indiquant qu'on s'est occupé des amygdales, mais sans aucun détail.

De même pour le comité du 24, dans lequel il n'y aurait eu que des discussions de nature *à servir à l'instruction commune.*

Voilà pour l'année 1771. Le comité avait préparé bon nombre de travaux, il aurait pu se trouver bientôt en mesure de commencer la publication du cinquième volume. Mais les détracteurs de Louis n'avaient été réduits que momentanément au silence : leurs persécutions recommencèrent en 1772, et avec bien plus de violence ; de sorte que le comité de librairie ne put reprendre ses travaux que vers la fin du mois de mai. Hunckell avait envoyé une observation sur l'opération césarienne ; on ouvrit une discussion sur les avantages et les inconvénients d'inciser sur la ligne blanche. Ce procédé fut rejeté.

Du mardi 26 mai 1772.

On a raisonné, à l'occasion de l'opération césarienne, sur la réunion des plaies du bas-ventre.

On a lu le mémoire de M. Vermond, sur lequel on a fait des réflexions intéressantes.

C'était une question qui paraissait importante à l'Académie, de déterminer le procédé à suivre dans la pratique de l'opération césarienne. On connaît l'opinion de Louis, il était tout à fait contraire au précepte d'inciser sur la ligne blanche. M. Vermond, qui devint plus tard accoucheur de la reine Marie-Antoinette, avait fait mettre cette question à l'ordre du jour.

Du mardi 2 juin 1772.

Étaient présents : MM. de la Faye, Houstet, Majault et Louis ; mais faute du nombre compétent, il n'a été rien lu.

Ce dernier fait est important à noter ; ce scrupule de ne reprendre les travaux que devant un nombre déterminé de membres n'était nullement propre à favoriser les prétentions de ceux qui auraient voulu se faire une sorte de tribune de la collection académique.

Du mardi 16 juin 1772.

On a lu le mémoire de M. Deleurye sur le temps où il convient de pratiquer l'opération césarienne. Discussion sur différents points. Admis avec rédaction.

On a lu l'observation de M. Cosme d'Angerville, sur l'opération césarienne. Admise par extrait.

On a admis les sutures pour la réunion de la plaie.

Ainsi le comité, composé d'ailleurs des maîtres de l'art, ne se bornait pas à juger de la convenance d'insérer tel ou tel mémoire, à raison de sa valeur et en le considérant d'une manière générale : on y discutait les points de doctrine soutenus dans les mémoires, on les jugeait et on les mettait aux voix. Nous voyons qu'à l'égard de l'opération césarienne, on rejette le procédé qui consiste à inciser sur la ligne blanche, et l'on admet les sutures comme moyen de réunion. On ne laissait donc rien à la responsabilité des auteurs; on voulait que ces mémoires fussent bien ceux de l'Académie, et que ce corps pût assumer la responsabilité de toutes les doctrines qui s'y trouvaient exposées; que si quelques raisonnements étaient ajoutés aux faits par les auteurs, on ne leur donnait aucune approbation. Ainsi va-t-on faire pour les mémoires de Dupouy.

Du mardi 23 juin 1772.

On a lu le mémoire de M. Dupouy sur les fractures et les luxations, admis pour les faits et l'idée de l'extension aux parties éloignées. Sans approbation des raisonnements et des propositions incidentes étrangères à la question.

Du mardi 30 juin 1772.

On a lu le mémoire de M. Fabre sur les luxations, et celui de M. Portal, avec le rapport de MM. Levacher et Ferrand sur le dernier.

Il a été décidé qu'on rendrait justice au travail de M. Dupouy dans un mémoire historique sur les luxations; qu'on adopterait avec éloge le procédé de M. Fabre pour les contre-extensions.

Reprendre les observations du *Journal de médecine*, idem des observations de M. Portal.

Je trouve encore ici l'occasion de faire une remarque : c'est que les membres de l'Académie et les savants étrangers ne communiquaient pas seulement des mémoires dans le but d'en obtenir l'insertion dans les volumes de l'Académie, ils en communiquaient aussi dans le seul but d'offrir des idées, des faits, des matériaux enfin, et cela pour que d'autres pussent en user : ainsi nous voyons qu'on promit à Fabre de mettre à profit ses recherches et d'user de son procédé; on déclare qu'on rendra justice à M. Dupouy, etc. Ceci prouve quel noble désintéressement il y avait chez tous ces travailleurs.

Du mardi 7 juillet 1772.

On a lu une lettre de M. Caqué (de Reims), sur la rescision des amygdales. Longues et utiles discussions sur différents points.

On a discuté sur les luxations, d'après la lecture des principes établis par M. Pott.

L'observation de Caqué a été insérée par Louis dans un mémoire sur la rescision des amygdales. Quant aux luxations, elles vont être l'objet de nouveaux débats dans le sein du comité.

LXVI NOTES ET ÉCLAIRCISSEMENTS.

Du 14 juillet 1772.

On a discuté la doctrine d'Hippocrate et de Galien sur les espèces différentes de luxations. M. Sabatier a promis son travail sur cette matière.

On sait que Sabatier a, en effet, donné, dans le cinquième volume, un mémoire non pas sur les luxations en général, mais sur les luxations consécutives du fémur. Les discussions du comité avaient dû lui venir singulièrement en aide pour traiter ce sujet.

Nous allons voir maintenant Louis fournir sa part d'observations, non pas pour imposer ses opinions à ses collègues et chercher à les dominer, mais tout simplement pour donner des matériaux à Sabatier.

24 juillet 1772.

On a lu le mémoire de M. Louis, sur les contre-extensions; un extrait d'Hippocrate et de Galien, de Fabrice de Hilden, de Fabrice d'Aquapendente, etc., sur l'application des forces extensives. M. Sabatier s'en est chargé.

On a lu l'observation de M. Lamalle sur la réduction d'une cuisse luxée. Le fait admis, les circonstances rejetées.

28 juillet 1772.

On a lu les observations de M. Pissier, chirurgien à Troyes, sur les fractures et les luxations. Une seule observation admise sur les luxations, et demander des éclaircissements.

On a lu le mémoire de M. Guyenot sur les anciennes luxations. Trouvé bon et admis pour l'impression.

Le mémoire de Guyenot a été, en effet, imprimé dans le cinquième volume, à la suite de celui de Sabatier.

4 août 1772.

On a lu le mémoire de M. David sur les amputations. M. Sabatier s'est chargé du mémoire et d'examiner sur le cadavre les expériences que l'auteur annonce, et qui n'ont pas paru avoir été faites d'après des vues plus lumineuses qu'il ne faut.

Arrêtons-nous un moment sur ce plumitif : c'est la seconde fois que le nom de David revient dans ces comptes rendus. David était un des ennemis déclarés de Louis; on pourrait donc croire que le secrétaire a pu manquer ici d'impartialité; tandis qu'il n'exprime qu'un fait, à savoir : que les expériences annoncées par David n'avaient pas satisfait les membres du comité. Et l'on remarquera que ce n'est pas Louis, mais Sabatier, qui se charge à la fois et de l'examen du mémoire et de répéter les expériences.

NOTES ET ÉCLAIRCISSEMENTS.   LXVII

18 août 1772.

M. Sabatier a montré une pièce anatomique d'une cavité cotyloïde très profonde, et d'une tête de fémur non réduite, la cavité remplie est une végétation osseuse formant capsule articulaire.

On a relu les observations de M. Caqué sur les instruments qu'il a imaginés pour la résection des amygdales, et ils ont été admis.

Sabatier a parlé de ces pièces dans son mémoire; quant à Caqué, j'ai déjà dit que Louis l'a mentionné fort au long dans son mémoire.

1er septembre 1772.

M. Bordenave a commencé la lecture d'un mémoire sur les maladies du sinus maxillaire.

Ce mémoire a été inséré dans le cinquième volume.

Ici s'arrêtent les procès-verbaux du comité, et, à n'en pas douter, les réunions de ses membres cessèrent également, car ce dernier plumitif se trouve en tête d'une page dont plus de la moitié est restée en blanc, ce qui aurait été tout à fait contraire aux habitudes du rédacteur, mais nous venons de voir que presque tous les matériaux destinés au cinquième volume avaient été préparés de sorte que si la publication en fut retardée, rien du moins ne put en empêcher plus tard l'impression.

NOTES ET ÉCLAIRCISSEMENTS.

Note (C), page xxiv.

Les détails qu'on va lire mettront de nouveau dans une parfaite évidence le fait que nous avons déjà signalé, à savoir qu'on voulait à toute force empêcher Louis de publier ses travaux dans les volumes des Mémoires de l'Académie; toutes les manœuvres, toutes les intrigues tendaient vers ce but; nous avons dit que Louis avait cru devoir se retirer du nouveau comité que l'Académie venait d'instituer en 1785 pour la publication d'un sixième volume de ses Mémoires; que sa retraite avait eu lieu dans la séance du 14 juillet, et qu'il reparut à la séance du 28, son opinion ayant été momentanément adoptée, grâce au président. Il est dit, en effet, au procès-verbal, que la veille il avait passé deux heures avec M. Andouillé, à l'effet de régler l'ordre et les différentes matières disposées pour le sixième volume; de sorte que, dans cette séance du 28, on put d'avance indiquer au comité la liste des mémoires proposés pour le prochain volume.

Il est vivement à regretter que Louis n'ait pas trancrit cette liste dans le plumitif de la séance; nous aurions vu la place que devaient y occuper ses productions et celles de ses collègues. A défaut de cette pièce, les procès-verbaux nous en indiqueront un certain nombre.

11 août 1785.

M. Baudelocque fait la première lecture de remarques historiques et critiques sur la section de la symphyse des os pubis, relativement aux dernières opérations pratiquées par Alphonse Leroy, et publiées par lui avec des réflexions très avantageuses à cette section.

N'a pas terminé la première lecture; la suite au prochain comité.

Les séances du 18 août et du 13 septembre furent exclusivement employées à entendre Baudelocque sur le même sujet.

22 septembre 1785.

M. Hevin commence la lecture d'un mémoire sur le projet de lier les artères carotides contre certaines maladies de la tête, et spécialement contre l'apoplexie.

Les séances des 13 et 20 octobre sont remplies par de nouvelles lectures de Hevin. Il s'agissait d'un mémoire indiqué d'abord comme traitant *de l'extirpation des ovaires*, puis intitulé: *Recherches sur l'hydropisie des ovaires, contre l'extirpation proposée de ces organes.*

27 octobre 1785.

On a commencé la lecture de trois mémoires de M. Delaporte sur le panaris. On a décidé de mettre en parallèle le mémoire de M. Foubert sur l'utilité des caustiques, et M. Fabre, présent, a dit qu'il s'était servi de la doctrine de M. Foubert pour expliquer pathologiquement la théorie de l'inflammation, et qu'il avait lu contradictoirement à l'Académie des observations et remarques sur cette matière. Il a été prié de faire l'extrait de ce qu'il a imprimé sur ce sujet, pour mettre le comité en mesure de porter un jugement sur cette matière.

3 novembre 1785.

M. Louis a donné le relevé des registres sur la lecture des mémoires opposés de M. Delaporte et M. Dubertrand, sur la préférence qu'ils donnent, l'un à l'incision, l'autre à l'application des caustiques dans la cure du panaris.

M. Fabre a lu un extrait d'un de ses mémoires et d'une de ses leçons de pathologie aux écoles, où il explique l'action des caustiques en faveur de ces médicaments contre l'incision.

M. Brasdor a dit que le mémoire de M. Foubert était imprimé dans le *Manuel des dames de la Charité*.

On a lu le mémoire de M. Delaporte en contradiction avec M. Dubertrand, qui admet l'usage des caustiques d'après M. Foubert.

Je dois de nouveau faire remarquer que Louis reste à peu près étranger aux décisions prises par le comité. Les questions sont tout simplement mises aux voix et décidées à la majorité des suffrages.

17 novembre 1785.

On va aux voix par scrutin sur le mémoire de M. Hevin, concernant la ligature des artères carotides dans le cas de pléthore sanguine.

Rejeté; la proposition est jugée futile et se réfute d'elle-même.

Hevin avait donné lecture d'un autre mémoire, celui qui avait pour objet l'extirpation des ovaires. Le moment était également venu de voter sur son admission. Lassus fit observer que Hunter avait traité cette question, et qu'il avait désapprouvé les incisions recommandées par quelques auteurs, et que Morgagni en avait parlé.

Ce mémoire fut admis, mais avec révision.

Le 24 novembre 1785, Louis fut invité à lire au comité, d'après le *Manuel des dames de la Charité*, ce que Foubert y disait de la piqûre des tendons et du panaris, en faveur des caustiques.

On fit ensuite lecture de l'article de Garengeot sur le panaris, dont la théorie et la pratique, dit Louis, ont paru absurdes et ridicules.

Les trois séances du mois de décembre, et par conséquent les dernières de 1785, furent employées à prendre connaissance des travaux de Daviel, Béranger, Delahaye, Lassus, Arrachart et Pamart (d'Avignon), sur la cataracte, et il y eut de longues discussions sur l'extraction et sur l'abaissement, et même sur la prétendue dissolution du cristallin.

Dès le 5 janvier 1786, les commissaires se réunirent de nouveau, et Chopart donna lecture d'un mémoire sur la séparation complète d'une portion de cylindre dans les os longs.

Le mémoire, ayant déjà été lu deux fois à l'Académie, fut admis moyennant quelques corrections indiquées.

C'était commencer heureusement l'année. Dans la séance du 19 janvier, Chopart soumit à l'examen du comité plusieurs pièces d'anatomie pathologique relatives à son mémoire des nécroses d'os séparées par une nouvelle production et il promit en outre de refondre son mémoire.

Dans la séance du 16 février et du 2 mars, on s'occupa d'observations sur les hydropisies et spécialement de l'hydrocéphale.

On revint le 23 mars sur l'opération de la cataracte, à l'occasion d'un mémoire de Van Wy (d'Amsterdam), et il fut arrêté qu'on insérerait ce travail dans le prochain volume, si l'auteur n'avait pas une autre destination à lui donner.

Après une interruption assez longue, et dont nous n'avons pu trouver les causes, le comité reprit ses séances, et le 13 juillet seulement on se mit à discuter la question des *polypes des narines qui descendent derrière la cloison du palais*, d'après Icart et Brasdor.

Le 20 juillet, Brasdor donna lecture d'un mémoire sur ce sujet.

On voit par le plumitif du 27 juillet, que parfois, et avant même d'entamer la lecture d'un mémoire sur quelque grande question chirurgicale, le comité se livrait à des discussions approfondies sur ce sujet; ainsi après les questions relatives aux séquestres, à la cataracte, aux polypes des fosses nasales, le comité va ouvrir une discussion sur les affections cancéreuses.

27 juillet 1786.

On a parlé d'abord sommairement du mémoire de M. Icart sur le cancer.

MM. Pelletan et Lassus ont parlé des bons effets de l'opium dans les ulcères cancéreux. Cas particulier de la femme d'un orfèvre du quai de Gèvres; la cicatrice faite, accidents consécutifs, et est morte après le onzième accès de fièvre quarte. Ces messieurs sont priés de rédiger leurs observations.

Suppuration verte observée; mauvais signe suivant les uns, dépuration suivant les autres, et n'empêche pas parfaite guérison.

On lira au premier comité le mémoire de M. Camper et de M. Dufouart cadet.

Le 10 août, Brasdor termine la lecture de son mémoire, et fait la description de ses instruments; de sorte que ce n'est que le 17 août qu'on fit lecture du mémoire de Camper sur le signe d'incurabilité des tumeurs squirrheuses de la mamelle, mémoire qui fut admis; puis on passa à la lecture du mémoire de M. Dufouart sur le même objet, admis avec invitation de l'abréger.

Ces lectures et ces discussions terminées, le comité en ouvrit de nouvelles sur des questions non moins importantes.

Ainsi, le 28 septembre 1786, on commença la lecture d'un mémoire de Cavon sur *les grands abcès du fondement*. Puis dans la séance du 12 octobre suivant, on fit lecture de la première moitié d'un mémoire de Thomassin sur le même sujet; et Louis termine son plumitif par ces mots: *Discussions utiles qui n'ont pas été en faveur de l'auteur*.

Une fois cette nouvelle question mise à l'ordre du jour, le comité en fit l'objet de discussions sérieuses.

Ainsi au rapport de Louis,

Le 19 octobre 1786.

Le comité entendit la lecture du mémoire de M. Dufouart second sur les abcès fistuleux du fondement, et l'on discuta fort utilement sur la pratique des diverses opérations.

Le 26 octobre 1786.

On continue le mémoire de M. Dufouart jeune sur la fistule à l'anus.

Vérifier la doctrine et la pratique de Fabrice d'Aquapendente sur la section du rectum. Revoir Machetty et Giraud, dans Deleschamps, traducteur de Paul d'Égine.

Voir aussi le *Journal de médecine*, tome XLIV, novembre 1775, remarques et observations sur les abcès au fondement, par M. Marchand, chirurgien-major du régiment de Picardie, la seconde partie au mois de décembre, page 545.

NOTES ET ÉCLAIRCISSEMENTS.

Jeudi 16 novembre 1786.

M. Caron a lu au comité son mémoire sur les grands abcès du fondement. D'après l'arrêté du 28 septembre, le reste au comité suivant.

La dernière séance mentionnée par Louis eut lieu

Le 30 novembre 1786.

M. Caron a continué la lecture de son mémoire sur les grands abcès du fondement par corps étrangers. On a trouvé de bonnes observations et en nombre, mais qui doivent être réduites, tant pour la diction trop traînante, que pour une plus nette exposition du sujet. Il est invité à le revoir.

Étaient présents à ce comité : Peyrilhe, Lassus, Brasdor, Piet, Sabatier, Chopart et Louis ; il n'est plus question d'autres réunions. Quelles sont les causes qui de nouveau ont interrompu les séances du comité, et cette fois pour ne plus les reprendre? Je l'ai dit plus haut, il est extrêmement probable que les ennemis de Louis revinrent à l'idée de chercher dans les archives de quoi composer le sixième volume, et d'en exclure ainsi la plupart des travaux du secrétaire perpétuel ; mais dans tous les cas il reste bien évident pour nous qu'on ne saurait attribuer cette interruption à des prétentions quelconques de Louis. Nous l'avons vu, dans tous ces comités, assister, comme tous ses collègues, à la lecture des différents mémoires, noter avec impartialité les observations qui étaient faites, et consigner les décisions prises à la majorité des voix.

Note (D), page xxxvi.

Louis était mort en quelque sorte à la tâche, et si un sixième volume des Mémoires de l'Académie devait enfin être publié, ce ne pouvait plus être que par des mains étrangères ; l'Académie s'en préoccupait toujours.

Nous avons trouvé dans les archives deux pièces à ce sujet, elles sont intéressantes à plus d'un titre ; nous allons les faire connaître, bien qu'elles nous forcent d'anticiper un peu sur les événements.

La première est celle qui est due à Delaporte ; elle fut communiquée à l'Académie peu de mois après la mort de Louis, dans la séance du 30 août 1792.

La seconde est celle qui est due à M. Duval ; elle est signée et entièrement écrite de sa main ; il l'avait communiquée à l'Académie à une époque bien orageuse, le 6 juin 1793 ; il y a environ soixante-six ans.

Delaporte avait fait plusieurs propositions. Par suite d'une bonne administration, l'Académie se trouvait avoir en caisse des fonds assez considérables. Quelques motions intempestives, faites en séance et consignées dans les procès-verbaux, porteraient à croire qu'il y avait de 30000 à 35000 francs d'économies.

Delaporte après avoir exposé à l'Académie que ce serait agir conformément aux vues de Lapeyronie que d'employer à de bonnes publications l'argent qui provenait de ses legs, Delaporte, dis-je, avait fait les deux propositions que nous avons mentionnées dans l'introduction, et que nous compléterons ici ; à savoir :

« 1° De mettre au jour le plus tôt possible deux volumes de prix de l'Académie ; à l'impression, ajoutait-il, il y aura peu de travail. Pour l'aider dans ce travail, et avant de le soumettre à l'impression, on nommera dix membres en comité, et ils seront autorisés, par leur seul accord, à le faire imprimer.

» 2° Pendant que l'on imprimera les deux volumes des prix, on mettra, jusqu'au moment où il y aura un secrétaire de nommé, les mémoires et observations intéressantes en état d'être livrés à l'impression, pour former deux autres volumes. Il y a déjà des mémoires examinés par les commissaires de la librairie, et qui avaient déjà été jugés dignes de l'impression ; ils pourraient être employés après un léger examen. »

J'ai tâché de rétablir ici le texte de Delaporte d'une manière intelligible, car les quatre pages de sa rédaction offrent autant de fautes de français que de fautes d'orthographe. Il y avait toutefois cela de bon, qu'il rappelait que déjà plusieurs travaux avaient été examinés en comité, qu'on devait les imprimer, et il indiquait en outre un très judicieux emploi des fonds.

J'ai dit que l'Académie prit en considération les propositions faites par Delaporte, et qu'il y eut même un arrêté à ce sujet.

J'ajouterai ici que, dans cette séance, Bodin fit de son côté une proposition qui fut bien accueillie, à savoir : de faire imprimer aux frais de l'Académie la suite de l'*Histoire de la chirurgie* par Peyrilhe.

C'est le lendemain que M. Duval renouvela, mais d'une manière tout à fait scientifique, la proposition d'imprimer un nouveau volume des Mémoires de l'Académie.

Après avoir ainsi indiqué comment on devait procéder, M. Duval énumérait une série de questions qui pourraient faire l'objet des différents mémoires.

Voici dans son entier la proposition faite par M. Duval :

« L'Académie de chirurgie, disait-il, ayant arrêté de faire imprimer un nouveau volume de ses Mémoires, a cru qu'il convenait de faire un choix des manuscrits renfermés dans le cabinet des archives. En conséquence, elle a nommé des commissions pour en faire l'examen et les juger. Certes, cette manière de procéder pourrait avoir quelque avantage, si l'Académie n'était empêchée de publier un volume qui aurait dû paraître depuis plusieurs années. Mais le temps presse et la lenteur n'est plus de saison ; il faut donc avoir recours à une marche plus rapide ; celle qui n'offre aucun intermédiaire paraît d'autant plus favorable, qu'elle peut nous faire espérer également de bons travaux avec plus de célérité.

» Telle est celle que j'ai proposée dans la dernière séance, où j'ai vu avec plaisir qu'elle avait déjà été présentée par M. Sabatier.

» Je la reproduis de nouveau avec quelques détails. Elle consiste :

» 1° A engager ceux des membres de l'Académie qui ont déjà fait de bons mémoires sur différents sujets à les travailler de nouveau et à y insérer les observations éparses dans les écrits déposés aux archives, et même à joindre à leurs mémoires celui d'un associé ou correspondant, en lui laissant l'honneur de son travail.

» 2° Exciter l'émulation de ceux qui, sans avoir donné à l'Académie aucun mémoire, se sont cependant occupés de quelque objet de l'art, et qui ont des matériaux qui trouveraient place dans les mémoires dont ils feraient choix.

» 3° Autoriser le secrétaire à leur donner, par récépissé, les mémoires et objets qui seraient à sa connaissance relativement à leur travail.

» 4° Proposer à chaque membre de donner à celui qui traiterait un sujet les observations y relatives que sa pratique lui aurait fournies.

» 5° Constituer les commissaires nommés pour l'examen des mémoires en comité de librairie, pour juger définitivement du travail qui leur serait soumis.

» 6° Et en dernier lieu, livrer à l'impression les mémoires, à mesure qu'ils se trouveraient faits et jugés en comité.

» J'ajouterai encore que l'Académie, quoiqu'elle ait beaucoup de mémoires, doit cependant fixer l'attention des membres sur les objets dont elle voudrait qu'on s'occupât le plus particulièrement; aussi j'ai présumé qu'elle trouverait peut-être agréable la liste des mémoires à entreprendre, que je soumets à son jugement.

1. Hydrocéphale;
2. Hernie du cerveau;
3. Bronchotomie faite avec succès pour corps étrangers;
4. Plaies de poitrine;
5. Empyème;
6. Fistules de poitrine;
7. Dépôts par congestion lombaires et abdominaux;
8. Des vices de la sécrétion et de l'excrétion des urines;
9. De la taille en deux temps;
10. De la réunion des parties presque séparées de leur tout;
11. Des hémorrhagies;
12. Des anévrysmes;
13. De l'anévrysme variqueux de l'artère poplitée;
14. Des tumeurs anormales;
15. Des plaies empoisonnées;
16. De l'ankylose en général;
17. La nécrose des grands os;
18. La séparation d'une des extrémités des os longs;
19. La luxation compliquée du pied;
20. La luxation du radius;
21. Des panaris;
22. Du sarcocèle et de la castration;
23. Des accouchements et de l'opération césarienne, et de la section du pubis;

24. De l'ophthalmie vermineuse;
25. Description des instruments nouveaux adoptés par l'Académie;
26. Des plaies d'armes à feu.

» Ce 6 juin 1793. *Signé* Duval. »

Telles étaient les propositions de M. Duval; tout le monde, à une autre époque, les aurait adoptées, mais le temps des travaux scientifiques était passé; tout se borna à la nomination d'un dernier comité de librairie qui ne se réunit même pas.

ÉLOGES DES MEMBRES

DE

L'ACADÉMIE ROYALE DE CHIRURGIE.

ÉLOGE

DE J.-L. PETIT,

LU DANS LA SÉANCE PUBLIQUE DU 26 MAI 1750.

Jean-Louis Petit naquit à Paris d'une famille honnête, le 13 mars 1674. On remarqua en lui, dès sa plus tendre enfance, une vivacité d'esprit et une pénétration peu communes à cet âge. M. Littre, célèbre anatomiste, et l'ami particulier de son père, occcupait alors un appartement dans sa maison. Il conçut bientôt pour le fils de son ami une véritable tendresse, à laquelle le jeune Petit parut toujours fort sensible.

La reconnaissance, ou plutôt l'attachement de cet enfant, le conduisaient quelquefois à la chambre où M. Littre faisait ses dissections. Ces visites, auxquelles une curiosité naturelle pouvait aussi avoir quelque part, ont paru découvrir le germe des talents que la nature avait mis en lui pour la chirurgie. On le trouva un jour dans un grenier, faisant de l'objet des plus profondes recherches de M. Littre celui de son amusement. Il avait enlevé un lapin, et se croyant à couvert de toute surprise, il le coupait dans le dessein d'imiter ce qu'il avait vu faire. M. Littre regarda cela comme l'effet d'une disposition prématurée ; il augura très avantageusement de cette inclination, et se fit un plaisir de la cultiver.

Le jeune Petit avait à peine sept ans qu'il assistait régulièrement aux leçons de M. Littre. Il n'en est pas tout à fait de l'anatomie comme des autres sciences difficiles, où il faut que l'intelligence soit formée pour en concevoir les premiers éléments. Le secours des yeux et de la mémoire suffit pour retenir les choses de fait : l'anatomie pratique est de cette nature. Ce qui coûte le plus, et souvent ce qui éloigne de l'étude du corps humain les personnes qui la cultiveraient peut-être avec le plus de succès, c'est la répugnance que l'on a de toucher les cadavres. C'est avoir beaucoup gagné que d'avoir vaincu cette espèce de superstition. M. Petit eut l'avantage d'être familiarisé avec les morts, avant que d'avoir connu le sentiment d'horreur qu'ils inspirent à la plupart des hommes. Il fit en peu de temps d'assez grands progrès dans la dissection ; en moins de deux ans M. Littre s'en rapporta à lui pour les préparations ordinaires, et lui confia ensuite le soin entier de son amphithéâtre.

Le jeune Petit remplit cette place avec succès : il ne se bornait point à préparer ce qui devait faire le sujet des leçons du maître ; il faisait aux écoliers des répétitions que les connaisseurs même entendaient avec plaisir. Sa grande jeunesse, une figure agréable, surtout une petite taille qui le faisait paraître encore plus jeune qu'il ne l'était, et qui l'obligeait à monter sur une chaise pour être facilement aperçu ; toutes ces circonstances ne contribuaient pas peu à lui acquérir une sorte de réputation.

Six à sept années d'une application constante à l'anatomie, sous un maître tel que M. Littre, et rempli d'affection pour son disciple, donnèrent au jeune Petit des connaissances fort supérieures à son âge. C'est avec un tel fonds qu'il commença à étudier la chirurgie. Ses parents le placèrent, en 1690, chez M. Castel, célèbre chirurgien, et fort occupé pour le traitement des maladies vénériennes. Il y demeura deux ans pour obtenir un brevet, au moyen duquel il put constater la qualité d'élève, que M. Littre ne pouvait lui donner. Il employa principalement ce temps à suivre les cours publics et à fréquenter les hôpitaux. Personne ne montra plus d'ardeur à s'instruire. M. Mareschal a raconté qu'étant chirurgien-major de la Charité, et y allant de grand matin faire le pansement, il avait plusieurs fois trouvé le jeune Petit couché et endormi sur les degrés de cet hôpital. Il se croyait dédommagé de cette fatigue en s'assurant par là d'une place commode à côté du lit où il savait que l'on ferait une opération de quelque importance.

En 1692, il fut employé sur l'état des hôpitaux de l'armée du maréchal de Luxembourg, qui fit, sous Louis XIV, le siège de Namur. Il fit cette campagne et les suivantes en mettant à profit toutes les occasions de s'instruire en instruisant les autres. Il s'occupait pendant l'été à faire des démonstrations sur les os ; dès que la saison permettait l'usage des cadavres, il faisait des cours réguliers d'anatomie. Les travaux volontaires auxquels il se livrait, son assiduité à ses devoirs, et une conduite régulière qui se fait bientôt remarquer dans les armées, fixèrent sur lui les yeux de ses supérieurs. A leur recommandation, les magistrats de Lille lui accordèrent une salle dans la maison de ville, où il démontra publiquement l'anatomie pendant l'hiver de 1693. Les hivers suivants, il fit des démonstrations à Mons et à Cambrai avec la même protection des magistrats, et toujours avec de nouveaux succès.

Ces occupations anatomiques procurèrent à M. Petit la grande dextérité qu'il avait dans les opérations. Son habileté en ce genre était si connue, que les chirurgiens-majors, sous lesquels il travaillait alors, lui confiaient avec assurance ce qu'il y avait de plus important, et lui permettaient d'opérer dans des cas où ils ne l'eussent pas permis à tout autre.

Le talent de la dissection conduit naturellement un chirurgien à la perfection dans l'art d'opérer ; mais la perfection de la chirurgie consiste à savoir s'abstenir des opérations. Un vrai chirurgien ne compte point ses succès par le nombre des sujets qu'il a été obligé de mutiler. Il s'applique à connaître les pouvoirs respectifs de l'art et de la nature. Il sait diriger celle-ci quand elle s'égare, et aider ses mouvements lorsqu'ils sont salutaires. Il n'ignore aucune des ressources que le régime et l'administration des remèdes lui fournissent pour le traitement des maladies. M. Petit donna de très bonne heure des marques de sa sagacité sur tous ces objets, bien différents de l'art d'opérer, et qui exigent des connaissances infiniment plus étendues.

A la paix de 1697, on conserva M. Petit à la place de chirurgien aide-major de l'hôpital de Tournai. Il en partit vers le mois de mars 1698 pour venir à Paris : il se mit sur les bancs, et fut reçu maître en chirurgie le 27 mars 1700.

On conçoit assez avec quelle distinction il dut paraître dans les différents exercices de sa licence. Les grands talents font souvent plus d'ennemis que d'admirateurs : l'objet de la réception est d'avoir un titre pour exercer, afin de recueillir du public, et sans crainte de contradiction, le fruit des soins qu'on lui donne : la réputation que M. Petit s'était déjà acquise annonçait trop ouvertement qu'il commençait une carrière brillante ; plusieurs personnes crurent qu'il était de leur intérêt de le voir aller à pas plus lents. Plus il montrait d'empressement à s'avancer, plus on craignit son avancement. Éloigné par caractère de toute voie indirecte, il fut fort sensible aux procédés de ses adversaires. Sa vivacité ne lui permit pas toujours de dissimuler leur conduite à son égard. Sa franchise l'emporta quelquefois sur la politique ; peut-être qu'avec un peu plus de modération il eût eu moins d'obstacles à surmonter. Je lui ai ouï-dire plusieurs fois que les menées sourdes de ses rivaux avaient reculé sa fortune de plus de quinze ans. Il fit, dans les premiers temps de son établissement, plusieurs cours publics d'anatomie et d'opérations dans les écoles de médecine. Il avait établi chez lui une école d'anatomie et de chirurgie, où il eut pour disciples la plupart des médecins et des chirurgiens les plus connus de l'Europe. Il ne quitta ces exercices que quand ses occupations, que la confiance du public multipliait de jour en jour, ne lui permirent plus de s'en acquitter avec toute l'assiduité qu'il croyait devoir y donner.

Le temps nécessaire pour prétendre aux premières places de son corps était à peine expiré, que M. Petit fut nommé prévôt par le suffrage unanime de ses confrères. Alors sa principale attention fut de veiller à ce que les épreuves pour la réception des candidats à la maîtrise, se fissent suivant toute la rigueur que mérite cet objet. L'honneur du corps et la sûreté des citoyens l'exigeaient de la vigilance de M. Petit. Il donna aux actes une nouvelle vigueur, et les rendit une source féconde d'instruction pour les candidats qui les soutenaient. Ses successeurs ont cru, avec raison, ne pouvoir mieux se distinguer qu'en marchant sur ses traces : les grands exemples sont toujours présents ; ils produisent des effets qu'on se fait honneur d'imiter dans tous les temps.

Il se présenta peu de temps après à M. Petit une occasion de donner des preuves les moins équivoques du zèle le plus vif pour l'honneur et les progrès de son art. L'étrange révolution qui avait dégradé la chirurgie depuis un demi-siècle, n'avait point éteint l'émulation des vrais chirurgiens. Deux hommes célèbres (Bienaise et Roberdeau), placés aux premiers rangs par une estime générale, avaient fondé des démonstrations en faveur des élèves : tous leurs collègues, animés du même esprit, venaient d'élever à la gloire de la chirurgie un monument durable de leur zèle pour le bien public, en faisant bâtir un amphithéâtre anatomique. Cet édifice, destiné aux instructions gratuites, était à peine achevé, que les fonds consacrés à un si important usage, éprouvèrent la vicissitude des temps : les démonstrations ne se firent plus avec exactitude ; ceux qui en étaient chargés n'y apportaient point une attention suffisante. On ne tarda point à s'apercevoir des tristes effets que produirait la négligence de ces exercices publics. Ceux des élèves qui étaient les plus instruits établirent entre eux des conférences réglées sur des matières de chirurgie. Ces assemblées devinrent bientôt très nombreuses; elles acquirent même assez de célébrité pour être connues sous le nom de *Chambre d'émulation.* Les jeunes gens se faisaient illusion sur l'utilité de ces conférences; ils se persuadaient qu'elles pouvaient leur tenir lieu des leçons qu'on faisait alors. Les chefs de cette association se portèrent même à quelques excès que la fougue de la jeunesse ne rend point excusables : ils eurent la témérité d'afficher à la porte de nos écoles, ces mots en gros caractères : AMPHITHÉATRE A LOUER. Le mal était pressant, et les remèdes violents pouvaient l'irriter. M. Petit trouva un expédient pour ramener ces jeunes gens à la vraie source des instructions : il annonça un cours public, et fit choix d'un sujet tout neuf alors ; c'était la démonstration des instruments de chirurgie. Il ne se borna point à les leur faire voir, et à exposer les usages auxquels ils étaient destinés : il fit sentir les inconvénients qui résultaient de certaines constructions, donna des vues pour la perfection de plusieurs autres, rendit ses démonstrations intéressantes par l'explication des manières dont on devait se servir des instruments dans les opérations; et il rappelait sans cesse les faits de pratique qu'il avait observés en différentes occasions. Ce cours, tout important qu'il était, n'eut pas d'abord le succès qu'il s'en était promis : ceux qui tenaient les premières places à la chambre d'émulation se trouvaient abaissés par la qualité de simples auditeurs; il paraissait difficile de favoriser leur goût et de les faire rentrer dans le sein des Écoles : mais M. Petit suppléa, par son industrie, à l'impossibilité apparente de la réussite; il permit qu'on lui fît des objections, et s'engagea à les résoudre sur-le-champ. Cette conduite, qui ne marque pas moins un grand fonds de connaissances que de l'attachement le plus généreux aux intérêts de la chirurgie, remplit les espérances que M. Petit en avait conçues : par là il soutint seul le crédit des Écoles, détruisit une espèce de schisme, et jeta les fondements de la splendeur renaissante de la chirurgie.

L'habileté et la grande expérience dont M. Petit donnait chaque jour de nouvelles preuves lui assuraient la première reputation, et le firent regarder comme un homme de ressource dans les cas les plus difficiles. Son nom seul inspirait de la confiance. Il a eu le rare avantage d'être appelé par plusieurs souverains qui ont été redevables à ses lumières de la santé dont ils ont joui depuis. En 1726, le roi de Pologne, aïeul de madame la Dauphine, eut recours à lui dans une circonstance où l'on désespérait de sa vie. M. Petit discerna les causes et les complications de la maladie, et il en entreprit la guérison. Il fut d'abord en butte aux traits de la jalousie, de la défiance des médecins et des chirurgiens du pays : mais le succès détruisit bientôt leurs injurieuses préventions et les craintes qu'ils avaient artificieusement inspirées. M. Petit reçut les marques les plus glorieuses de l'estime et de la confiance qu'on avait eues en lui. Le roi désira l'attacher à son service ; mais il ne put se résoudre à sacrifier le penchant qu'il avait pour Paris. Il fit, en 1734, un voyage en Espagne pour dom Ferdinand, actuellement régnant. Il résista aux plus pressantes sollicitations : les établissements les plus avantageux offerts pour sa famille ne purent vaincre sa forte inclination pour sa patrie. L'affection tendre qu'il avait pour cette Compagnie était aussi une des principales causes de son éloignement à accepter des propositions, où l'honneur et l'intérêt, motifs de toutes les actions des hommes, se trouvaient réunis.

Des occasions aussi éclatantes sont des règles peu sûres pour juger du mérite d'un chirurgien : le hasard, la protection, et plusieurs autres circonstances étrangères au savoir, occasionnent trop fréquemment de la réputation, pour qu'on ne la regarde pas comme une marque très équivoque de l'habileté. C'est par les productions de l'esprit que l'on peut déterminer avec certitude combien les hommes qui cultivaient une science en ont mérité : c'est le côté brillant de la vie de M. Petit. Son nom est écrit sur la liste des Compagnies les plus savantes : il était membre de l'Académie royale des sciences depuis l'année 1715, il le devint de la Société royale de Londres. Nous ne rappellerons point ici tous les ouvrages qu'il a fournis à celle de Paris, et qui tiennent un rang honorable dans ses Mémoires. Ceux qu'il a donnés sur l'hémorrhagie, sur la fistule lacrymale et sur l'opération du filet, feront suffisamment connaître que M. Petit unissait, à une pratique très solide, beaucoup de discernement et de génie.

Le point essentiel, dans l'amputation des membres, est de se rendre maître du sang avant et après l'opération. Le bandage ou l'instrument connu sous le nom de *tourniquet*, dont on se servait, et dont peut-être on ne se sert encore que trop dans le premier cas, a des défauts très remarquables. Il pince la peau et cause une douleur vive au malade. Sa compression se fait sentir sur toute la partie du membre où le lacs circulaire est appliqué. M. Petit a trouvé un autre tourniquet qui n'a aucun des inconvénients du premier (*Mémoires de l'Acad. des sciences*, année 1718). Il ne comprime que la route des gros vaisseaux ; il ne demande pas d'être tenu par un aide, et il a l'avantage de pouvoir rester en place après l'opération, dans la crainte d'une hémorrhagie, et de pouvoir même, sans aucun risque, serrer le cordon des vaisseaux, si on le juge nécessaire, et au degré qu'on le veut.

La ligature, en faveur de laquelle les expériences les plus heureuses d'Ambroise Paré n'avaient pu déterminer ses contemporains, était regardée comme une ressource certaine pour arrêter le sang après l'amputation des membres. Ce moyen parut infidèle dans une opération de cette espèce faite en 1731 à une personne de la première distinction (voyez les *Mémoires de l'Acad. des sciences* de cette année). La cuisse avait été coupée fort haut; la ligature n'avait point réussi ; les styptiques, les escharotiques et la compression ordinaire avaient manqué deux fois. Le malade périssait, et l'état du moignon ne permettait pas que l'on fît de nouvelles tentatives de ligature. L'affaire était très délicate, il y avait vingt et un jours que l'opération était faite, et les circonstances ne donnaient qu'un instant pour reconnaître l'état des choses et y remédier. C'est dans ces cas urgents que se découvre le mérite réel d'un habile chirurgien. M. Petit fit faire une compression sur l'artère dans l'aine, et plaça à côté du malade un chirurgien qui comprimait, avec l'extrémité du doigt, l'ouverture de l'artère. Il imagina sur-le-champ un bandage capable de produire le même effet : M. Perron passa la nuit à le faire construire, et il fut appliqué le lendemain avec le succès que M. Petit avait prévu. Les plus célèbres chirurgiens furent témoins d'une opération qui avait attiré les yeux de tout Paris; ils admirèrent la présence et l'activité de l'esprit de l'auteur. Le malade vit encore, c'est M. le marquis de Rothelin : il doit évidemment sa guérison à ce bandage, fruit d'un génie heureux et fécond.

L'histoire et les *Mémoires de l'Académie royale des sciences* des années 1732, 1733 et 1735, rapportent plusieurs observations données par M. Petit en confirmation de son mémoire de l'année 1731. Elles appuient la doctrine qu'il avait proposée sur la formation du caillot nécessaire pour que l'hémorrhagie cesse; et elles prouvent que la compression est la méthode la plus sûre et la plus douce pour arrêter le sang après les amputations. Nos successeurs seront sans doute frappés des réflexions judicieuses de ce grand praticien. Elles feront un jour effet sur les esprits les plus opiniâtrément livrés à l'habitude, et tout le monde se réunira pour donner la préférence à une méthode qui dispense de faire la ligature : opération douloureuse, qui est quelquefois suivie d'accidents très fâcheux, et surtout lorsqu'elle n'est pas faite avec assez d'attention et avec les précautions convenables.

M. Petit donna en 1736 un mémoire très intéressant sur les anévrysmes. Ce sujet a une sorte de liaison avec les matières qui sont traitées dans les mémoires que nous venons d'indiquer. Ceux qui sont imprimés depuis 1734, sur la fistule lacrymale, ne prouvent pas moins de connaissance en mécanique et en anatomie, que d'intelligence et de profond savoir en chirurgie.

Les auteurs confondaient assez ordinairement, sous le nom de fistule lacrymale, des maladies lacrymales qui n'étaient point fistuleuses, et d'autres maladies qui, avec ce dernier caractère, ne pouvaient être mises au nombre des maladies lacrymales. Ces distinctions précises, si nécessaires pour établir les indications curatives et que personne n'avait faites avant M. Petit, font la moindre partie de ses mémoires. Un examen judicieux de la construction des organes par où les larmes coulent, lui fit apercevoir que la principale cause du passage de la liqueur dans le nez vient du jeu du siphon, qui résulte de la position que les points lacrymaux ont entre eux et avec le sac lacrymal. De cette théorie naît un point de pratique important ; elle amène une opération nouvelle, dont la grande simplicité et les raisons physiques sur lesquelles elle est fondée, semblaient dispenser l'auteur d'insister sur les raisons de préférence de cette nouvelle méthode sur l'ancienne. Celle-ci paraît peu conforme aux lois naturelles ; elle ouvre, avec des douleurs fort vives, une route artificielle aux larmes, qui ne peut subsister longtemps après la guérison de l'ulcère extérieur, et elle abolit entièrement la fonction du siphon lacrymal si ingénieusement découvert par M. Petit. Son opération particulière est beaucoup moins douloureuse ; elle ne change point la construction naturelle du siphon : la branche inférieure du siphon a toute sa longueur, et les larmes conservent la pente qui les conduisait dans le nez. Ces avantages mettent les malades à l'abri du larmoiement, suite ordinaire et nécessaire de l'ancienne pratique, à moins que le canal nasal ne se soit débouché naturellement pendant que le trou artificiel se fermait.

Tout était pour M. Petit un sujet d'observation : les choses les plus simples, si l'on peut dire qu'il y en ait de cette nature en chirurgie, devenaient intéressantes lorsqu'il les traitait. Il ne faut point être chirurgien pour savoir que les enfants naissent avec une bride plus ou moins longue au-dessous de la langue :

c'est ce que l'on nomme le filet. Cette bride n'est pas toujours une maladie, comme le pense le vulgaire : elle sert, suivant M. Petit, à modérer les mouvements trop vifs de la langue, et à garantir l'enfant qui vient de naître d'un accident très funeste. Il a remarqué que l'opération du filet faite sans nécessité, laissait à cette partie la dangereuse liberté de se recourber en arrière, et facilitant ainsi à l'enfant un mouvement auquel il tend sans cesse, et qu'excite encore le sang épanché dans sa bouche, il va enfin jusqu'à avaler sa langue, c'est-à-dire à l'engager si avant dans le gosier, qu'il en est bientôt étouffé. On ne manque point alors d'attribuer la mort de l'enfant à des convulsions, à un catarrhe suffocant, et à mille autres causes semblables ; tandis qu'elle est procurée, pour ainsi dire, par un usage aveugle et pratiqué sans lumière, et par la présomption d'avoir voulu ainsi, et sans autre examen, corriger la nature. M. Petit en rapporte des exemples frappants observés par lui-même, et détaillés avec soin. Il a vu périr, il a sauvé aussi plusieurs de ces victimes de l'ignorance des personnes qui s'ingèrent de cette fonction. Il réduit la nécessité de l'opération au seul cas où le filet se trouve si court, qu'il ne permet pas à l'enfant d'approcher sa langue des lèvres pour sucer la mamelle, et qu'il l'empêche de teter. Hors ce cas, qui est rare et qui demande un prompt secours, M. Petit ne croit pas que la maladie du filet exige que l'on fasse l'opération dans un âge si tendre, et il pense que les mouvements variés et infiniment répétés de la langue, suffisent presque toujours pour allonger le frein avant que l'enfant soit en âge de parler, et autant qu'il le faut pour cela. Il donne un instrument de son invention pour pratiquer cette opération sûrement et sans danger d'hémorrhagie, il ajoute les moyens dont il s'est servi avec succès pour remédier à cet accident, lorsque l'opération a été faite par des mains moins habiles ; et enfin il décrit comment on peut prévenir le danger où est l'enfant d'avaler sa langue. Tous ces préceptes, prouvés solidement par les faits, forment de l'opération du filet un sujet très important ; ils intéressent toutes les familles, et pourraient seuls mériter à l'auteur le titre de bienfaiteur de l'humanité.

Les ouvrages que M. Petit a donnés à l'Académie royale des sciences n'ont pas fait sa gloire littéraire. Mêlés dans un grand nombre de recueils avec beaucoup de dissertations étrangères à notre art, et couverts, pour ainsi dire, par des mémoires sur les hautes sciences dont les différents membres de cette Compagnie enrichissent chaque année le monde savant, ils ne sont pas à portée d'être lus par le plus grand nombre de ceux à qui il importerait le plus, pour le bien public, de les lire. M. Petit doit particulièrement la réputation dont il a joui, à son *Traité sur les maladies des os*, ouvrage dont la traduction dans presque toutes les langues démontre la grande utilité. La première édition de ce traité parut en 1705. Elle n'avait rien alors de remarquable : les anciens avaient transmis un fond très riche sur ces maladies, et Ambroise Paré n'avait, pour ainsi dire, laissé que le soin d'orner cette matière (1), et de lui donner un peu plus d'étendue et une nouvelle forme. M. Petit en donna en 1723 une seconde édition, qu'il augmenta de plusieurs observations nouvelles et de quelques inventions aussi utiles qu'ingénieuses pour les réductions des membres cassés et luxés, et pour la commodité des pansements, ce qu'il avait déjà communiqué en détail à l'Académie royale des sciences. Ses remarques sur la rupture du tendon d'Achille méritent une attention particulière.

Lorsqu'il eut donné, en 1722, un mémoire sur cet accident, il essuya les contradictions les plus vives de ses adversaires. Les uns ne l'accusaient ni d'ignorance, ni de négligence, ni de méprise; ils niaient le fait et l'accusaient de mauvaise foi. D'autres, sans entrer dans aucun motif, soutenaient l'impossibilité de cette rupture, à la faveur de quelques calculs sur la force de l'action des muscles. Les contestations furent vives et durèrent plusieurs mois. Enfin, on ouvrit les livres des anciens maî-

(1) Voyez *Œuvres complètes d'Ambroise Paré*, nouvelle édition par J.-F. Malgaigne. Paris, 1840, t. II, pag. 294 et suiv.

tres de l'art. On trouva un exemple de cet accident dans Ambroise Paré, dont le parallèle avec l'observation de M. Petit ne parut point avantageux à sa cause. Dans le cas rapporté par Ambroise Paré, le malade avait beaucoup souffert; il boita le reste de sa vie, et l'on sentit après la guérison un cal ou inégalité à l'endroit de la rupture. M. Petit, au contraire, montrait son malade bien guéri, marchant comme s'il n'eût pas eu le tendon d'Achille cassé; la cure n'avait été traversée par aucun des accidents dont Paré fait mention; et la réunion était si exacte, qu'on ne pouvait apercevoir aucune inégalité qui indiquât l'endroit où le tendon avait été rompu. Les ennemis de M. Petit le crurent perdu infailliblement pour la découverte d'une observation qui offrait un contraste si singulier avec la sienne : mais son discernement détruisit bientôt l'idée de leur triomphe. Il démontra que la rupture du tendon dont on lui opposait l'exemple était incomplète, et que les accidents dont elle avait été compliquée, étaient une suite nécessaire de la nature de la maladie et de la conduite qu'on avait tenue en la traitant. Il donna des preuves solides et incontestables de la vérité du fait qu'il avait avancé. Un jugement sain, et l'esprit éclairé par une expérience réfléchie, servirent fort utilement M. Petit dans cette occasion. Le cas de chirurgie qui produisit cette fameuse dispute n'est pas rare : la pratique a fourni depuis beaucoup d'exemples de cette rupture et de sa réunion, et heureusement les malades aujourd'hui ne restent plus estropiés de ce fâcheux accident, pour lequel M. Petit a imaginé un bandage qui montre les ressources et la fertilité de son génie.

Ces contestations ne furent point stériles; elles produisirent des éclaircissements dont M. Petit profita pour la seconde édition de son *Traité sur les maladies des os*. Il s'occupa moins à faire voir qu'il avait été contredit et attaqué sans avantage, qu'à jeter plus de lumières sur ce point de l'art par de nouveaux faits. Un ouvrage durable ne doit rien avoir du ton qu'on est quelquefois forcé de prendre pour une juste défense, dans des écrits fugitifs. M. Petit crut avoir évité tout ce qui pouvait devenir un sujet de dispute; mais la préface qu'il mit à ce livre, et qu'il fit supprimer à la première réimpression, excita un nouvel orage contre lui. On l'accusa d'avoir parlé de lui avec trop de complaisance, et d'avoir moins travaillé à se rendre digne des applaudissements des autres qu'à s'applaudir lui-même. Un jeune homme, inconnu alors, mais qui montra depuis des talents supérieurs, fit une satire fort vive contre le *Traité des maladies des os*, et contre tous les mémoires que l'auteur avait donnés à l'Académie royale des sciences. Il fit appeler M. Petit, dans une maison particulière, sous le prétexte de lui faire voir un malade; et il offrit de lui sacrifier cet ouvrage moyennant deux mille francs (1). La réputation de M. Petit était trop bien établie pour qu'il se prêtât à cette proposition. La critique parut; il en fit tout le cas qu'elle méritait; il n'y répondit point.

Le déchaînement de ses ennemis fut toujours sans effet. Ils avaient montré trop d'obstination à chercher des fautes où il n'y en avait point, et avaient relevé d'une manière trop injurieuse quelques fautes réelles : car nous ne dissimulerons pas qu'il ne s'en soit glissé quelques-unes dans les ouvrages de Petit : il est presque impossible de ne se tromper jamais. Une animosité si marquée ne pouvait ni flétrir la réputation qu'il s'était acquise, ni le dégrader aux yeux de ses confrères. Presque tous rendaient publiquement honneur à ses talents. On le vit avec satisfaction occuper les places les plus distinguées de son état. Lorsque le roi créa en 1724 cinq démonstrateurs des

(1) L'adversaire de M. Petit étant devenu son confrère à l'Académie royale des sciences, s'échappa, dans la chaleur d'une discussion anatomique, de dire qu'il était l'auteur de cette critique. M. Petit crut alors devoir déclarer l'offre qui lui avait été faite d'acheter le manuscrit. La Compagnie, révoltée d'un procédé si indécent à tous égards, donna à M. Petit des marques de sa considération en délibérant contre son adversaire, quelque estime qu'elle fit d'ailleurs de ses talents. Il fut obligé de faire sur le champ réparation de cette injure, M. Petit n'ayant pas voulu d'autre satisfaction.

écoles de chirurgie, afin que l'instruction des élèves cessât d'être exposée aux hasards des événements, MM. Mareschal, et de la Peyronie proposèrent à Sa Majesté, M. Petit, pour dévoiler aux étudiants les principes d'un art dans lequel il s'était rendu si recommandable. Il fut pourvu, en 1730, d'une des deux places de censeur royal accordées au corps des chirurgiens. Le roi le nomma directeur de l'Académie royale de chirurgie à l'établissement de cette Société en 1731. M. de la Peyronie, à son avénement à la place de premier chirurgien du roi, dont il n'avait jusqu'en 1737 rempli les principales fonctions qu'à titre de survivance, exerça en faveur de M. Petit le droit de nommer un prévôt; et en 1749, M. de la Martinière, qui marche si généreusement sur les traces de son illustre prédécesseur, lui donna la même marque de son estime et de sa considération. M. Petit ne cacha point qu'il avait désiré de devenir pour la troisième fois un des chefs de la Compagnie. Quelques personnes soupçonnèrent qu'il ne l'avait souhaité que dans des vues d'intérêt; et d'autres crurent que, flatté d'une distinction dont il fournira peut-être l'unique exemple, il l'avait ambitionnée par amour-propre. Mais c'était connaître bien peu le zèle infatigable de M. Petit. Les exercices scolastiques auxquels il avait présidé pendant sa seconde préposture, lui avaient rappelé un nombre infini de faits de pratique qu'il avait mis en ordre pour donner au public un *Traité général des opérations de chirurgie*. Cet ouvrage auquel il travaillait depuis douze ans, est très avancé : toutes les planches en sont gravées et même toutes les estampes en sont tirées pour deux mille exemplaires (1); M. Petit espérait donner la dernière main à ce traité, et tirer de sa troisième préposture les mêmes avantages que la seconde lui avait procurés. Tel était le motif du désir qu'il avait témoigné pour cette place.

(1) Cet ouvrage posthume a été publié par son élève M. Lesne, sous le titre de *Traité des maladies chirurgicales et des opérations qui leur conviennent*. Paris, 1776, 3 vol. in-8 avec 90 planches d'instruments. — Nouvelle édition, Paris, 1790, 3 vol. in-8 avec 90 planches.

Mais son âge ne lui permettait plus d'en soutenir les travaux : sa santé devint chancelante; il eut dans l'espace de six mois deux ou trois oppressions de poitrine que quelques saignées avaient calmées : il lui en resta une difficulté habituelle de respirer qui augmentait au moindre exercice un peu violent. Il fut attaqué d'un crachement de sang considérable, le 17 du mois dernier (avril 1750), et il mourut le 20, au commencement de sa soixante et dix-septième année.

Son bon tempérament l'avait fait jouir longtemps d'une santé très égale. Son humeur était gaie, et il aimait à recevoir chez lui ses amis. Le plaisir d'être avec eux ne prenait rien sur ses occupations. Son exactitude à se rendre chez ses malades à l'heure précise était si grande, qu'elle devenait gênante pour les consultants que des affaires imprévues auraient pu retenir quelque peu de temps au delà de l'heure marquée. Il était très assidu aux assemblées de cette Académie, dont les travaux lui étaient extrêmement chers. On peut en juger par le nombre de ses mémoires et de ses observations insérées dans le premir volume que la Compagnie a donné au public. Ses remarques sur les tumeurs formées par la bile retenue dans la vésicule du fiel, et qu'on a souvent prises pour des abcès au foie, sont un des plus utiles et des plus savants morceaux de chirurgie qu'il y ait. Enfin cet art était l'objet de sa plus forte inclination. Un bandage mal appliqué, un appareil mal fait, l'affectaient plus sensiblement qu'une insulte. Il en essuya quelquefois de gens qui, par bien des raisons, auraient dû avoir des égards et plus de ménagement pour un homme d'un tel mérite. Non-seulement il ne cherchait point à tirer vengeance d'un outrage, mais on l'a vu s'intéresser avec ardeur pour ceux qui le lui avaient fait, et leur rendre des services essentiels dont il leur laissait ignorer l'auteur; ce qui fait l'éloge des bonnes qualités de son cœur. Mais des motifs naturels ne portent pas toujours à des procédés si généreux; la religion y avait sans doute beaucoup de part. Il en avait été pénétré toute sa vie; il en donna des marques très édifiantes lorsqu'il reçut les sacrements de l'Église, la veille de sa mort, avec les sentiments les plus chrétiens.

Une vie aussi longue et aussi remplie que l'a été celle de M. Petit nous a permis à peine d'en retracer les événements les plus connus. Un de ceux qui l'avaient le plus flatté, ce fut l'honneur d'être appelé, en 1738, à une consultation pour Monseigneur le dauphin, à qui M. de la Peyronie fit l'ouverture d'un abcès à la mâchoire inférieure. Ce qu'il y a de plus grand dans l'Europe a eu recours à ses avis : plusieurs souverains ont voulu recevoir de sa main des chirurgiens en qui ils pussent mettre toute leur confiance. Il fut chargé, en 1744, d'envoyer un nombre de chirurgiens français au roi de Prusse, pour remplir les premières places dans les armées et dans les hôpitaux des principales villes de la domination de ce grand prince.

Un mérite si généralement reconnu paraissait ne devoir contribuer qu'à l'avancement de la chirurgie, et à donner plus de lustre et d'éclat à une profession si intéressante à la vie des hommes. Cependant ce mérite même servit de base aux arguments les plus forts et les plus opposés aux moyens de perfectionner la chirurgie. La déclaration qui ordonne qu'à l'avenir on ne pourra exercer cet art dans Paris, sans y avoir été préparé par l'étude des lettres et sans avoir reçu le grade de maître ès arts, était à peine obtenue, qu'on fit les oppositions les plus vives à cette loi mémorable si digne de l'amour du roi pour ses sujets. On crut avoir prouvé que le latin et la philosophie étaient inutiles aux chirurgiens, en citant M. Petit, par qui la chirurgie avait fait tant de progrès. Cet exemple est peu concluant. Petit était un homme rare, dont le génie, la pénétration et le discernement suppléaient parfaitement à ce que des études plus profondes y auraient pu ajouter. Il avait senti lui-même combien le défaut de ces études avait mis d'obstacles à son avancement : c'est ce qui le détermina à apprendre la langue latine à l'âge de quarante ans. Il y réussit assez pour pouvoir entendre les livres d'anatomie et de chirurgie écrits en cette langue. Mais les qualités de son esprit vif et pénétrant, et sa grande expérience, lui avaient fourni ce qu'un autre n'aurait tiré qu'avec peine de la lecture des meilleurs livres. Il avait le sens juste et capable d'apprécier les choses. C'est par cette logique naturelle qu'il parvint à connaître la nature, et à raisonner sur la liaison de ses effets avec leurs causes. Je crois manquer de termes pour exprimer la perte que nos écoles et cette Académie font par la mort d'un homme qui les avait tant illustrées ; ses ouvrages lui assureront l'estime de la postérité, et sa mémoire sera en vénération tant qu'on sera sensible aux progrès de la chirurgie, et qu'on s'appliquera à cultiver cette science.

NOTES.

Louis n'était encore que simple membre de l'Académie royale de chirurgie lorsqu'il prononça cet éloge de J.-L. Petit ; il était à peine âgé de vingt-sept ans, et venait d'être nommé professeur de physiologie au collége de chirurgie de Paris : l'Académie cependant le comptait déjà parmi ses membres les plus distingués. Morand, auquel il devait plus tard succéder, avait été secrétaire général de la compagnie de 1731 à 1739, et en cette qualité il avait prononcé les éloges de Maréchal, de Legendre et de Duphénix, puis ceux de Duparc et de Petit le fils ; il avait paru suffisant tant qu'il n'avait pas été question de publier les Mémoires de la compagnie, mais en 1739 il fallut s'en occuper, et alors on avait reconnu son incapacité. Morand fut donc obligé une première fois d'abandonner la place de secrétaire, mais il fit ses conditions, et on le nomma directeur de la compagnie pour 1739, et Malaval resta vice-directeur : c'est alors que J.-L. Petit fut nommé secrétaire. Ce grand chirurgien n'avait accepté ces fonctions que pour une année, car l'année suivante, 1740, Quesnay fut nommé secrétaire. Pendant son court secrétariat, J.-L. Petit avait prononcé dans la séance du 26 mai les éloges de Dargeat et Bourgeois.

C'est donc pendant le secrétariat de Quesnay que Louis prononça son éloge de J.-L. Petit. Quesnay était un homme de beaucoup d'esprit, fin courtisan, savant économiste; presque toujours à Versailles, dans son entresol du palais, et très rarement à Paris ; il était constamment suppléé dans ses fonctions de secrétaire par son gendre, le laborieux Hevin ; mais il fit ce qu'on attendait de lui, on ne l'avait nommé que pour publier le premier volume des Mémoires de la compagnie, et c'est ce qu'il fit en 1743. Les séances de l'Académie étaient, du reste, à cette époque, très peu fréquentées. Je vois dans les procès-verbaux que souvent le nombre des présents n'allait pas au delà de douze ou quinze, et que pour remplir le temps, on lisait dans la première moitié des séances des passages d'ouvrages imprimés ; on semblait réserver les travaux pour les séances publiques. Ainsi dans cette solennité de 1750, où fut lu l'éloge de J.-L. Petit, *Ledran* avait communiqué un mémoire sur les rétentions d'urine ; *Foubert*, un mémoire sur les fistules à l'anus et au périnée ; *Moreau*, une observation sur une grossesse extra-utérine ; *Puzos*, bien que président, avait lu un mémoire sur la manie laiteuse après l'accouchement ; *Bellocq* avait fait la description d'un instrument pour arrêter les hémorrhagies après l'opération de la fistule à l'anus ; et enfin *Delamolle* avait présenté deux autres instruments, l'un pour abaisser la langue, l'autre pour scarifier les eschares dans les maux de gorge gangréneux.

ÉLOGES

DE

BASSUEL, MALAVAL ET VERDIER,

PRONONCÉS AUX ÉCOLES DE CHIRURGIE, DANS LA SÉANCE DE 1759.

BASSUEL.

Pierre Bassuel naquit à Paris en 1706. Son aïeul, Adrien Bassuel, conseiller ordinaire du roi en ses conseils, secrétaire de la chambre et du cabinet, prêta serment pour cette charge entre les mains de M. de Créquy, premier gentilhomme de la chambre, le 2 janvier 1648. Une place de cette nature, dans laquelle on a l'honneur d'approcher la personne du roi pour servir Sa Majesté dans ses dépêches particulières, suppose en ceux à qui on l'accorde la naissance jointe au mérite. On voit par l'état de la France imprimé en 1702, qu'entre ceux qui étaient alors pourvus des charges de secrétaire du cabinet, l'un avait été plénipotentiaire à la paix de Ryswick, et qu'un autre était ambassadeur à Venise : il est à présumer que leurs prédécesseurs n'étaient pas de moindre considération. M. Bassuel connaissait son origine et n'en parlait pas ; il ne fut jamais tenté de faire à ce sujet la moindre recherche : le brevet qui constate l'état de son aïeul s'est trouvé parmi ses papiers, et c'est la seule chose qui lui soit parvenue des titres et des biens de ses ancêtres. Son père, obligé par son peu de fortune de chercher dans une profession honnête les moyens de subsister, choisit la chirurgie, et entra assez jeune à l'Hôtel-Dieu de Paris, où les occasions de s'instruire sont en grand nombre et se renouvellent sans cesse. Au bout de quatorze ans de travail assidu, son zèle pour le service des pauvres lui mérita la place de chirurgien principal de l'hôpital général de Paris, en la maison de la Salpêtrière. Il y gagna la maîtrise en chirurgie, par six années d'exercice gratuit, et fut agrégé au corps des chirurgiens, le 1er juin 1703. L'administration de l'hôpital général lui donna des marques particulières d'estime et de confiance, en le chargeant, dès son établissement à Paris, du soin de l'hôpital des Enfants-Rouges, de celui du Saint-Esprit et de la maison de Sainte-Pélagie.

L'exercice habituel de la chirurgie dans les grands hôpitaux pendant un temps fort long n'est pas un garant bien sûr que ceux qui s'y sont livrés aient acquis une expérience consommée. Surchargés par la multitude des malades, plus encore qu'ils ne sont distraits par la diversité des maladies, ils peuvent n'entrevoir que confusément les objets qui demandent le plus d'attention. L'occupation journalière devenant, pour ainsi dire, une peine de corps, un travail fatigant, elle permet difficilement la méditation tranquille des différents phénomènes que la nature présente avec tant de variété dans le grand nombre de maux auxquels les hommes sont sujets. Le seul exercice ne peut jamais donner l'habileté nécessaire, puisque cette habileté consiste essentiellement à appliquer avec discernement et avec méthode les règles de l'art aux cas particuliers, si différents les uns des autres, jusque dans la même espèce, par la combinaison d'une infinité de circonstances qui les caractérisent. Ce discernement et cette méthode dans le choix et l'usage des moyens exigent une longue suite de préceptes scientifiques. Si les lumières de la théorie n'éclairent pas l'esprit d'un homme qui ose se charger de la vie de ses concitoyens, il pourra bien parvenir, avec le temps, à se faire une pratique d'habitude et une routine plus ou moins assurée ; mais elle sera nécessairement très bornée, et certainement acquise par un trop grand nombre de fautes. M. Bassuel le père était observateur judicieux en même temps que praticien ; il avait fait de bonnes études, et s'était fort appliqué à l'anatomie ; il y a même formé des élèves distingués, tels que MM. Thibaut et Rouhault. Les connaissances théoriques avaient toujours été ses guides dans les travaux continuels de la pratique, et la voie qui l'avait si bien conduit dans la carrière qu'il a parcourue, il la fit tenir à son fils avec le même succès.

M. Bassuel étudia les humanités au collège de Louis le Grand ; son application y fut récompensée par plusieurs prix. Il fit son cours de philosophie au collége Mazarin, et prit le grade de maître ès arts dans l'université de Paris. M. Thibaut, devenu chirurgien en chef de l'Hôtel-Dieu, y reçut avec affection le fils de son maître. Le jeune Bassuel répondit avec tant de reconnaissance et de fruit aux soins particuliers de M. Thibaut pour son instruction, que celui-ci trouva dans les dispositions de son élève les motifs capables de faire disparaître tout ce que son devoir envers lui aurait pu présenter de pénible. Le mot de devoir, en parlant du maître à l'égard du disciple, dans la circonstance présente, ne paraîtra déplacé qu'à ceux qui ignorent les lois qu'imposent la vertu, et auxquelles les âmes bien nées ne cherchent jamais à se soustraire. Les premiers maîtres de l'art nous ont laissé sur ce point un modèle bien respectable. Dans le sein du paganisme, ces grands hommes sentirent assez la dignité de la nature humaine pour établir un serment dont Hippocrate a consacré le formulaire dans ses écrits. On invoquait tous les dieux et toutes les déesses, et on les prenait à témoin des obligations que l'on contractait en se dévouant à l'art de guérir. On jurait de regarder comme son père celui de qui on avait appris l'art, de tenir lieu de frère à ses enfants, et en cas qu'ils voulussent embrasser la même profession, on s'engageait par serment à les instruire avec tout le soin possible, par des préceptes abrégés et par des explications étendues. Ces principes sont admirables, et prescrivent à tout homme la nécessité morale de s'y conformer. La loi du serment n'ajoute rien aux obligations essentielles. Quand on s'est assujetti à quelque règle par un serment, il devient, à la vérité, un nouveau lien ou un nouveau motif de ne s'en jamais écarter. Mais ne suffit-il pas qu'une chose soit conforme aux maximes de la droite raison pour devenir un devoir indispensable.

A peine âgé de vingt et un ans, M. Bassuel perdit son père. Les raisons d'intérêt, ordinairement trop écoutées, prévalurent alors sur la considération d'un plus grand avancement par un plus long séjour à l'Hôtel-Dieu. Il quitta cet hôpital pour prendre la direction de la maison paternelle et pourvoir par son travail à l'entretien de sa famille. Les progrès qu'il avait faits par le bon emploi du temps et une grande application à tous ses devoirs, son attachement à ce qu'exigeait de lui la position où il se trouvait prématurément, et la sagesse de sa conduite, réunirent en sa faveur les suffrages de ceux dont il était connu. On lui témoigna toute l'estime que l'on avait eue pour son père; les administrateurs des hôpitaux ne crurent pouvoir mieux faire que de nommer le fils aux places que le père avait occupées; ils procuraient au mérite naissant les occasions de s'accroître et de se développer, et assuraient par là des secours utiles aux pauvres, dont ils sont les tuteurs et les pères.

La distinction avec laquelle M. Bassuel subit tous les examens pour sa réception au corps des chirurgiens confirma la bonne opinion que l'on avait conçue de lui, et il ne tarda pas à s'apercevoir du cas que l'on faisait de ses talents. Il se forma à Paris, en 1730, une nouvelle Académie, avec la permission du roi, sous la protection de S. A. S. M. le comte de Clermont. L'objet de cette Société était la perfection des arts; mais on ne se bornait pas à recueillir des observations pratiques, on voulait cultiver toutes les connaissances d'où cette perfection dépend : c'était le vrai et le seul moyen de parvenir au but que l'on se proposait. On sent que dès lors toutes les sciences étaient comprises dans le projet. Il parut un règlement rédigé avec la plus grande connaissance des moyens convenables, pour porter les sciences et les arts à leur plus haut degré de perfection, et dans lequel il y a peu de compagnies savantes qui ne trouvassent à rectifier leurs usages et à rendre leurs statuts plus parfaits. La Société des arts devait avoir trois anatomistes chirurgiens. Elle fit son choix en nommant M. Bassuel avec MM. Ledran et Quesnay. Le mérite des deux coassociés, prouvé par les productions les plus utiles, est un préjugé bien favorable pour M. Bassuel, qui n'avait alors que vingt-quatre ans. C'est en qualité de membre de cette compagnie qu'il approuva, en 1735, la première édition de l'*Essai sur l'économie animale*, de M. Quesnay, et de l'*Art de guérir par la saignée*, du même auteur. Cet établissement subsisterait encore, si la protection d'un prince, amateur des sciences, pouvait inspirer à tous ceux qui les cultivent l'esprit dont il est animé pour leurs progrès ; mais la Société des arts avait un vice radical, elle manquait de fonds pécuniaires, que l'on sait être la pierre fondamentale de toutes les institutions humaines. Quelque soin que l'on eût pris d'ailleurs, celle-ci ne pouvait pas se soutenir et fixer l'attention du public ; elle embrassait les mêmes objets que l'Académie royale des sciences, dont la réputation est si solidement établie, qu'elle pourrait devenir accidentellement plus faible sur certaines parties, sans que l'on s'en aperçût, tant elle brille par l'éclat qu'elle a acquis, et qu'elle reçoit journellement par la supériorité de ses principaux membres.

Le désir très louable d'appartenir à ce corps illustre porta Bassuel à lui présenter différents mémoires intéressants sur l'action du cœur et la structure des artères. Les anatomistes n'étaient pas d'accord sur le mouvement du cœur, dans le temps qu'il se contracte pour pousser le sang dans les artères. Harvée, Lower, Sténon et Vieussens prétendent que le cœur se raccourcit ; et Borelli, si célèbre par l'application des connaissances mathématiques à l'anatomie, assure que le cœur s'allonge pendant la contraction. Cette question, sans doute plus curieuse qu'utile, devint une affaire sérieuse entre deux prétendants à une chaire de professeur en médecine, à Montpellier. L'un soutenait que dans la systole le cœur s'accourcit ; l'autre, qu'il s'allonge : la contestation fut portée devant l'Académie royale des sciences, comme au tribunal le plus compétent pour la juger. L'autorité ne devait avoir aucun poids, puisque les plus grands maîtres n'avaient pu réunir leurs idées sur ce sujet de dispute ; les expériences ni les raisonnements ne purent fixer les esprits. Suivant M. de Fontenelle, qui a donné l'extrait de cette discussion dans l'*Histoire de l'Académie royale des sciences*, année 1731, il était difficile qu'on pût prononcer d'après le témoignage de l'expérience. M. Hunauld, chargé par la compagnie de travailler à l'éclaircissement de la question, examina et fit voir des cœurs de différents animaux ouverts en vie : tels que des chiens, des chats, des pigeons, des lapins, des carpes, des grenouilles, des vipères. Cette voie, qui en général est la plus sûre, ne l'est pas tant ici, dit M. de Fontenelle. Le cœur de ces animaux, dans l'état où on les prend, a des mouvements si irréguliers, si changeants, si convulsifs, tantôt si lents, tantôt si précipités, qu'il est très difficile de savoir bien précisément ce qu'on voit ; et ceux qui n'avaient pas les yeux bien accoutumés à ces sortes de spectacles n'osaient rendre aucun témoignage positif. M. Hunauld assura qu'il voyait constamment le cœur se raccourcir.

Après cet exposé sommaire, M. de Fontenelle rend compte du mémoire que M. Bassuel vint lire à l'Académie sur le même sujet : il y fut écouté, dit-il, avec assez de satisfaction. M. Bassuel soutenait le raccourcissement du cœur, et il appuyait les preuves de son sentiment sur le jeu des valvules qui répondent aux oreillettes : ces digues mouvantes sont attachées à des filets dont elles doivent nécessairement suivre les mouvements ; il faut que ces filets soient relâchés pour que les valvules puissent s'élever vers les oreillettes, et cela arrive pendant la systole ou contraction du cœur, pour fermer les oreillettes et en empêcher la communication avec les ventricules. Cependant les filets des valvules sont en contraction pendant la systole du cœur : il faut donc nécessairement que le cœur se raccourcisse alors, car s'il devenait plus long, et même s'il restait dans son état naturel, les valvules, tirées par les filets, ne pourraient point s'élever. M. Bassuel portait ses vues plus loin que tous les anatomistes qui l'avaient précédé dans cette recherche; il se montrait véritablement guidé par le génie de l'observation, en trouvant ainsi, dans la structure des parties dont l'action est simultanée, des raisons péremptoires pour découvrir la nature des choses, et assurer à la vérité le triomphe qu'elle mérite sur les simples conjectures que l'imagination suggère. Quoique ici la théorie semble dominer l'expérience, M. Bassuel soumit ses principes aux recherches expérimentales, et il y trouva la confirmation de la vérité théorique qu'il avait si judicieusement aperçue.

Lower ayant rempli d'eau les ventricules du cœur, et poussant sa pointe vers la base, vit les valvules se redresser et fermer les entrées des oreillettes : ce qui démontre que le cœur doit se raccourcir pour que les oreillettes puissent se relever. M. Bassuel rendit l'expérience plus décisive : il pressait les parois latérales du cœur en les raccourcissant ; et dans ce mouvement combiné on voit que les valvules se relèvent avec plus de facilité que dans l'expérience de Lower. Si au contraire on allonge le cœur rempli d'eau, ces soupapes s'abaissent, l'eau s'échappe, elle reflue dans les oreillettes : il paraît donc évident, suivant M. Bassuel, que si le cœur s'allongeait dans la systole, le sang reviendrait dans les oreillettes.

Les partisans de l'opinion contraire faisaient un argument que M. Bassuel détruit avec avantage. Le cœur bat contre les côtes, et l'on jugeait que c'était par sa pointe : on en tirait cette conséquence, que dans l'instant de la pulsation, qui est celui de la contraction, le cœur était allongé, et qu'il était naturel de penser que dans le moment précédent où la pointe du cœur ne touchait point aux côtes, il était plus court ; ou, ce qui est la même chose, qu'il avait la pointe plus proche de sa base. La conclusion serait indubitable si le cœur était fixe et inébranlable dans une place, mais il a la facilité de se mouvoir assez librement dans le péricarde. Ce n'est pas précisément la pointe du cœur qui fait sentir son mouvement contre les côtes. Il frappe la poitrine par toute sa masse ; le battement du cœur est fort étendu. M. Bassuel prouve par des expériences que chacun peut aisément répéter sur soi-même, que la position de cette partie varie, suivant les diverses positions du corps. M. Senac, qui a donné l'histoire de cette contestation dans son excellent *Traité du cœur*, rapporte dans toute leur force les raisons réciproques qui sont la base des deux opinions : il embrasse celle de M. Bassuel, et lui rend la justice qu'il mérite.

Les raisons et les expériences dont nous rapportons le précis éprouveront des difficultés, si l'on peut donner ce nom à des objections frivoles pour lesquelles néanmoins le secrétaire de l'Académie crut devoir conclure que toutes les tentatives n'avaient abouti qu'à des incertitudes. M. Bassuel n'avait que vingt-cinq ans; on ne pensait pas que le talent eût devancé l'âge. On ne remarqua point assez dans son mémoire la capacité jointe au travail : c'était un jeune homme sans prôneurs; son mérite faisait toute sa recommandation, et il n'avait pas trop l'art de se faire valoir. Si d'autres que des anatomistes avaient été ses juges, il leur aurait sans doute été permis de ne pas croire qu'il eût envisagé l'objet de la contestation d'une manière à trancher le nœud d'une difficulté sur laquelle les plus grands maîtres ou se contredisaient, ou hésitaient de prendre un parti décidé.

Le premier volume des Mémoires communiqués à l'Académie royale des sciences par des savants qui ne sont pas de son corps contient un ouvrage de M. Bassuel sous le titre de : *Dissertation hydraulico-anatomique, ou nouvel aspect de l'intérieur des artères et de leur structure par rapport au cours du sang*. Le passage des fluides dans les rameaux artériels ne paraît exiger qu'une simple ouverture dans les parois des troncs. L'examen des orifices de chaque branche montre un artifice particulier qui favorise le partage des liqueurs à tous les rameaux. Lower avait remarqué dans l'aorte une mécanique singulière au bord de chaque embouchure des artères supérieures. C'est une digue, ou une espèce d'éperon qui s'élève au côté de l'orifice le plus éloigné du cœur. Cette digue, qui a beaucoup de saillie dans les gros rameaux, est aussi fort sensible dans les petits. M. Bassuel a fait des remarques multipliées sur les embouchures de toutes les artères ; il a anatomisé à différentes reprises tout le système artériel ; il a suivi les artères dans l'intérieur, comme l'on en examine extérieurement toutes les distributions par l'angéiotomie, ou dissection anatomique des vaisseaux. Ce travail a mis M. Bassuel à portée de décrire avec soin la variété constante des éperons, qu'il a toujours observée relative à la direction des vaisseaux et au cours du sang que cette structure doit faciliter. Il entre à ce sujet dans les plus grands détails : il examine quelle est la disposition particulière de ces digues, lorsque plusieurs orifices voisins et contigus partent du même tronc ; il ne se contente pas d'exposer ce qu'on découvre à la seule inspection, il développe à l'aide du scalpel la structure interne des orifices des artères à toutes les bifurcations : chaque éperon présente un arrangement de fibres et une texture déterminée qui semblent faits spécialement pour les usages auxquels ces parties paraissent destinées ; ce qui permettrait presque d'adopter le principe des causes finales. M. Bassuel, qui étudiait depuis plusieurs années, avec une complaisance singulière, la structure des vaisseaux, donna pour marque de son assiduité à approfondir cette matière, deux autres mémoires qui n'ont pas été imprimés. L'un a pour titre : *Examen du sentiment de Lower sur le coude de l'aorte et les orifices de son arcade* ; l'autre est intitulé : *De la situation des orifices des artères coronaires du cœur, par rapport aux manières différentes dont on pense que le sang y aborde à chaque systole.* Pour éclaircir ce point, M. Bassuel décrit la disposition des valvules sigmoïdes et celles du commencement de l'aorte. Ces différents ouvrages prouvent de l'érudition par l'exposé que l'auteur fait de la doctrine des habiles anatomistes qui ont traité les mêmes sujets ; et l'on y voit un travail très scrupuleux sur le livre original, s'il est permis d'employer cette expression, pour désigner le corps humain : ce n'est en effet que par la dissection répétée des parties qu'on peut en donner des descriptions exactes. Enfin, ces mémoires présentent des vues physiques, et établissent, d'après la structure dévoilée des parties, leur mécanisme et leur usage.

L'anatomie curieuse n'occupait pas toute l'attention de M. Bassuel. Nous avons de lui des réflexions utiles sur divers points de chirurgie pratique, qu'il a éclaircis par des recherches anatomiques. Compris dans le premier choix qu'on fit en 1731 pour composer l'Académie royale de chirurgie, il donna dans ces premiers temps un *Mémoire sur la hernie crurale*. Il observe la direction de l'arcade sous laquelle les parties contenues dans le bas-ventre peuvent s'échapper pour former une hernie ou descente à la partie supérieure de la cuisse ; il détermine le nombre et la situation des parties qui passent sous cette arcade dans l'état naturel, pour prouver que la hernie se forme dans sa partie inférieure et la plus étroite, près de l'os pubis, sous l'angle inférieur du ligament de Fallope. Ce mémoire est rempli d'observations judicieuses, par lesquelles le succès des tentatives pour la réduction de ces sortes de hernies devient plus certain ; et si l'opération est absolument nécessaire, elle se fera avec plus de sûreté et de méthode. Je ne l'ai jamais vu pratiquer avec plus de dextérité que par M. Bassuel, et je l'aurais prise pour une facilité téméraire et dangereuse, si j'avais eu quelque doute sur l'étendue des connaissances anatomiques de l'opérateur.

L'anatomie et la mécanique lui ont servi avantageusement à établir les causes de la fracture de la rotule, dans un mémoire historique et pratique sur cette maladie, lu en deux parties aux séances publiques de l'Académie de chirurgie, en 1744 et 1745. La fracture transversale de la rotule se fait sans coups ni chutes, par la seule force de l'action des muscles : il n'y a pas longtemps que cette cause est bien connue. Les premiers qui ont observé ce fait le croyaient à peine, tant il paraissait merveilleux. Les disputes suscitées à M. Petit sur la rupture du tendon d'Achille ont donné lieu à divers éclaircissements qui ont été le germe des connaissances que M. Bassuel a développées sur la fracture de la rotule. La description des parties du genou, et de toutes celles qui y ont rapport, sert à expliquer comment la rotule peut se fracturer pendant l'action contractive de différents muscles, par le changement d'attitude qui arrive en un instant aux os du bassin, relativement à ceux des cuisses, quand on est près de tomber. Dans la seconde partie de ce mémoire, l'auteur passe aux réflexions pratiques ; et il fait l'histoire des différentes méthodes curatives, depuis les temps les plus reculés jusqu'à nos jours. L'étude des progrès de l'art est extrêmement utile : elle nous montre que les anciens n'avaient pas de procédés bien efficaces pour le cas dont il s'agit. C'est seulement sur la fin du dernier siècle, que les ouvrages des chirurgiens français proposent des moyens presque sûrs pour réussir : on a trop souvent varié à cet égard, par des changements arbitraires, souvent mal entendus : ce point mérite d'être lu dans l'ouvrage même. Un des principaux objets de M. Bassuel, est de montrer que ce n'est pas sans quelque crainte de manquer de succès, qu'on entreprend aujourd'hui même la cure de cette maladie, qui élude si souvent l'habileté du chirurgien. Aussi s'efforce-t-on journellement de trouver des méthodes nouvelles et des exemples de réussite ; et l'on dispute sur la possibilité d'un succès complet et absolu. Depuis longtemps, dit M. Bassuel, les plus habiles chirurgiens ne sont pas ordinairement exposés à laisser leurs blessés sans la plus heureuse guérison ; mais la réussite est due, ajoute-t-il, à cette attention ingénieuse qui sait prévenir les plus petits dérangements, et à cette délicatesse de pansements, guidée par le talent, qui peut tout réparer, jusqu'au vice des méthodes. L'auteur avoue qu'à ce sujet, il manquait quelque chose à l'art : on fait avec une sorte de satisfaction de semblables aveux, lorsqu'on donne en même temps le moyen qu'on a imaginé pour réparer le défaut dont on convient. « Il manque, dit M. Bassuel, à l'égard de cette fracture, de ces moyens sûrs, comme on en a pour tant d'autres cas, qui puissent aller, pour ainsi dire, à toutes mains, même avec moins de lumières et d'expérience. »

On gagne toujours à simplifier l'art, et à rendre les méthodes plus aisées. C'est ce que M. Bassuel a fait par l'invention d'un bandage, d'autant plus utile pour la guérison de cette fracture, que des gens moins expérimentés peuvent l'employer sans aucune difficulté, et avec le plus grand succès : il remplit toutes les intentions qu'on peut avoir pour assurer la réunion des parties divisées. Ce bandage consiste d'abord en un cuir fort, de vache, percé pour assujettir l'os fracturé, et accommodé, d'ailleurs, artistement à la figure de la partie. Henri Bassius avait déjà décrit une pièce de cuir à peu près semblable ; mais M. Bassuel se sert encore d'une seconde pièce du même cuir, moulée en gouttière et échancrée par ses extrémités ; celle-ci est destinée à embrasser le jarret : l'une et l'autre pièce, garnies convenablement de compresses, pour ne point blesser les parties, s'approchent et sont affermies mutuellement par un ruban de fil assujetti par des passants d'un cuir mince, qui maintiennent les croisés que ce ruban fait sous le jarret, et au-dessus et au-dessous de la rotule. La gouttière de cuir fort qui contient postérieurement la jambe et la cuisse dans la direction convenable, serait seule une pièce essentielle, applicable d'ailleurs en beaucoup d'autres cas : elle permet de serrer le bandage et de fixer la rotule aussi fermement qu'il est nécessaire ; par elle les muscles fléchisseurs de la jambe et les vaisseaux principaux sont à l'abri d'une compression trop forte, que l'on sait pouvoir être quelquefois dangereuse.

En 1746, M. Bassuel lut une *Dissertation sur une sueur salivale à la joue*, occasionnée par le long usage d'emplâtres vésicatoires, employés à l'occasion de maux d'yeux invétérés et rebelles. Un grand médecin, feu M. Chirac, avait vu le cas, et niait absolument la possibilité du passage de la salive sous cette forme : il prétendait que c'était une pure sueur, la simple sérosité du sang poussée forcément au dehors par un mouvement convulsif des nerfs de la face. M. Bassuel s'autorise à soutenir que cette excrétion contre nature était positivement de la salive : 1° parce que cette transsudation se faisait au voisinage des glandes parotiques; 2° parce que la maladie était l'effet de l'application trop longtemps continuée de médicaments extrêmement âcres, sur la peau qui recouvre ces glandes salivaires; 3° parce que cette humeur ne s'échappe que dans le temps de la mastication. Sur la seconde proposition, M. Bassuel entre dans un détail de preuves qui sont la conséquence d'une description anatomico-pathologique des parties dont l'organisation a été détruite par les vésicatoires. Cette observation ne doit pas être simplement considérée comme la discussion d'un phénomène curieux; elle prescrit des attentions dans l'usage des emplâtres propres à tirer des humeurs au dehors, afin d'éviter les endroits qui pourraient donner lieu à une maladie consécutive fort incommode, et contre laquelle on ne serait pas assuré de trouver des remèdes.

Nous ne parlerons pas ici de quelques observations isolées que M. Bassuel a données sur différents sujets. Il était fort instruit, et avait surtout beaucoup d'érudition anatomique. A ses moments de récréation, il cultivait les belles-lettres : il avait des liaisons particulières avec plusieurs personnes de mérite en différents genres de littérature. Il était l'ami, et était très estimé de feu M. du Marsais, le plus grand grammairien qu'on ait jamais connu, et peut-être l'homme qui a eu le jugement le plus net et le plus sain. La bibliothèque de M. Bassuel était bien fournie : il avait des livres choisis, et quelques-uns même étaient rares. Il n'était point de ces gens qui croient passer pour habiles en achetant beaucoup de livres; il les lisait et savait en juger. Grecs, latins, italiens et français, il y en avait peu concernant l'anatomie, la chirurgie et la médecine, où l'on ne trouvât des feuilles volantes sur lesquelles il avait écrit des remarques, presque toutes utiles et qui marquaient son discernement. Elles étaient faites assez communément sur la signification des termes, ou sur l'interprétation des pensées de l'auteur, qui pouvaient être prises en divers sens. Ce goût était moins académique que grammatical, et il le portait jusque dans la conversation : par caractère, il la rendait aisément contentieuse; il se prêtait volontiers à la dispute, toujours polie et modérée de sa part. Il était rare qu'un adversaire le ramenât à son opinion : M. Bassuel tenait fortement à celle qu'il avait soutenue, et tâchait de la faire valoir par des raisonnements sur la solidité desquels il ne formait aucun doute. J'ai souvent vu qu'il avait raison sur le fond des questions agitées, quoique ceux avec qui il disputait n'eussent point tort. Ce paradoxe sera éclairci, si l'on convient que, dans la diversité des avis, ceux qui les soutiennent ne se persuadent pas assez qu'il ne suffit pas de s'entendre soi-même, pour être en effet entendu des autres.

M. Bassuel a rempli plusieurs places de distinction dans la chirurgie. En 1744, il fut nommé professeur et démonstrateur royal adjoint pour la thérapeutique, place qu'il a conservée jusqu'à sa mort. En 1745, M. Hevin, appelé à la cour pour être premier chirurgien de madame la première Dauphine, infante d'Espagne, ne put plus être assidu aux séances de l'Académie royale de chirurgie, dont il tenait les registres pour M. Quesnay, son beau-père, alors secrétaire perpétuel de cette Académie. M. Bassuel, beau-frère de M. Hevin, fut agréé pour le suppléer et exercer son ex-emploi de secrétaire des correspondances. Quand le roi donna, en 1751, un nouveau règlement à l'Académie, M. Bassuel eut cette place en titre. Ses affaires particulières ne lui permirent pas de la remplir longtemps avec toute l'exactitude nécessaire pour entretenir un commerce littéraire entre l'Académie et les chirurgiens des provinces, qui lui communiquent leurs observations et leurs découvertes. Il menait une vie très laborieuse : on ne connait point assez les occupations pénibles d'un chirurgien que le hasard des circonstances n'a pas élevé à cette sorte de réputation, qui introduit chez les riches et les grands. Il faut que l'artisan, le manœuvre, les gens du menu peuple soient secourus. L'appât du gain ne dicte ni manége, ni souplesses pour s'emparer de leur confiance. Ils ne la donnent qu'aux personnes qui joignent le désintéressement à l'humanité. Voilà les ressources que nous avons pour être honorés des pauvres. M. Bassuel leur donnait ses soins par préférence : il n'aurait été ni bas ni rampant chez les riches, comme il n'était ni fier ni imposant chez le citoyen d'un rang ou d'une fortune médiocre. Fort occupé au dehors, il rentrait chez lui, où le peu de temps qu'il pouvait y rester était employé à l'étude et à remplir avec tendresse les devoirs de père de famille. Son tempérament était fort délicat : il devait sa bonne santé à une vie sobre et frugale. Les fatigues de son état lui ont causé une fluxion de poitrine, dont les accidents violents l'ont enlevé le 4 juin 1757, le septième jour de sa maladie, à l'âge de cinquante et un ans.

La veille de sa mort, il reçut les sacrements avec beaucoup d'édification. Les sentiments de religion qui lui avaient été inspirés dès son enfance n'avaient souffert aucune altération ; sa conduite fut toujours très régulière. Ce qu'il a fait montre tout ce qu'il aurait pu faire, si, moins distrait par des occupations multipliées et laborieuses, il eût pu donner un peu plus d'ordre à ses recherches. Il a été utile au public par son habileté, ses lumières et un très grand dévouement à son service. Et si les avantages de la fortune n'ont pas récompensé ses talents; s'il n'a pas joui dès cette vie du bonheur promis à celui qui est attentif aux besoins du pauvre, c'est qu'il ne s'est pas regardé soi-même comme le but de ses travaux. On est presque sûr d'enlever des suffrages et d'obtenir des témoignages apparents d'estime, lorsqu'on les recherche avec avidité ; mais ils ne dédommageraient point un honnête homme du temps précieux qu'il aurait donné à cette intrigue ; il s'applique à bien faire, et sent qu'il n'y réussirait pas, s'il n'était occupé qu'à faire dire de lui qu'il a bien fait.

MALAVAL.

On conçoit difficilement qu'un homme qui aurait joui longtemps d'une grande réputation méritée n'eût pas cherché à le faire connaître par quelque production qui montre de l'habileté et du savoir. Le prétexte tiré du peu de temps que le public laisse à un chirurgien fort occupé ne peut être reçu que comme une excuse dictée par le défaut d'émulation. Les grands hommes de tous les temps ont su allier les devoirs extérieurs et pénibles de leur état avec l'étude qui doit les diriger : s'il faut en citer des exemples, le nom d'Ambroise Paré et celui de M. Petit se présentent d'abord. Tous ceux qui cultivent la chirurgie n'ont pas, à la vérité, le génie de ces hommes supérieurs ; mais le public serait bien trompé dans sa confiance, si ceux à qui il l'accorde, trop peu persuadés de l'étendue, de la difficulté et de l'importance de leurs obligations, ne travaillaient pas assidûment à augmenter le fonds de leurs connaissances ne y rapportant les observations que la lecture des bons auteurs anciens et modernes leur fait connaître, en méditant sur les faits que la pratique journalière leur fournit, et profitant des lumières que l'on puise dans les consultations ou dans les conférences académiques établies pour le progrès de l'art. Il n'y a donc aucun praticien attentif qui, par ses réflexions, n'ait dû trouver à détruire quelques erreurs accréditées, ou à établir quelque vérité intéressante. C'est ce qu'a fait M. Malaval. On lui doit des observations qui ne seront pas moins utiles à la postérité qu'il l'a été à ses contemporains par soixante années d'application et de travail.

Jean Malaval naquit à Lezan, en Languedoc, diocèse de Nimes, le 2 mars 1669. Ses parents, calvinistes zélés, l'élevèrent avec soin dans leur religion. On cultiva sa mémoire, naturellement heureuse, en lui faisant apprendre l'Écriture sainte, et l'on exerça son esprit en l'appliquant à la controverse. Le jeune Malaval a eu, dans la maison paternelle, les principaux avantages qu'il aurait tirés des humanités et de la philosophie, que l'on enseignait alors communément dans les colléges. Il acquit dès l'enfance l'habitude d'étudier, et se forma le jugement par la discussion et la comparaison des objets sur lesquels on l'accoutumait à raisonner. On n'aurait pas mieux réussi, en le faisant argumenter en philosophie sur des questions, la plupart inintelligibles, qu'il aurait été obligé d'oublier. Telle qu'a été l'éducation de M. Malaval, elle fut le principe de son bonheur, et a influé avantageusement sur tous les temps de sa vie.

Arrivé à Paris en 1693, à l'âge de vingt-quatre ans, avec quelques notions superficielles de chirurgie, qu'un maître assez peu instruit lui avait données dans le lieu de sa naissance, il se trouva par hasard logé dans le voisinage de M. Hecquet, qui venait de quitter Port-Royal. Il fit connaissance avec ce médecin, aussi versé dans la science de la religion que dans les principes de son art, et qui, depuis, est devenu célèbre par plusieurs ouvrages, où il met souvent en controverse les points les moins problématiques de la médecine. La conformité d'esprit et de caractère qu'il y avait entre MM. Hecquet et Malaval les lia d'une étroite amitié. Elle inspira M. Hecquet en faveur de son ami, qu'il ramena bientôt, par les voies de la conviction, dans le sein de l'Église. M. Malaval ne parlait de cet important service qu'avec les sentiments édifiants de la reconnaissance la plus tendre.

C'est à la recommandation de M. Hecquet qu'il fut reçu en qualité d'élève chez M. Ledran le père, distingué par la réputation d'homme vertueux autant que par celle d'excellent chirurgien. Le disciple se montra digne du maître. Un séjour de sept ans chez un chirurgien très employé donne entrée dans un grand nombre de maisons; on y fait des connaissances qui se multiplient ensuite d'autant plus utilement, que l'on donne plus d'application à mériter la confiance de ceux que l'on a soignés : les fonctions ministérielles conduisent enfin à de plus importantes ; c'est par cette voie que M. Malaval forma le germe d'une réputation qui s'est développée, à l'aide du temps, par son assiduité et ses attentions auprès des malades. La fréquentation des hôpitaux, l'étude des meilleurs auteurs et les travaux anatomiques, remplirent le vide que lui laissaient ses devoirs sous M. Ledran. Des instructions aussi suivies, et une mémoire excellente, promettaient à M. Malaval la distinction avec laquelle il a paru dans les exercices scolastiques et dans les épreuves rigoureuses pour sa réception à la maîtrise. Il y parvint le 20 août 1701.

Les registres du collége de chirurgie nous apprennent que M. Malaval fut chargé, en 1704, de faire publiquement, en faveur des élèves, un cours d'ostéologie dans l'amphithéâtre de nos écoles : peut-être cela a-t-il donné quelque lustre à sa réputation naissante. Les démonstrations sur les os avaient été établies par M. Roberdeau, chirurgien extrêmement zélé pour la gloire de son art et pour l'honneur de sa compagnie. L'espèce de ferveur qu'excitent les nouvelles institutions, et la présence du fondateur, dont les gratifications particulières récompensaient ceux qui s'étaient distingués dans la carrière qu'il avait ouverte à leur émulation, semblent répondre du succès avec lequel on faisait ces exercices ; et l'on peut rappeler comme un titre d'honneur l'avantage d'avoir été choisi pour s'en acquitter.

M. Malaval fut d'abord en vogue comme un très habile phlébotomiste ; mais la confiance que l'on avait en lui pour la saignée ne se borna point à cet objet, on le jugea digne d'administrer les autres moyens avec lesquels cette opération concourt à la cure des maladies. Beaucoup de gens s'en rapportaient exclusivement à ses conseils. Son attachement à ses malades était sans bornes ; aussi, en lui demandant les secours que l'on peut recevoir d'un homme très expérimenté dans l'art de guérir, on était sûr de toutes les marques d'affection que l'on a lieu de se promettre d'un véritable ami. C'est le nom que des gens de grande considération donnaient à M. Malaval. Il était surtout recherché de ces personnes qui aiment à agiter certaines matières de théologie dans leurs conversations familières, et qui prennent parti sur les sujets les plus graves qu'elles croient de la compétence de tout le monde. M. Malaval était fait pour réussir dans ces sociétés. Imbu des mêmes sentiments, et parlant le même langage, il gagnait leur esprit et leur cœur. Son extérieur y contribuait aussi : il avait le maintien grave et réformé, ses habits étaient simples, son équipage uni et modeste, le tout sans affectation et suivant son goût naturel. Il entendait souvent M. Hecquet déclamer avec beaucoup de chaleur, et peu de succès, contre le faste de quelques-uns de ses jeunes confrères, qu'il croyait contraire à la décence de leur état ; M. Malaval se contentait de donner l'exemple. Dans le cercle très étendu de leurs connaissances intimes, un air fastueux aurait paru ridicule ; en d'autres circonstances, ils auraient été obligés l'un et l'autre de prendre un peu plus le ton du siècle, pour aller à la fortune.

En 1721, M. Malaval fut nommé chirurgien du roi en sa cour de parlement. Cette place a des fonctions communes et ordinaires, tel est le soin des prisonniers malades à la Conciergerie. Elle en a qui font souffrir l'humanité, telle que l'obligation d'assister à la question donnée aux criminels. Le chirurgien est alors un juge établi par la sagesse de la loi, pour réclamer les droits de la nature contre la rigueur des ordonnances. Mais il y a des cas où l'on requiert des rapports qui demandent de la prudence, du savoir et de l'intelligence : c'est en ces occasions que M. Malaval a mérité la confiance et l'estime des premiers magistrats.

Lorsque le roi fonda les démonstrateurs royaux dans les écoles de chirurgie, en 1724, M. Malaval fut choisi pour enseigner aux élèves ce qui concerne la saignée, l'application des cautères, des ventouses, des sangsues, des vésicatoires, et des médicaments usuels tant simples que composés. Ce cours s'étend à tout ce qu'on appelle communément la petite chirurgie. Il exige néanmoins, de la part de celui qui enseigne, des connaissances supérieures, sans lesquelles il serait au-dessous de son sujet. M. Quesnay, qui a été pendant plusieurs années titulaire de cette place, en a connu les difficultés, et les a aplanies par ses travaux particuliers, et par ceux dont il a été le promoteur. Son *Traité des effets et de l'usage de la saignée* expose les plus grandes vues théoriques et pratiques sur cette opération, et on lui doit une *Matière médicale externe* complète. C'est lui qui a déterminé l'Académie royale de chirurgie, lorsqu'il en était le secrétaire perpétuel, à donner successivement pour le sujet du prix, ce qui concerne les espèces, la manière d'agir, et l'usage des remèdes répercussifs, résolutifs, émollients, anodins, suppuratifs, détersifs, dessiccatifs et caustiques (1). M. Malaval a présidé aux travaux de l'Académie, pendant qu'elle s'occupait de ces objets intéressants pour l'humanité.

Cette Société, établie en 1731, sous la protection du roi, eut M. Petit pour directeur, et on lui donna pour adjoint M. Malaval, qui devint directeur en 1741. Il parut en cette qualité à la tête de l'Académie avec M. de la Peyronie, lorsqu'elle eut l'honneur de présenter au roi le premier volume de ses Mémoires. Sa Majesté avait bien voulu en agréer la dédicace, qui rapporte d'une manière si noble et si vraie les progrès de la chirurgie à l'amour du roi pour ses peuples, et qui l'annonce à la postérité comme le bienfaiteur du genre humain. Ce volume et les deux suivants contiennent des observations de M. Malaval, qui rendent témoignage de ses talents et de son zèle pour la perfection de son art.

Plusieurs praticiens étaient dans l'opinion qu'aux plaies de tête, le détachement du péricrâne présentait une indication suffisante pour déterminer à l'application du trépan ; par la raison qu'on pouvait soupçonner alors une fracture de la table interne, ou une contusion considérable à l'os. M. Quesnay, qui,

---

(1) Voyez les deux premiers tomes du *Recueil des pièces qui ont concouru pour le prix de l'Académie royale de chirurgie*.

dans le premier volume des Mémoires de l'Académie, a traité savamment du trépan dans les cas douteux, s'est servi avec le plus grand fruit de quatre observations de M. Malaval, pour prouver que le péricrâne pouvait être détaché des os, sans lésion ni accidents qui indiquent l'opération du trépan. Ces faits montrent le succès avec lequel on peut rappliquer les lambeaux de chairs détachées. On prévient ainsi par une prompte consolidation l'effet tardif des exfoliations que le retranchement des lambeaux rendrait nécessaires pour la guérison des blessés. On lit aussi dans le même volume une observation très remarquable, communiquée par M. Malaval, sur une hernie par le trou ovalaire sous l'os pubis, et qui a été guérie par opération. Dans le second tome, il a décrit la maladie d'une dame de condition, qui avait les deux ovaires tuméfiés. Malgré l'usage des remèdes fondants et apéritifs les plus accrédités, ces tumeurs firent du progrès, et la malade mourut d'hydropisie. A l'ouverture du corps, on trouva les ovaires, l'un du poids de douze, et l'autre du poids de quinze livres. Ils étaient squirrheux, avec plusieurs hydatides, et n'avaient contracté aucune adhérence avec les parties circonvoisines.

Les observations de M. Malaval sur les pernicieux effets des remèdes mercuriels dans le cancer, les proscriront à jamais du traitement de cette maladie. Quelques auteurs ont conseillé les frictions mercurielles pour fondre les duretés carcinomateuses; mais M. Malaval a vu que le levain cancéreux acquérait de nouvelles forces par l'usage de ces frictions, et que les accidents, par leurs progrès rapides, hâtaient la perte des malades. Les précautions les plus sages ne garantissent d'aucun inconvénient dans l'emploi d'un remède qui, par sa nature et son action, détermine la fonte putride, dont les suites sont si affreuses. M. Malaval a établi, d'après l'expérience, ce qu'une bonne théorie aurait prévu, en raisonnant sur la nature du mal, et sur sa fâcheuse terminaison, qui ne peut qu'être accélérée par l'effet du remède proposé. Les exemples que M. Malaval rapporte à ce sujet ne laissent aucun doute sur la question : il pense que ceux qui disent avoir guéri des cancers par le mercure se sont trompés, en donnant le nom de cancer à des tumeurs dures, dont le principe était vénérien.

M. Malaval quitta la place de directeur de l'Académie en 1745, et il en devint le trésorier en 1751, par le nouveau règlement, qui lie à perpétuité cette place à la charge de lieutenant du premier chirurgien du roi. M. Malaval en avait fait l'acquisition en 1750, avec le brevet de survivance pour M. Foubert, son gendre.

Une bonne constitution et l'exacte observation des lois de la tempérance ont procuré à M. Malaval une longue vie. A l'âge de quatre-vingts ans, il s'aperçut d'un commencement de faiblesse dans la vue, qui augmenta peu à peu par la formation lente de deux cataractes. Quelques années après, l'esprit se sentit de la faiblesse du corps, et enfin les facultés intellectuelles s'éclipsèrent. Il mourut le 16 juillet 1758, âgé de quatre-vingt-neuf ans, par la défaillance insensible que l'âge apporte, sans pouvoir être troublé ni agité des réflexions que la connaissance d'une destruction prochaine fait naître même dans les âmes les mieux préparées, et qui jouissent de toute leur raison. Ce qui paraîtra surprenant dans l'état où a été M. Malaval pendant les dernières années de sa vie, c'est qu'à l'occasion d'un mot qui frappait son oreille dans une conversation à laquelle il ne pouvait plus prendre part, il récitait avec chaleur un assez grand nombre de vers, ou des pages entières d'ouvrages en prose qui lui étaient familiers, et où se trouvait le mot qui lui servait pour ainsi dire de réclame. Je rapporte ce fait, dont j'ai été plusieurs fois le témoin, comme un phénomène singulier du mécanisme de la mémoire.

VERDIER.

La multiplicité des éloges historiques serait désapprouvée avec raison, si dans ce genre d'écrit on trompait la postérité, en voulant lui faire estimer des hommes par les titres qu'ils ont accumulés et par les places qu'ils ont remplies. L'opinion la plus générale des contemporains n'est pas une règle assez sûre pour juger du mérite; la plupart des hommes, occupés à se faire valoir, ne sont guère attentifs qu'à la réputation de leurs émules que pour en retarder les progrès, et trouvent qu'il est plus aisé de suivre sur le compte des autres l'impulsion du vulgaire, que de secouer le joug de la prévention, en entrant dans les détails d'un examen réfléchi. Ceux qui ont été recommandables par des talents décidés, dont la vie active et laborieuse a été consacrée à l'utilité publique; ceux qui, sans intérêt pour eux-mêmes, se sont uniquement occupés de leurs devoirs, et qui ont plus considéré l'obligation de faire le bien que la satisfaction de l'avoir fait, de tels hommes ont un droit incontestable à nos hommages. Les louanges qu'on leur donne sont des leçons d'autant plus précieuses, qu'il y a moins d'occasions de publier de pareils exemples. Envisagés sous ce point de vue, il y a peu d'hommes dont les vertus et les talents fournissent à l'éloge une matière aussi ample, et qui y aient un droit plus légitimement acquis que M. Verdier, ancien professeur et démonstrateur royal pour l'anatomie, et conseiller de l'Académie royale de chirurgie, mort à Paris, le 19 mars 1759, âgé d'environ soixante et quinze ans.

César Verdier naquit à Molière, près d'Avignon. Son père, chirurgien de ce lieu, l'envoya de bonne heure à Avignon pour étudier la langue latine. Après avoir fait ses humanités, il marqua le désir qu'il avait d'apprendre la chirurgie. Son père crut devoir confier son éducation chirurgicale à des maîtres plus à portée que lui de l'instruire avec fruit. La réputation et la proximité de l'école de Montpellier y attirèrent d'abord le jeune élève. Il fut pensionnaire chez M. Nissolle, célèbre chirurgien, qui occupait dans l'université de médecine la chaire d'anatomie royale, fondée par Henri IV. Les leçons et démonstrations d'anatomie, auxquelles M. Verdier assistait journellement chez cet habile maître, fixèrent son goût pour cette partie fondamentale de la chirurgie et de la médecine. Ses condisciples nous ont appris qu'il excella bientôt dans l'art des préparations anatomiques, et ils en marquent l'époque à l'année 1703. M. de la Peyronie, alors fort jeune, de retour de Paris où il était venu perfectionner ses connaissances, posait à Montpellier les fondements de la grande réputation qui lui a mérité le première place de son art : il faisait chez lui des leçons particulières d'anatomie et de chirurgie. M. Verdier, quoique attaché à un ancien maître qui avait acquis beaucoup de célébrité, ne crut pas devoir négliger les leçons du jeune anatomiste ; il les suivit avec l'assiduité et le zèle qu'il montra toujours pour tout ce qui pouvait l'instruire. Je lui ai ouï dire plusieurs fois que M. de la Peyronie, par la difficulté d'avoir des cadavres, était obligé de conserver les corps disséqués dans des cuves avec du vinaigre. Par ce moyen, il pouvait multiplier ses cours, et faire des leçons dans les saisons même où il aurait été impossible de suivre les travaux d'une dissection continue. L'école de chirurgie de Montpellier n'éprouvera plus ces obstacles. Pour favoriser les premiers exercices des étudiants, M. de la Peyronie, dans ses dispositions testamentaires, dignes d'immortaliser un souverain, a fait un legs de 4000 francs aux hôpitaux de Montpellier, sous la condition expresse qu'ils fourniront gratuitement les cadavres nécessaires pour les démonstrations d'anatomie et de chirurgie dans l'amphithéâtre des chirurgiens de cette ville, construit à ses frais avec la plus grande magnificence.

Quelques années d'étude à Montpellier disposèrent utilement M. Verdier à profiter des instructions multipliées qu'on reçoit à Paris. Il y régnait alors une émulation singulière entre les professeurs et les démonstrateurs d'anatomie. Cette rivalité excite au travail et contribue nécessairement aux progrès de l'art, surtout lorsqu'elle ne dégénère point en haines personnelles. Mais la politesse et les égards réciproques ne font pas naître la confiance entre des particuliers désunis d'opinions, et qui cherchent également, pour fruits de leurs travaux, quelque préférence dans l'estime publique. M. Verdier dut à ses bonnes qualités l'amitié de différentes personnes qui ne s'en témoignaient guère : en mettant autant de discrétion dans sa conduite qu'il montrait d'envie d'apprendre, il était accueilli partout et profitait des lumières de tous.

M. Duverney, professeur d'anatomie au Jardin royal, y avait un émule très considéré dans M. Arnaud, démonstrateur d'anatomie et de chirurgie. Le don séducteur de la parole faisait briller extraordinairement M. Duverney; mais M. Arnaud, qui n'était pas sans ce talent extérieur de l'orateur, paraissait souvent regagner par la solidité des raisonnements les suffrages que le professeur avait d'abord enlevés par le feu de son action. M. Verdier, jeune et plein de zèle, qui connaissait l'habileté de ceux que M. Duverney employait aux préparations anatomiques pour ses leçons au Jardin royal, passait des jours entiers, et quelquefois une partie des nuits, à préparer pour M. Arnaud les pièces qui devaient être la base de ses démonstrations. Celui-ci lui en marqua sa satisfaction, en l'adoptant spécialement pour son élève. M. Arnaud était le chirurgien de son temps le plus employé et un de ceux qui méritaient le plus de l'être. Il donna à M. Verdier, dans le cours de sa pratique, une preuve assez particulière de son affection. Un homme s'était confié aux soins de M. Arnaud pour l'opération de la fistule à l'anus; et ce fut l'élève qui opéra sous les yeux du maître, sans que ce malade s'en aperçût : on ne lui annonça même qu'on l'avait trompé qu'après sa guérison, qui fut des plus heureuses. M. Verdier éprouva dans cette occurrence le contentement que donnent les premiers succès; mais comme il n'avait opéré qu'en profitant d'un abus de confiance, je suis persuadé que dans un âge plus mûr il se serait refusé à l'occasion de recueillir ainsi des suffrages par une voie détournée.

Le sort de M. Verdier était de devenir l'élève des plus grands maîtres. M. Petit avait passé plusieurs années dans les occupations pénibles de l'anatomie, dont il faisait des leçons particulières. Obligé de se donner entièrement à la pratique, par la juste confiance du public, il ne crut pouvoir mieux faire que de choisir et s'attacher M. Verdier pour la direction de son amphithéâtre. Ses talents pour l'anatomie étaient généralement connus, et M. Petit ne tarda pas à se débarrasser sur lui du soin d'en faire des démonstrations dans les principaux colléges de Paris, à la fin de chaque cours de philosophie.

La nature de ces exercices demande une attention particulière. Il s'agit de donner en un très petit nombre de leçons une idée suffisante de la structure du corps humain relativement à ses plus importantes fonctions ; et l'on a pour auditeurs des jeunes gens qui ne sont pas destinés à savoir l'anatomie par état, mais dont l'esprit, habitué à l'étude, saisit avidement ce qu'on lui montre de curieux et d'utile. Les démonstrations de M. Verdier avaient éminemment ces deux caractères. Il parlait de la mastication, de la digestion, de la chylification, de la circulation du sang et des cinq sens. L'ouverture d'un chien vivant, le mésentère d'une grenouille vu au microscope, des pièces préparées avec soin, des organes artificiels et des planches enluminées faisaient connaître la structure des parties dont il expliquait ensuite les usages et les fonctions. Ses leçons étaient si intéressantes, que les personnes les plus versées dans l'anatomie l'entendaient toujours avec plaisir, souvent même avec fruit. Le succès de ses différents travaux, et la considération qu'il avait acquise, l'engagèrent à se fixer à Paris. Il se mit sur les bancs, fit sa licence avec honneur, et fut reçu maître en chirurgie le 29 août 1724.

Le mois suivant est mémorable dans l'histoire de la chirurgie par les lettres patentes, en forme d'édit, qui établissent cinq places de démonstrateurs royaux pour enseigner dans l'amphithéâtre des écoles de chirurgie toutes les parties de cet art. M. Verdier fut nommé par le roi, sur la présentation du premier chirurgien de Sa Majesté, pour la place d'anatomiste. Son mérite seul l'avait sollicitée. Il fallait que des talents bien distingués parlassent en sa faveur, pour être préféré à tous ceux qui pouvaient prétendre à cette place, parmi les membres d'une compagnie nombreuse qui a toujours cultivé l'anatomie avec succès. L'expérience justifia bientôt le choix que l'on avait fait. Dans aucune école, dans aucune faculté, il est impossible qu'il se soit trouvé un homme plus zélé que M. Verdier pour l'instruction des élèves. Il sacrifiait tout à cet objet, jusqu'à sa santé. Il a enseigné publiquement l'anatomie aux écoles de chirurgie pendant plus de vingt-cinq ans. Quoique les matières qu'il traitait lui fussent très familières, il se donna autant de peine la dernière année qu'il en aurait pu prendre pour disputer sa place en concurrence avec des rivaux redoutables. On se relâche presque toujours quand on ne tend pas constamment à la plus grande perfection. M. Verdier surmontait, par sa façon d'enseigner, les obstacles que la paresse ou les dispositions d'esprit les moins favorables pouvaient apporter aux progrès des élèves. La dissection exacte des parties laissées avec leurs attaches principales dans la vraie situation, pour faire connaître leurs rapports ; les mêmes parties tirées d'un autre sujet, afin d'en faire voir les différentes faces et tous les contours ; des préparations fraîches et sèches, avec les vaisseaux injectés ou sans injection, pour en dévoiler la structure intime ; des pièces d'anatomie comparée ; des planches multipliées sur chaque objet, parmi lesquelles il y en avait où les parties les plus fines étaient représentées en grand, d'après les observations microscopiques ; enfin, tout ce qui pouvait donner les notions les plus précises et les plus sûres était présenté aux yeux de ses auditeurs. M. Verdier ne parlait jamais en public sans s'y être préparé expressément et avoir récapitulé soigneusement tout ce qui devait faire le sujet de sa démonstration. Un jour de leçon, ses amis ne trouvaient point chez lui cet empressement marqué avec lequel il avait coutume de les recevoir. Il prenait à peine le temps de dîner très légèrement, pour avoir celui de repasser dans son esprit les faits principaux qu'il devait exposer, et dont il se serait reproché d'avoir omis la moindre circonstance. Ce n'était point la gloire qu'il cherchait par tant d'application : tout autre se pardonnerait ce motif en faveur du bien qu'il produit, mais M. Verdier se conduisait par des principes plus relevés. « Je serais coupable, disait-il, » des fautes que ces jeunes gens commettraient par mon peu » d'attention à les bien instruire. » Les sentiments d'humanité le soutenaient dans cette pénible carrière. Ils lui dictaient souvent les considérations morales les plus fortes par lesquelles il excitait l'émulation de ses écoliers. A peine avait-il terminé une leçon longue et fatigante, qu'une foule d'élèves, abusant peut-être de sa complaisance, lui demandaient des éclaircissements, qu'il ne manquait pas de donner sur-le-champ. Moins les questions étaient fondées, plus il était attentif à les résoudre. Son zèle affectueux se manifestait par le silence imposé aux étudiants plus instruits qui blâmaient les demandes déplacées de leurs camarades. Il excusait ceux-ci, en disant que s'ils étaient plus habiles, ils n'auraient pas besoin du maître, et qu'il n'était là que pour les enseigner.

Le vœu général des étudiants le porta à donner un traité d'anatomie sous ce titre : *Abrégé de l'anatomie du corps humain, où l'on donne une description courte et exacte des parties qui le composent, avec leurs usages.* La dernière édition est de 1753. Cet ouvrage est en deux volumes in-12. L'un contient l'ostéologie et la myologie; les autres parties de l'anatomie sont renfermées dans le second. Ce livre a une très grande réputation parmi les élèves en chirurgie. Comme il est impossible de réunir tous les suffrages, quelques personnes ont voulu dépriser cette production en disant que ce n'était que l'abrégé de l'*Anatomie* de M. Winslow. Cette censure serait plus contre l'auteur que contre l'ouvrage, mais elle n'est point équitable. On pourrait dire avec plus de fondement que la partie anatomique est trop abrégée : et, en effet, M. Verdier, dans les limites où il s'est renfermé, n'a pu donner une description exacte de toutes les parties qui composent le corps humain. Il a souvent indiqué les auteurs auxquels il fallait avoir recours pour s'instruire à fond sur certains points. Il rapporte des faits de pratique intéressants, ce qui rend son anatomie pathologique et chirurgicale, à l'imitation de celle de Palfin, chirurgien et lecteur d'anatomie à Gand : le célèbre Riolan, médecin de la faculté de Paris, a travaillé avant eux sur ce même plan. Ce qui distingue le traité de M. Verdier, c'est qu'il explique aussi les fonctions des parties ; en sorte qu'il est en même temps anatomique, physiologique et chirurgical. Voilà le caractère particulier qui a fait la vogue de cet ouvrage. Les observations souvent curieuses et toujours utiles dont ce livre est rempli sont judicieusement liées au texte ; en sorte qu'il a le mérite de faire marcher, pour ainsi dire, de front, et de faire rentrer l'une dans l'autre plusieurs parties essentielles de l'art que l'on a coutume de traiter séparément. J'ai souvent raisonné sur cet objet avec M. Verdier ; il ne regardait cet ouvrage que comme un canevas, et se proposait d'y travailler pour en faire un véritable traité élémentaire d'anatomie et de chirurgie.

La réputation à laquelle il était parvenu, moins peut-être que ses liaisons d'amitié avec les anatomistes de l'Académie royale des sciences, et avec d'autres membres de cette compagnie, le fit désirer dans ce corps célèbre. Il refusa constamment l'honneur d'y être agrégé ; c'est un fait que je n'avance pas légèrement. L'anatomie paraissait à M. Verdier un champ beaucoup plus vaste par la multitude des choses qu'il faut connaître que par les nouvelles lumières que l'on y peut porter. Des compagnies fondées pour le progrès des sciences ont pensé comme lui. L'historien de l'Académie des sciences et des arts de l'Institut de Bologne débute, dans l'article Anatomie, au premier volume des Mémoires de cette Société, par dire : « Qu'il ne faut pas s'attendre à faire actuellement de grands progrès en anatomie ;

qu'il y a des bornes aux choses à inventer, et que si l'on refuse de mettre au nombre des savants, ceux qui, sans rien produire de neuf, s'occupent du soin de présenter sous de nouveaux jours ce que leurs prédécesseurs ont connu, il ne sera bientôt plus permis à personne de prétendre à un rang distingué dans ce genre de science. » M. Verdier tenait le même langage, et je n'en ferai point honneur à sa modestie : « Je n'ai pas, disait-il, l'art de faire valoir de petites choses. » Il parlait sincèrement, suivant sa manière d'envisager les objets. Un philosophe qui examine la nature en grand, et dont le génie supérieur et l'imagination élevée ne lui permettent pas de s'amuser aux menus détails, soutient au contraire que depuis trois mille ans qu'on dissèque des cadavres, l'anatomie n'est encore qu'une nomenclature; qu'à peine on a fait quelques pas vers son objet réel, qui est la science de l'économie animale; et que pour parvenir aux connaissances les plus étendues, il faut considérer la nature dans ses différents rapports, dans ses opposés, et même dans ses extrêmes. Il prétend que la description minutieuse des plus petites parties ne présente rien d'utile, et qu'on ne s'élève point au-dessus de son sujet en le regardant comme isolé et indépendamment de ce qui lui ressemble et de ce qui en diffère. Il assure, avec raison, que l'anatomie des animaux est trop négligée, et qu'elle fournirait à l'esprit humain de nouvelles vues par la comparaison des objets semblables et différents, de leurs propriétés analogues ou contraires, et de leurs qualités relatives. C'est par la voie de l'induction d'après l'examen comparatif que je viens d'indiquer, qu'à l'exemple de l'illustre auteur (M. de Buffon) d'après qui je parle, on pourra établir des principes lumineux et conduire à grand pas l'anatomie vers sa perfection. Dans ce sens on peut dire que le génie est l'instrument avec lequel on peut véritablement faire valoir de petites choses.

Mais il y a de toutes parts des écueils à éviter; c'est en voulant tout généraliser qu'on fait des systèmes purement arbitraires, et des hypothèses frivoles : la route de l'expérience est, sans contredit, la plus sûre; cependant Hippocrate, qui la suivait avec intelligence, nous a appris qu'elle était dangereuse ; qu'on pouvait s'y égarer, et, en effet, elle produit moins de vérités que d'erreurs lorsqu'elle est mal dirigée. L'anatomie pathologique, ou l'examen des maladies après la mort, est tout à fait expérimentale, et elle donne des exemples fréquents qu'on peut se tromper, même en se renfermant avec la plus sévère exactitude dans l'observation des faits. Il faut les juger et en faire l'application ; c'est par la difficulté de ce jugement que l'expérience peut être infidèle. Le témoignage de l'esprit doit toujours être d'accord avec celui des yeux. M. Verdier a donné des preuves de cette sagacité si nécessaire dans l'examen anatomique des parties malades ; et l'on doit à ses réflexions des préceptes de chirurgie qui marquent avec quel discernement il voyait les choses.

On litt en été du IIe tome des *Mémoires de l'Académie royale de chirurgie* une dissertation de M. Verdier *Sur les hernies de la vessie;* c'est un ouvrage fort estimé qui a pour base les observations les plus instructives. L'inspection des cadavres attaqués de cette maladie, la méprise de quelques praticiens qui ont été dans le cas de la traiter et les circonstances détaillées dans des mémoires à consulter, ont fourni à M. Verdier les matériaux de ce mémoire. Il les a rangés sous ces trois divisions pour ne pas confondre les différentes sources où il avait puisé. L'examen de la figure de la vessie est un point d'anatomie qu'il devait traiter préliminairement ; et l'on peut juger de son érudition par ce morceau. Des anatomistes du premier rang, tels que Vesale, Columbus, Spigelius, Marchettis, les Bartholins, Veslingius, Van-Horne, de Graaf, Diemerbroeck et autres, ont comparé la vessie à une bouteille renversée. On a conservé cette erreur dans des livres modernes d'anatomie et de chirurgie, composés par de serviles copistes de ces grands hommes. La partie la plus large de la vessie, celle qu'on doit appeler le fonds, est inférieure et porte sur le rectum, comme l'ont très bien remarqué MM. Morgagni, Weitbrecht et Winslow. Quand la vessie forme une hernie dans le scrotum, elle prend la figure d'une gourde ou calebasse : elle a alors deux cavités séparées par un col, ou plutôt par une espèce d'étranglement, qui répond à l'endroit de l'anneau du muscle oblique externe. La portion de vessie qui fait la hernie, entraîne toujours après elle une portion du péritoine : il en résulte un sac prochainement disposé à recevoir l'épiploon ou l'intestin ; de là vient la complication si ordinaire de la hernie épiploïque ou intestinale avec celle de la vessie. Il peut même arriver qu'une ancienne hernie de cette espèce soit la cause déterminante de celle de la vessie. M. Méry pensait que cette maladie venait toujours d'un vice de conformation. Il a donné dans les *Mémoires de l'Académie royale des sciences*, année 1713, les raisons qui servent de fondement à cette opinion. M. Verdier les réfute d'une manière qui ne souffre aucune réplique. Il est certain que la hernie de la vessie est presque toujours un effet de l'extension considérable des parois de ce sac urinaire, à la suite de fréquentes rétentions d'urine. M. Méry allègue, pour première preuve de son sentiment, la grande disproportion qu'il y a entre la vessie extrêmement dilatée, et le diamètre étroit des anneaux. Il est absolument impossible qu'elle y passe dans cet état de dilatation ; mais elle acquiert alors les dispositions nécessaires pour pouvoir sortir par ces ouvertures, lorsqu'elle est vide. C'est une observation qui n'avait pas échappé à M. Petit ; il en est fait mention dans les *Mémoires de l'Académie des sciences*, année 1717. M. Méry croit en second lieu que les connexions de la vessie avec les parties qui l'avoisinent, doivent l'empêcher de sortir du bassin. M. Verdier résout cette difficulté par une observation même de M. Méry, qui n'ignorait pas combien les attaches naturelles des parties du bas-ventre sont susceptibles d'extension. Il nous apprend dans les *Mémoires de l'Académie des sciences*, en 1701, que l'intestin cæcum, arrêté naturellement par le péritoine dans la région iliaque droite, était descendu dans le côté gauche du scrotum, avec une portion du côlon. M. Verdier remarque qu'il pouvait y avoir en ce sujet une transposition de viscères, telle qu'on l'a observée en quelques personnes. Quoi qu'il en soit, il ajoute pour dernière raison contre M. Méry, qu'il est constant, par le témoignage de ceux qui ont eu une hernie de la vessie, qu'ils n'en ont ressenti les incommodités que dans un certain temps, souvent même dans un âge assez avancé, et que le contraire devrait arriver si cette hernie était toujours un vice de première conformation.

Ces discussions ne sont pas simplement satisfaisantes dans la théorie; elles influent beaucoup sur la pratique, par les règles qui en dérivent pour la conduite qu'on doit tenir, soit qu'on se propose seulement de soulager ceux qui sont affligés de cette maladie, soit qu'on en entreprenne la cure radicale. Les différents états dans lesquels peut se trouver la vessie dont une portion est déplacée, les signes qui caractérisent cette maladie, les secours qu'on y peut apporter, les précautions qu'il faut prendre avant de faire l'opération d'une hernie, de quelque espèce qu'elle soit, dans la crainte de commettre des fautes capitales, si la tumeur était compliquée de la hernie de la vessie, sans qu'on le sût, tous ces points sont traités savamment et utilement dans le mémoire de M. Verdier, et il montre par là qu'il n'a tenu qu'à lui d'être aussi parfait chirurgien qu'il était excellent anatomiste.

Les exemples qu'il a rapportés sur des vessies partagées en plusieurs portions ne sont pas essentiellement liés au but de ce mémoire. Ces observations, citées sur la bonne foi des auteurs, méritaient un examen critique dont personne n'était plus capable que M. Verdier. Il dit, d'après Riolan, que dans le corps du savant Isaac Casaubon, la vessie était comme divisée en deux portions, y ayant un petit sac qui répondait dans la cavité de la vessie, et dans lequel une pierre était renfermée. Voilà précisément à quoi se réduit le fait, suivant l'énoncé de Riolan. Mais cet auteur, à l'occasion de ce cas extraordinaire, fait une question qui peut devenir utile. Il demande si la double cavité qu'on trouve dans la vessie des calculeux, ne viendrait pas de la dilatation des uretères entre les tuniques de la vessie; et si cette dilatation ne serait pas produite par la pierre qui s'est arrêtée et a grossi à l'orifice de l'un de ces conduits. Raphaël

Thorius, médecin et poëte latin, qui avait la plus grande réputation en Angleterre, sous le règne de Jacques Ier, n'a point eu les doutes que Riolan expose dans la relation qu'il a donnée de la maladie et de la mort de son ami Casaubon. Il avait été attaqué d'une dysurie, ou ardeur d'urine, avec tous les signes qui font présumer la présence d'une pierre dans la vessie, et il n'y en avait point, quoique Riolan le dise (1). Le prétendu petit sac dont il parle était, au contraire, une poche d'une très grande capacité, attachée au côté gauche de la vessie, de la même substance que la vessie naturelle, dans laquelle elle communiquait par une ouverture capable de recevoir l'extrémité de quatre doigts réunis. Ce sac paraissait une seconde vessie qui s'élevait du côté gauche, à la hauteur de l'os des iles : le rein droit était en suppuration, et le col de la vessie était fort tuméfié par les efforts violents que le malade faisait depuis longtemps pour uriner. Cette description est bien différente de celle qu'a donnée Riolan, et qui a trompé M. Verdier. On doit s'en rapporter à un témoin oculaire de l'ouverture du corps, à un homme de l'art qui a vécu dans la plus étroite familiarité avec le malade, pendant les quatre dernières années de sa vie. Les médecins qui lui donnèrent des soins étaient fort étonnés de voir que pendant que le corps se consumait par la fièvre et les douleurs violentes de la vessie, il s'élevât une tumeur pleine de fluide dans la région iliaque gauche. Raphaël Thorius regarde la poche, qui contenait cette liqueur, comme une seconde vessie produite par vice de première conformation, et dont les parois ne se sont écartées tardivement qu'à l'occasion d'une rétention d'urine. Mais l'état de la vessie prouve bien que le sac qu'on a pris pour une seconde vessie n'était que l'uretère prodigieusement dilaté, puisqu'on a trouvé le corps de la vessie contracté, ses parois très épaisses, sa cavité pleine de rides, effets qui marquent bien précisément que la vessie n'avait point souffert par dilata-

---

(1) *Vesicæ sacculus quidam appensuerat, in quo lapis stabulabatur.* Riolan.

tion, et que l'urine n'y avait point été retenue contre l'ordre naturel.

Ces réflexions rendront moins merveilleux le cas des trois vessies, dont Buissière, chirurgien français, réfugié à Londres, et membre de la Société royale, a donné la description dans les *Transactions philosophiques*, en 1701. Le sujet en qui on trouva ce phénomène avait eu une maladie dont les principaux symptômes étaient d'uriner en petite quantité et avec de grands efforts. Les deux ou trois dernières années il survint de l'ardeur, et il rendit des matières glaireuses. On trouva, par la dissection, trois poches urinaires de capacités différentes. Celle du milieu, qui fut regardée comme la vraie vessie, était plus grande que la poche latérale gauche, et moindre que la droite. Ces deux poches latérales communiquaient dans celle du milieu, près de son col. M. Verdier rapporte ce fait en admettant la supposition de Buissière, qui regardait cette vessie extraordinaire comme viciée naturellement dès la première conformation ; tandis qu'il est probable qu'un examen anatomique plus exact aurait démontré que c'était une affection contre nature, causée par la dilatation des uretères. Mais ces erreurs de fait ne diminuent en rien le mérite du mémoire de M. Verdier sur les hernies de la vessie, parce que ces observations n'y sont placées qu'épisodiquement, et sans une liaison directe avec les lumières théoriques et les règles curatives qui rendent cette dissertation si instructive et si utile.

Le troisième volume des *Mémoires de l'Académie royale de chirurgie* contient les observations que M. Verdier a faites sur deux plaies considérables dans le même sujet : un homme, fort et vigoureux, dans un accès de folie, se donna deux coups de rasoir, l'un à la région antérieure du ventre et l'autre à la gorge. Une grande partie d'intestins sortait par la plaie du ventre, et cet homme s'était arraché violemment presque tout l'épiploon. M. Verdier, par des soins méthodiques, obtint la parfaite consolidation de cette plaie en treize ou quatorze jours. Il a fait, à ce sujet, de très bonnes remarques sur la ligature de l'épiploon, matière qui a fait ensuite le sujet d'une excellente dissertation publiée par M. Pipelet l'aîné dans le même volume des *Mémoires de l'Académie*. La plaie de la gorge permettait aux aliments liquides de s'échapper au dehors : ce symptôme en a souvent imposé; et des chirurgiens, d'ailleurs très habiles, ont cru y trouver un signe certain de la lésion de l'œsophage. M. Verdier était trop éclairé par les connaissances anatomiques pour prendre le change sur ce point. La situation de la plaie était immédiatement au-dessus du larynx, entre le cartilage thyroïde et l'os hyoïde. Elle pénétrait dans le fond de la bouche, entre la partie antérieure de la base de l'épiglotte et la racine de la langue : ainsi les liqueurs que le blessé mettait dans sa bouche s'échappaient par la plaie de la gorge, qui n'intéressait ni la trachée-artère, ni l'œsophage. La réunion des téguments remédia à cet inconvénient; mais il y eut dans cette plaie un phénomène remarquable : le blessé perdit la parole dès l'instant même de l'accident, et il ne la recouvra qu'après sa guérison. M. Verdier met cette observation en parallèle avec celles qu'on trouve dans Ambroise Paré et dans Saviard, sur les plaies de la trachée-artère avec perte de la voix, que les blessés recouvrèrent aussitôt que, par un appareil convenable, on eut maintenu les parties divisées dans l'état qui pouvait procurer leur réunion. Il rapporte les expériences de Galien, de Vésale et de M. Martin, de la Société d'Édimbourg, sur la perte irréparable de la voix par la section ou par la ligature des nerfs récurrents, d'où il résulte que ces nerfs n'ont point été blessés dans le sujet qu'a traité M. Verdier, et il en conclut que la lésion de la langue et de l'épiglotte ne permettait pas à ces parties le jeu nécessaire pour donner à l'air les modifications qui produisent la voix. Cette assertion est prouvée par la facilité de parler qu'eut le blessé, dès que ses organes furent rétablis dans leur état naturel, par une parfaite consolidation.

Il y a environ dix ans que M. Verdier commença à s'apercevoir du poids de l'âge. Sa vivacité naturelle et le désir d'être utile l'animaient encore dans ses leçons publiques et particulières; il sentit, enfin, qu'il n'avait plus assez de force pour continuer des travaux que le savoir aurait rendus faciles, mais que le zèle lui rendait plus pénibles qu'à un autre. Il les abandonna pour vivre tranquillement. Toujours occupé du progrès de son art, il donnait son temps à la lecture des meilleurs auteurs, et à faire des remarques pour la perfection de son *Traité d'anatomie*, suivant le plan qu'il avait formé. Il méditait de l'orner de planches, sur l'exactitude desquelles on aurait pu s'en rapporter à ses soins et à son goût. Il assistait très assidûment aux séances de l'Académie de chirurgie. Les objets qui demandaient quelque discussion anatomique étaient confiés à son examen, pour peu que la matière exigeât des lumières, ou une préparation délicate, au-dessus de la portée des anatomistes ordinaires. Quelques jours avant que de tomber malade, il s'était chargé de la dissection d'un gros orteil monstrueusement tuméfié, dont l'amputation avait été faite à l'Hôtel-Dieu de Chartres. M. Verdier fut attaqué d'une fluxion catarrhale sur la poitrine : la faiblesse des organes ne permit pas l'expectoration des matières muqueuses qui se sont amassées dans les bronches; il mourut sans douleurs, au bout de quelques jours, n'ayant été inquiété que par la difficulté de respirer, dont la gêne fut supportable jusqu'au dernier moment. Il reçut les sacrements de l'Église, la veille de sa mort, avec les sentiments de piété qui lui faisaient remplir fréquemment ce devoir de religion, lorsqu'il était dans la meilleure santé.

Par les traits de la vie de M. Verdier on peut juger quel a été son caractère. Plein de probité et de politesse, il cherchait par ses égards à ne déplaire à personne. Il prononçait volontiers ce mot, qui était comme sa devise : Ami de tout le monde. La vraie amitié n'est pas si générale : aussi ne doit-on entendre ici, par le terme d'*amitié*, qu'une complaisance d'habitude, et la déférence qu'on a pour les sentiments des autres dans les choses indifférentes. M. Verdier avait des amis particuliers; quoiqu'il les estimât sincèrement, il n'avait pas la force de prendre leur parti et de repousser les traits que l'envie ou de fausses préventions lançaient contre eux en leur absence. Sa bonté naturelle ne compatissait point avec le courage qu'exige la solide amitié dans ces occasions.

M. Verdier a vécu dans le célibat, et a toujours montré une piété sincère et sans affectation. Il suivait les préceptes de la religion avec une exactitude scrupuleuse ; il en pratiquait même les conseils ; il n'avait à vaincre les efforts d'aucune passion qui l'en détournât. La seule dont il ait senti l'empreinte était estimable, et s'accordait avec ses sentiments les plus réfléchis : c'était l'amour des devoirs de l'état auquel il s'était dévoué. Il donnait à des personnes dont la mauvaise fortune n'était pas connue, des secours plus considérables que la sienne ne paraissait le permettre : beaucoup d'ordre et d'économie lui fournissaient ces ressources. M. Verdier était libéral, mais il ne l'était qu'à propos. Il trouvait dans une conduite régulière et dans le retranchement des dépenses superflues, le fonds de ses charités.

NOTES.

J'ai cru devoir réunir et placer ici ces trois notices, bien qu'elles n'aient pas été prononcées par Louis à l'Académie royale de chirurgie, mais aux écoles de chirurgie. Bassuel, Malaval et Verdier ont appartenu d'ailleurs tous les trois à cette Académie : on vient de voir que Bassuel avait été l'un des secrétaires pour les correspondances, et que Malaval avait présidé la compagnie ; leur éloge devait donc naturellement trouver place ici, parmi ceux des autres membres, le panégyriste étant d'ailleurs le même.

Ces notices, imprimées pour la première fois en 1759, en un vol. in-8, l'ont-elles été de nouveau en 1778 ? Tout porte à le croire, bien que nous n'en ayons pas acquis la preuve ; l'édition de 1759 porte le titre suivant : *Éloges historiques de Bassuel, Malaval et Verdier*, prononcés aux écoles de chirurgie par M. Louis, etc., Paris, 1759, in-8 ; mais la seconde publication, rapportée par Quérard (*France littéraire*) à l'année 1778 est intitulée : *Éloges de différents chirurgiens,* prononcés aux écoles de chirurgie par Louis, etc.

Des recherches très minutieuses faites tout récemment à la bibliothèque impériale n'ont pu nous faire découvrir quels auraient été ces *différents* chirurgiens, si ce n'est Bassuel, Malaval et Verdier, et nous ne sachions pas que Louis en ait loué d'autres aux écoles de chirurgie. Dans tous les cas, nous aimons à croire que notre insertion paraîtra parfaitement justifiée.

ÉLOGE
DE ROEDERER,

LU DANS LA SÉANCE PUBLIQUE DU 18 AVRIL 1765.

Jean-Georges Roederer naquit à Strasbourg le 15 mai 1726. Son père était un citoyen notable, membre du grand conseil de la ville, qui avait fait une fortune assez considérable dans le commerce ; il appartenait par sa mère à une famille noble qui a produit de savants théologiens et des pasteurs dont le nom est en vénération dans les églises protestantes. Dès l'enfance il montra les plus heureuses dispositions ; on le mit au collège à l'âge de six ans, et à quatorze le cours ordinaire de ses études fut terminé. Il les fit avec la plus grande distinction, c'est un témoignage public que l'université de Strasbourg a rendu depuis peu à sa mémoire par l'organe de son professeur d'éloquence.

M. Roederer commença en 1740 ses études académiques ; c'est ainsi que l'on nomme, dans les universités étrangères, l'application aux connaissances qui exigent une certaine maturité d'esprit, et qui sont enseignées par des professeurs d'un ordre distingué. On y cultive les langues savantes, non par une étude sèche, pénible, et qui n'exerce que la mémoire, mais par des instructions qui en montrent toutes les beautés et les délicatesses. Le jeune Roederer suivit avec succès les professeurs d'éloquence grecque et latine et d'histoire ; après avoir fait sa philosophie, il étudia l'hébreu, afin de prendre avec fruit les leçons qu'un docteur en théologie donnait sur l'Écriture sainte et sur les principes de la religion. Quatre années furent employées à ces différentes études : ses progrès répondirent à l'habileté de ses maîtres et aux attentions particulières excitées par un disciple qui joignait à la vivacité de l'esprit la plus grande application. A dix-huit ans, sa passion pour l'étude ne pouvait rester sans objet. Dans la nécessité de prendre un état, l'art de guérir fixa son choix; en conséquence, il se fit inscrire, en 1744, au nombre des étudiants dans la faculté de médecine, où il apporta les mêmes dispositions que dans les autres écoles qu'il avait déjà fréquentées.

Les talents des maîtres contribuent beaucoup aux progrès des étudiants avides de savoir; à cet égard M. Roederer n'avait rien à désirer. La faculté de Strasbourg a toujours été féconde en hommes singulièrement estimables : les vertus et les talents y sont comme héréditaires; les places de professeurs sont perpétuelles, elles ne s'accordent qu'au mérite, et forment un état aussi honorable qu'utile. Les preuves de capacité qu'il faut donner pour y parvenir répondent de la constante application de ceux qui en sont pourvus, sans laquelle ils ne pourraient ni soutenir ni accroître leur réputation. Animé par leur zèle, M. Roederer ne se contentait pas des études scolastiques; il fréquentait les hôpitaux, travaillait à l'anatomie, et suivait assidûment la pratique chirurgicale pour se former dans cette partie essentielle et fondamentale de la médecine. Il ne se rappelait jamais ses commencements sans parler avec reconnaissance des obligations qu'il avait eues aux chirurgiens-majors des hôpitaux militaires de Strasbourg; mais un penchant décidé le portait plus particulièrement vers la partie des accouchements que M. Fried enseigne et pratique encore avec succès. M. Roederer cultiva spécialement l'amitié de cet habile homme, et s'est toujours fait honneur de s'en dire l'élève.

Ces différents travaux lui donnèrent le premier rang parmi ses condisciples; et après trois années d'études en médecine, il aurait pu, suivant l'usage ordinaire, prendre même avec une sorte d'éclat le grade de docteur : mais il sentait les inconvénients d'un titre précoce dont on peut si facilement abuser. Par sa fortune il n'était pas pressé de courir au produit d'une profession dans laquelle il était bien sûr de n'avoir pas acquis des lumières suffisantes. De là la résolution de voyager pour perfectionner sous de nouveaux maîtres les connaissances qu'il avait reçues dans sa patrie. C'est dans cet esprit qu'il vint à Paris en 1747, âgé de vingt et un ans.

Il y passa une année entière : on le trouvait partout où l'on pouvait s'instruire. Quoique les leçons publiques et les exercices de pratique soient à des heures différentes au Jardin royal, aux écoles de chirurgie, à l'Hôtel-Dieu et à l'hôpital de la Charité, rarement prend-on la peine d'aller chaque jour puiser dans toutes ces sources ; le désir d'apprendre était trop vif en M. Roederer pour négliger aucune instruction. Outre les cours de physique expérimentale et d'anatomie, son goût particulier le rendit très assidu aux leçons que feu M. Grégoire donnait sur les accouchements.

De Paris, M. Roederer passa à Londres : il suivit les leçons de M. Hunter, qui jouit d'une grande réputation en anatomie, surtout pour ses belles préparations, et celles de M. Smellie, qui n'était pas moins renommé dans l'art des accouchements. Il se perfectionna dans l'histoire naturelle par la fréquentation du cabinet du chevalier Hans-Sloane, et il eut l'avantage d'être accueilli par le docteur Mead, qui lui donna des lettres de recommandation pour Oxford. Une magnifique bibliothèque, un jardin des plantes médicinales et de riches cabinets de curiosités rendent cette ville le séjour favori des sciences dans la Grande-Bretagne. On juge bien que M. Roederer ne l'habita point sans utilité. En 1749 il vint à Leyde, principalement pour y profiter des lumières de M. Albinus sur l'anatomie et de celles de M. Muschenbroek sur la physique expérimentale. Vers la fin de cette année il arriva à Gœttingue, où l'attirait la haute réputation de M. Haller, et où il n'alla qu'après s'être bien préparé à recevoir avec fruit les instructions d'un si grand maître. Il fit ses cours pendant toute la saison favorable aux travaux de l'anatomie, et retourna à Strasbourg pour recevoir le doctorat, le 26 mai 1750.

Il y soutint un acte public dont le sujet était une dissertation inaugurale sur le fœtus parfait : *De fœtu perfecto*. C'est un traité savant où l'on détermine que les organes du fœtus ne peuvent parvenir à l'état de perfection qu'au terme de neuf mois, et que les médecins ont été dupes de l'erreur ou de la supercherie des femmes, en admettant la possibilité de cette perfection avant le terme ordinaire. M. Roederer décrit exactement la conformation des parties du fœtus à ce terme, la nature des eaux dans lesquelles il vit, les membranes qui le contiennent, les vaisseaux qui lui portent la matière de sa nourriture et de son accroissement ; les différences qui le distinguent des adultes, les lois particulières auxquelles il est soumis pour la circulation du sang, et la structure des organes qui favorisent cette fonction. L'usage de l'ouvrage est examiné sous un nouvel aspect : on y discute plusieurs points physiologiques relatifs à la manière dont le fœtus se nourrit ; l'anatomie comparée jette du jour sur celle du corps humain, et l'on expose les maladies auxquelles il est principalement sujet avant que de naître. Une dissertation aussi bien travaillée donne des preuves plus honorables et moins équivoques du savoir d'un candidat que des thèses qui n'auraient pour objet qu'une proposition unique, souvent erronée, presque toujours vaine ou par le fonds ou par des ornements étrangers : on se charge de la défendre dans un exercice de disputes dont le moindre inconvénient serait de gâter l'esprit en le rendant faux, opiniâtre et contrariant, surtout si le point de la question mise en problème était d'une vérité incontestable.

M. Roederer fut docteur en médecine à vingt-quatre ans. Il eût été difficile, dans un âge aussi peu avancé, d'avoir fait un meilleur emploi de son temps. Les voyages ont toujours été regardés comme propres à favoriser le progrès dans les sciences, et principalement dans l'art de guérir. Thomas Bartholin a fait en 1674 sur ce sujet un traité pour prouver à ses deux fils et à un neveu la nécessité de voyager et la manière de le faire avec autant de fruit que d'agrément. Ses préceptes sont étayés d'exemples frappants. Le célèbre Ramazzini, professeur de Padoue, à fait connaître depuis par de solides raisons dans un discours très éloquent, que si les voyages n'étaient pas absolument nécessaires aux jeunes médecins, ils étaient au moins de la plus grande utilité. L'avantage qu'ils procurent ne sera jamais un sujet de contradiction; mais ils sont fort dispendieux : cette dernière réflexion ne paraîtra pas déplacée dans un discours qui ne peut intéresser une compagnie occupée du bien de l'humanité, qu'autant qu'on lui présente des vues profitables. Ceux qui auraient les plus heureuses dispositions pour tirer du fruit des voyages, ont rarement les moyens nécessaires pour les entreprendre, et il est beaucoup plus rare que ceux qui auraient ces moyens voulussent s'en servir à une fin aussi utile. On a dit dans différents éloges académiques consacrés à la mémoire des savants que le besoin de parvenir et le peu de secours avaient aiguisé leur industrie. On doit les louer, sans doute, d'avoir pu surmonter ces obstacles; mais ne s'est-on pas trompé en représentant ces obstacles comme des avantages ? On pourrait remarquer avec plus de vérité que le défaut de moyens nuit à toute espèce d'avancement, que le besoin décourage et avilit quelquefois s'il est extrême, et que sans ressources on ne parvient à rien. La seule industrie peut conduire dans les arts libéraux, mais on nous permettra d'observer que dans une science aussi difficile que celle que nous cultivons, aussi importante, où l'on ne devient l'arbitre de la santé et de la vie de ses concitoyens qu'après avoir acquis des connaissances si étendues, dans un art enfin aux progrès duquel l'humanité a un si grand intérêt, il serait à désirer qu'on ne pût être initié qu'avec les moyens nécessaires pour y réussir. Nous ne louons pas M. Roederer d'être né avec de la fortune; mais elle est pour tant d'autres une occasion de désordres, d'inconduite ou d'inapplication, qu'on ne peut trop faire connaître le bon usage qu'il en a fait.

M. de Haller avait trop bien connu le prix de l'acquisition d'un pareil sujet pour qu'il négligeât aucun des moyens de se l'attacher. N'envisageant que l'amour de son état et les occasions d'y faire des progrès, M. Roederer renonça à sa famille, à sa patrie, et vint à Gœttingue en 1751, avec la qualité de professeur extraordinaire, chargé des démonstrations d'ostéologie et des leçons d'anatomie théorique : en même temps il fut agrégé à la Société royale des sciences. Vers la fin de l'année, le roi d'Angleterre, établit en sa faveur une chaire pour enseigner les accouchements, les maladies des femmes et celles des enfants. Le nouveau professeur en prit possession, le 18 octobre 1751, par un discours latin prononcé publiquement sur l'excellence de l'art des accouchements. Il ne tient pas à l'orateur que cette branche ne passe pour celle qui exige la plus grande supériorité de savoir et de talents : sans aucun essor d'imagination qui serait toléré par les règles du panégyrique, il prouve très bien qu'un savant peut acquérir de la distinction dans cette importante partie : c'est véritablement un malheur que par la nécessité des circonstances, elle soit livrée en tant d'endroits à des personnes peu instruites à qui une expérience trop grossière tient lieu de principes.

L'usage de la faculté de Gœttingue est qu'un professeur ne produise jamais son nom publiquement sans donner quelque ouvrage qui soit une preuve qu'il s'applique sans relâche à l'objet de ses études. Le programme d'invitation au discours dont on vient de parler, est intitulé : *De l'axe du bassin* (*De axi pelvis*). La rectitude ou l'obliquité de la matrice y est regardée comme une des choses qui méritent le plus d'attention dans la pratique des accouchements, et cette situation ne peut être déterminée qu'en connaissant exactement l'axe du bassin, dont l'auteur examine la direction et les correspondances dans les différentes situations du corps de la femme ; et il fait voir l'utilité de l'application de ces principes à divers cas qui se présentent dans l'exercice de l'art.

En 1752, M. Roederer publia un *Traité élémentaire sur l'art des accouchements*, qui a eu plusieurs éditions, et dont l'avant-dernier vient d'être traduit en français. Quelque estimé que soit cet ouvrage, il n'était originairement qu'un recueil de principes aphoristiques pour servir de base à l'instruction des élèves ; il s'est senti d'abord du défaut d'expérience et d'une prévention contre nos meilleurs instruments ; mais l'auteur enrichissait, pour ainsi dire, chaque jour ses leçons par de nouveaux faits et de plus mûres réflexions.

On ne peut exprimer les regrets des étudiants lorsque M. de Haller prit le parti de retourner en Suisse ; ils ne pouvaient se consoler de cette perte qu'en apprenant que M. Roederer lui succédait dans la place de professeur ordinaire, et dans la direction du théâtre d'anatomie. Ce surcroît d'occupations satisfaisait son goût en lui fournissant des occasions plus fréquentes de faire de nouvelles observations. On avait fondé à Gœttingue un hôpital de femmes grosses, à l'établissement duquel il avait beaucoup contribué ; il ne tarda pas à faire connaître que le bien qui s'y opérait ne se bornerait pas aux personnes destinées à y recevoir des secours éclairés et charitables. En annonçant ses démonstrations d'anatomie pour l'hiver de l'année 1754, il publia un recueil d'observations mêlées sur les causes et les effets de la suffocation. Il y est question des noyés, des pendus, et des différents cas où le fœtus peut être suffoqué dans un accouchement laborieux. L'auteur ne se livre à aucun raisonnement ; il expose simplement les faits et n'en tire que des conséquences sensibles. Ces faits sont principalement dirigés vers la jurisprudence, dont plusieurs questions importantes ne peuvent être judicieusement décidées que d'après les lumières d'un savant anatomiste. M. Roederer n'a perdu aucune occasion de multiplier ses remarques sur cet objet essentiel, et il en est résulté de nouveaux écrits publiés successivement, en 1758 et en 1760, lesquels ont confirmé ou perfectionné la doctrine établie dans les précédents.

Le squirrhe de la matrice était, pour ainsi dire, une maladie occulte : il en a décrit d'une manière lumineuse les symptômes et les accidents d'après deux personnes, dont l'une a été guérie par ses soins. Il rend compte des indications qu'il a suivies, de l'effet des remèdes qu'il a employés, des difficultés qui ont traversé la cure, et fait voir comment il est parvenu à une guérison parfaite. Cette excellente dissertation a été imprimée en 1755.

L'année suivante il a réuni en un seul ouvrage vingt observations sur les accouchements laborieux. Ce sont des faits de pratique que nous ne pouvons analyser ici, mais qui méritent tous une attention particulière. Il rappelle sur chaque cas les préceptes des meilleurs auteurs en semblable occurence, et il donne les raisons qui l'ont déterminé à agir différemment suivant les circonstances.

M. Roederer obtint, en 1756, la place de physicien de la principauté de Gœttingue, dont les fonctions sont de faire les rapports en justice sur les divers cas qui en exigent. C'est peut-être la partie de l'art qui demande le plus d'esprit et de discernement, indépendamment du fonds des connaissances. On conçoit, par tout ce que nous avons vu des talents de M. Roederer, qu'une place de cette nature ne pouvait être mise en de meilleures mains.

L'Académie impériale de Saint-Pétersbourg avait proposé pour le prix, en 1756, de déterminer quelle était la cause pour laquelle une femme grosse, en touchant une partie de son corps, pouvait, par la force de son imagination, faire une impression sur la même partie du fœtus. L'Académie n'excluait pas du concours les mémoires qui prouveraient l'impossibilité du fait supposé. M. Roederer prit ce dernier parti dans un mémoire où il démontre que le sentiment contraire répugne aux premiers principes, à la nature des choses et à l'expérience, quoique ce soit sur l'expérience qu'on s'appuie pour persister sans examen dans cette opinion qu'il taxe de ridicule. Le prix ne lui fut pas accordé, on y substitua des lettres d'associé, récompense sans doute plus honorable et plus flatteuse pour lui. Sa dissertation curieuse, intéressante, philosophique, écrite dans les vues de l'utilité publique, produirait un grand bien en tranquillisant les esprits, si la prévention et l'ignorance de la multitude n'étaient en possession de braver, sur ce point comme sur bien d'autres, le savoir, la vérité et la raison.

Je craindrais d'abuser dans cette séance, du temps destiné à la lecture d'autres mémoires, si je continuais à donner la notice même succincte des différents ouvrages de M. Roederer; ils ont pour objet des maladies extraordinaires, ou sur lesquelles on n'avait pas d'observations assez suivies; des relations d'épidémies, des remarques en faveur de l'inoculation de la petite vérole qu'il a pratiquée avec succès; des dissertations très étendues sur les signes de la grossesse; sur le terme de l'accouchement fort défavorable à l'opinion des naissances tardives; sur les signes par lesquels on peut préjuger si l'enfant est vivant ou mort; sur les causes qui font nécessairement périr le fœtus; sur la pratique de retourner l'enfant pour terminer l'accouchement; sur les cas dans lesquels l'opération césarienne est convenable. Ces ouvrages particuliers sont au nombre d'environ cinquante, sans y comprendre ce qu'il a donné à la Société royale des sciences, comme descriptions de monstres, mémoires d'anatomie comparée, observations microscopiques sur de nouveaux insectes trouvés dans le corps de l'homme, etc. Ses planches in-folio sur la matrice sont parfaites; il les a publiées en 1759; elles ont été faites d'après nature, dans des circonstances qui se présentent rarement et dont on n'avait pas encore tiré parti. Les observations jointes aux descriptions qui accompagnent ces planches, montrent une grande érudition, une parfaite connaissance de l'art, et ont l'avantage d'ouvrir de nouvelles voies pour ses progrès.

La plupart de ces ouvrages furent envoyés en 1760 à l'Académie royale de chirurgie. Je fus chargé d'en faire l'examen et le rapport. Je trouvai ces productions savantes, très instructives et capables d'exciter l'émulation de ceux mêmes qui s'étaient dévoués avec le plus de succès à la partie de la chirurgie que M. Roederer exerçait par préférence, et dans laquelle il faisait paraître des talents supérieurs. Il avait désiré l'association comme un titre d'honneur; l'Académie s'en fit un d'avoir un tel confrère. Celle des sciences de Stockholm lui donna à peu près dans ce temps les mêmes marques d'estime; et il appartenait déjà à quelques autres sociétés savantes d'Allemagne.

Tous les honneurs auxquels M. Roederer pouvait aspirer se réunirent sur lui. Le ministre d'État de Sa Majesté britannique dans l'électorat de Hanovre, qui est curateur de l'université de Gœttingue, lui procura la qualité d'archiatre, ou de médecin du roi, titre purement honorifique et qui ne donne aucune fonction. Il fut élevé en cette même année 1760, à la dignité de prorecteur de l'université, qu'on n'occupe ordinairement que pendant six mois, et dans laquelle il a été continué par deux autres nominations consécutives. Il était dans l'exercice de cette charge lorsque la place de chirurgien consultant de l'armée m'a procuré l'avantage de le connaître et de lier avec lui une étroite amitié. Le prorectorat est une magistrature suprême; c'est au tribunal du magnifique prorecteur que se portent et qu'on décide toutes les affaires qui concernent les étudiants entre eux, et celles même où ils sont impliqués, de quelque nature qu'elles soient. Les souverains d'Allemagne, pour accréditer les villes où ils ont établi des études générales, ont donné au corps des professeurs les priviléges les plus étendus. L'université de Paris sait par son histoire qu'elle en a eu autrefois de semblables. A Gœttingue, c'est le souverain même, c'est le roi d'Angleterre qui est perpétuellement le très magnifique recteur : le professeur honoré du prorectorat est son représentant, et il n'y a aucun citoyen de quelque ordre qu'il soit, qui ne lui porte en cette qualité le plus grand respect; elle le rend chef des professeurs dont le titre seul donne un caractère de distinction. La faculté de philosophie, par reconnaissance des services que M. Roederer avait rendus à l'université, pendant son prorectorat, dans des temps difficiles, l'agrégea en 1761 à son corps, par un diplôme honorable dans lequel elle le regarde comme très versé dans toutes les connaissances qui rendent digne de l'adoption qu'elle en faisait.

C'est par le séjour des troupes françaises dans la ville de Gœttingue qu'on trouvait que les temps étaient difficiles ; elles gênaient sans doute les habitants ; mais les muses étaient tranquilles dans le plus grand tumulte des armes : le gouvernement français ne les avait point intimidées. Les leçons et les exercices publics ont été suivis comme en pleine paix ; la bibliothèque a été ouverte aux jours ordinaires ; les étudiants de tous pays ont joui d'une parfaite liberté, et ceux qui cultivaient l'art de guérir ont trouvé dans nos hôpitaux des occasions de s'instruire, que l'esprit patriotique ne les a pas empêché de regretter. L'intérêt des disciples et celui des maîtres était tout à fait différent ; mais la difficulté des temps n'a pas rendu l'exercice du prorectorat plus pénible. Personne n'aurait été plus capable que M. Roederer d'obtenir des officiers qui commandaient nos troupes, la protection qu'on aurait cru nécessaire. Il avait la physionomie spirituelle et prévenante, l'esprit agréable, les manières aisées et fort associées à nos mœurs : quoique ces avantages se trouvassent en plusieurs professeurs de l'université, je pense que ces qualités personnelles n'ont pas peu contribué à le faire continuer au delà du temps ordinaire dans la dignité de prorecteur. Tout le monde le louait de son affabilité ; les élèves en chirurgie de nos hôpitaux recevaient de lui un accueil favorable ; malgré ses occupations, il s'entretenait familièrement avec eux, leur donnait des conseils, permettait qu'on leur fit voir les belles préparations anatomiques du cabinet public, et il les y conduisait quelquefois lui-même. Enfin ses vertus sociales donnaient un nouveau lustre à son mérite. Le silence du cabinet, la lecture, la méditation, l'enseignement, tous ces travaux qui donnent quelquefois à l'esprit une sorte d'aspérité, et qui rendent la politesse contrainte par le défaut d'usage du monde, n'avaient point produit cet effet sur M. Roederer.

Il avait épousé, en 1752, une demoiselle qui réunissait tous les agréments du corps et de l'esprit, fille d'un professeur en droit, honoré du titre de conseiller de cour de Sa Majesté britannique, et qui mourut après six ans de mariage. Le chagrin qu'il en eut fit sur lui la plus vive impression : il commença à regretter sa patrie qui lui devint plus chère par les agréments qu'il avait goûtés dans le commerce des Français, pendant que Gœttingue était sous la domination du roi : il pensait sérieusement à quitter le séjour d'une ville et les lieux qui lui rappelaient sans cesse la perte d'une jeune épouse tendrement chérie. Il en a eu deux filles, enfants aimables, qui lui retraçaient continuellement les charmes de leur mère. La réputation que M. Roederer s'était faite par quelques cures heureuses, l'avait fait désirer à Paris pour donner des soins à une femme de qualité, attaquée d'un cancer au sein : il y venait lorsque, passant par Strasbourg, il succomba aux accidents d'une fièvre maligne, le 4 avril 1763, n'ayant pas trente-sept ans accomplis.

Les ouvrages qu'il a publiés en grand nombre dans l'espace de douze années, annoncent une heureuse fécondité qu'on croirait avoir absorbé tous les moments d'un homme très laborieux ; mais quand on considère les occupations variées et multipliées de M. Roederer, on voit avec étonnement que ce qui aurait été pour un autre le fruit d'une application non interrompue, n'a été pour lui que le produit facile et rapide d'un temps fort court. Ceux qui le consument en choses futiles, se plaignent souvent d'en manquer pour leurs affaires ou pour leurs plaisirs ; M. Roederer en connaissait le prix, et son exemple montre bien quel avantage on peut en tirer par une distribution réglée : il consacrait les premières heures du jour au travail du cabinet et à rédiger ses observations. On a dû remarquer qu'il se renfermait volontiers dans l'exacte exposition des faits ; il voyait ce qui était à la vue de tout le monde ; mais tout le monde n'avait pas comme lui l'œil du génie qui pénètre, et la sagacité qui discerne. La plus grande partie de sa matinée était nécessairement employée au dehors à donner des soins à ses malades, à recevoir ensuite chez lui des visites souvent inutiles et même importunes, et à remplir avec tendresse les devoirs de père, et ceux de maître avec bonté. L'après-midi, il donnait régulièrement des leçons à des heures différentes, sur diverses matières ; le temps libre de la soirée était destiné à cultiver ses amis attachés à d'autres genres de science et de littérature. Ils se recherchaient mutuellement pour acquérir par une conversation variée, de nouvelles lumières, pendant les heures accordées au délassement.

M. Roederer n'était pas celui qui apportait le moins d'agréments dans ce commerce de l'esprit, rendu plus intime par les liens de l'estime et de l'amitié. Je n'en rapporterai qu'un trait consigné dans le livre des questions proposées aux savants qui, par ordre de Sa Majesté danoise, allaient faire le voyage d'Arabie. M. Michaëlis, directeur de la Société royale des sciences de Gœttingue, auteur de ces questions, les soumettait à la discussion dans ces assemblées d'amis. On y fut un jour embarrassé de concilier quelques contradictions sur les mœurs et les usages des Arabes. La rousseur des cheveux leur est odieuse, et ils se teignent tous la barbe et les cheveux en rouge. M. Roederer donna une solution vraiment philosophique et satisfaisante de cette difficulté. Il disait que c'est précisément pour écarter le soupçon ignominieux, que l'on a rendu universelle la couleur qui peut le faire naître : les roux auront introduit cette mode en se fardant les premiers, pour déguiser leur rousseur. C'est ainsi, ajoute-t-on, que les mouches employées d'abord pour couvrir des boutons au visage, sont peu à peu devenues un agrément. Nous trouverions parmi nous plus d'un ajustement qui n'a d'abord été imaginé que pour cacher quelque défaut. M. Michaëlis cite plusieurs fois avec éloges M. Roederer sur des sujets plus importants dans ce même livre, où il expose avec tant de supériorité les lacunes des connaissances humaines sur plus de mille sujets qu'il serait avantageux de ne pas ignorer. Il n'y avait qu'un savant de premier ordre qui pût connaître ce défaut de savoir et en faire un aveu aussi respectable.

Ceux qui s'intéressent en général aux progrès des sciences, et en particulier à celle qui a la santé des hommes pour objet, doivent partager avec nous les sentiments de la Société royale des sciences de Gœttingue (1) qui a témoigné avoir fait en M. Roederer, enlevé à la fleur de l'âge, une perte vraiment digne de ses regrets.

NOTES.

Cet éloge est le premier que Louis ait prononcé en qualité de secrétaire perpétuel de l'Académie royale de chirurgie ; Morand n'avait donné sa démission que vers la fin de 1764 ; on l'avait élu directeur pour 1765, et il présidait la séance assisté de Ruffet comme vice-directeur.

Dans la première réunion de l'année, le 10 janvier, il avait été donné lecture à l'assemblée du brevet qui instituait le nouveau secrétaire perpétuel. Ce brevet était conçu en ces termes :

« Germain Pichault de la Martinière, chevalier de l'ordre de Saint-Michel, premier chirurgien du roi, chef de la chirurgie du royaume, président de l'Académie royale de chirurgie, etc., etc.

» La place de secrétaire perpétuel de l'Académie royale de chirurgie devant vaquer au 1er janvier de l'année prochaine 1765, par la démission que M. Morand, titulaire actuel, en a fait entre nos mains, et étant nécessaire de pourvoir à ladite place, nous avons jugé ne pouvoir concourir plus parfaitement au bien et à l'avantage de ladite Académie qu'en fixant notre choix sur M. Louis, l'un de ses membres : sur la connaissance que nous avions déjà de ses talents et de ses capacités, nous nous étions déterminé, dès 1751, à le proposer au roi pour occuper la place de commissaire pour les extraits ; s'étant appliqué de la manière la plus distinguée à remplir les fonctions qui y sont attachées, il a mérité que ce premier choix fût confirmé chaque année par le suffrage unanime de la compagnie, qui avait constamment demandé sa continuation dans le même office, et travaillant chaque jour à donner de nouvelles preuves de son zèle et de son application pour la perfection de la chirurgie, par les différents ouvrages et mémoires dont il enrichit l'art, il y a lieu de croire qu'il contribuera d'autant plus à des progrès, qu'il sera plus à portée d'exercer la supériorité de ses talents

(1) Dans l'éloge prononcé par le professeur A.-G. Kaestner, secrétaire de la Société.

dans la place de secrétaire perpétuel. C'est pourquoi nous avons nommé le susdit sieur Louis pour remplir la place de secrétaire perpétuel de l'Académie royale de chirurgie à commencer du 1er janvier prochain, pour jouir en ladite qualité, des honneurs, autorité, priviléges, distinctions, prérogatives et émoluments y attachés, le tout ainsi qu'en ont joui ou dû en jouir ses prédécesseurs en ladite place. En foi de quoi nous avons délivré, etc. »

Puis il avait été donné lecture de la lettre du roi confirmant ladite nomination.

C'est donc sous la présidence de Morand qu'eut lieu la séance publique du 18 avril 1765.

Avant de donner lecture de son éloge de Roederer, Louis avait ouvert la séance par un discours sur les loupes, puis on avait procédé à la distribution des prix.

Nous avons trouvé dans nos archives deux copies de l'éloge de Roederer, toutes les deux de la main de Louis, et surchargées de plusieurs corrections.

En tête, ou plutôt en marge de l'une de ces copies, se trouve une courte note, où j'ai reconnu l'écriture de Pierre Sue, le successeur *par interim* de Louis dans la place de secrétaire, et qui eut le courage de prononcer, en 1793, c'est-à-dire dans les jours les plus orageux de la révolution, l'éloge de son illustre prédécesseur.

Cette note est une appréciation assez légère et fort inexacte de l'éloge de Roederer. Voici en quels termes elle est conçue : « Cet éloge, dit-il, est pure-
» ment historique et ne brille par aucune de ces pensées philosophiques qui
» distinguent plusieurs des éloges prononcés à l'Académie par M. Louis. »

Il suffit de parcourir cet éloge pour voir que le reproche de Sue n'est nullement fondé ; l'éloge est peu étendu, et ne fait connaître que les principaux travaux de Roederer, qui d'ailleurs n'appartenait à l'Académie qu'en qualité d'associé étranger, mais les réflexions philosophiques ne manquent pas ; on y trouve des faits et des détails qui étaient inconnus ; Roederer avait beaucoup voyagé, il avait visité les principales universités et entendu les hommes les plus illustres de son temps, et l'on voit, d'après ce qu'en dit Louis, combien alors ils étaient nombreux ; une comparaison avec ce qui existe aujourd'hui ne serait peut-être pas à notre avantage.

Sans parler de Paris, où il avait passé l'année 1747, Roederer était allé à Londres, où il avait suivi les leçons de *Hunter*, et en même temps celles de *Smellie*. Le docteur *Mead* lui avait donné des lettres de recommandation pour les professeurs d'Oxford ; à Leyde il avait profité des lumières d'*Albinus*, ce fut ensuite la grande renommée de *Haller* qui l'attira, puis il finit par se fixer à Gœttingue.

Je viens de dire que les principaux ouvrages publiés par Roederer ont été mentionnés par Louis; il en est un cependant, célèbre à plus d'un titre, qui paraît n'avoir pas fixé son attention, je veux parler du fameux *Tractatus de morbo mucoso*, fait en commun avec C.-G. Wagler, sans doute parce qu'il était alors peu connu, n'ayant été publié qu'un an avant la mort de Roederer en 1762, et à Gœttingue (1 vol. in-4 de 212 pages avec 3 pl.). On sait que depuis, c'est-à-dire en 1783, il en fut publié à Gœttingue, par les soins de H.-A. Wrisberg, une nouvelle édition in-8, beaucoup plus répandue que la première. Le *Traité de la maladie muqueuse* a été traduit en français par le docteur L.-J.-L. Leprieur. Paris, 1806, 1 vol. in-8, avec 3 planches.

Quant à la collection des Opuscules ou Dissertations de Rœderer, relatifs à l'art des accouchements, elle a été réunie et publiée par V. Bossiegel sous le titre de *Opuscula medica*, Gœttingue, 1763-1764, 2 vol. in-4.

ÉLOGE
DE MOLINELLI,

LU DANS LA SÉANCE PUBLIQUE DU 10 AVRIL 1766.

Pierre-Paul Molinelli naquit d'une famille honnête en 1698, au village de Bombiana, dans le territoire de Bologne, vers les confins de la Toscane. Orphelin en bas âge, il trouva dans un parent qui exerçait la médecine à Bologne les sentiments et les soins d'un père. Satisfait du naturel heureux de son pupille et des progrès qu'il avait faits dans ses premières études, il le fit déclarer légataire universel de tous ses biens en 1715. Maître de sa volonté, et sans inquiétude sur les besoins de la vie, M. Molinelli, âgé de dix-sept ans, se montra digne de ce bienfait. Il redoubla d'application, fit sa philosophie sous les meilleurs maîtres, étudia la géométrie et la physique expérimentale. Il y a encore à Bologne des professeurs émérites qui se rappellent avec complaisance sa pénétration, les saillies de son esprit, la netteté de ses idées, et le fruit qu'il a tiré de leurs leçons.

Il porta ces heureuses dispositions dans l'étude de la médecine, et dès ses premiers pas dans cette nouvelle carrière il aperçut la nécessité peut-être de se partager entre les écoles de médecine et le grand hôpital de Sainte-Marie de la Vie, où il suivit, en qualité d'élève, le docteur Dondazzi, chirurgien en chef.

Au bout de trois ans on le jugea digne du doctorat en philosophie et en médecine. Le grade qui couronne les études scolastiques est moins le sceau du savoir, pour ceux mêmes qui ont le plus profité, qu'une marque de l'assiduité aux exercices prescrits pour acquérir de la capacité. Bien pénétré de cette vérité, le nouveau docteur ne renonce point aux fonctions d'élève en chirurgie dans l'hôpital, et les continue pendant quelques années. Cette conduite n'est pas le trait qui prouve le moins combien il était véritablement attaché au désir de se faire un fonds de connaissances, sans lequel il ne peut y avoir de réputation méritée. Tout le temps qui n'était pas donné aux soins des malades, il l'emploie à la lecture des meilleurs auteurs; il vérifiait leurs observations en les comparant avec celles que la pratique lui fournissait journellement : les lumières de l'anatomie l'éclairaient sur les points obscurs, et l'ouverture des cadavres excitait souvent ses regrets sur l'incertitude des connaissances humaines. Ces réflexions le décidèrent à cultiver la chirurgie et à venir en France pour suivre les plus grands maîtres.

Un homme instruit trouverait à se perfectionner, même en des mauvaises écoles, parce qu'il y porte le discernement qui fait tout apprécier. Les hôpitaux, où les faits sont multipliés et se renouvellent sans cesse, offrent en grand le tableau des misères humaines, au soulagement desquelles il se dévoue. Son jugement est déjà formé, aucun coup d'œil ne porte à faux ; il n'est presque point de cas qui ne soit pour lui une leçon nouvelle, une confirmation utile de ce qu'il savait, ou qui ne serve à réformer quelques erreurs dont une imagination avide de savoir ne peut manquer d'être imbue. Dans la jeunesse, on court après les connaissances, on les accumule ordinairement avec trop peu d'ordre ; on n'est occupé qu'à se meubler la tête, s'il est permis de se servir de cette expression. La sagacité est plus tardive, le jugement vient à pas lents, et dans ceux que la nature a le plus favorisés du côté de l'esprit, il faut toujours attendre la maturité pour en recueillir les fruits.

M. Molinelli, ayant passé les Alpes à l'âge de vingt-huit ans, vint d'abord à Montpellier, où il demeura six mois, dans l'unique intention d'y voir le traitement de la maladie vénérienne. Cette branche de l'art y avait été particulièrement cultivée par feu M. de La Peyronie. C'est d'après la réputation et les succès de ce grand maître que longtemps Montpellier fut regardé comme une piscine salutaire par les Espagnols et les Italiens. Cette maladie est devenu le fléau de l'Europe. On peut reprocher sa transmission à leurs pères, malgré la dénomination de mal français par laquelle ils l'ont désignée. A Paris, M. Molinelli eut l'avantage d'être reçu chez M. Morand en qualité de pensionnaire, et il n'a cessé depuis, dans toutes les occasions, de se dire son élève. Le maître et le disciple étaient à peu près du même âge : il y avait trop de conformité dans leurs premiers travaux pour qu'ils ne s'attachassent pas l'un à l'autre. M. Morand réunissait alors les places de substitut de chirurgien en chef de l'hôpital de la Charité, chirurgien-major de l'Hôtel royal des Invalides, où il enseignait l'anatomie, et il était professeur et démonstrateur royal des opérations dans l'amphithéâtre de nos écoles. M. Molinelli était toujours à ses côtés dans ces exercices publics et particuliers. Son assiduité à l'Hôtel-Dieu et à l'hôpital de la Charité aux heures réglées de la visite et des pansements lui fournissait des motifs d'y retourner extraordinairement à d'autres heures pour examiner l'état des malades qui lui avaient paru mériter quelque attention. Rentré chez lui, il écrivait ses observations dans le plus grand détail, et en conférait avec son maître ; c'est dans ses occupations, suivies sans la moindre interruption, que se sont passées les deux années de son séjour à Paris. Nul moment perdu. Il n'a connu d'autres agréments que ceux de son instruction ; et ce que l'on regardera peut-être, surtout en France, comme une espèce de misanthropie, M. Molinelli ne s'est montré ni à nos spectacles, ni aux promenades publiques : il n'a exactement connu à Paris que les rues qui conduisaient de sa demeure aux hôpitaux et aux écoles. Il craignait sans doute les distractions, et ce motif est trop louable pour ne lui en pas faire honneur. L'esprit cependant a besoin de quelques délassements ; peut-être les trouvait-il dans le soin excessif qu'il prenait de sa santé :

il portait les attentions au point de consulter chaque jour et à différentes heures son thermomètre pour régler le choix de ses vêtements. Il retourna en Italie avec des manuscrits, fruits de son travail et de sa continuelle application en France. Ces papiers et le recueil de ses consultations, en deux gros volumes aussi manuscrits, ont passé de sa bibliothèque dans celle de l'Académie des sciences de Bologne, où ils sont conservés comme des matériaux très précieux.

Le goût des observations et des expériences était né avec M. Molinelli. Dès l'année 1721, cinq ans avant son voyage, il en avait donné des preuves à l'Institut de Bologne, où il a été le digne successeur des Malpighi, des Valsalva et des Morgagni. On voit dans ses premiers travaux les objets auxquels s'applique naturellement un jeune homme rempli de zèle. Ce sont des relations d'ouvertures de cadavres et des expériences sur des animaux vivants. Il en fit sur le cerveau d'un chien : elles confirment qu'en détruisant ce viscère d'un côté, ce sont les fonctions du côté opposé du corps qui en souffrent. Il communiqua cette même année un fait de chirurgie qui lui parut fort extraordinaire. Il s'était formé, sans abcès, une ouverture au périnée d'un homme septuagénaire par laquelle il suintait de l'urine. Cette ouverture devint plus grande de jour en jour, et enfin le malade, en faisant les efforts ordinaires pour uriner, rendit par là une pierre d'un volume assez considérable, du poids de deux onces et demie. Il en fut quitte pour conserver une fistule que nous ne jugerions pas incurable. Suivant la remarque de l'Académie faite d'après l'auteur, cet exemple prouve que les voies de la nature, dans la curation des maladies, sont plus douces que celles de l'art, qui aurait fait cruellement souffrir cet homme pour lui tirer de la vessie une pierre qui est sortie spontanément, sans peine ni douleur. La conséquence que l'on tirerait de cette observation serait aussi fausse que le principe posé. Il y a ici une erreur de fait qui a trompé plusieurs praticiens trop peu éclairés sur ce genre de maladie. La pierre n'était pas dans la vessie. On n'avait point encore établi la théorie de la formation des pierres urinaires hors des voies naturelles de l'urine. Les progrès que la chirurgie a faits sur ce point de l'art sont consignés dans le tome III des *Mémoires de l'Académie royale de chirurgie.*

A son retour à Bologne, M. Molinelli fut fait professeur public, et nommé adjoint et successeur du docteur Doudozzi, dans la place de premier chirurgien du grand hôpital. Les observations qu'il communiqua à l'Académie de cette ville, dès le commencement de l'année 1729, montrent qu'il ne perdait aucune occasion de s'instruire. A l'ouverture du corps d'une femme qui avait été fort tourmentée de vomissements, l'estomac parut excessivement distendu, au point que son fond descendait jusqu'aux os pubis. L'intestin duodénum était dur et squirrheux. Un homme qui avait beaucoup souffert d'une dysenterie est le sujet de la seconde observation : il s'arracha lui-même du fondement une concrétion semblable à de la chair, remplie de petits graviers et de matières fécales. M. Morgagni, qui a transporté ces deux faits dans son ouvrage *De sedibus morborum per anatomia indagatis*, ne voit dans la prodigieuse dilatation du ventricule que l'effet du rétrécissement du canal intestinal ou duodénum ; et il croit, avec raison, que la tumeur que l'on avait prise dans le second cas pour une masse charnue, n'était qu'un amas informe de sucs glaireux épaissis.

Dans la description de l'ouverture de plusieurs personnes mortes à la suite de plaies à la tête, M. Molinelli fait connaître que le foie n'est pas le seul viscère susceptible d'abcès par cette cause ; il a trouvé quelquefois, dans ces cas, des tubercules par-dessus à la surface des intestins.

Quand M. Molinelli était surchargé d'occupations qui ne lui permettaient pas de faire des expériences suivies sur quelques points utiles à éclaircir, il était le promoteur des recherches capables de satisfaire sa curiosité. En 1738, M. Sharp, célèbre chirurgien de Londres, lui fit part de la découverte faite en Angleterre par M. Belchier, chirurgien, sur la garance, dont l'usage dans les aliments donne une très belle couleur rouge aux os des jeunes animaux. Un ami de M. Molinelli répéta les expériences, à sa sollicitation, et l'Institut les a trouvées dignes d'être insérées dans le second volume de ses Mémoires, publié en 1745. On y lit les objections de M. Molinelli contre le mémoire de M. Petit sur les voies lacrymales et la méthode de les déboucher pour la guérison la plus parfaite de la fistule qui attaque ces parties. L'examen de cette controverse a fourni le sujet d'une dissertation donnée à l'Académie par M. Bordenave ; elle est imprimée dans le second tome de nos Mémoires.

La pratique a offert plus d'une fois à M. Molinelli les occasions de traiter les mêmes matières que M. Petit avait éclaircies. Une opération d'anévrysme, faite avec de grandes difficultés, pour se rendre maître du sang par la ligature, est le sujet d'un long mémoire présenté en 1744 à l'Académie de Bologne. Par le discours et les planches gravées qui y sont jointes, on voit que M. Molinelli était sous l'ancien préjugé que les tumeurs anévrysmales circonscrites qui succèdent à l'ouverture d'une artère sont produites par la dilatation des tuniques de ce vaisseau. Nous devons aux observations de M. Petit, confirmées par celles de M. Foubert et de tous ceux qui ont bien connu cette maladie, des notions plus exactes sur le vrai caractère de cette espèce d'anévrysme faux. La tumeur est formée par des couches sanguines qui manifestent le nombre des hémorrhagies auxquelles la maladie a dû ses accroissements successifs ; et sous cette masse de caillots feuilletés, on trouve l'artère dans son diamètre ordinaire, et qui n'a besoin que d'une compression méthodique sur le point de l'ouverture. Nous avons plusieurs exemples de cures heureuses en ce genre. C'est encore une perfection due aux travaux des chirurgiens français, et principalement à feu M. Petit. La proscription de la ligature simplifie l'opération, la rend moins douloureuse, prévient des accidents fâcheux, tels que des abcès dans les premiers temps ; la perte de sentiment et du mouvement pour les suites, lorsque le nerf principal a été coupé dans la ligature ; la gangrène et la perte du membre sont quelquefois l'effet de la ligature qui détruit l'action vitale en étranglant le tronc de l'artère.

Les observations de M. Molinelli sur la cure des plaies du tendon d'Achille sont curieuses et intéressantes. Dans l'un des quatre cas qu'il rapporte à ce sujet, il a été obligé de couper une partie du tendon, dont la gangrène s'était emparé. Il s'est formé entre les deux bouts une substance corniforme, laquelle est devenue assez solide pour suppléer utilement la portion du tendon qui manquait, de manière que le blessé n'en a point été estropié. L'auteur examine les autorités qui auraient pu le déterminer à pratiquer la suture ; il la rejette avec raison, et trouve que M. Heister a tort de la conseiller, ainsi que quelques chirurgiens plus modernes. Les écrits qui paraîtront dorénavant sur la chirurgie ne seront point tachés de cette fausse doctrine, si utilement combattue par M. Pibrac dans le troisième volume de nos Mémoires.

Les vertus du quinquina dans la cure de la gangrène ont beaucoup occupé M. Molinelli ; la découverte de l'efficacité de ce remède contre la pourriture est due à M. Rusnworth, chirurgien à Northampton. Ses compatriotes l'ont employé avec le plus grand succès, et l'on prétendit qu'il ne réussissait pas si bien en France qu'en Angleterre et en Allemagne. M. Molinelli très attentif à tout ce qui pouvait enrichir l'art, avait lu les différentes observations publiées à ce sujet dans les *Transactions philosophiques*, dans le *Commerce littéraire de Nuremberg*, dans les *Mémoires de l'Académie des curieux de la nature*, et autres ouvrages ; il prit le parti d'en juger par lui-même. Ses observations, sur l'usage de ce remède, sont extrêmement judicieuses : on pourrait les proposer comme des modèles à suivre dans la description du cours d'une maladie ; elles confirment l'opinion avantageuse qu'on avait conçue de la vertu antiseptique du quinquina, et l'on n'y dissimule pas des cas où il n'a été d'aucune utilité ; l'on donne autant qu'il est possible, d'après une théorie plausible déduite des faits, les raisons du défaut de succès dans les circonstances spécifiées.

La structure organique des nerfs, ces parties si essentielles à la vie et à toutes les fonctions, a été dévoilée par les expériences de notre collègue. Il ne s'est pas contenté, comme la plupart de ceux qui l'ont précédé en de semblables recherches, de tenir note des troubles qu'apportait primitivement dans l'économie animale la ligature de certains nerfs, et quels en étaient les accidents consécutifs. Il a anatomisé le nerf même qui avait été lié à des temps plus ou moins éloignés de cette opération, afin de juger des divers changements. Il a vu constamment que le nerf devient plus gros au-dessus de la ligature; que les sucs nourriciers retenus s'y accumulent, qu'il prend une teinte plus rougeâtre et que l'intérieur montre très distinctement un tissu cellulaire, dans lequel on trouve une liqueur lymphatique. La connaissance de cette organisation sera utile à la médecine, sur les affections contre nature de ces parties; la théorie en doit devenir plus lumineuse et les règles de pratique conséquemment moins équivoques. La dissertation sur ces expériences a été lue en 1746 à l'Académie de Bologne; les derniers Mémoires de cette savante compagnie, publiés plus de dix ans après cette époque, ne contiennent aucune production de M. Molinelli. On nous fait cependant espérer que d'autres ouvrages de cet auteur tiendront un rang honorable dans la suite des volumes qu'elle donnera au public.

Je n'ai pas cru devoir interrompre le récit des travaux académiques par d'autres particularités, dont l'ordre des temps aurait exigé l'exposition intermédiaire. J'observe que le secrétaire ne fait jamais mention de M. Molinelli, sans lui donner des louanges sur son habileté et son savoir en chirurgie, principalement sur la pureté et l'élégance de sa diction, qu'il craint toujours d'altérer dans ses extraits. Rien n'est plus flatteur que ces témoignages d'estime de la part d'un savant, qui ne le cède à personne par la noblesse des pensées, le choix et le tour agréable des expressions, enfin par toutes les grâces du style. Mais en parlant d'un recueil d'observations anatomiques, dédié à M. Molinelli par un jeune médecin de la plus grande espérance, il s'exprime, sur le talent de bien écrire, d'une manière qu'il nous sera permis de trouver singulière : *Libellum Petro-Paulo Molinellio inscripsit, chirurgico clarissimo et, quod minus in chirurgico exspectari solet, scriptori elegantissimo.* Pourquoi s'attendrait-on moins à trouver ce talent dans un chirurgien que dans tous ceux qui cultivent les autres sciences? Y a-t-il quelque profession qui exige plus d'esprit, d'études, de lumières, de jugement et d'expérience que la chirurgie? La précision, la justesse et l'élégance du style ne sont point des ornements étrangers à notre art. L'expression est l'image de la pensée ; et l'on peut douter de la justesse de l'esprit de celui dont l'écrit ou le discours est peu exact, confus, mal lié dans ses parties. Horace en a fait la remarque. Quand on possède bien sa matière, l'on ne manque ni d'expressions, ni de clarté, ni de méthode pour la bien traiter :

> . . . . . *Cui lecta potenter erit res,*
> *Nec facundia deseret hunc, nec lucidus, ordo.*
> (De Arte poet.)

Voudra-t-on me permettre ici une courte digression en faveur de nos élèves, pour les engager à se moins négliger sur les talents littéraires, dont ils éprouveront journellement le besoin dans les consultations et dans la rédaction des faits que la pratique leur présentera. Qu'ils sachent que l'élégante précision du style a plus contribué, peut-être, à la conservation des ouvrages d'Hippocrate que la solidité de la doctrine. Ils se sont défendus de l'injure des temps, tandis que les fameux livres de physique composés par Démocrite, son contemporain, se sont perdus. La mention honorable que Celse fait de quelques chirurgiens, qui ont été célèbres à Rome par l'exercice de leur art, nous fait regretter de ne pas connaître leurs écrits. Les siens sont parvenus jusqu'à nous ; ils sont même lus avec admiration, moins pour le besoin qu'on en a que pour la beauté du style et pour le choix des expressions. Veut-on des preuves plus récentes de la vérité du sentiment que je soutiens ; en voici qui nous sont connues : Si les ouvrages d'Ambroise Paré n'avaient pas été recueillis de manière à se conserver par la masse même du volume qui les renferme, les observations précieuses du père de la chirurgie française seraient presque entièrement ignorées. Il n'y a pas cent ans qu'en France les institutions de chirurgie n'étaient que de mauvais abrégés, faits nouvellement, par traduction, de Gui de Chauliac, auteur plus ancien. On les préférait, parce que depuis longtemps on ne parlait plus dans la société la même langue qu'Ambroise Paré, et que son style, ordinairement précis, toujours clair et fort expressif, avait déjà vieilli. On abandonnait sans raison la substance des choses et l'ombre tenait lieu du corps. Le talent de bien écrire est donc nécessaire à ceux qui veulent être les fidèles interprètes de la nature, et s'énoncer convenablement sur ses actions et sur ses dérangements. L'exemple de M. Molinelli en prouve l'utilité. Il a bien mérité à cet égard, de l'aveu même des meilleurs juges.

En 1744, l'Académie royale de chirurgie le mit au nombre de ses associés étrangers. Il reçut, à peu près dans le même temps, la même distinction de la Société royale des sciences de Londres. Mais l'époque la plus flatteuse de sa vie, la plus honorable à la chirurgie et la plus intéressante pour l'humanité fut celle de l'établissement que Benoît XIV fit en sa faveur et à sa sollicitation, en 1742.

Les cours d'opérations de chirurgie, auxquels M. Molinelli avait assisté à Paris, lui firent désirer de pareils exercices à Bologne. Il en parla à plusieurs personnes en dignité et en crédit. Elles sentirent que dans une ville célèbre, par cela même que toutes les autres sciences y sont avantageusement cultivées, il était inconcevable que la Faculté de chirurgie eût été négligée au point que l'on n'avait jamais fait publiquement aucune démonstration des opérations sur les cadavres. L'honneur de la patrie et l'utilité publique se révoltèrent contre cet oubli. Le projet de M. Molinelli fut goûté avec applaudissement par des hommes d'État vraiment patriotes. La chirurgie était cependant à Bologne dans une estime particulière, qui rappelait les temps heureux où elle n'était exercée que par des mains savantes. Il y avait peu d'années que dans le sanctuaire des sciences, dans le palais même qu'occupe l'Institut, on avait érigé, par ordre du sénat, une statue de marbre au célèbre chirugien Valsalva, mort au mois de février 1723. On se promit tout de l'amour qu'avait pour les sciences Benoît XIV, nouvellement érigé au souverain pontificat. Il avait été, dans sa fortune privée, l'ami des savants, parmi lesquels il tenait un rang si distingué, et qu'il regardait comme ses confrères. Amateur éclairé, son élévation ne changea pas ses sentiments et il se crut plus étroitement obligé d'être leur protecteur. A peine lui fait-on connaître le besoin des instructions chirurgicales, qu'il remplit les espérances et comble tous les vœux. Les moindres arrangements qui pouvaient contribuer à la perfection de cet établissement et en assurer la durée se présentent à son esprit. Il met de l'empressement à donner les ordres nécessaires. M. de la Peyronie reçoit un bref de Sa Sainteté, par lequel elle le prie de concourir au bien public, en lui procurant la collection la plus complète des instruments de chirurgie. Les soins de M. de la Peyronie à cet égard furent tels qu'on pouvait les attendre de son amour pour sa profession et de sa sensibilité à la confiance dont le saint-père l'honorait. Il informa le roi de la commission dont il était chargé; et elle lui devint doublement flatteuse par l'intérêt que Sa Majesté y prit. Elle voulut en faire les frais; et ces instruments, les plus beaux et les mieux conditionnés qu'on ait vus, furent envoyés au pape en présent, et comme une marque d'amitié. C'est ainsi qu'en parle l'histoire de l'Institut. Benoît XIV ordonna que, chaque année, on ferait, à perpétuité, dans chacun des deux hôpitaux, une démonstration de ces instruments; qu'on expliquerait leur nature et leur usage et qu'on s'en servirait sur les cadavres, pour enseigner la méthode d'opérer dans les différentes maladies, qui ont besoin du secours de la main. La garde et l'usage de ces instruments furent confiés à M. Molinelli, avec le titre de professeur *bénédictin*. La chaire, qu'il avait dans l'université, était appelée *clémentine*, du nom de son fondateur. On fixa les honoraires annuels du nouveau professeur, et l'on détermina comment l'on procéderait à l'avenir à l'élection de ses successeurs. Un établissement aussi utile serait seul capable de rendre chère à la postérité la mémoire de Benoît XIV. Quand les bienfaits d'un prince assurent l'enseignement d'un art aussi utile, ils ne se bornent pas à ceux qui ont le bonheur de vivre sous son règne. Ils acquièrent des droits à la reconnaissance des citoyens qui devront à l'avenir la santé et la vie aux secours de la chirurgie.

M. Molinelli manifesta les sentiments dont il était pénétré, dans un discours d'inauguration, prononcé au mois de novembre 1742 et très fort applaudi. L'orateur nous a intéressés à sa gloire. Les dissections anatomiques, les opérations de chirurgie par lesquelles on exerce nos candidats dans le sein de notre collége, les démonstrations qu'on fait en faveur de nos étudiants dans l'amphithéâtre de nos écoles, par la libéralité du roi, sont rappelées comme des exemples qui ont procuré l'établissement de Bologne, et comme des modèles à suivre pour qu'il soit utile. Ce discours a été imprimé, avec une épître dédicatoire à Benoît XIV, dans laquelle M. Molinelli rend à cet homme immortel les actions de grâces qui lui sont si justement dues. Il avait à exprimer les mouvements de son amour, de son respect et de sa reconnaissance particulière. Ce souverain pontife ne parlait jamais de M. Molinelli qu'avec les témoignages d'estime les plus flatteurs. Dans ses expressions favorites, il le nommait : « l'honneur de son pays, la gloire de sa patrie » (*l'onor del nostro paese, l'onor della nostra patria*). On peut juger par là que M. Molinelli jouissait de la plus haute considération. Benoît XIV aimait tendrement la ville de Bologne, sa patrie, et honorait d'une affection particulière ceux qui s'y distinguaient dans les sciences. Il a daigné faire part à l'Académie de chirurgie de ces sentiments. M. l'ambassadeur de France voulut bien se charger de présenter à Sa Sainteté le second tome de nos Mémoires et le premier volume des Prix. M. Morand y avait joint une lettre, dans laquelle il prenait, avec la qualité de secrétaire de l'Académie, celle d'associé de l'Institut de Bologne. Benoît XIV fit une réponse, en date du 1er octobre 1755. On croit d'abord lire la lettre d'un simple particulier flatté de l'attention qu'on lui témoigne, et qui en fait des remercîments sur le ton de l'estime et de l'amitié. Il ne peut contenir sa joie de ce que M. Morand a pris le titre d'associé de l'Institut : « Car j'aime, dit-il, l'Institut de tout mon cœur et je le fais héritier de tout ce que je possède dans ce monde-ci, c'est-à-dire de ma bibliothèque. » Le reste du bref est de ce style. Le saint-père embrasse tous les académiciens et le secrétaire en particulier, à qui il donne affectueusement, ainsi qu'à nous tous, sa bénédiction apostolique.

Les éloges des académiciens étant destinés à faire partie de l'histoire de l'Académie, nous croyons pouvoir dire ici qu'il a été arrêté, à l'occasion de cette lettre, que le directeur et le secrétaire iraient, de la part de l'Académie, chez M. le nonce, pour lui témoigner la reconnaissance et la profonde vénération de la compagnie pour Sa Sainteté.

Pour terminer l'éloge de M. Molinelli, nous dirons qu'il était consulté de toutes parts. Plusieurs étrangers ont fixé leur séjour à Bologne, pour être à portée de ses avis et se conduire par ses conseils. Depuis longtemps, se jugeant attaqué d'une dilatation du cœur et des gros vaisseaux qui sont à la base, il ne montait ni ne descendait aucun escalier, et se faisait porter, dans la crainte de faire quelque effort dangereux. Sa santé, dont il avait toujours été l'esclave, fut altérée notablement, au mois d'octobre 1763, par une fausse apoplexie, suivie de paralysie sur les extrémités inférieures. Il eut une attaque plus violente le 9 octobre 1764, et en mourut le surlendemain, à l'âge de soixante-six ans.

On lui a fait des obsèques magnifiques. Le père Roberti, jésuite, a prononcé son oraison funèbre, dans laquelle il loue les vertus chrétiennes et morales de M. Molinelli, sa charité envers les pauvres et son désintéressement. Il était digne de la brillante réputation dont il a joui; et les regrets de ses concitoyens sur sa perte ne sont pas moins justes. Personne n'était plus capable que lui de leur être utile. C'était un homme d'esprit, très instruit, qui a eu le mérite fort rare d'être au niveau de l'art par la possession de toutes les connaissances acquises. Nous avons rendu compte de ce qu'il a fait pour ses progrès. Celui qui y travaillerait avec le plus de succès en n'approfondissant qu'une matière, pour faire passer son nom avec gloire à la postérité, ne serait pas si utile à ses contemporains que ceux qui se sont consacrés à leur service et qui ont eu, autant qu'il leur a été possible, la somme des connaissances positives et actuelles.

M. Molinelli, à l'âge de trente-trois ou de trente-quatre ans, avait épousé une demoiselle qui en avait dix-huit. Elle était fille du docteur Donduzzi, son prédécesseur dans la place de chirurgien en chef de l'hôpital de Sainte-Marie de la Vie. Il en a eu cinq enfants. Des trois filles, deux ont été mariées à d'honorables et riches citoyens. Le cadet des fils est au service de la reine de Hongrie, en qualité d'officier dans le régiment de Pallavicini. L'aîné, quoique fort jeune encore, donne de si grandes espérances, qu'on lui a confié toutes les places qu'occupait monsieur son père.

NOTES.

Outre les copies de ses éloges, Louis nous a conservé quelques-uns des documents qui lui avaient été envoyés à titre de renseignements sur les personnages qu'il se proposait de louer; ce serait une recherche assez curieuse que d'examiner le parti qu'un homme de talent peut tirer des remarques qu'on lui communique dans ces circonstances; mais ici nous ne voulons que reproduire une courte note que Morand avait adressée au secrétaire perpétuel sur Molinelli, qui avait été un de ses *pensionnaires*. On sait qu'à cette époque des jeunes gens, et souvent des étrangers venus à Paris pour suivre les leçons des grands maîtres, se mettaient, comme on le disait alors, en pension dans la famille d'un professeur ; c'était ce qu'avait fait Molinelli ; Morand devait donc se trouver en mesure de renseigner Louis sur le mérite et sur le caractère du chirurgien de Bologne ; mais on va voir que Morand, par une incroyable vanité, s'est beaucoup plus occupé de parler de lui que de Molinelli.

Voici cette pièce écrite de sa main.

« Le docteur Molinelli était pensionnaire chez moi en 1731, dans le temps que *j'étais* chirurgien en chef de la Charité, et il y a resté environ trois ans.

» J'ai eu le plaisir d'avoir à peu près dans le même temps pour *élèves* les célèbres médecins *Pringle* et *Gaubins*, M. *Condoidy*, premier médecin de l'impératrice de Russie, M. *Hawkins*, premier chirurgien de la famille royale en Angleterre. Je pourrais y joindre M. *Perchet*, qui gagnait pour lors sa maîtrise à la Charité, devenu premier chirurgien du roi d'Espagne, et M. *Lecat*, qui tient un rang si distingué dans son état.

» M. Molinelli (enfin!) avait fait d'excellentes études, et parlait latin avec la plus grande facilité. C'était un homme bien né, d'un excellent caractère, un peu sauvage, fort appliqué à sa profession, très occupé de sa santé, et fort méticuleux sur cet article.

» C'est principalement devant lui que pendant tout un hiver *je* m'occupai à faire des expériences de la taille de Raw, telle qu'elle est décrite par M. Albinus dans l'*Index suppellectilis Raviana*, et nous restâmes bien convaincus qu'il est impossible de l'exécuter. Aussi n'*ai-je* point craint de l'assurer dans toutes les occasions.

» M. Molinelli étant de retour dans sa patrie, j'ai conservé avec lui un commerce de lettres, dont *je* me suis fait grand honneur, et nous ne nous écrivions qu'en latin. Peu avant sa mort il *m'avait* écrit sur la maladie d'un enfant de grande condition de son pays.

» Nous étions confrères à l'Académie de l'Institut de Bologne. L'on sait que la plupart des Mémoires de cette Académie sont donnés par extraits.

» A l'article *De fistula lacrymali* (t. II, p. 161), l'extrait finit ainsi :

« *Hæc habuit Molinellius de præclaro Petiti invento in Academia quæ di-*
» *ceret. Quæ eadem per litteras anteà cum egregio et imprimis claro Morando*
» *communicaverat ut ejus de re tota judicium cognosceret. Quo minùs vereri*
» *debuit ea in Academia dicere, quæ scribere tanto homini non dubitasset.* »

Morand finit par offrir à Louis quelques-uns des Mémoires que Molinelli avait fait insérer dans le recueil de l'Académie de Bologne ; Louis a usé de ces derniers renseignements pour son éloge de Molinelli, mais il n'a rien dit du commerce épistolaire de ce chirurgien *cum egregio et imprimis claro et tanto homine Morando.*

On a dû remarquer dans cet éloge une courte digression sur la nécessité des études littéraires pour ceux qui se destinent à la chirurgie ; on me saura peut-être quelque gré d'avoir conservé ce passage ; Louis, dans son manuscrit, l'avait marqué comme devant être supprimé à l'impression, c'eût été regrettable ; le morceau était certainement à conserver, il est admirablement écrit, et plus opportun que jamais à une époque comme la nôtre, où l'on a mis en doute la nécessité des connaissances littéraires, non-seulement pour ceux qui se destinent à la chirurgie, mais encore pour tous ceux qui se proposent de se livrer à l'étude des sciences.

ÉLOGE
DE BERTRANDI,

LU DANS LA SÉANCE PUBLIQUE DU 30 AVRIL 1767.

Ambroise Bertrandi, né à Turin le 18 octobre 1723, était l'aîné de six enfants de Joseph Bertrandi, simple chirurgien phlébotomiste, et de Victoire-Marie Serra, femme d'esprit et de mérite. Ce fils fut l'objet de toute la tendresse de sa mère ; le soin particulier qu'elle prit de son éducation pendant sa première enfance a peut-être autant contribué à son inclination pour la vertu, que les plus heureuses dispositions de la nature. Il en est de l'âme comme du corps : les premières nourritures décident souvent de la force ou de la faiblesse de la constitution pour toute la vie.

On l'envoya très jeune aux études, et il eut le bonheur de les faire à Turin. Les écoles inférieures et l'université y étaient dans la première vigueur d'une réforme, digne fruit de l'attention du monarque. Ce corps illustre venait de recevoir une vie nouvelle par l'autorité du roi Victor-Amédée. Ce grand prince, « persuadé que les empires et les royaumes sont non-seulement florissants et recommandables par les sciences, mais qu'elles en sont encore un solide soutien, en assurant tous les avantages qui sont le fruit de chaque science en particulier, » donna, en 1729, un code de constitutions nouvelles pour son université, où la chirurgie tient le rang honorable qui lui est dû. Nos auteurs modernes de projets d'éducation publique et nationale nous reprochent judicieusement, mais avec moins d'énergie que les Fleuri et les Rollin, de n'avoir pas encore renoncé au plan d'études tracé par nos pères, et que l'abus le plus ancien, et qui méritait le plus d'être réformé, s'est soutenu contre le cri de la raison qui le réprouve. Ils se seraient épargné bien des peines s'ils avaient connu le chef-d'œuvre de législation par lequel l'enseignement et les études ont été portés, il y a près de quarante ans, à la plus grande perfection, dans les États du roi de Sardaigne. Les progrès du jeune Bertrandi ont répondu à l'habileté de ses maîtres et à l'excellence de la méthode qui leur est prescrite. Il fit les meilleures humanités. L'élégance des langues grecque et latine lui était parfaitement connue. L'interprétation savante des bons auteurs classiques, dont il prenait scrupuleusement le tour et l'esprit, lui a servi depuis à écrire avec des expressions choisies et d'une belle latinité. Il s'appliqua surtout à étudier sa langue naturelle, dont l'usage est continuel dans le commerce de la vie ; il la parlait et l'écrivait avec une grande correction. Son style nerveux, clair, varié, était toujours propre aux différents sujets qu'il traitait et aux vues particulières qu'il s'était proposés. Il étudia avec le même succès sous les professeurs de philosophie, de physique expérimentale, de mathématiques et d'éloquence, qui composent, en l'université de Turin, la faculté des arts. Ils témoignèrent unanimement, en lui conférant le degré de maître en cette faculté, qu'avec tant de génie et d'amour pour l'étude, et un plus grand fonds de connaissances que l'âge ne semblait le permettre, ce jeune homme devait parvenir aux premiers rangs, dans quelque carrière qu'il voulût entrer.

Ses parents souhaitaient avec ardeur qu'il embrassât l'état ecclésiastique, sur l'espérance d'un établissement plus prompt et plus avantageux, en ce pays où les places sont nombreuses et où la vigilance du souverain ne laisse jamais le mérite sans récompense. Par un article des statuts de l'université, il est dit que, dans le désir d'avoir des sujets dignes et capables, on préférera pour les bénéfices de nomination royale les gradués en théologie. Il est vrai qu'à Turin ce n'est pas un motif pour déterminer l'inclination des jeunes gens. L'article qui suit porte que « ceux qui auront obtenu le doctorat en droit dans l'université, et surtout ceux qui seront agrégés aux colléges, auront aussi la préférence dans les nominations que le roi fera aux charges de la magistrature, et qu'il en sera de même à l'égard des médecins et des chirurgiens, par rapport aux emplois qui appartiennent à leurs professions. » Il doit nous être permis de rappeler avec quelque complaisance des sanctions si sages, qui mettent avec justice la chirurgie au rang des autres sciences, lesquelles ne peuvent paraître ni plus utiles ni plus honorables aux yeux d'un monarque éclairé.

Les parents de M. Bertrandi n'étaient excités que par des motifs d'intérêt. Il parut céder à leurs désirs en déclarant qu'il se dévouerait sans répugnance à l'état ecclésiastique, pourvu que ce fût dans l'ordre des minimes. Quelques religieux y cultivaient les mathématiques et la physique ; c'est l'attrait qui l'aurait conduit de préférence dans leur cloître. On mit plus de soin à le détourner de cette résignation, qu'on n'avait eu de peine à la lui inspirer. M. Klinger, ami de la famille, avait, en qualité de professeur de chirurgie pratique, le droit de nommer à une place d'étudiant en cette science au collége des provinces ; elle fut proposée au jeune Bertrandi : il en accepta l'offre avec une joie qui marquait sa véritable inclination.

Ce collége est un établissement du feu roi de Sardaigne, où l'on élève gratuitement cent jeunes étudiants pour la théologie, le droit, la médecine et la chirurgie, au nombre de vingt-cinq dans chacune de ces facultés. Suivant la règle fondamentale, il faut être né hors de la capitale pour pouvoir prétendre à ces places. On dérogea, en faveur du jeune récipiendaire, à la loi qui l'excluait : ses talents étaient connus. Cette dispense était à la fois la récompense des progrès qu'il avait faits dans ses premières études, et un motif d'émulation pour l'avenir. Il ne trompa point les espérances qu'on avait conçues de lui.

Les étudiants du collége des provinces fréquentent les classes de l'université. Ils sont assujettis à des devoirs communs dans l'intérieur de cette maison royale, où ils ont des maîtres et des exercices particuliers, propres à chaque genre d'étude. On fait pour les élèves en médecine et en chirurgie des dissections anatomiques, des expériences physiques, des analyses en matière de botanique et de chimie, etc. Ils sont de plus obligés de faire, tour à tour, le service des malades dans les hôpitaux, où ils sont accompagnés, de même qu'en allant aux leçons de l'université, par des domestiques, sur la conduite et la fidélité de qui l'on puisse compter. Les règlements ont été dictés par la sagesse même, avec une intelligence qui ne laisse rien à désirer, jusque dans les moindres détails. Il y règne un ordre admirable pour exciter la plus vive émulation et faire éclore les plus grands talents. Le législateur, je me servirai ici de ses propres expressions, a cru qu'il convenait à sa sollicitude paternelle, d'employer tous les moyens qui pourraient dépendre de lui, pour parvenir solidement à l'avantage de disposer, par la piété et par la science, la jeunesse à servir dignement l'Église, les tribunaux, la patrie et l'État ; de manière que, d'un côté, l'épiscopat soit fourni d'ecclésiastiques dignes d'aider les prélats dans leur ministère, de savants défenseurs de la foi, etc.; et que, de l'autre, le gouvernement politique acquière d'excellents citoyens qui concourent au bien public ; de sages magistrats qui administrent fidèlement la justice; des ministres éclairés pour le maniement des affaires, et, en général, de bons sujets tant pour le service que pour la gloire de l'État. La chirurgie entre dans le plan de cette noble institution et contribue à remplir un objet si sublime.

M. Bertrandi eut bientôt de la réputation dans ce lycée. L'étude de l'anatomie devint pour lui une passion, et il ne cessa jamais d'en être dominé. Il ne se passait presque point de jour qu'il ne fît des dissections; les heures de récréation étaient employées à anatomiser des animaux, ou quelque partie enlevée d'un sujet, lorsqu'il pouvait l'avoir à l'hôpital.

Les élèves qui se sont fait connaître par des talents particuliers, par une prudence peu commune et par de bonnes mœurs, ont des offices qui, sans leur attribuer de rang ni d'autorité permanente, leur donnent des distinctions. M. Bertrandi, en moins de deux ans, devient préfet de la faculté; et ayant fait l'éloge funèbre d'un répétiteur de pratique, à la grande satisfaction de ses condisciples, sans attendre la nomination du protecteur du collége, ils lui déférèrent par acclamation l'emploi du défunt et le portèrent, comme en triomphe, dans la place où celui-ci avait coutume de leur donner ses leçons.

Feu M. Caramelli, directeur de la faculté de médecine au collége des Provinces, qui n'avait pas tardé à connaître le prix d'un tel élève, se l'attacha particulièrement. Les préparations anatomiques de M. Bertrandi lui ont fourni des matériaux pour plusieurs points intéressants de physiologie qu'il avait dessein d'éclaircir. Une dissertation savante et ingénieuse sur l'usage de la rate, fruit de ce travail combiné, a fait beaucoup regretter M. Caramelli, qu'une mort prématurée a enlevé à la fleur de l'âge. Il avait procuré à son ami (c'est le nom qu'il donnait au jeune disciple) l'emploi de répétiteur pour l'anatomie et les institutions aux étudiants en médecine; en sorte qu'avec la simple qualité d'élève dans la faculté de chirurgie, on le jugea utile à celle de médecine, par des talents et des exercices qui, dans le fait, lui donnaient la qualité de maître.

Son savoir en anatomie ne se bornait pas à une dissection stérile. Formé par les principes de la physique et des mathématiques, il cherchait à pénétrer dans les mystères de la nature. Il répétait les expériences décrites par les plus habiles anatomistes; il en imaginait de nouvelles; il vérifiait sur le cadavre par les recherches les plus exactes tout ce que les anciens et les modernes ont écrit, etc.; l'anatomie comparée lui présentait des parallèles d'où il tirait, par analogie, les conséquences les plus vraisemblables sur le mécanisme de nos parties, et sur les lois qu'elles suivent dans leur action. Un caméléon, mort à la ménagerie du roi de Sardaigne, lui fournit l'occasion de faire connaître sa capacité dans la zootomie (1). Il fit la dissection de cet animal en présence et à la satisfaction de

(1) Dissection des animaux.

S. A. R. Mgr le duc de Savoie, prince né avec les plus précieux dons de la nature, digne héritier de la sagesse et de la valeur de ses augustes ancêtres, qui cultive les sciences par goût et en est, par ses connaissances, le protecteur le plus éclairé. Depuis cette époque flatteuse, M. Bertrandi n'a pas cessé d'être honoré de la bienveillance de S. A. R.

Le premier professeur d'anatomie au collége de médecine, qui réunissait à la qualité de président de sa faculté celle de chef du protomédicat, M. Bianchi, si connu par ses ouvrages (1) et par ses disputes avec M. Morgagni, rechercha l'amitié de M. Bertrandi, comme le seul homme capable de le seconder dans son projet de donner une histoire complète des viscères du corps humain, et de retravailler principalement celle du foie, pour laquelle il avait reçu tant de désagréments de la part de son illustre adversaire. Chaque année, à la clôture du collége, il recevait chez lui M. Bertrandi, qui y passait les grandes vacances. Cette saison, destinée au délassement des autres étudiants, devenait le temps de ses plus fortes occupations. Il l'employait à faire ces belles préparations anatomiques, dont le cabinet de M. Bianchi était orné, que les savants même venaient voir pour leur instruction et les connaisseurs par curiosité. M. Bertrandi avait travaillé avec le plus grand zèle, parce qu'il satisfaisait son goût particulier : mais lorsque M. Bianchi voulut se servir de ces matériaux contre M. Morgagni, et engager M. Bertrandi dans la dispute, l'intérêt de la vérité ne lui permit point de prendre un parti qu'elle ne favorisait pas. M. Bianchi, dont le dessein ne pouvait avoir d'effet sans le secours d'un adjoint si nécessaire, lui donna des marques de mécontentement qui ne leur permirent plus de vivre ensemble. Le jeune homme ne passa pas pour un ingrat, si ce n'est peut-être dans l'esprit de celui qui se croyait son bienfaiteur. On met souvent à un trop haut prix les services qu'on n'a rendus que par intérêt, et l'on oublie trop aisément ceux qu'on a reçus.

(1) Son principal ouvrage a pour titre : *Historia hepatica, seu de hepatis structura, usibus et morbis.* Turin 1710, in-4 ; Genève, 1725, in-4, 2 vol.

Après cinq années d'études au collége des Provinces, M. Bertrandi se présenta, au mois de février 1747, à l'Université pour y subir les examens prescrits, afin d'obtenir le grade de maître en chirurgie. Par un des statuts de ce collége, « lorsque le temps de prendre les degrés est venu, suivant l'ordre dans lequel ils sont établis à l'Université, pour arriver au doctorat, il n'est permis à aucun étudiant de s'adresser au président de sa Faculté, qu'auparavant il n'en ait obtenu du protecteur la permission, par écrit, afin qu'étant informé de la capacité du postulant, on use de prudence pour ne pas exposer témérairement, aux risques des examens, et l'honneur de l'étudiant et celui de la maison. » M. Bertrandi obtint cette permission; et la réputation du collége reçut un nouveau lustre, par la distinction avec laquelle le jeune élève soutint ses actes. Ils ne sont pas aussi multipliés qu'à Paris, mais ils servent peut-être à éprouver plus véritablement la capacité d'un candidat. Ici le cours de la licence est fort long; la distance entre les actes semble laisser le temps de s'instruire sur les différentes matières qui en sont le sujet. A Turin, ils sont plus rapprochés. Un postulant doit, avant de se présenter, avoir acquis toutes les connaissances qui lui sont nécessaires. On subit les deux premiers examens à l'Université; le troisième se fait à l'hôpital et a les démonstrations d'anatomie pour objet; et le quatrième dans le théâtre anatomique, attenant la grande salle du collége des chirurgiens, au palais de l'Université. L'on y pratique les opérations de chirurgie. Ces quatre jours d'épreuves furent pour notre candidat des jours d'applaudissements et de triomphes.

Sa place au collége devait alors être remplie par un successeur. Il reçut à cette occasion un témoignage d'estime dont il dut être flatté. Sa sortie aurait privé les autres élèves d'un répétiteur qu'ils aimaient, qui les forçait au travail par son exemple, et par la clarté, l'érudition, la facilité et l'éloquence par laquelle on se rend maître des esprits; on le retint encore deux ans pour le bien commun. M. l'abbé Melazzo, des marquis de Riccaldon, protecteur du collége et depuis archevêque de Cagliari, primat de Sardaigne et de Corse, qui honorait M. Bertrandi de son amitié, le pria d'ajouter à ses autres occupations celle de répéter, dans des exercices extraordinaires, la philosophie, la géométrie et la physique à ceux des étudiants qui désireraient prendre de nouvelles instructions sur ces matières. Il était dès lors consulté par les médecins et les chirurgiens les plus habiles, sur des préparations anatomiques ou sur la solution de quelques questions de physiologie et de pathologie théorique. On nous a certifié que dans l'espace de quinze ans, il ne s'est presque point soutenu de thèses d'anatomie, aux réceptions dans le collége des médecins, auxquelles M. Bertrandi n'ait eu la meilleure part.

Il donna, en 1748, un premier essai de ses travaux en ce genre par deux dissertations, l'une sur le foie et l'autre sur l'œil. Elle sont dédiées à son éminence M. le cardinal des Lances, grand-aumônier du roi, par une épître où M. Bertrandi le loue de son amour pour les sciences et de la protection qu'il accorde à tous les jeunes gens qui se distinguent. Ces dissertations sont le fruit d'une étude profonde, d'une érudition éclairée et d'un travail assidu. L'auteur a tout revu, tout vérifié sur la nature. M. de Haller en parle avantageusement dans son *Méthodus studii medici*. Au sujet du foie, il y a, dit-il, plusieurs choses en faveur de M. Bianchi sur les conduits hépato-cystiques. L'auteur rejette les glandes de ce viscère, donne la description de ses ligaments, de ses vaisseaux, etc. Dans la dissertation sur l'œil, il décrit entre autres particularités le réseau des fibres de la cornée, les vaisseaux transparents qui vont de la choroïde à la rétine et au corps vitré, les veines lymphatiques qui reviennent du cristallin, et la disposition des fibres qui forment ce corps transparent. Feu M. Zinn, professeur de Gœttingue, auteur plus moderne d'un excellent *Traité sur l'anatomie de l'œil*, témoigne du regret de n'avoir pu consulter en original l'ouvrage de M. Bertrandi ; il n'en avait apparemment que des notions superficielles d'après quelques extraits. M. de Haller indique la lecture de cette même dissertation, pour y voir des détails sur la cinquième paire de nerfs du cerveau, après qu'on aura étudié la belle et curieuse description qu'a donnée de ce nerf M. Meckel, savant anatomiste de Berlin.

Le 27 mars 1749, M. Bertrandi fut agrégé, d'une voix unanime, au collége Royal des chirurgiens de Turin. Deux ans auparavant, il n'avait obtenu que le droit d'exercer la chirurgie, droit qui répond au degré connu sous le nom de licence dans les autres Facultés. C'est pour un homme de l'art l'approbation légale, nécessaire dans l'ordre public, pour garantir aux citoyens la capacité des personnes en qui il peut mettre sa confiance. L'agrégation au collége donne rang dans l'Université. L'on est de la Société devant laquelle on subit les examens, qui juge de l'habileté, qui fournit les professeurs; enfin, l'on est membre d'un corps de Faculté, et les chirurgiens non agrégés sont des particuliers isolés, comme les docteurs ubiquistes, reçus dans les Facultés de médecine de nos provinces.

On imagine que le nouvel agrégé, avec la brillante réputation qu'il s'était faite, va devenir le chirurgien le plus employé de Turin. Là, comme partout ailleurs, on éprouve plus de difficultés à proportion de son mérite. Personne ne pouvait disputer à M. Bertrandi la supériorité dans l'anatomie et dans la théorie de l'art. Il avait été très assidu aux hôpitaux pendant plusieurs années; ainsi les connaissances pratiques ne lui manquaient point. Mais les praticiens, qui ont quelque crédit, en prévoient impatiemment le partage ou la diminution. Ils accablent les jeunes gens du poids de leur ancienneté. L'habitude de l'opinion est en leur faveur. Les plus honnêtes, feignant de rendre justice au mérite naissant, lui désirent une maturité qui ne pourra être, disent-ils affectueusement, que l'effet de l'âge et de l'expérience. Ces propos, loin d'avoir été nuisibles à M. Bertrandi, ont plus contribué à sa fortune que toutes les peines qu'il avait prises pour s'en rendre digne. Au commencement de l'année 1752, la place de préparateur des démonstrations anatomiques à l'Université devint vacante. M. le chevalier Ossorio, ce grand ministre, qui, de page de Victor-Amédée, était parvenu par un mérite éminent aux premières dignités de l'État, désigna au roi M. Bertrandi pour cette place. Sa Majesté, toujours mieux informée qu'on ne pourrait le penser des talents de ses sujets, après un instant de réflexion, dit de son propre mouvement qu'elle destinait Bertrandi à quelque chose de mieux. Il eut l'honneur d'être présenté à ce monarque, qui lui proposa le voyage de Paris et de Londres, où il serait défrayé et entretenu pendant trois ans, pour se perfectionner dans la pratique, en fréquentant les grands hôpitaux de ces deux capitales. M. Bertrandi, quoique pénétré de reconnaissance, parut se refuser aux bontés prévenantes de Sa Majesté. Il prit la liberté d'exposer le mauvais état de la fortune de son père, à la subsistance duquel le fruit de ses occupations dans le public était devenu nécessaire. « Ce n'est point là un obstacle, dit le roi, je fais une pension à votre père. » Ce trait de bienfaisance, en honorant celui qui en est l'objet, peint l'âme d'un grand prince, d'un roi bon, affable, père de ses sujets et dont la conservation est aussi précieuse à ses peuples que sa mémoire sera en vénération à la postérité.

Les sentiments d'amour et de la plus vive reconnaissance ne pouvaient pas augmenter le zèle et l'émulation de M. Bertrandi. Il arriva à Paris, vers la fin du mois d'avril 1752. M. le marquis de Saint-Germain, ambassadeur de Sardaigne, me le recommanda comme un sujet auquel le roi son maître accordait une protection particulière. Il voulut bien être mon disciple. Je sentis, en le recevant chez moi, la difficulté d'être utile à un homme aussi instruit qu'il l'était. L'anatomie, cette partie fondamentale qu'il possédait si parfaitement, étant son étude favorite, il ne fallait que lui procurer les moyens de satisfaire son goût. M. Morand, à la recommandation de M. l'ambassadeur et pour m'obliger, lui accorda toute liberté dans l'école anatomique de l'hôtel royal des invalides. Ceux qui y ont fait leurs cours pendant les hivers de 1752 et de 1753, se souviendront toujours de l'avantage qu'ils ont eu de le voir travailler, et du fruit qu'ils ont tiré de ses entretiens familiers, plus instructifs que des discours apprêtés, ordinairement faits plutôt pour la gloire du maître que pour l'utilité des élèves.

Les opérations de chirurgie m'offraient un champ vaste, où je pus servir de guide à M. Bertrandi. Le talent des préparations anatomiques ne donne point les qualités requises pour opérer avec dextérité. Les plus délicates, qu'on croirait capables de former la main d'un opérateur, exigent un travail assidu, minutieux, et plus de patience encore que d'adresse. On donne plusieurs heures à une dissection, et on l'ébauche à peine, tandis que l'opération la plus longue, et qui demande une grande étendue de connaissances scientifiques, dure au plus quelques minutes. L'habileté nécessaire pour réunir les parties divisées, pour redonner à celles qui sont déplacées leur conformation naturelle, etc., ne peut s'acquérir par l'habitude de disséquer. M. Bertrandi sentit, dès notre premier exercice, tout ce qui lui manquait à cet égard.

Suivant l'opinion vulgaire qu'il me cita, les opérations doivent être faites promptement, sûrement et agréablement : *Citò, tutò et jucundè*. Il serait difficile de découvrir comment de ces trois conditions on a fait un axiome. C'est une fausse maxime qu'on répète sans cesse, en l'attribuant à Celse, qui n'en a parlé que pour la combattre. Asclépiade en faisait la règle de sa conduite dans l'exercice de la médecine interne. Il ne donnait que des remèdes agréables, afin de ne pas rebuter ses malades. Il prétendait que ses cures étaient moins longues, plus assurées, et qu'il était du devoir de tout médecin de se conformer à cette règle. *Asclepiades officium esse medici dicit, ut tutò, ut celeriter, ut jucundè curet*. Il serait à souhaiter, dit Celse, que cela pût se faire ainsi ; mais il y a presque toujours du danger à se trop presser et à trop ménager la délicatesse des malades. *Id votum est : sed ferè periculosa esse nimia et festinatio et voluptas solet*. Voilà ce que Celse oppose à Asclépiade, au commencement d'un chapitre intitulé : De la curation différente des fièvres. Il n'y est point question des opérations de chirurgie ; et à ce sujet même, Celse blâme expressément la célérité. Il ne faut pas, dit-il, que le chirurgien se presse en opérant : *non magis quam res desiderat, properet*. Cette petite discussion servit à m'attacher M. Bertrandi, en qui, malgré ses lumières et ses talents, j'ai trouvé constamment la docilité qu'on ne rencontre pas toujours dans ceux pour qui elle n'aurait pas même le mérite d'être une vertu.

Personne n'a fait un meilleur usage de son temps. Le matin, il fréquentait les hôpitaux ; à son retour, il mettait par écrit ce qu'il avait observé : c'était la matière d'une conférence avant et après le dîner. Le soir, nous consultions les auteurs qui, par leurs préceptes, ou par des observations particulières, avaient le mieux écrit sur le sujet de notre dernier entretien. Tous les quinze jours, il destinait une matinée à rendre visite à différentes personnes, pour qui il avait eu des lettres de recommandation. Tous lui ont fait l'accueil qu'il méritait et lui ont témoigné le plaisir qu'ils avaient de converser avec lui. Il cultivait particulièrement MM. de Buffon et de Mayran, feu MM. Winslow et de Réaumur, de l'Académie royale des sciences, et feu M. Verdier, professeur et démonstrateur royal d'anatomie aux écoles de chirurgie, dont l'amitié était payée du plus tendre retour. Il écrivait régulièrement à quelques savants d'Italie à qui il faisait part des nouveautés concernant les sciences et la littérature. M. le marquis de Saint-Germain, pour qui les découvertes utiles et agréables avaient beaucoup d'attraits, aimait à se délasser de ses profondes méditations sur la politique, en s'entretenant avec M. Bertrandi des différentes matières qui étaient l'objet de sa correspondance. J'ai quelquefois eu l'honneur d'être admis à ces conversations, où ce seigneur, aimable par son affabilité, ne brillait pas moins par l'étendue et la variété de ses connaissances que par un goût sûr et un discernement exquis.

Avant son voyage en Angleterre, M. Bertrandi désira le titre d'associé de l'Académie royale de chirurgie. Il nous lut, le 25 octobre 1753, une dissertation latine sur l'hydrocèle, qui a été reçue avec éloge et qu'on a jugée digne d'être publiée dans le troisième tome de nos Mémoires. Le 16 mai 1754, il présenta un autre mémoire latin sur les abcès du foie qui se forment à l'occasion des plaies de tête. Cet écrit, qui a eu pareillement l'approbation de la Compagnie, a été imprimé dans le même recueil. Le jour que les commissaires chargés de l'examen de ce dernier ouvrage en firent leur rapport à l'Académie, on accorda, d'une voix unanime, à l'auteur le titre d'associé ; ce fut le 30 de mai ; et le 11 juillet, on lui remit une lettre de M. le comte d'Argenson, ministre et secrétaire d'État, qui avait l'Académie dans son département, par laquelle il apprenait que le roi avait confirmé sa nomination.

Peu de jours après il partit pour Londres, où il fut pensionnaire de M. Bromfeilds, chirurgien de la cour et praticien des plus employés. Il y resta moins d'un an, dans les mêmes occupations qu'à Paris, où il revint et demeura jusqu'au milieu de l'année 1755. Pendant ce dernier séjour, il fréquenta assidûment les assemblées de l'Académie. Il y fut chargé de différents rapports, dans lesquels il donna des preuves de son savoir, et particulièrement de sa sagacité dans la discussion des faits.

De retour à Turin, après trois ans d'absence, tous les emplois qui auraient pu lui convenir étaient remplis. La qualité d'associé de l'Académie de chirurgie de Paris fut un des motifs qui détermina le roi à créer pour lui une place, avec des honoraires suffisants pour son entretien. Le brevet est du 5 septembre 1755, et est conçu en ces termes : « Les informations que nous avons reçues de l'habileté particulière et de la vertu d'Ambroise Bertrandi, membre du Collége de chirurgie, sont si remarquables, même par les preuves qu'il en a données en pays étrangers que, voulant lui faciliter de plus en plus les moyens de s'exercer et de se faire connaître fort instruit dans les matières anatomiques et chirurgicales, nous nous sommes disposés à l'établir professeur extraordinaire en chirurgie dans notre université, et nous sommes persuadés qu'il saura se concilier notre satisfaction et celle du public. »

Pour donner un exercice à ce nouvel emploi, on chargea M. Bertrandi du soin de diriger les étudiants dans les dissections anatomiques, et n'y ayant pas de lieu convenable à cette école pratique, il obtint des réformateurs des études, qui sont les chefs de l'université, et qui en composent le tribunal, la construction d'une salle d'anatomie dans la grande cour de l'hôpital Saint-Jean-des-incurables, et elle fut bâtie sur ses dessins.

Quoiqu'il eût des raisons pour se flatter de l'estime, et même, autant qu'il est possible, de l'amitié de tous les membres de la faculté de médecine, avec lesquels il vivait parfaitement bien, il se présenta une occasion où il connut que l'esprit du corps est différent de celui des particuliers. Le professeur d'anatomie de cette faculté (1) se trouva, par indisposition, hors d'état de faire ses leçons latines aux jeunes médecins, sur le cadavre d'un justicié que le sénat accorde tous les ans, à jour nommé, pour le théâtre anatomique de l'université. Le vœu général appelait M. Bertrandi pour suppléer le professeur malade, et il fut en effet désigné pour en remplir les fonctions par *interim*. Dès qu'on en fut informé, la faculté de médecine se souleva contre lui. On faisait son éloge en s'expliquant sur l'inhabileté qu'on lui opposait. Elle ne portait pas sur ses talents, mais sur ce qu'il n'avait pas le grade de docteur dans cette faculté. Les supérieurs crurent que la morgue des maîtres ne devait pas contre-balancer l'avantage des étudiants. On sacrifia la chimère de la préséance au bien réel qui pouvait résulter des leçons faites par l'homme le plus instruit. M. Bertrandi eut un concours prodigieux d'auditeurs, qui lui marquèrent leur satisfaction par les plus grands applaudissements.

Le roi lui accorda deux brevets différents datés du même jour, 15 mars 1758. Par le premier il était nommé premier professeur de pratique de chirurgie dans l'université, à la place vacante par la retraite de M. Loteri, devenu jubilé. Il était correspondant de notre Académie. Dès le lendemain, M. Bertrandi continua les leçons commencées par son prédécesseur. Les élèves furent agréablement surpris du changement, trouvant dans leur nouveau maître une si grande étendue de connais-

(1) Le docteur Brun, membre de la Société royale de Londres.

sances sur la même matière, avec la clarté et la précision si nécessaires à la solide instruction. Nous remarquerons ici que la qualité de professeur donne un rang distingué à Turin. Ceux qui ont ce titre dans les différentes facultés, forment ensemble le premier corps de l'université. Il précède les facultés respectives dans les cérémonies publiques, et est admis dans les fonctions solennelles de la cour. Les professeurs de chirurgie marchent entre les professeurs de médecine et ceux de philosophie, de mathématiques et d'éloquence, qui sont de la faculté des arts.

Par le second brevet, le roi s'attachait particulièrement M. Bertrandi, en qualité de chirurgien de sa personne. C'est le plus haut degré d'honneur auquel un homme de notre état puisse aspirer. Sensible, comme il le devait, à cette marque de la confiance de son maître, il forma des vœux pour que cette place fût toujours sans occupation.

Celle que lui procurait sa chaire ne parut pas suffire à son zèle. Excité par le désir d'être utile aux pauvres et aux élèves, il obtint du roi que, sans diminuer les appointements du chirurgien en chef de l'hôpital Saint-Jean, il le soulagerait gratuitement d'une partie de ses travaux, en prenant le soin de la moitié des malades. Il a eu par là les occasions de faire des cures surprenantes qui prouvaient, chaque jour, au grand avantage du public, l'étendue de ses lumières et toute son habileté. Il devint pour ainsi dire l'oracle de la chirurgie. Sa réputation ne se bornait pas à la ville de Turin ; on le consultait de toutes les provinces et l'on venait à la capitale pour recevoir ses avis ou se mettre entièrement sous sa direction. Sa place de professeur extraordinaire n'a pas été supprimée. Il a obtenu que celui qui le remplacerait, ferait à l'hôpital Saint-Jean les cours d'anatomie, d'opérations et de bandages, et exercerait les candidats en chirurgie qui se préparent à devenir membres du collège. M. Bertrandi avait proposé au roi la formation d'une école vétérinaire. C'est sur sa présentation que Sa Majesté a envoyé M. Brugnoni à Lyon pour étudier dans l'école de

M. Bourgelat (1). Il y a justifié le choix de M. Bertrandi en remportant des prix par lesquels on excite l'émulation dans cette école, établi sous les auspices de M. Bertin, ministre d'Etat, pour l'utilité publique et l'honneur de la nation.

Une société particulière de savants, établie à Turin, donna, en 1759, le premier volume de ses Mémoires, sous le titre de : *Miscellanea philosophico-mathematica societatis privatæ Taurinensis*. On a inséré dans ce recueil des observations de M. Bertrandi, sur le corps glanduleux des ovaires, sur l'état de l'utérus dans la grossesse et sur le placenta. Cette société est devenue Académie royale des sciences, par la protection que le souverain lui a accordée.

Entre autres ouvrages que M. Bertrandi voulait donner au public, il se préparait surtout à faire une Anatomie géométrique, où il aurait corrigé et perfectionné tout ce que Borelli a écrit sur cette matière, dans le traité : *De motu animalium*. C'était le sujet auquel il travaillait avec le plus de soins et d'ardeur. Il se plaisait dans l'idée de pouvoir laisser un nom par ce livre. Ce n'aurait pas été une production précoce. Il comptait y sacrifier la plus grande partie de sa vie.

Le besoin des étudiants le porta, en 1763, à faire imprimer un *Traité d'opérations* en langue italienne, en deux petits volumes in-8, que quelqu'un traduit actuellement en français (2). Cet ouvrage est dédié au roi de Sardaigne, par une épître, où l'auteur expose d'une manière simple, noble et touchante, tous les bienfaits qu'il a reçus de sa Majesté. Ce traité suppose des leçons préliminaires sur les maladies chirurgicales. Tous les ouvrages élémentaires ne peuvent guère avoir d'autre mérite que celui d'une compilation abrégée et judicieuse qui, par

(1) L'Université de Sassari, nouvellement rétablie, a pour professeur d'anatomie et de chirurgie pratique M. Olivier, que le roi de Sardaigne a nommé à cette place, d'après le rapport avantageux de M. Bertrandi, qui l'estimait comme l'un de ses meilleurs élèves.

(2) Traduit par Sallier de la Romilliais. Paris, 1769, 1 vol. in-8°. Nouvelle édition. Paris, 1795, 1 vol. in-8°.

l'avancement des arts et des sciences, doit nécessairement être susceptible de corrections, de réformes et d'augmentations. Il serait à désirer, pour le bien de l'humanité, que la chirurgie se perfectionnât au point que, tous les dix ans, nous pussions trouver à corriger les livres que nous aurions estimés comme parfaits et excellents. Ce serait une preuve bien certaine du progrès de notre art, et c'est le but de notre institution.

Les jeunes gens en qui M. Bertrandi reconnaissait des dispositions naturelles et de l'amour pour le travail étaient sûrs d'un accueil favorable et d'être aidés dans le désir de s'avancer. C'est dans cette vue qu'il a conseillé à M. Ubezzio, jeune chirurgien de Turin, un séjour à Paris, où, depuis plusieurs années, il répond, par son application, à la bonne idée que son maître avait eue de lui. Il m'a procuré, par la voie de M. le comte d'Orbasson des Ursins, l'ami de M. Bertrandi et l'admirateur de ses talents, les faits qui ont servi à composer cet Éloge.

M. Bertrandi avait la physionomie spirituelle, il était d'une petite taille et d'une assez faible complexion. L'amour de la perfection le soutenait dans ses travaux. Une santé chancelante depuis quelques années ne diminuait rien de son application. Né tempérant et fort sobre, il crut trouver dans l'usage du vin un cordial et un antiseptique nécessaire contre l'effet des vapeurs morbifiques de l'hôpital et des exhalaisons cadavéreuses auxquelles il s'exposait continuellement. Ce qui n'aurait été qu'un usage assez modéré pour un autre, lui devint nuisible. Au mois d'octobre 1764, il fut attaqué d'un embarras dans les poumons, qui lui occasionnait, par intervalles, une grande difficulté de respirer. Au mois de février 1765, il s'aperçut des premiers symptômes d'hydropisie, par l'enflure œdémateuse des extrémités inférieures. Les remèdes variés produisaient d'abord quelque bon effet, surtout en procurant le cours des urines. Au mois de septembre, on lui tira du bas-ventre, par l'opération de la paracentèse, vingt-quatre livres d'eau. Il en reçut un grand soulagement qui lui permit d'aller prendre l'air à la campagne, pendant un mois, au château royal de Montcallier. Il revint chez lui, et quelques jours après, on lui fit une seconde fois la ponction. Ses crachats devinrent purulents. L'enflure extraordinaire des jambes détermina à y faire des scarifications. Il avait prévu qu'elles seraient suivies de gangrène, ce qui arriva, en effet, en huit jours. Il mourut le 6 décembre, à deux heures du matin, au commencement de sa quarante-troisième année, en pleine connaissance et avec les sentiments chrétiens de la plus parfaite résignation à la volonté du souverain Maître.

Un instant avant sa fin, il pria son directeur de conscience d'aller aux pieds du roi, le remercier de sa part de tous les bienfaits qu'il en avait reçus, et dire à Sa Majesté que le dernier souhait qu'il osait former en mourant était pour la conservation de sa personne sacrée, à laquelle il aurait été trop heureux de pouvoir faire le sacrifice de sa vie. Le directeur eut audience du roi à sept heures du matin. Sa Majesté, qui regardait M. Bertrandi comme son ouvrage, et qui l'aimait avec une bonté paternelle, dit en propres termes :.... J'ai perdu un habile homme qui m'avait bien servi. Il a fait honneur à moi, à ma nation, et il a beaucoup éclairé ceux de sa Faculté.... Monseigneur le duc de Savoie a marqué son regret par l'éloge le plus flatteur pour la mémoire du défunt..... J'ai toujours connu en lui le langage de la vérité et du savoir. Ce sont les expressions mêmes de Son Altesse Royale.

Dans tout le cours de sa maladie, M. Bertrandi avait eu à ses ordres un carosse à la livrée du roi, ce qui est une distinction remarquable dans ce pays.

Sa bibliothèque était assez considérable, et composée de livres choisis, dans tous les genres. Le roi en a donné le prix aux héritiers, et en a augmenté la Bibliothèque de l'Université.

Tous les ordres de l'État ont pris part à la perte de M. Bertrandi. Ils ont senti vivement quelles seraient les suites de la privation d'un aussi habile homme, dont on devait espérer de plus longs services. Il avait plusieurs projets pour la perfection et l'illustration de la chirurgie, tous conçus dans les grandes vues de l'utilité publique.

Il a vécu célibataire et n'a eu de passion que celle de l'étude. Il était bon ami, vrai, franc, droit, honnête, généreux et désintéressé. Il s'est élevé quelques doutes sur cette dernière qualité. Le désintéressement est une vertu bienfaisante qui ennoblit nos travaux. Le plaisir d'avoir été utile est, sans doute, la plus grande satisfaction d'une belle âme. Mais ce premier sentiment n'empêcha pas M. Bertrandi de voir l'ingratitude de ceux qui paraissaient oublier ses services. Toujours prêt à secourir les pauvres, il ne dissimulait point aux riches qu'ils devaient reconnaître plus libéralement ses soins. On ne doit pas lui en faire un reproche. La haine du vice s'allie naturellement avec l'amour de la vertu.

NOTES.

La séance publique du 30 avril 1767 avait offert beaucoup d'intérêt ; Lamartinière lui-même occupait le fauteuil de la présidence. Après la distribution ordinaire des prix, Louis avait prononcé l'éloge de *Bertrandi* ; éloge important, comme on a pu le voir, et qu'il fit imprimer en dehors des *Mémoires de l'Académie* quelques mois après.

L'éloge de J.-L. Petit et celui de Bertrandi sont du reste les seuls, comme je l'ai dit, qui jusqu'à présent avaient reçu de la publicité ; car ceux de Bassuel, Malaval et Verdier ne devaient pas faire partie de la collection académique, ayant été prononcés aux écoles de chirurgie.

Après la lecture de Louis, Levacher avait fait une communication sur la méthode d'arrêter l'hémorrhagie des artères profondes, telles que les interosseuses.

Lassus avait lu une note sur l'effet des ligatures appliquées aux extrémités, et enfin Louis, reprenant la parole, avait terminé la séance par la lecture d'un mémoire sur le bec-de-lièvre.

On aura sans doute remarqué que, dans son éloge de Bertrandi, Louis n'a pu parler que des publications faites pendant la vie de l'auteur; mais, depuis, J.-A. Penchienati et J. Brugnone ont publié à Turin, de 1786 à 1802, la collection entière des travaux de Bertrandi, sous le titre de *Opere di Ambrosio Bertrandi*, 14 vol. in-8, comprenant': *Opuscoli*, 2 vol.; *Trattato delle ferite*, 1 vol.; *Trattato delle ulcere*, 1 vol.; *Malattie delle ossa*, 1 vol.; *Malattie veneree*, 2 vol.; *Arte ostetrica*, 2 vol.; *Trattato delle malattie degli occhi*, 2 vol.; *Trattato delle operazioni di chirurgia*, 3 vol.

ÉLOGE
DE FOUBERT,

LU DANS LA SÉANCE PUBLIQUE DU 14 AVRIL 1768.

Pierre Foubert naquit à Gien-sur-Loire, le 14 juin 1696, de François Foubert, chirurgien estimé par sa probité et par ses talents, et de Marie Taupin, d'une des plus honnêtes familles de cette ville. Son père s'appliqua de très bonne heure à lui inspirer du goût pour sa profession. Cette destination exige des attentions suivies et soutenues qui aplanissent des difficultés, préviennent des dégoûts, combattent des répugnances en présentant les objets d'où elles naissent sous des aspects intéressants. On peut piquer la curiosité d'un enfant et fixer habilement ses regards, par différents motifs, sur des choses pour lesquelles la plupart des hommes ont naturellement de l'aversion. Ces soins, bien dirigés, décident et affermissent la vocation ; ce qui est d'un prix inestimable, surtout pour cet art difficile, dont les dehors n'ont rien de trop attrayant. Une émulation constante a été, en M. Foubert, l'effet de cette heureuse prédisposition et la source de ses succès.

Il perdit son père à l'âge de dix-huit ans. Suivant le vœu de ses parents, il aurait dû soutenir la maison paternelle. Les instructions domestiques, dont la solidité ne leur devait pas paraître équivoque, et la bonne conduite, qui assurerait à ce jeune homme l'amitié de ses concitoyens, leur semblait suffire pour lui attirer de la confiance. Il ne céda point à la bonne opinion qu'on souhaitait qu'il prît de sa capacité, ce qui prouve déjà le fruit de son application. Son père s'était proposé de l'envoyer à l'Hôtel-Dieu d'Orléans, sous les auspices de M. Noël, chirurgien en chef de cet hôpital. Le jeune Foubert sollicita avec empressement et obtint l'exécution de la volonté de son père.

Placé sous un nouveau maître, dans cette école où il pouvait faire de grands progrès, il vit la chirurgie sous un point de vue bien différent qu'à Gien. Frappé de l'étendue de la carrière, en y faisant en quelque sorte les premiers pas, il sentit redoubler son ardeur. Les hôpitaux présentent aux yeux des jeunes chirurgiens des cas nombreux et variés, sur lesquels ils ne peuvent être éclairés que par les lumières et l'expérience de leurs maîtres. Les élèves, employés d'abord à des fonctions ministérielles, apprennent par l'étude les préceptes de l'art, et la pratique leur en montre l'application. Le devoir des chefs est de saisir les indications avec justesse, d'administrer les secours avec discernement, et de diriger les élèves dans l'exercice qu'on leur confie. Ce n'est que par un travail pénible et assidu sous les maîtres de l'art que se forment les praticiens en chirurgie. La nature de la chose, son importance et ses difficultés ont dicté les lois salutaires, qui ne nous permettent pas de nous rendre arbitres de la vie des hommes, au sortir des écoles où l'on n'aurait puisé que des lumières théoriques; leur usage prématuré est toujours trop incertain et souvent très dangereux.

Quoique attentif à tout ce que la pratique journalière de l'Hôtel-Dieu présentait, l'opération de la taille fut pour M. Foubert l'objet d'une attention particulière. M. Noël avait acquis dans cette partie une assez grande célébrité; il la devait à une longue expérience, comme héréditaire dans sa famille. Son père et son oncle, fameux chirurgiens à Orléans, y avaient été témoins des opérations de frère Jacques, pendant que lui-même recevait à Paris des instructions de M. Méry. Cela se voit par une lettre écrite à ce grand chirurgien par Noël père, du 13 septembre 1698, et qui est imprimée à la suite des observations de M. Méry, *sur les diverses méthodes de tailler*. Le maître de M. Foubert pratiquait le grand appareil que nous regardons aujourd'hui comme meurtrier. Il était appelé, dans toutes les provinces circonvoisines, au secours des pierreux qui ne pouvaient pas se transporter à Orléans ou à Paris. M. Foubert apprit, sous un guide aussi expérimenté, la manière de conduire les taillés relativement à l'âge et à la constitution différente des sujets, à l'état sain ou malade de la vessie, et aux divers accidents, plus communs alors qu'aujourd'hui, par rapport à l'imperfection de la méthode. On sait que cette conduite exige, en beaucoup de cas, des attentions très délicates, souvent plus décisives pour le salut du malade que l'opération même. En 1718, la santé de M. Noël ne lui ayant pas permis de se rendre aux instances d'un citoyen de Lyon, attaqué de la pierre, et qui avait mis en lui toute sa confiance, il crut y répondre en lui envoyant M. Foubert, son élève, alors âgé seulement de vingt-deux ans. Cette première opération, qu'on appellerait à tort *un coup d'essai*, eut un succès aussi flatteur pour le maître que pour le disciple.

L'occasion de rendre un service essentiel à M. Foubert se présenta dans ce même temps. M. Malaval, célèbre chirurgien, était l'ami particulier de M. Noël. Dans un voyage que celui-ci fit à Paris, son ami l'entretint du désir et de la difficulté de trouver un élève intelligent, sur qui il pût compter pour en être aidé dans les détails de sa pratique, auxquels il pouvait à peine suffire. M. Noël, qui affectionnait M. Foubert, le proposa comme un jeune homme d'une grande application. Il fut agréé, et, après sept années de travail, il parvint à la maîtrise en chirurgie, en 1725.

D'après la connaissance du rigorisme de M. Malaval, on aurait une grande opinion de l'exactitude de M. Foubert à remplir les devoirs que sa position lui avait imposés; mais son éloge sera complet à cet égard, en apprenant que pour récompenser son zèle, son maître le jugea digne de sa fille unique. M. Foubert, attaché par des liens si étroits à l'un des chirurgiens les plus employés de Paris, qu'il avait soulagé pendant un temps assez long du poids de ses occupations, en qualité d'élève, était assez connu pour se suffire à lui-même; cependant M. Malaval ajouta encore à ses bienfaits celui de l'exercice de l'art et de partager avec lui sa fortune. Les occupations ordinaires, fort multipliées, auraient absorbé tout le temps d'un homme moins actif que M. Foubert; mais par son émulation et le désir ardent de s'illustrer, les heures que d'autres auraient accordées à un délassement nécessaire, il les donnait à la méditation et à des recherches sur des objets de la plus grande importance.

Les premiers regards du roi sur notre art venaient d'être signalés par des bienfaits, qui animaient le zèle de tous les chirurgiens. La perte des fonds, destinés pour le soutien de nos écoles, avait été réparée par la nomination de cinq démonstrateurs royaux, chargés d'expliquer les principes et la théorie de l'art. Pour en assurer les progrès par la voie de l'expérience, Sa Majesté ordonna en même temps que, tous les cinq ans, il lui serait présenté deux chirurgiens des plus expérimentés, pour exercer la chirurgie dans l'hôpital de la Charité, l'un comme chirurgien en chef, et l'autre en qualité de substitut. Ces établissements attirèrent à Paris un grand nombre d'étrangers qui, devenus illustres par leur science et par leurs travaux, se sont fait honneur d'avoir reçu des documents de nos prédécesseurs. Les chirurgiens travaillaient avec une ardeur infatigable, pour répondre à l'estime et à la confiance de toute l'Europe; et dans ces premiers temps de ferveur, l'opération de la taille parut occuper principalement les esprits. M. Foubert était trop initié dans ces matières, pour être spectateur tranquille de l'émulation des autres.

Les Anglais s'étaient dégoûtés, les premiers, du grand appareil. Ils avaient remarqué l'inconvénient de tirer les pierres de la vessie par une ouverture insuffisante, à travers des parties étroites et délicates qu'il fallait forcer, déchirer et meurtrir impitoyablement. M. Douglass et plusieurs autres chirurgiens, célèbres en Angleterre et en Écosse, firent des tentatives assez heureuses sur le haut appareil. Trois opérations de cette taille faites en France, l'une en 1726 par M. Pibrac, et les deux autres l'année suivante, aux Invalides, par M. Morand, et à Saint-Germain-en-Laye, par M. Bénier, donnèrent lieu à des parallèles dont les conséquences n'étaient point favorables au grand appareil. On publia, en 1727, les observations posthumes du dernier des Collot sur l'opération de la taille (1). M. Sénac en fut l'éditeur, et mit à la tête un discours sur la méthode de France et sur celle de M. Raw, où il y a plus de choses pour l'honneur de la chirurgie que pour celui des chirurgiens, que les préjugés de l'habitude asservissaient encore à la pratique du grand appareil. Il y est fort mention des succès de M. Raw, en Hollande, qui, suivant l'idée qu'on en avait alors, pénétrait directement dans le corps de la vessie, sans aucune lésion à l'urèthre. M. Ledran, dans son parallèle des différentes méthodes de tirer la pierre hors de la vessie, publié en 1730, parle de l'opération latérale de Raw, dans la prévention que cet heureux praticien ouvrait immédiatement le corps de la vessie. Il exalte les avantages de cette méthode de la manière la plus positive, et particulièrement contre M. Morand, qui croyait tout aussi positivement que M. Raw n'avait jamais pratiqué son opération, avec la coupe des parties qu'on avait imaginées en être l'effet. C'est à ce sentiment que la raison et les expériences avaient ramené tous ceux qui se sont occupés sérieusement de la recherche de la vérité sur ce point intéressant. Mais M. Camper, professeur de Groningue et associé de l'Académie, a prouvé démonstrativement, dans les belles planches qu'il a données, en 1762, sur la structure et les maladies de la vessie, que M. Raw n'avait jamais attaqué exclusivement le corps de la vessie, et que cela était absolument impossible dans sa méthode d'opérer.

Les esprits ne flottaient dans l'incertitude que par la difficulté qu'on trouvait à imiter M. Raw, dans la section des parties qu'il était supposé avoir faites. Tous les écrivains du temps convenaient de l'excellence d'une méthode, par laquelle on pour-

(1) *Traité de l'opération de la taille, avec des observations sur la formation de la pierre et la suppression d'urine.* Paris, 1727, in-12.

rait ouvrir la vessie, latéralement, près de son col, sans intéresser ce col ni le canal de l'urèthre. C'est à cet avantage prétendu qu'on attribuait les succès étonnants de M. Raw; et pendant que tous les lithotomistes témoignaient leurs regrets sur le silence de M. Raw, qui semblait les condamner à une admiration stérile, M. Foubert, conduit par des expériences ingénieuses, trouvait effectivement une méthode de faire l'incision du propre corps de la vessie, au-dessous de l'os pubis, sans intéresser le col de cet organe, ni le canal de l'urèthre. Les apologistes de la prétendue taille latérale de Raw n'avaient donc formé aucun raisonnement, qui ne fût en faveur de la nouvelle méthode de M. Foubert. Nous renvoyons au premier tome des Mémoires de l'Académie, pour voir la suite des expériences qui l'ont mené à cette découverte. Il les avait commencées dès l'année 1727.

Il s'exerça longtemps avant que de soumettre le projet de cette opération au jugement des plus grands maîtres. Leur approbation l'autorisa à la pratiquer sur le vivant. Des pauvres, attaqués de la pierre, furent reçus charitablement dans sa maison, où les soins et les attentions prévenantes leur faisaient presque oublier leurs maux. Enfin, le succès de six tailles lui fournit la matière d'une dissertation qu'il lut, à la séance publique de l'Académie, en 1736. L'année précédente, il avait été nommé par le roi, sur la présentation de M. Maréchal, premier chirurgien de Sa Majesté, à la place de substitut du chirurgien en chef de l'hôpital de la Charité, place qui allait lui procurer des occasions de mettre sa nouvelle méthode en pratique et de la perfectionner, s'il lui était possible.

Un littérateur, dont l'ouvrage n'avait été l'objet d'aucune critique, prétendait qu'il y en avait peu qui méritassent cet honneur et disait, par une feinte modestie, qu'il n'avait point eu l'orgueil d'attendre du public un pareil témoignage de son estime. M. Foubert, qui pouvait s'autoriser des suffrages accordés par prévention à la méthode latérale, faussement attribuée à Raw, essuya, pour cette méthode même, fruit de son application constante et réfléchie, les censures les moins ménagées.

Parmi les étrangers que la réputation de la chirurgie française avait attirés à Paris, était un Prussien nommé M. Kesselring qui, ayant reçu de M. Foubert des instructions, de vive voix et par écrit, sur sa méthode, choisit cette matière, comme une nouveauté intéressante, pour le sujet d'une dissertation inaugurale, lorsqu'il prit le doctorat en chirurgie dans l'Université de Bâle, le 20 septembre 1738. L'auteur fait, dans une courte introduction, l'éloge de la chirurgie et des chirurgiens de Paris ; et voulant marquer à M. Foubert les sentiments d'estime et de reconnaissance qu'il croyait lui devoir, il exprime en deux mots les qualités de son cœur et de son esprit : *Vir humanissimus neque à litteris alienus.* La dissertation ne laissait rien à désirer sur tout ce que la nouvelle méthode avait de particulier. La préparation des malades, la description des instruments et leurs figures gravées, l'exposition des parties incisées, les rapports et les oppositions qu'il y a entre cette pratique et toutes les autres manières de procéder pour parvenir à l'extraction des pierres de la vessie, tout est analysé dans un détail satisfaisant. Les succès que M. Foubert donnait pour la principale preuve de la bonté de sa méthode, à ceux qui lui faisaient des objections ou qui lui demandaient quelques éclaircissements, ses succès, dis-je, ne sont pas dissimulés dans cet écrit, qu'on a néanmoins regardé comme une critique foudroyante. M. Kesselring prenait tant d'intérêt à cette opération qu'en quittant Paris, il avait instamment prié M. Henckell, son compatriote, son ami et son compagnon d'études, de ne point lui laisser ignorer la suite des événements qui y auraient rapport. Il apprit, par une lettre, que le 19 mai 1738, M. Foubert avait taillé, par sa méthode, trois pierreux à l'hôpital de la Charité, en présence de M. de la Peyronnie, avec la plus grande habileté, et que tous les spectateurs s'étaient retirés fort satisfaits : *Omnes, qui adstiterant, lætos discessisse.* Dans le parallèle des avantages et des inconvénients de cette opération, il la trouve commode, facile et prompte. La preuve de chacun de ces avantages est l'objet d'un paragraphe particulier. Je ne rapporterai des inconvénients, que celui dont M. Kesselring m'a paru le plus affecté : c'est l'incertitude du lieu où la vessie sera incisée. On a observé, dit-il, que la plaie n'avait point d'endroit déterminé. Le premier procédé consiste à faire une ponction avec le trois-quarts, sur la cannelure duquel on conduit l'instrument tranchant. Or, le résultat de cette section est fort variable, suivant M. Kesselring : tantôt c'est une partie de la vessie qui est coupée, et tantôt c'est une autre : celui qui n'a pas une règle plus sûre opère certainement sans méthode : *Verùm qui certiorem aliquam normam sequi nescit, ne ille ορεθοδως agit?* M. Kesselring sentait toute l'amertume de ce reproche : *Quod sanè durum dictu.* Les égards pour la personne de M. Foubert sont marqués avec la plus scrupuleuse bienséance ; mais cela dédommage-t-il d'une accusation aussi grave sur la chose?

Pour écarter tout soupçon d'imputation injurieuse, l'auteur cite son garant, c'est M. Ledran qui, ayant été du nombre des commissaires nommés par l'Académie, pour être témoin des expériences faites par M. Foubert sur les cadavres, à l'hôtel royal des Invalides, lui avait dit que, dans le premier sujet, le trois-quarts avait été porté exactement dans la vessie, entre la prostate et l'insertion de l'uretère ; que, dans le second, il y avait eu de la déviation, puisque le trois-quarts avait percé la vessie plus près de la prostate ; et que, dans le troisième, il avait passé au travers de cette glande. On avait, de plus, observé sur deux sujets que, dans l'extraction de la pierre, l'incision s'était prolongée par déchirement vers l'uretère, et que ce conduit avait été intéressé dans un autre cadavre. Or, comme la vessie, dans le cas de maladie, est sujette à beaucoup de changements qui pervertissent l'ordre naturel, on ne sera jamais sûr, dit M. Kesselring, d'ouvrir la vessie à l'endroit précis où on le voudrait. Il craint, avec quelque raison, les prolongements de la plaie dans le cas de grosses pierres : elles ne peuvent être tirées sans une lacération, qui se fait nécessairement d'une manière incertaine, mais toujours dans le corps de la vessie, par rapport à la résistance qu'oppose la prostate du côté du col. Ce déchirement serait la source de plusieurs accidents, dont l'événement est très incertain. L'auteur en fait l'énumération ; peut-être les exagère-t-il, mais il ne parle pas de celui qui est le plus ordinaire et qui arrive presque nécessairement : c'est l'infiltration des urines dans le tissu cellulaire, qui avoisine la plaie de la vessie. M. Foubert y a pourvu, autant qu'il était possible, en plaçant une canule flexible dans la plaie, et qui pénètre dans la vessie. Les mauvais succès l'avaient obligé à cette précaution, circonstance dont M. Kesselring ne pouvait pas faire mention, avant que M. Foubert eût senti la nécessité de l'introduction d'une canule, et que cette nécessité fût devenue une dépendance essentielle de sa méthode.

Le jugement définitif de M. Kesselring est : que la nouvelle manière d'opérer ne peut être admise comme une méthode d'usage et de préférence ; mais qu'elle peut avoir lieu dans certains cas, tel que celui où il y aurait impossibilité de pénétrer dans la vessie avec un cathéter, pour tailler suivant la méthode de Raw ou de Cheselden, pourvu toutefois que la vessie contînt une assez grande quantité d'urine, pour ne la pas manquer dans la ponction avec le trois-quarts, ou pour n'être pas en danger de la percer d'outre en outre. Enfin, dit-il, c'est une méthode de nécessité et non d'élection, dont l'auteur mérite néanmoins des éloges, pour avoir enrichi la chirurgie, et avoir ajouté par là à la gloire de sa nation et à celle de son art (1).

Deux ans après cet examen critique, M. Gunz, professeur d'anatomie et de chirurgie à Leipsick, y publia un ouvrage sur la taille, pour servir de supplément au chapitre de la lithotomie des *Institutions de chirurgie* de M. Heister, où il n'est point parlé des nouvelles découvertes en ce genre, faites par MM. Foubert, Ledran, Perchet, Garengeot et Lecat. M. Gunz, déjà instruit par la dissertation de M. Kesselring, était venu à Paris, en 1739, et il avait vu M. Foubert opérer, par sa méthode, sur trois sujets qui ont été parfaitement guéris. Mais il avait

(1) Voyez *Disput. chirurg. selectæ* ab Hallero, t. IV.

remarqué que la recherche des pierres avait été difficile, que l'extraction avait exigé l'introduction réitérée des tenettes, parce que les pierres, étant friables, s'étaient brisées, quoiqu'elles fussent petites. M. Foubert fit, en présence de M. Gunz, une expérience de son opération sur un cadavre, dont la dissection a procuré des notions plus distinctes que les opérations mêmes pratiquées avec succès sur le vivant. M. Gunz les expose dans son ouvrage, où, tout en relevant M. Kesselring sur quelques incertitudes et des omissions, il adopte ses jugements, et y ajoute : que, de toutes les méthodes de tailler, c'est celle de M. Foubert qui ouvre la moindre voie pour l'extraction des pierres ; que la plaie est moins étendue que dans la taille de Raw, de Cheselden et de M. Lecat ; que l'incision intérieure faite à la vessie est à peine d'un demi-travers de doigt ; et, en effet, le lithotome ne peut agir qu'en pénétrant, et ne fait jamais qu'une plaie de la largeur de sa pointe ; c'est le gorgeret dilatateur qui facilite l'introduction des tenettes ; c'est ensuite le volume de la pierre qui écarte les parties et qui les déchire, lorsqu'elles ne peuvent prêter à la dilatation, au degré qui serait nécessaire. M. Gunz remarque que, l'ouverture interne étant derrière l'os pubis, il y a plus de difficulté pour charger les pierres, et que l'extraction pénible et laborieuse expose la vessie à des déchirements, dont les suites peuvent être très fâcheuses.

Ces dissertations, publiées en latin, dans des Universités étrangères et peu connues en France, ne pouvaient pas faire autant d'impression sur l'auteur que des jugements moins sévères, que ses confrères auraient consignés dans des écrits publics ; car on ne tient point compte des opinions contraires, lorsqu'elles ne sont que le sujet des conversations. M. de la Faye donna, en 1740, une édition des *Opérations de chirurgie* par Dionis, avec des notes. Il ne lui était guère possible de ne pas faire mention de la méthode de M. Foubert. Ce silence l'aurait sans doute formalisé, et il le fut de la manière dont on parla. M. de la Faye comprend en trois lignes ce qu'il crut pouvoir dire sur les avantages de la méthode ; et l'article des inconvénients forme six chefs qui remplissent une page entière. Je me sers des propres termes qui ont servi à relever le grief. M. Bazieu se chargea de venger l'injure qu'on prétendait avoir été faite à la méthode, et il publia une lettre à ce sujet, supposée écrite par un chirurgien de province à un chirurgien de Paris. Le préambule de cet écrit en forme plus de la moitié : ce sont des généralités historiques, qui tournent autour du point de la difficulté, qu'on tâche enfin d'éclaircir. Les trois avantages accordés par M. de la Faye paraissent essentiels et décisifs. Il dit, en effet, ce dont MM. Kesselring et Gunz ne seraient pas convenus, que, par la méthode de M. Foubert, on fait aisément l'extraction des pierres ; que l'extension et le déchirement des parties ne sont pas considérables, et que l'on ne craint pas l'incontinence d'urine. M. de la Faye a donc fait en trois mots, selon M. Bazieu, l'éloge le plus complet de la méthode qu'il l'accuse d'avoir voulu décrier. On lui reproche avec une sorte d'aigreur l'omission d'un quatrième avantage, que l'on dit faire le caractère distinctif de la méthode de M. Foubert, et qui la différencie de toutes les autres : c'est la proscription de la sonde. Il me paraît que c'est donner une circonstance accessoire et simplement relative pour une qualité essentielle. Dans la discussion des inconvénients, on prouve qu'on a mis de l'exagération en parlant des injections et du danger de la retenue des urines, puisque M. Foubert n'injectait pas la vessie ; qu'il accoutumait peu à peu celle de ses malades, par une boisson abondante, à contenir une plus grande quantité d'urine, et qu'il n'appliquait un petit bandage, pour la compression de l'urèthre, qu'un moment avant l'opération. Il suffisait que la vessie contînt un verre de liqueur. C'est la réponse à la difficulté tirée de la petite capacité de la vessie.

L'incertitude de l'ouvrir constamment au même endroit, par rapport à sa disposition variable dans l'état contre nature, est, suivant le défenseur de M. Foubert, une fausse objection, parce que ces variations ne peuvent jamais être assez considérables pour dérober la vessie à la pointe du trocart. Les faits répondaient à la crainte de l'hémorrhagie, qui n'est ni plus fréquente ni plus fâcheuse dans cette opération que dans celle de Cheselden. On nie la possibilité de la lésion de la symphyse des os pubis, objectée comme l'un des inconvénients ; mais il était assez difficile de donner une solution satisfaisante de la dernière difficulté. On reprochait à la nouvelle méthode que la situation des parties et l'épaisseur de celles qui sont divisées empêchent de nettoyer facilement les vessies baveuses, purulentes, et de tirer aisément les pierres restées et les fragments calculeux. Ce changement de situation est inévitable. La plaie faite à la vessie, lorsque cette partie est distendue par une certaine quantité d'urine, ne doit plus répondre directement à celle des téguments, lorqu'elle est vide et qu'elle s'est contractée sur elle-même.

La défense ne resta pas sans réplique. Il en parut une six mois après, sous le nom de M. Coghlan, chirurgien-major au régiment irlandais de Bulkeley. M. Foubert et son apologiste y sont traités avec sévérité. On relève beaucoup de fautes, qu'on assure être de notoriété publique. On prétend, contre toute vraisemblance, qu'en 1740, M. Foubert avait porté trois fois son trocart vers la vessie, sans pouvoir y pénétrer, quoiqu'elle fût fort pleine, et qu'il fut obligé de faire l'opération ordinaire. L'on en conclut que les connaissances les plus lumineuses en anatomie, qu'on ne contestait pas à M. Foubert, en cette partie surtout, ne pouvaient jamais suppléer au défaut de la sonde ; que l'opérateur sans le secours de cet instrument n'est jamais sûr d'ouvrir la vessie dans l'endroit que prescrit la méthode ; qu'il est exposé à offenser les parties voisines, telles que la prostate, l'urèthre, le col de la vessie, les vésicules séminales, l'uretère gauche et le rectum. L'ouverture des cadavres a, dit-on, donné la preuve de tous ces inconvénients. Ainsi, la proscription de la sonde, vantée comme un avantage essentiel, est regardée comme le plus grand défaut de la nouvelle méthode, puisque dans toutes les autres manières d'opérer, c'est la sonde qui est le premier guide et le principe de la sûreté.

Cette discussion, après avoir eu pour aliment des questions de fait assez graves, devient plus littéraire, et l'on porte l'injustice jusqu'à vouloir priver M. Foubert du titre d'inventeur de sa méthode. Cette partie de la dispute est sophistique. Il se sert d'un trocart pour entrer dans la vessie : Denys, Drouin, M. de la Peyronnie et autres y ont pénétré avec un pareil instrument. Son trocart est cannelé et l'on prouve que M. Petit a imaginé un trocart cannelé pour construire un bistouri. On prétend que M. Ledran a fait, avant M. Foubert, sur des cadavres et sur le vivant, l'incision au même endroit où il fait la sienne. M. de Garengeot, qui publia, peu de temps après cette querelle, la seconde édition de sa splanchnologie, y parla d'une manière favorable à la nouvelle méthode, et en maltraita les adversaires, plus en paroles qu'en faits, dans le chapitre de la vessie. Mais cette espèce de hors-d'œuvre ne fit point de sensation.

M. Foubert avait certainement fait des efforts pour reculer les bornes de l'art, à l'avantage de l'humanité. Il ne méritait pas d'être critiqué avec si peu de ménagements quand même il se serait trompé. L'expérience prouve de plus que celui qu'on a combattu avec le plus d'avantage, suivant les lois de la bienséance et de l'équité, ne perd rien de sa considération, s'il en mérite, d'ailleurs. Chacun reste, de son côté, au degré où l'opinion publique l'a placé. La gloire d'un art se répand sur tous ceux qui le professent ; et cette gloire, peut-elle être autre chose que le juste tribut d'estime accordé aux travaux de ceux qui ont illustré leur profession par des services et par des découvertes utiles ? Mais pour acquérir cet honneur et le conserver sans altération, il faut le concours de tous ceux qui y sont intéressés. Quelles atteintes, en effet, ne portent pas à cet honneur les guerres intestines, qui exposent d'habiles gens à la médisance, toujours si avidement saisie par le plus grand nombre, et dont les traits glissent sur les personnes, pour ne laisser d'impressions défavorables que sur l'État, par le soin que les adversaires communs prennent à en renouveler les traces lorsqu'ils en trouvent l'occasion.

M. Foubert a été vengé d'une manière fort honorable, par l'accueil que l'Académie a fait à sa méthode, en la publiant dans le premier tome de ses Mémoires. Cette adoption prouve qu'elle a une valeur intrinsèque. Elle a donné lieu depuis à un autre académicien, feu M. Thomas, d'attaquer la vessie dans le même endroit que M. Foubert, par un procédé inverse, avec de nouveaux instruments et un résultat différent, bien plus avantageux. Mais ceci tient plus à l'histoire du progrès de l'art qu'à l'éloge de M. Foubert, qui n'y est pas moins lié.

J'ai insisté sur sa méthode, parce que c'est elle qui lui a fait un nom distingué dans la chirurgie. Il sera également conservé dans les fastes de l'Académie par ses observations sur l'anévrysme, son mémoire sur les grands abcès du fondement, ses réflexions sur les fractures du col et du fémur, l'application d'un caustique pour faire cesser les accidents les plus graves du panaris, préférablement à l'incision et autres matières, qui sont ou seront publiés dans la suite de nos mémoires.

M. Foubert a été substitut à l'hôpital de la Charité depuis 1735 jusqu'à 1740, et chirurgien en chef jusqu'à 1745. Tous ceux qui l'ont suivi ont beaucoup profité de sa pratique. Sa main était très sûre. Il se possédait dans les circonstances les plus inquiétantes où le sang-froid a des ressources qu'on ne peut assez estimer. Il méritait des louanges sur son application. Il aurait négligé ses malades en ville plutôt que de manquer à ceux de l'hôpital. Ses attentions pour ceux-ci étaient portées au delà des devoirs ordinaires. Il faisait régulièrement les leçons d'anatomie et la démonstration des opérations de chirurgie dans l'école de cet hôpital, à la grande satisfaction des élèves. Ils auraient trouvé difficilement un maître qui leur eût donné de meilleurs préceptes et un aussi bon exemple. L'ordre qu'il avait établi mettait chacun dans son devoir. Les élèves, dont il avait fixé le nombre à dix, pour le service ordinaire des malades, étaient divisés de sorte que celui qui donnait ses soins au numéro premier, les devait, dans toutes les salles, aux malades couchés dans les lits marqués à ce même numéro : un, onze, vingt-un, trente-un, quarante-un, etc., et ainsi des autres. Par ce moyen, le commandement et l'obéissance ne pouvaient souffrir de malentendus. Chaque élève était obligé de tenir un journal exact de la maladie et de la suite du traitement de ceux qui lui avaient été confiés. A la fin de la cure, en cas de guérison, et en cas de mort, après l'ouverture du cadavre, il fallait rédiger le journal en forme d'observation raisonnée. C'est un moyen de cultiver les talents naissants, d'exciter l'émulation, et d'avancer pour la saison de l'expérience, sans laquelle les fruits de l'étude parviennent difficilement à maturité.

Le mérite d'un habile chirurgien ne se montre jamais avec plus d'avantages que dans les consultations. Les lumières que chacun a acquises par ses travaux particuliers, servent également à l'utilité de celui qui consulte et à la plus grande instruction de ceux qui sont consultés. M. Foubert donnait son avis avec assez de laconisme, mais cette espèce de sécheresse n'en excluait pas la solidité. Les paroles vaines et superflues ne suppléent point à la disette des choses. Il a pu se tromper quelquefois, puisqu'il était homme, mais ses intentions ont toujours été droites. Il me semble qu'on en trouverait la preuve dans deux circonstances opposées. Il soutenait quelquefois son sentiment, sur des points très délicats, avec une persévérance qu'on aurait pu prendre pour de l'entêtement ; d'autres fois, il revenait sur ses pas et cédait peut-être avec trop de facilité, à des opinions moins bien fondées que la sienne, mais plus généralement adoptées. Ici, il comptait plus sur les lumières d'autrui que sur les siennes, et il faut le louer de cette déférence ; là, il croyait avoir raison, et il y aurait de l'injustice à le blâmer de n'en avoir point abandonné le parti.

Un philosophe se met, dit-on, au-dessus des événements ; M. Foubert s'en laissait quelquefois abattre. Les malheurs de a pratique l'affectaient vivement. Sa grande sensibilité avait toujours tourné au profit de ses malades, mais elle le rendait souvent inquiet et soucieux. Ce sentiment faisait un contraste singulier avec sa figure, qui était agréable. Un chirurgien fort employé exerce un ministère, qui lui met perpétuellement sous les yeux des hommes dans la situation la plus affligeante. Si M. Foubert, dans l'exercice de sa profession, prenait sur lui de se composer de manière que l'air de son visage, ses paroles et ses actions montrassent une certaine aménité, qui plaît aux malades et qui contribue, plus qu'on ne le croit, à leur soulagement, il paraissait se débarrasser trop aisément de cette contrainte dans le commerce ordinaire de la vie. Il était d'ailleurs ami solide, bon parent et père tendre.

Ses dernières années ont été un supplice, par les douleurs excessives qu'il a souffertes dans une hanche, et que rien n'a pu soulager. La partie inférieure des os de la jambe gauche s'est ramollie peu à peu; et, pour surcroît de maux, il a eu à la fin les symptômes fâcheux de la pierre dans la vessie. Par le mauvais état où il était réduit d'ailleurs, l'opération de la taille était impraticable, et il n'a jamais voulu se faire sonder, dans la crainte d'ajouter à ses tourments la peine d'esprit que lui aurait donnée la certitude de l'existence de ce corps étranger. Il est mort, accablé de ses infirmités, le 16 août 1766, âgé de soixante-dix ans deux mois et deux jours.

M. Malaval, son beau-père, dont il avait été le collègue dans la place de chirurgien ordinaire du Parlement, acquit, en 1750, la charge de lieutenant de M. le premier chirurgien du roi, pour la ville, prévôté et vicomté de Paris, avec survivance et adjonction à l'exercice pour M. Foubert. Il devint titulaire, par la mort de M. Malaval, au mois de juillet 1758. La place de trésorier de l'Académie est annexée à cette charge. En 1754 et 1755, il avait été au nombre des officiers de l'Académie, en qualité de vice-directeur; et il en fut directeur pendant les deux années suivantes, 1756 et 1757. Son nom est, sous ce titre, à la tête de notre liste, dans le troisième tome des Mémoires de l'Académie.

Il a eu de mademoiselle Malaval un fils et quatre filles. Les trois aînées ont été mariées, dans le sein de la Compagnie, à MM. Ruffel, Bras-d'Or et de Balz.

Les sentiments de reconnaissance, dont madame Foubert est pénétrée, lui feraient croire que j'ai manqué à la mémoire d'un mari dont elle a fait le bonheur, plus encore par ses vertus que par sa fortune, si je ne publiais ici la marque d'amitié que M. de la Martinière a donnée à M. Foubert, après sa mort, en la personne de sa veuve. Il lui a fait présent de la moitié de la somme qui lui est revenue pour sa lieutenance vacante. L'autre portion est employée aux frais de la réception de deux candidats (1), qui ont obtenu cette préférence au concours par des épreuves rigoureuses, et qui l'ont justifiée par la distinction avec laquelle ils ont soutenu, jusqu'ici, les différents actes de leur licence.

NOTES.

La séance dans laquelle fut prononcé cet éloge de Foubert a été une des plus importantes pour l'Académie royale de chirurgie.

Une question du plus haut intérêt avait été mise au concours. On avait demandé aux concurrents d'*établir la théorie des lésions de la tête par contre-coup, et les conséquences pratiques qu'on peut en tirer.*

Vingt mémoires avaient été envoyés à l'Académie ; il n'y en avait point de médiocres, dit le rapporteur, sur une matière *aussi difficile qu'importante.*

Le prix était double, mais on fut obligé de le partager entre *Saucerotte*, de Lunéville, déjà correspondant de l'Académie, et *Sabouraut*, de Toulouse.

La chirurgie, est-il dit dans le rapport, peut se promettre de grands progrès de l'application de ces deux auteurs, qui ne sont l'un et l'autre qu'au commencement de leur septième lustre.

L'éloge de Foubert dut être parfaitement accueilli, et il est d'autant plus intéressant pour nous, que nulle autre part il n'est question de ce chirur-

(1) MM. Peyrilhe et Lescure.

gien ; c'était un très injuste oubli, il était bon de remettre en lumière tout ce qu'en avait dit Louis ; mais déjà ici nous pouvons voir combien est difficile la position d'un biographe sévère et impartial à l'égard des familles. Foubert laissait une veuve très inquiète de ce qu'allait dire sur son mari le secrétaire perpétuel de l'Académie ; elle était fille de Malaval, et peut-être se croyait-elle, à ce titre, très compétente en matière de chirurgie ; elle avait donc pris les devants, et dès le 24 février 1768, elle mandait à un intermédiaire tout ce que Louis aurait à dire dans son éloge : « Que M. Louis,
» disait-elle, parle de la beauté de son âme, qui l'emportait sur celle de son
» corps, de la droiture de son cœur, de sa charité, etc., etc. ; qu'il dise
» qu'il était bon mari, bon père, bon ami, etc., etc. »

Louis pouvait certainement en croire Mme Foubert sur tous ces points, mais elle ne s'en tenait point là ; elle faisait de la science : « Pour ce qui
» est de son opération, dit-elle, *je puis certifier* avec vérité, qu'il en est
» le véritable inventeur ; s'il a lu dans les ouvrages anciens quelque chose
» qui ait pu lui en donner l'idée, cela n'est point venu à ma connaissance,
» mais ce que je sais certainement, c'est que personne ne la faisait de cette
» manière avant qu'il en eût donné connaissance à l'Académie ; ainsi, si
» M. Louis, comme je n'en doute point, veut lui rendre justice sur ce point,
» il a de quoi s'étendre, etc., etc. »

Jusqu'à quel point Louis donna-t-il satisfaction à Mme Foubert ? C'est ce qu'il serait assez difficile de décider aujourd'hui ; mais on va voir, dans les notes qui suivront l'éloge de Lecat, ce qu'on fait dire aux veuves lorsque dans une notice académique l'auteur s'est permis de laisser entrevoir quelques vérités.

Mme Foubert parlait *avant* la lecture de l'éloge de son mari, nous verrons tout à l'heure comment Mme Lecat s'exprimera *après* la lecture de l'éloge **du sien.**

ÉLOGE

DE LECAT,

LU DANS LA SÉANCE PUBLIQUE DU 6 AVRIL 1769.

S'il est juste de rendre après la mort, aux membres des compagnies savantes, le tribut de louanges qu'exige la célébrité dont ils ont joui, il est quelquefois très embarrassant pour celui qui en est chargé, par devoir, de satisfaire également aux égards que méritent sa compagnie, le public et la vérité. Ce sont des intérêts différents, assez difficiles à ménager, lorsque, de temps en temps, on les trouve opposés l'un à l'autre. On ne doit point perdre de vue que les éloges de nos confrères sont destinés à faire partie de l'histoire de l'Académie, et qu'elle doit être lue en des temps éloignés, où l'amitié et toutes les considérations qui préviennent diversement les contemporains, n'auront plus la moindre influence. Nous n'avons pas à nous plaindre de la disette des matériaux. Peu d'hommes se sont occupés du soin de leur réputation avec autant de zèle et d'ardeur que M. Lecat. Né avec un esprit vif et impétueux, et doué d'une imagination féconde, il a mené la vie la plus active et la plus laborieuse. Il saisissait avec empressement et suivait avec feu toutes les occasions de montrer la part qu'il prenait à l'avancement des connaissances humaines. Les sciences et les arts le regrettent à juste titre. Sa perte a privé la chirurgie d'un homme extraordinaire et peut-être unique, qu'on ne trouve à comparer avec aucun des grands hommes à qui notre art doit ses progrès.

Claude-Nicolas Lecat naquit à Blérancourt, bourg considérable de Picardie, le 6 septembre 1700. Son père et ses aïeux, paternels et maternels, y ont exercé la chirurgie avec réputation. Destiné par eux à l'état ecclésiastique, il en porta l'habit pendant dix ans. Après ses premières études au collége de Soissons, il vint à Paris et y soutint une thèse sur toutes les parties de la philosophie, le 22 juillet 1720. Son inclination pour un genre d'état ne se trouva plus conforme aux vues de ses parents. Il aurait voulu se faire ingénieur, et pouvait déjà se promettre du succès dans cette profession, ayant appris seul et par goût, pendant le cours de ses études, les mathématiques et les fortifications. Il se fit connaître, en 1724, par une dissertation sur le phénomène des arcs-boutants de l'église Saint-Nicaise de Reims, lesquels, tandis que l'on sonne, éprouvent un balancement très sensible. En 1725, il publia une lettre sur l'aurore boréale, nouveau météore qu'on avait observé cette année.

L'art de ses pères était un patrimoine qu'il avait eu de la répugnance à cultiver. S'étant enfin déterminé à embrasser la chirurgie, l'amour de l'étude et l'habitude de l'application lui firent faire, en peu de temps, des progrès assez rapides dans cette nouvelle carrrière. M. Benomont, l'un de nos plus anciens confrères, se rappelle aujourd'hui, avec une tendre satisfaction, qu'il a reçu chez lui, il y a près de cinquante ans, le jeune Lecat, en qualité d'élève. Ils ont toujours été liés de la plus étroite amitié; et le disciple, qui a toujours conservé le souvenir de ce premier rapport, n'a jamais cessé, par reconnaissance, de donner à M. Benomont la qualité de son cher maître, ce qui les a également honorés l'un et l'autre.

La fréquentation des hôpitaux, l'assiduité aux écoles de chirurgie et de médecine, et les devoirs à remplir sous la direction de M. Benomont, partageaient tout le temps de M. Lecat, et il l'employa avec fruit. M. de Tressan, archevêque de Rouen, se l'attacha en 1729. Deux ans après, les administrateurs de l'Hôtel-Dieu de Rouen, animés d'un zèle vraiment patriotique, renoncèrent au droit de nommer arbitrairement un chirurgien en chef pour ce grand hôpital. Ils mirent au concours la survivance de cette place qui devait vaquer prochainement, et M. Lecat mérita la préférence sur les autres compétiteurs.

L'année 1732 fut marquée par ses premiers succès dans l'opération de la taille par la méthode latérale, au village de Gaillon, où les archevêques de Rouen ont leur maison de plaisance, sur deux enfants, l'un âgé de treize ans et l'autre de sept. Dans un voyage à Dieppe, il sauva la vie à deux enfants par l'opération, pratiquée avec autant d'habileté et de succès qu'à Gaillon, l'année précédente. Le grade de docteur en médecine à Reims, et l'accessit au prix que l'Académie royale de chirurgie, nouvellement établie, donnait pour la première fois, ajoutèrent à la satisfaction de M. Lecat. En 1734, il fut reçu maître en chirurgie à Rouen, y tailla six pierreux qui guérirent parfaitement, et remporta le prix de l'Académie de chirurgie.

Toutes ses entreprises ne furent pas également favorisées de succès. En 1735, il fut couronné pour la seconde fois à l'Académie, mais il fut moins heureux dans la pratique de la lithotomie. Un homme ordinaire ne profite guère de ses fautes; souvent même, il ne s'aperçoit pas en quoi il a manqué. M. Lecat était trop éclairé pour ne pas employer toute la sagacité dont il était capable à connaître la cause de ses revers. Il y aurait été engagé par le parti même qu'il tirait de ses triomphes. En 1738, il rendit compte à l'Académie des sciences des divers événements de la taille latérale. Il déclara qu'en 1735 et 1736, il avait cru ajouter quelque perfection à cette opération, en essayant de faire à la vessie une incision qui intéressait le dedans de la prostate, le col de la vessie et un grand pouce de son corps. L'extrémité de l'uretère gauche se trouvait comprise dans cette section. Ne devait-on pas prévoir que l'infiltration de l'urine dans le tissu cellulaire, derrière la prostate, produirait nécessairement une inflammation gangréneuse, même après l'extraction la plus facile du corps étranger? Nous ne pouvons trop faire remarquer, quand l'occasion s'en présente, à quel point s'abusent ceux qui ne jugeraient de l'excellence d'une opération que par la prestesse de l'opérateur. M. Lecat, qui recueille plus de gloire à nos yeux par l'aveu de ses fausses tentatives que par le récit de ses succès, crut dès lors devoir se renfermer dans le projet de débrider seulement, par une petite incision, le col de la vessie et la prostate, à côté du vérumontanum, pour préparer la voie à une douce dilatation. Telle fut l'époque de l'invention de deux instruments, l'un nommé uréthrotome, pour inciser les téguments de l'urèthre; l'autre appelé cystitome, étroit, un peu courbe, tranchant sur la convexité, dont la lame fort courte, tournée vers le rectum, n'abandonnait pas la cannelure de la sonde. Son usage était de débrider sûrement et sans danger le col de la vessie. Ces instruments avaient des gouttières ou cannelures larges au côté droit, afin de les introduire successivement, en les faisant glisser l'un sur l'autre, sans crainte de déviation. Cela ajoutait à la sûreté et à la célérité de l'opération. Ces instruments ont été gravés par les soins de M. de la Faye, qui en a fait mention dans ses notes sur Dionis. Feu M. Günz, professeur d'anatomie et de chirurgie à Leipsick, dans une savante dissertation, publiée en 1740, sur les différentes manières de tailler, dont on était redevable à l'émulation des chirurgiens français, donne la préférence aux procédés de M. Lecat.

L'Académie ne crut pas devoir adjuger de prix en 1736. Les circonstances de la guerre en Allemagne et en Italie avaient fait choisir pour question de : « Déterminer le caractère distinctif des plaies faites par armes à feu, et le traitement qui leur convient. » On trouva que ceux qui avaient répondu avec succès à la première partie de la proposition, avaient traité trop légèrement la seconde. En 1737, l'Académie avait demandé : « Si l'on doit amputer le carcinome des mamelles. » Plusieurs mémoires reçus sur cette question contenaient, dit-on, des règles judicieuses de pratique, mais la théorie parut trop conjecturale. M. Lecat, qui avait concouru sans fruit ces deux années, obtint par un second travail sur le premier sujet le prix double, en 1738. Son mémoire avait pour devise le mot latin *usquequò?* expression modeste, qu'on crut devoir lui retorquer dans un tout autre sens, en le priant de ne plus entrer en lice, afin de ne pas décourager ceux qui craindraient un tel émule. Il ne se conforma point au désir de l'Académie, et travailla pour le prix double de l'année suivante, qui lui était échappé en 1737. Il le partagea avec M. de la Sône, alors élève en chirurgie, puis docteur en médecine de la faculté de Paris, devenu premier médecin de la reine et honoré d'un brevet de conseiller d'État (1). Nos registres portent que les mémoires des deux concurrents étaient d'un égal mérite.

L'*usquequò* riposté fit le plus grand honneur à M. Lecat. Les papiers publics l'apprirent à tout le monde. On le répéta dans toutes les occasions où il put être placé à l'avantage de l'auteur. Au fond, ce n'était qu'un compliment, un simple jeu de mots qui portait sur une base bien faible. Le prix n'avait été accordé qu'après avoir été suspendu deux années de suite, et en le partageant. M. Lecat avait pour rival, sur un point de pratique, un très jeune homme, qui commençait à peine l'exercice de la chirurgie dans l'hôpital de la Charité. On a donc pris dans un sens trop étroit les expressions dont on s'était servi pour engager M. Lecat à se reposer sur ses lauriers.

Il en cueillait journellement dans le pénible emploi d'enseigner à son établissement à Rouen ; il y donna des leçons sur l'anatomie et la chirurgie. Dès 1736, son école particulière avait été érigée en école publique, avec un brevet du roi qui lui donnait le titre de professeur et démonstrateur royal. Il a rempli gratuitement les devoirs de cette place, pendant les dix premières années, avec autant de zèle qu'il le fit, après qu'on y eut attaché des appointements. Cet établissement, si utile à la province, fut favorisé par le bureau municipal, qui le plaça dans un corps de bâtiment, au-dessus d'une des portes de la ville. M. Lecat contribua aux frais de la construction intérieure de l'amphithéâtre. Nous le savons de lui-même, dans un écrit où, en rappelant que les puissances de la province, les premiers magistrats, les officiers du corps de ville et les administrateurs

---

(1) Il est mort premier médecin du roi en 1788.

de l'Hôtel-Dieu s'étaient prêtés à ses vues avec le zèle et la générosité qui excitaient sa reconnaissance, il dit que la formation d'une école chirurgicale lui a coûté des peines, des fatigues, des dépenses et des contradictions de toutes les espèces. M. Lecat a prévenu nos réflexions à ce sujet. « Quelle honte pour l'humanité, s'écrie-t-il, que cet acharnement et cette ingratitude envers ceux qui consacrent leur vie et leur fortune au bien public, et qu'il semble même qu'il suffise de se distinguer parmi les bons citoyens, pour être l'objet de la satire et de la calomnie ! »

Il aurait pu se croire dédommagé de ces mortifications, auxquelles il était trop sensible, par les distinctions qu'on lui accordait ailleurs. La compagnie, qui avait récompensé ses premiers travaux d'une manière si honorable, et qui avait tant contribué à sa réputation naissante, lui donna des lettres d'associé, en 1739. Il ne s'aperçut que fort longtemps après qu'il avait toujours été sur la liste à la tête de cette classe ; car il ne prit que dans ces dernières années, au frontispice de ses ouvrages, la qualité de doyen des associés regnicoles de l'Académie royale de chirurgie.

Au mois de décembre de la même année 1739, l'Académie des sciences le mit au nombre de ses correspondants. Il lui avait communiqué diverses observations anatomiques dignes de l'accueil qu'on leur a fait. L'histoire de 1738 dit que M. Lecat avait trouvé, dans un enfant de huit jours, les veines coronaires réunies dans un seul tronc, lequel, sans pénétrer dans l'oreillette droite, se jetait dans la veine sous-clavière gauche ; et qu'en faisant la dissection d'un marcassin, il avait vu la veine azygos bifurquée vers la base du cœur et jetant chacune de ses branches dans chacune des oreillettes.

Ces faits prouvent un esprit de recherches et l'application qui mène aux découvertes. M. Lecat fit connaître sa capacité à cet égard par des observations sur l'origine des tuniques communes de l'œil, insérées dans l'histoire de l'année 1739. C'était une doctrine reçue par les anatomistes, que la rétine est la production de la substance médullaire du nerf optique ; que la dure-mère, qui sert d'enveloppe extérieure à ce nerf, forme la sclérotique, et que la choroïde vient de la pie-mère. M. Winslow avait déjà démontré la fausseté de cette opinion ; mais M. Lecat ayant examiné les choses avec plus d'attention, a envoyé à l'Académie des yeux disséqués, où l'on voyait que la pie-mère, en quittant le nerf optique et avant que de s'épanouir pour former le globe de l'œil, se partageait en deux lames, dont l'extérieure est solide, et va se confondre avec la sclérotique, et l'interne forme la choroïde; de sorte que la sclérotique est faite de la dure-mère et de la lame externe de l'expansion de la pie-mère, et la choroïde émane de celle-ci. L'Académie prononça, d'après les pièces préparées et par le mémoire qui les accompagnait, que M. Lecat avait de très grandes connaissances en anatomie. M. de Haller a adopté cette découverte et en fait honneur à son auteur : *Membranam novam, quæ piæ matri continua est et scleroticam subtendit, veram omninò, invenit* (1). M. Zinn, auteur postérieur d'un très bel ouvrage sur la structure de l'œil, qui semble avoir vu les choses encore plus distinctement, loue la description que M. Lecat a donnée de cette membrane.

L'Académie des sciences de Madrid et la Société royale de Londres l'adoptèrent en 1740. Les premières observations qu'on trouve de lui dans les *Transactions philosophiques* sont du 10 février de cette année. Il s'agit dans la première d'un abcès à l'hypocondre droit, d'où il sortait des hydatides. On y donne des conjectures sur la formation de ces vésicules lymphatiques. La seconde observation a pour objet la chute de l'intestin par l'anus contre nature, resté dans l'aine, après une hernie avec gangrène. Plusieurs autres exemples de pareille incommodité fourniront la matière d'une dissertation intéressante, pour la suite de nos Mémoires (2). Les *Transactions* ont

(1) *Methodus stud. medic.*
(2) Voyez les dissertations de MM. Louis et Sabatier *Sur les hernies avec gangrène et les anus contre nature*, t. III et V de l'Acad.

publié, en 1743, l'invention d'un hamac de maroquin. Le titre du mémoire suffit pour en faire connaître l'usage : *Description d'une machine propre à panser et à traiter des malades extrêmement pesants, qui ont quelque maladie chirurgicale au dos, à l'os sacrum, etc., ou qui en sont menacés.* Au moyen de différentes poulies, on peut avec une corde soulever l'homme le plus lourd par son embonpoint. « Il est une espèce de richesse dans le tempérament, dit M. Lecat, mais l'excès des richesses mêmes devient une misère. » Tel est le début du mémoire sur le hamac de maroquin, imaginé pour un homme de condition de Rouen, extrêmement replet, paralytique et enfin gangrené à la région du sacrum.

M. Lecat qui, comme on l'a vu, en renonçant à l'état ecclésiastique, avait eu le désir de se faire ingénieur, avait beaucoup de goût pour les machines. Il rectifia, en 1743, l'ambi d'Hippocrate, pour la réduction des luxations du bras avec l'épaule, et cette invention, dont on ne se sert point, quoiqu'elle montre beaucoup de génie, a été admise dans les *Transactions philosophiques* (n° 469).

Le *Traité des sens* avait paru en 1740, et quatre ans après on en fit une nouvelle édition en Hollande avec des corrections et des augmentations. Cet ouvrage est dédié au parlement de Normandie, comme le premier fruit des leçons anatomiques de l'auteur, sous la protection et les bienfaits de cet auguste corps. Le journal de Trévoux, celui des savants, les feuilles de l'abbé des Fontaines rendirent du *Traité des sens* le compte le plus honorable. L'auteur fut célébré comme un très habile physicien et le livre parut une production savante, agréable, curieuse et intéressante. M. Lecat était difficile en matière de louanges. On en jugera par son mécontentement sur la manière dont l'abbé des Fontaines avait parlé du *Traité des sens*. Après avoir annoncé l'ouvrage par son titre, avec toutes les qualités de l'auteur, ce périodiste s'exprimait ainsi : « Si tant d'honneurs littéraires, si tant de glorieux titres, accumulés sur la tête d'un seul homme préviennent, avec raison, en faveur de sa haute capacité et de ses rares talents, ils invitent naturellement à lire un ouvrage de physique, dont ils parent le frontispice..... On trouve ici, ajoute l'abbé des Fontaines, les mystères de la nature clairement développés, et même d'une façon *assez nouvelle* par rapport à la vision, et à la manière dont on connaît la grandeur et la distance des objets et par rapport à la catoptrique. On y substitue à l'attraction newtonienne, pour expliquer la réfraction, une impulsion mécanique, et on donne sur cela un *système qui a quelque chose de neuf*.

» Cet ouvrage est enrichi de fort belles planches anatomiques. Celle qui représente la base du cerveau est d'une exactitude et d'un travail admirable, aux yeux des grands connaisseurs. Les maîtres m'ont assuré qu'il n'avait jamais paru rien de pareil, quant à cet objet particulier de l'anatomie. Du reste, ce livre est, ce me semble, à la portée de tout le monde. »

Ce jugement de l'abbé des Fontaines, tout avantageux qu'il est, ne satisfit pas M. Lecat. Les éloges lui parurent affaiblis à dessein. Voici comment il s'en explique dans une lettre apologétique imprimée en 1747 :

« Si l'abbé des Fontaines n'avait pas eu mes ennemis pour conseils, il n'aurait pas dit que ma doctrine, sur les endroits cités, est *assez* nouvelle, mais nouvelle tout court : car, une chose est nouvelle ou elle ne l'est pas. Par la même raison, il n'aurait pas dit que le mécanisme de l'impulsion, substituée à l'attraction newtonienne, *a quelque chose de neuf*. On n'a jamais donné au public le mécanisme d'une impulsion, qui expliquât tous les phénomènes pour lesquels Newton a eu recours à l'attraction, et ceux mêmes qui sont inexplicables par cette attraction ; mécanisme qui devient par conséquent un principe général, et plus général encore que l'attraction, sans avoir aucun de ses défauts.

» Il me semble, continue M. Lecat, que ceci est de la plus profonde physique. Mes ennemis mêmes m'accordent d'être profond en anatomie. Ils conviennent que j'ai clairement développé les mystères de la nature et que mon livre, quoique plein d'anatomie, de physique profonde, d'un peu de géométrie même, *est à la portée de tout le monde.* »

Il serait difficile de faire voir la suggestion d'un ennemi dans le compte rendu par l'abbé des Fontaines. Si les auteurs ne doivent pas être crus à leur seul témoignage, les journalistes sont également suspects. Ceux-ci peuvent bien, par leurs éloges ou par leurs censures, flatter ou mortifier l'amour-propre des auteurs, mais c'est le mérite du livre même qui en fixe le sort. Les maîtres de l'art en sont les arbitres et les vrais juges. M. de Haller a parlé du *Traité des sens.* Il le regarde comme un ouvrage estimable, où il y a du neuf et beaucoup de paradoxes. Les *Essais de médecine de la Société d'Édimbourg* disent que la figure de la base du cerveau, avec les nerfs et les vaisseaux qui s'y trouvent, est nouvelle et élégante ; que celle de la glande lacrymale et de ses canaux excréteurs est nouvelle et représente bien les parties dans leur situation naturelle. Voilà des jugements favorables et rendus avec la plus parfaite impartialité. Le suffrage de M. Camper, célèbre professeur de Groningue, est d'autant moins récusable sur ces mêmes objets qu'il contredit sans ménagement les choses qu'il croit erronées. M. Lecat, par exemple, défend avec chaleur le sentiment de M. Mariotte, qui regardait la choroïde et non la rétine comme l'organe immédiat de la vision. Selon M. Lecat, la rétine, que tout le monde prend pour l'expansion de la substance médullaire du nerf optique, est à la choroïde ce que l'épiderme est à la peau. Il pense que la pellucidité de la rétine l'empêche de retenir la peinture des objets. Son système, combiné de ceux de Mariotte, de Lahire et de Taylor, est fortement réfuté par M. Camper qui, outre plusieurs excellentes raisons, tranche la fausse difficulté, en disant que c'est le mouvement imprimé à la rétine, et non la couleur des rayons, qui excite la sensation. Il paraît que cette membrane peut seule transmettre au siège de l'âme l'impression des objets colorés. M. Lecat pose pour principe que la pie-mère est le véritable organe général des sensations ; qu'elle est enduite d'une espèce de velours noir, tout propre à absorber les rayons ou l'image, et par conséquent à en recevoir toute l'impression fort distinctement. Au même endroit, il est dit que la choroïde est un organe aussi essentiel à la vision que le vif-argent l'est à l'effet du miroir, qui réfléchit les images. M. Camper trouve ces deux comparaisons tout à fait singulières et contradictoires; et, en effet, la propriété d'absorber les rayons et celle de les réfléchir ne peuvent être attribuées à la même membrane, considérée comme l'organe immédiat de la vision. La couleur noire de la choroïde suivant l'auteur du *Traité des sens*, est l'effet de l'amalgame des souffres du sang avec le mercure qu'il contient. Il assure que le fluide animal a quelque chose qui tient de la nature mercurielle. M. Camper a fait des expériences pour découvrir dans la choroïde la substance mercurielle qu'on y a supposée. Il était, dit-il, réservé à M. Lecat de trouver, dans nos liqueurs, de quoi faire de l'éthiops minéral avec du soufre et du mercure.

Ces discussions savantes, connues seulement du très petit nombre de ceux qui cultivent toutes les branches de l'art, avec le soin convenable, ne pouvaient détruire l'honneur que l'ouvrage avait fait à l'auteur. Il poursuivit, avec tout le zèle et l'activité possibles, et obtint l'établissement d'une Académie des sciences, belles-lettres et arts, dans la ville de Rouen. M. de Fontenelle et plusieurs autres personnes illustres de cette ville se rendirent à ses instantes sollicitations pour se mettre à la tête de cette compagnie, à laquelle on donna des lettres patentes, en 1744. M. Lecat en fut le secrétaire perpétuel pour la partie des sciences et des arts, place qu'il a remplie avec une grande distinction. Les journaux ont fait mention, chaque année, des Mémoires et des éloges qu'il a lus aux séances publiques. Celui de M. de Fontenelle a été imprimé. On peut le regarder comme la vie de l'illustre académicien, dont les talents et les vertus sont dignement célébrés.

A l'époque de cet établissement, M. Lecat fit l'ouverture d'un cours public de physique expérimentale, lequel a été fait chaque année, sans que ses cours d'anatomie et de chirurgie en fussent dérangés. Il fonda trois prix, pour être distribués annuellement, dans une séance publique de l'Académie des sciences, aux élèves de l'École anatomique.

Le même sentiment qui portait ce professeur à sacrifier son temps, son repos, sa fortune et sa santé même, aux progrès des sciences, lui faisait chercher sa récompense dans la publicité de ses travaux. C'est par lui que nous savons qu'un particulier de mauvaise humeur, fatigué de lire dans les journaux le succès de ses opérations, fit courir dans Rouen une lettre manuscrite pour lui reprocher un amour-propre démesuré; pour lui persuader que ces éclats étaient peu nécessaires à sa réputation; que le vrai mérite n'avait pas besoin d'être affiché et qu'il ne reçoit son lustre que de lui-même. M. Lecat n'aurait pas parlé de l'offense, s'il n'avait compté sur une réponse victorieuse. Selon lui, le public devait être informé de ses découvertes, afin de le mettre à portée d'en profiter. Le mérite ne s'affiche pas, dit-il, mais bien les ouvrages et les productions des gens de mérite; et si cette publicité, avantageuse à l'État et au genre humain, fait un éclat qui rejaillit sur les auteurs, c'est alors une juste et noble récompense de leurs travaux, à laquelle il est aussi beau d'aspirer, qu'il est honteux et d'un mauvais citoyen de vouloir y attacher du ridicule.

L'auteur de la lettre s'excusait de ne pas assister aux cours de physique de M. Lecat, parce qu'il ne les rendait pas assez intelligibles. M. Lecat répond : « qu'il ne croit pas devoir se » défendre sur le reproche de quelques leçons superficielles et » de quelques explications obscures; que les gens sensés savent » distinguer l'auteur de l'ouvrage et le professeur de la leçon. » Il prie que l'on consulte la voix publique, sur sa façon d'en- » seigner, pour être convaincu qu'un talent qui lui est uni- » versellement avoué, c'est la netteté dans l'exposition. » Je ne suivrai pas plus loin l'extrait de cette apologie. Le but d'un éloge étant de faire connaître celui qui en est le sujet, j'ai pensé qu'on ne pourrait pas réussir à peindre M. Lecat mieux qu'il ne l'a fait lui-même.

Il vit, avec un désagrément qu'il ne put cacher, quelques réflexions générales insérées dans le programme que l'Académie de chirurgie fit distribuer au mois de janvier 1743, pour le prix de l'année suivante. Il portait que l'Académie, qui n'a en vue que l'avancement de la chirurgie, n'adopte que les connaissances qui peuvent conduire sûrement dans la pratique; qu'elle rejette toute opinion, toute explication purement ingénieuses, et les raisonnements qui ne sont fondés que sur des conjectures ou des vraisemblances. Cette fausse théorie, ajoute-t-on, est souvent tout ce qu'il y a de nouveau et ce qui abonde le plus dans la plupart des mémoires que l'on envoie à l'Académie : c'est ce qui l'a empêchée plusieurs fois d'adjuger le prix. Si elle l'a accordé à quelques-uns de ces ouvrages où les productions de l'esprit brillent plus que le savoir, c'est qu'elle n'a pas jugé à propos de proposer, plus de deux fois, le même sujet; mais elle ne peut pas faire imprimer ces mémoires, parce qu'ils n'apprendraient rien aux maîtres de l'art et qu'ils seraient dangereux pour les élèves.

On venait de publier le premier tome des *Mémoires de l'Académie*, lorsque ce programme parut. M. Lecat fit de cette excellente production la critique la plus amère. La belle préface, ce morceau si précieux pour les personnes mêmes qui ne sont pas de l'art, est dépecée sans scrupule. On isole les propositions, pour les considérer dans un sens absolu et les priver de la clarté et de la précision qu'elles tirent de leur enchaînement avec ce qui les précède et ce qui les suit. Quelles beautés ne défigurerait-on pas par une telle manœuvre! On en voulait visiblement aux mémoires de M. Quesnay, mais ses ouvrages ont triomphé de cette vaine critique.

Pour peu qu'on réfléchisse sur ces disputes, on voit que l'amour de l'art n'en est ni le principe ni la fin. Elles partent presque toujours de l'intérêt personnel ou y aboutissent. Je désirerais fort pouvoir me dispenser de parler du démêlé que nous avons eu, M. Lecat et moi. Je ne croyais pas l'offenser, lorsque je me proposai, en 1746, d'affranchir les femmes de l'incontinence d'urine, suite presque nécessaire de l'extraction de la pierre, par la méthode ordinaire de les tailler. Chirurgien principal de l'hôpital de la Salpêtrière, qui renferme sept mille personnes du sexe féminin, j'avais alors des occasions fréquentes de m'exercer sur les maladies qui lui sont propres. Il me parut qu'une double section latérale de l'urèthre, depuis son orifice extérieur jusqu'à la vessie, ouvrirait une voie libre pour l'extraction des pierres, et qu'on pourrait éviter, par ce moyen, les douleurs et les effets fâcheux du déchirement irrégulier, de la contusion et de la destruction de l'organe, désordres très réels, que mes expériences établissaient et qu'on avait méconnus, sous la fausse idée d'une dilatation, à laquelle on imaginait que les parties pouvaient se prêter. Ma méthode, adoptée aujourd'hui d'après des succès incontestables, eut ses premiers essais, qui présentaient matière à contester, même par des endroits plus défectueux que ceux qu'ont relevés mes adversaires. M. Lecat, que je connaissais de réputation, me reprocha de n'avoir fait aucune mention de lui et prétendit que j'aurais dû parler de l'invention d'un gorgeret dilatateur à lame tranchante, qu'il avait proposé pour la taille des femmes. J'ignorais absolument l'existence de cet instrument. M. Lecat m'indiqua un journal de Verdun, de 1742, où il n'est encore qu'en projet. Il l'a appliqué depuis à la taille des hommes. Je m'excusai sur ce qu'en 1742, très jeune encore, simple élève employé à l'hôpital royal militaire de Metz, je ne connaissais pas ce journal, et que mon silence sur cet instrument ne pourrait être un sujet de reproche, qu'autant qu'il aurait été consigné dans les livres de l'art. M. Lecat, peu satisfait de cette réponse, qui ne me laissait aucun tort, voulait m'en trouver. Sa réplique fut une belle apologie des journaux, dépositaires des découvertes des savants et qui, selon lui, sont la source la plus féconde de l'instruction. J'eus le malheur de n'être pas de son avis, sur ce point très indifférent à la perfection de l'opération de la taille des femmes. Notre correspondance particulière devint publique. M. Lecat fit, de ses principaux griefs, une lettre insérée dans le *Mercure de France*. Je crus devoir y répondre. M. Lecat répliqua. Je fournis une duplique, et feu M. de la Bruère, alors chargé du *Mercure*, refusa d'y donner place à une troisième lettre de M. Lecat. Elle ne fut pas perdue pour ceux qui soufflaient en sous-œuvre le feu de cette dispute. J'opposai une lettre de deux pages qui déplut à M. Lecat. Il regardait comme un avantage de parler le dernier, et il termina, en effet, la contestation, en disant que j'avais manqué au *decorum* à son égard; qu'il est un ancien maître et que je ne suis qu'un gagnant maîtrise, ce qui devait m'imposer un ton très subalterne; que, sans mettre les gens dans la dure nécessité de me le dire, j'aurais dû voir, qu'à tous égards, je n'étais pas son égal; enfin que j'ai enfreint, dans mes lettres, toutes les lois de la nature, de la société et de la politesse.

...... Les lois de la nature se trouvaient violées, parce que je n'avais que vingt-six ans et qu'il avait le double de mon âge. Il opposait à ma qualité de simple gagnant maîtrise de la Salpêtrière près Paris, les grades pris dans les universités et ses titres mérités dans les premières académies de l'Europe. L'épigraphe tirée d'Horace, et dont l'application était fort injurieuse, montrait assez que la colère lui avait arraché cette lettre, datée du 21 juin 1749.

> . . . *Ridebit monitor non exauditus : ut ille*
> *Qui male parentem in rupes protrusit asellum,*
> *Iratus; quis enim invitum servare laboret?*
> (HORAT. Epist. xx, vers. 14.)

c'est-à-dire :

« Pour te punir de n'avoir pas suivi mes avis, j'imiterai ce que fit, dans un mouvement de colère, celui qui poussa son âne rétif dans le précipice. Car pourquoi chercherait-on à sauver qui s'obstine à sa perte? »

Les moralistes conviennent qu'un examen sévère des motifs réduirait les actions vraiment estimables à un bien petit nombre. N'y en a-t-il point de blâmables qu'on pourrait justifier par la même voie? En me traitant si durement, il est probable que M. Lecat crut exercer un acte de justice pour le temps, et me donner une leçon pour l'avenir. Quoi qu'il en soit, le temps l'apaisa, et j'ai connu que son cœur n'avait point partagé les écarts de son esprit irrité. Quelques années après, je reçus la visite de M. Lecat, à laquelle je ne m'attendais point. Il n'employa pas de médiateur. Notre réconciliation n'en fut que plus prompte. Des explications avec un tiers auraient pu la rendre moins solide, et il n'y en eut point entre nous. Je me rappelle, avec plaisir et reconnaissance, les marques d'amitié qu'il m'a données depuis ce temps, tant à Paris, dans les divers voyages qu'il y a faits, qu'en me recevant à Rouen, lorsque je me rendis à l'invitation d'aller le voir tailler. C'est à son estime que je dois le titre d'associé de l'Académie des sciences de Rouen.

La publication du lithotome caché fournit à peu près dans le même temps un nouveau sujet de querelle. Les différentes pièces, produites à cette occasion, forment un volume in-8°, que M. Lecat a mis au jour en 1752. On a prétendu que ces écrits n'avaient pas peu servi à donner de la vogue à l'instrument et à son auteur. L'Académie les a appréciés. Elle s'est occupée, sans prévention, de cet objet important en 1755, et le résultat de ses expériences est consigné dans le troisième tome de ses Mémoires. M. Lecat avait été le promoteur du concours des lithotomistes. Il aurait voulu que notre travail eût prononcé formellement entre son adversaire et lui. Mais l'Académie jugea qu'elle ne devait s'occuper que du fait; pour remettre les choses dans l'ordre qui lui était relatif, il publia, en 1766, sous le nom d'Alexandre-Pierre Nahuys, un ouvrage d'environ 300 pages in-8°, intitulé : *Parallèle de la taille latérale avec celle du lithotome caché*, suivi de deux dissertations, 1° sur l'adhérence des pierres à la vessie; 2° sur quelques nouveaux moyens de briser la pierre.

Des travaux si multipliés ne l'empêchaient pas de donner chaque année, ou dans les journaux ou à part, de petites pièces fugitives sur différents sujets de physique, de médecine et de chirurgie. Le nombre en est trop considérable pour qu'on puisse les analyser. Il brillait dans beaucoup d'académies, tant nationales qu'étrangères, par des dissertations savantes sur le sujet des prix qu'elles proposent chaque année. En 1753, il obtint celui de l'Académie de Berlin : « Sur la nature du fluide des nerfs et son usage pour le mouvement musculaire. » C'est une hypothèse physiologique qui mérite d'être examinée. En 1757, M. Lecat eut le même avantage à l'Académie de Toulouse, pour un mémoire sur la théorie de l'ouïe. Parce que le prix était triple, on a dit et répété que M. Lecat avait mis fin à ses combats littéraires, après avoir été couronné de cette espèce de tiare académique. Il reçut de l'Académie des curieux de la nature un diplôme d'association, avec un nom qui le désignait sous la qualité de *remporteur de prix*.

Si les académies modernes n'avaient proposé qu'une couronne de laurier ou une simple palme, comme aux jeux établis dans la plupart des villes de la Grèce, M. Lecat leur aurait sans doute fait hommage de ses talents et des fruits de son application la plus sérieuse. Les éloges, les acclamations lui auraient paru une récompense assez flatteuse, capable d'inspirer une noble émulation. Comblé depuis longtemps des honneurs académiques, il crut devoir concourir incognito pour le prix double que l'Académie de chirurgie devait donner en 1755, contre la loi expresse qui l'en excluait comme membre de la compagnie. Les renseignements, fournis pour l'éloge de M. Lecat à plusieurs littérateurs d'un mérite très distingué, et qui en ont fait usage, les ont induits en erreur sur ce fait, en disant : « Que dès qu'on soupçonna que le mémoire présenté pouvait être de la main de M. Lecat, on suscita des difficultés qui l'engagèrent à garder scrupuleusement l'anonyme, et à faire réclamer le prix, qu'en effet il remporta, par un chirurgien de ses amis, qui voulut bien se déclarer l'auteur du mémoire. »

L'intérêt de la vérité et l'honneur de l'Académie ne permettent pas de laisser passer un pareil trait sans réclamation. L'auteur d'un mémoire ne peut jamais être connu que par son imprudence, et ne doit jamais l'être que quand on lève le papier cacheté qui couvre son nom. On n'en trouva point au mémoire dont il s'agit ; et l'Académie, qui ne s'occupe pas à soupçonner les auteurs, n'aurait formé aucune conjecture sur ceux qui ne doivent pas concourir. Lorsqu'à la séance publique on proclama la pièce qui avait eu la pluralité des suffrages, un académicien, ami de M. Lecat, et qui probablement était seul dans sa confidence, demanda les deux médailles de 500 francs, en échange de la copie nette du mémoire qu'il présentait ; mais il n'était pas chargé d'en déclarer l'auteur. Les médailles furent retenues jusqu'à nouvel examen. Nos registres portent, à la date du 15 mai 1755, le nom du chirurgien qui a fait les preuves nécessaires pour retirer le prix double adjugé au n° 20 ; et on lit, au tome troisième du recueil des pièces qui ont concouru aux prix de l'Académie, que ces preuves se sont réduites à envoyer une copie double du mémoire, auquel le prix a été adjugé. La moindre des conventions, faites entre M. Lecat et son ami, était certainement de lui laisser l'honneur d'avoir remporté le prix. C'est donc une infidélité que de le lui avoir ravi, en déclarant le véritable auteur d'un ouvrage qu'un ami avait adopté à sa prière.

Personne n'ignore combien la république des lettres a été agitée, en 1758, par le discours de Jean-Jacques Rousseau, qui a remporté le prix de l'Académie de Dijon, sur la question : *Si le rétablissement des sciences et des arts a contribué à épurer les mœurs.* M. Lecat prit part à la dispute. Il se crut appelé à venger l'honneur des arts, offensé par le citoyen de Genève. La Mothe le Vayer, en parlant de l'injustice qu'il y a d'imputer aux sciences les mauvais effets qu'elles produisent, demandait s'il fallait bannir le vin, parce qu'il fait commettre des désordres à ceux qui en boivent indiscrètement ?

Cette solution, aussi simple que naturelle, tranche le nœud de la difficulté. M. Lecat publia une réfutation, suivie phrase pour phrase ; c'est, ce me semble, la forme la moins avantageuse qu'on puisse adopter ; car on donne, dans ce cas, pour la censure d'un ouvrage, l'étude qui met à portée d'en faire la critique. L'Académie de Dijon crut devoir soutenir sa cause, en faisant des reproches assez vifs à l'auteur anonyme de la réfutation. M. Lecat se montra alors et tâcha d'éviter, par une seconde dissertation, la vesperie de l'Académie de Dijon. Il s'attacha particulièrement à prouver par des exemples frappants, qu'il n'y a point de fausseté répréhensible à déguiser son nom et sa qualité à la tête de certains ouvrages.

En 1765, M. Lecat fit réimprimer le *Traité de l'existence de la nature et des propriétés du fluide des nerfs, et principalement de son action dans le mouvement musculaire.* Il y a joint des dissertations sur l'irritabilité et sur la sensibilité des méninges, des membranes, des ligaments, des tendons, etc., contre le système de M. de Haller. Il donna, la même année, une nouvelle hypothèse sur la cause de l'évacuation périodique du sexe, et un Traité de la couleur de la peau humaine en général, de celle des nègres en particulier, et de la métamorphose d'une de ces couleurs en l'autre, soit de naissance, soit accidentellement. Un Abrégé d'ostéologie parut en 1767, en même temps que le *Traité des sensations et des passions en général, et des sens en particulier.* Cet ouvrage, le plus considérable de tous, est en deux volumes in-8, orné de figures. C'est la physiologie de l'auteur, dont le *Traité des sens* avait été distrait, il y a près de trente ans.

Les travaux littéraires, les succès brillants de la pratique, et surtout dans l'opération de la taille, dont M. Lecat a été le restaurateur en Normandie, sont rappelés dans les lettres de noblesse que le roi lui accorda en 1762, à la recommandation de M. le maréchal duc de Luxembourg, gouverneur de la province et protecteur de l'Académie de Rouen. Cette grâce, très méritée, n'a produit qu'une simple décoration; car M. Lecat n'ayant point eu de fils, il n'a pu transmettre la noblesse qu'il avait reçue, ce qui en aurait été le plus précieux avantage. En effet, dans la carrière des sciences et des arts, où l'on ne déroge point, les annoblis n'acquièrent que la considération dont ils auraient également joui sans la prérogative de la noblesse. Entre les gens d'une même profession, le mérite seul peut distinguer. Il n'y a d'ailleurs que trop d'exemples que l'ingrate postérité des gens de talent oublie l'homme vertueux et respectable qui a été la source de l'illustration de sa race, et que, dans l'occasion de citer ses aïeux, on s'arrête à un degré ou deux au-dessous de celui sans qui ses descendants ne seraient rien.

M. Lecat a joui d'une grande réputation, surtout chez les étrangers. Plusieurs venaient en France pour profiter de ses leçons; et la plupart de ceux qui avaient fréquenté d'abord les écoles de Montpellier et de Paris, allaient passer quelque temps à Rouen et terminaient leur course savante chez M. Lecat. Des hommes studieux trouvaient chez lui tous les secours nécessaires pour leur perfection. Chef d'un grand hôpital, à la tête d'une école anatomique, aimant à conférer avec ses élèves, il leur communiquait, à chaque moment, des étincelles du feu qui l'animait. Sa maison était un vrai lycée, où étaient réunis une excellente bibliothèque remplie de livres choisis, un cabinet de préparations anatomiques, un autre de machines de physique et une précieuse collection d'histoire naturelle. Madame Lecat était la principale ordonnatrice et le démonstrateur de ce quatrième cabinet. Elle avait épousé M. Lecat en 1742. Il trouvait en elle un ami solide et une compagne estimable, qui partageait son goût pour le progrès des arts. Madame Lecat a soutenu longtemps le zèle des élèves de l'école de dessin, en faisant les frais des prix qu'on leur distribuait chaque année. Son mari a concouru efficacement à l'établissement de cette école, dirigée par M. Descamps, auteur de la *Vie des peintres flamands*, ses compatriotes, en prêtant à cet ami l'amphithéâtre anatomique, pour y rassembler ses élèves à certaines heures.

M. Lecat n'a laissé qu'une fille, mariée à M. David, notre confrère. Il avait demandé pour gendre, à M. le premier chirurgien du roi, un sujet qui pût le remplacer dignement dans toutes ses charges; et M. de la Martinière a eu le plaisir de voir qu'on a généralement applaudi à son choix. M. David est en possession des manuscrits de son beau-père; et il y a de quoi former plus d'ouvrages qu'il n'en a publiés. C'était un homme infatigable, dont l'esprit a usé le corps. Sa santé a été longtemps chancelante, par le mauvais état de l'estomac qui faisait très mal ses fonctions. Il est mort d'épuisement, le 20 août 1768, âgé de soixante-huit ans, moins quelques jours.

La franchise et la droiture du cœur l'ont rendu recommandable. Le temps et la réflexion le ramenaient au point d'où l'impétuosité du premier mouvement, dont il n'était pas toujours le maître, avait pu l'écarter. La constitution de l'âme influe sur toutes les opérations, tant morales qu'intellectuelles. Dans l'ordre de la société, sa vivacité et son goût prédominant, disons mieux, la passion pour les sciences, qu'il portait jusqu'à l'enthousiasme, lui ont fait négliger certains ménagements et les complaisances qui font souvent plus d'amis dans le lieu où l'on est domicilié, que les talents les plus distingués. C'est un défaut commun à ceux qui ont beaucoup d'élévation dans l'âme. Ils ont tort, sans doute, de ne pas sentir que les amis seuls donnent des admirateurs et des panégyristes, et qu'on peut, sans se compromettre, opposer aux basses menées des rivaux et des jaloux occupés à obscurcir le vrai mérite, les moyens qui procurent une réputation brillante à des gens qui en sont quelquefois étonnés eux-mêmes.

M. Lecat aimait assez la contradiction active et la souffrait impatiemment. Il revenait sur ses pas, mais c'était toujours après avoir défendu le terrain avec opiniâtreté. Il faut avouer que personne n'a eu dans l'esprit plus de ressources que lui pour tâcher de faire paraître vraisemblable ce qu'il désirait qu'on crût vrai. Ceux qui ont médité les ouvrages de Descartes et du chancelier Bacon, m'entendront lorsque je dirai que M. Lecat semble avoir pris le premier de ces deux philosophes pour modèle, et qu'il aurait peut-être été plus loin et aurait marché d'un pas plus ferme, en prenant le second pour guide.

Rien n'intéresse autant les lecteurs judicieux, dans les *Vies des hommes illustres* de Plutarque, que les comparaisons qu'il établit entre deux personnages, pour faire voir dans les divers traits de leur conduite, ce qu'ils ont de semblable et en quoi ils diffèrent. J'ai avancé, en commençant, que M. Lecat ne me paraissait pouvoir être comparé à aucun des grands hommes qui ont cultivé notre art avec le plus de succès. Me permettra-t-on de dire, pour terminer l'éloge de M. Lecat, qu'il a eu une grande conformité de caractère avec un Père de l'Église. On n'accusera ni le savant Huet, évêque d'Avranches, ni Élie Dupin, docteur de théologie et professeur royal, dont j'emprunterai scrupuleusement les expressions, d'avoir voulu manquer de respect et de vénération pour saint Jérôme. Ils disent « que son génie était chaud et véhément ; qu'on trouve plus de feu dans ses ouvrages polémiques que de force et de justesse ; qu'il avait le défaut des imaginations vives, qui se laissent transporter par les objets qui les frappent, et qui condamnent ou approuvent les choses, suivant les impressions qu'elles font, et sans les avoir assez méditées ; qu'il eut des démêlés avec les plus habiles de son temps ; qu'il répondit à saint Augustin, beaucoup plus jeune que lui, assez aigrement et avec un grand air de mépris, comme s'il n'eût pas été digne de son courroux. En prenant un ton de supérieur, il se compare, dit M. Dupin, à un vieux soldat, lequel, ayant blanchi sous le harnais, distribue les louanges dues à la valeur des autres, et ne s'engage plus au combat, dédaignant de se mesurer avec un jeune homme, qu'il accuse de chercher de la gloire en attaquant les grands hommes. »

Ces imperfections sont le tribut de la faible humanité, mais de grandes vertus les effaçaient, et de grands talents l'ont fait regarder comme le plus savant des Pères de l'Église. Je crois honorer la mémoire de M. Lecat par ce parallèle.

NOTES.

Louis avait trop de mérite pour ne pas s'être fait de nombreux ennemis ; l'amitié que lui portait Lamartinière, loin de calmer les animosités, en avait soulevé de nouvelles ; on n'attendait qu'une occasion pour éclater ; la séance du 6 avril 1769 vint en quelque sorte les servir à point : on connaissait les différends qui avaient eu lieu entre Lecat et Louis ; la position de l'orateur était délicate et difficile. La mort de Lecat était récente ; ses amis, ses parents étaient présents à la séance : il avait à la fois, comme il l'a dit lui-même, à satisfaire aux égards que méritaient sa compagnie, le public et la vérité ; il ne se souvint que d'une chose, c'est que l'éloge de Lecat devait faire partie de l'histoire de l'Académie, laquelle histoire devait être lue dans des temps éloignés, où l'amitié, les affections, les souvenirs qui préviennent les contemporains, ne devaient plus avoir la même influence. Sans cesser d'être juste, impartial, et même bienveillant, il sut donner une peinture exacte et fidèle des talents et du caractère de Lecat.

Mais qu'arriva-t-il? Un mois après, le 6 mai, il reçut de la veuve de Lecat la lettre suivante, conservée dans nos archives :

« Monsieur,

« Je serais fâchée de vous laisser ignorer l'amertume cruelle que j'ai ressentie à la nouvelle de ce qui s'est passé à la séance publique de l'Académie de chirurgie, concernant la mémoire de mon mari.... Vous n'avez pas craint d'aller fouiller dans sa tombe, pour arroser ses cendres d'un fiel d'autant plus amer qu'il a séjourné longtemps dans votre cœur. Que n'ai-je hérité du génie et de l'esprit qui l'anima, je me ferais un triomphe et une gloire de venger la mémoire d'un époux que vous n'avez jamais attaqué impunément lorsqu'il pouvait se défendre! Sa réputation, que vous avez toujours crainte et dont l'éclat vous a toujours blessé, vivra éternellement, et la satire que vous avez lancée contre elle mourra avec son auteur, etc. »

Cette lettre avait été dictée à la veuve de Lecat par les ennemis de Louis. Ce n'est pas là le langage de la douleur.

La réponse que fit Louis est pleine de dignité et de modération. La voici :

« Madame,

« On vous a trompée dans le rapport de ce qui s'est passé à l'occasion de l'éloge de monsieur votre mari, prononcé à la séance publique de l'Académie royale de chirurgie. Je me suis fait un honneur et un devoir de lui rendre toute la justice qu'il méritait, et j'ose dire qu'il est moins loué dans les divers ouvrages périodiques qui ont célébré ses talents et ses vertus, d'après les renseignements que vous avez fournis, que dans le discours que j'ai consacré à sa mémoire. Les injures que vous me dites, d'après des bruits vagues et si peu fondés, et les sentiments honteux que vous me prêtez, ne me feront pas changer. Les sciences en général, et la chirurgie en particulier, regrettent M. Lecat, et je souscris avec grande satisfaction à tout le bien qu'on a dit de lui. Ma réputation, qu'il m'est permis de conserver, ne peut souffrir aucune atteinte de vos injustes emportements. M. le premier chirurgien du roi et la compagnie dont j'ai l'honneur d'être l'interprète, ont approuvé mon travail. Je croirais même pouvoir me flatter de votre approbation, s'il vous était possible d'examiner de sang-froid ce que j'ai dit et de me savoir gré de ce que j'ai tu.

» Je suis avec respect, madame, etc. »

Mais les choses n'en restèrent point là. Lecat avait laissé un gendre dans l'Académie, David. Celui-ci avait rédigé une plainte en forme contre l'éloge de Lecat ; plainte adressée à l'Académie, et qu'il terminait par les conclusions suivantes :

« Je demande :

» 1° Que M. Louis remette, dans le jour, à M. le directeur, la pièce intitulée : *Éloge de Lecat*, pour en faire l'usage que l'Académie trouvera bon ;

» 2° Qu'il soit tenu de déclarer publiquement qu'il reconnaît M. Lecat pour un très habile anatomiste, pour un excellent physicien et pour un très grand chirurgien ; qualités qu'on ne lui accorderait sûrement pas, d'après le portrait que M. Louis en a voulu faire.

» 3° Enfin, que la délibération qui aura été prise à ce sujet par l'Académie soit inscrite dans ses registres. »

La demande de David tombait dans le ridicule. Il eût été curieux de mettre aux voix l'obligation imposée à M. Louis de reconnaître M. Lecat pour un excellent physicien, un très grand chirurgien, etc. ! Cependant les ennemis de Louis avaient poussé de telles clameurs, que l'Académie crut devoir nommer une commission pour examiner de nouveau et sérieusement l'éloge de Lecat.

Je vais donner ici, dans son entier, le rapport de la commission nommée pour examiner l'éloge de Lecat. Mais je dois d'abord faire connaître une pièce qui m'a paru pleine d'intérêt, curieuse à plus d'un titre : c'est la réponse faite en pleine Académie par Louis à David.

La voici textuellement :

« Si les règles qu'on doit suivre dans la composition d'un éloge académique avaient été aussi généralement connues qu'elles pouvaient l'être, celui de M. Lecat n'aurait pas essuyé les mauvaises interprétations qu'on en a faites.

» Tous ceux qui ont bien mérité dans la carrière des sciences et des arts ne doivent pas être confondus aux yeux de la postérité ; chacun a eu sa portion de talents et un caractère distinctif, qu'il faut apprécier dans les éloges ; le tendre aveuglement que causent les liens du sang ou de l'amitié ne permet guère cette appréciation. Après les connaissances nécessaires accompagnées du jugement et du goût, l'impartialité est la première qualité d'un historien. Le panégyriste peut y manquer, s'il le juge à propos, mais ni lui ni son héros ne peuvent encore qu'y perdre.

» Je consens avec plaisir et je désire même que l'éloge que j'ai fait de M. Lecat soit jugé rigoureusement, pourvu que ce soit d'après les vrais principes. S'ils m'ont induit en erreur, je me corrigerai avec plus de satisfaction qu'on n'en a eu à me faire des reproches injurieux et insultants.

» Ces principes se peuvent tirer des excellentes productions que nous avons en ce genre. M. de Fontenelle, qui s'est autant distingué par sa douceur et son honnêteté que par le zèle qu'il a eu pour la gloire de l'Académie des sciences, n'a pas cru devoir dissimuler les défauts des académiciens : il était sans doute pénétré d'une vérité incontestable : c'est que les actions des hommes peuvent seules les rendre louables, que l'écrivain qui loue ce qui n'a pas mérité d'être loué a travaillé en vain, et que celui qui blâmerait ce qui est digne d'éloges se déshonorerait sans porter la moindre atteinte à la réputation de celui qu'il aurait mal jugé. Il faut que le peintre soit conduit par son modèle, et qu'il s'y assujettisse, et cela est si certain qu'on trouve dans les ouvrages de M. de Fontenelle plusieurs tableaux où il n'y a pas la moindre trace de louanges, parce que le sujet ne lui en avait pas fourni la matière. Il ne faudrait pas un grand effort pour prendre certains éloges à contre-sens, et la prévention les prendrait aisément pour une critique flétrissante.

» M. Carré, par exemple, mort en 1711, n'est présenté que comme un pauvre que les circonstances ont fait géomètre, qu'il n'a atteint qu'à la médiocrité, et que les femmes ont porté. Voilà exactement la base de l'éloge que M. de Fontenelle a consacré à sa mémoire. « Fils d'un laboureur
» de la Brie, il aime mieux tomber dans l'indigence que de se faire ecclé-
» siastique. Il trouva un asile chez le père Malebranche. Après sept ans, le

» besoin de se faire quelque sorte d'établissement et quelques fonds pour sa
» subsistance, l'obligèrent de sortir de chez le père Malebranche et d'aller
» montrer en ville les mathématiques et la philosophie. Je ne sais, dit M. de
» Fontenelle, par quelle destinée particulière il eut beaucoup de femmes
» pour disciples ; la première de toutes qui s'aperçut bien vite qu'il avait
» quantité de façons de parler vicieuses, lui dit qu'en revanche de la philo-
» sophie qu'elle apprenait de lui, elle lui voulait apprendre le français.....
» Enfin il se trouvait (avec les femmes) à la tête d'un petit empire inconnu,
» qui ne se soumettait qu'aux lumières et n'obéissait qu'à des démonstra-
» tions.

» L'occupation de montrer en ville n'est guère moins opposée à l'étude
» que la dissipation des plaisirs ; il est vrai qu'on s'affermit beaucoup dans
» ce qu'on savait, mais il n'est guère possible de faire des acquisitions nou-
» velles, surtout quand on a le malheur d'être fort employé : aussi s'en
» fallait-il beaucoup que M. Carré eût été aussi loin dans les mathémati-
» ques qu'il y pouvait aller ; il voyait avec admiration et avec douleur le
» vol élevé et rapide que prenaient certains géomètres de premier ordre,
» tandis que le besoin de sa subsistance le tenait malgré lui comme attaché
» sur la terre. »

» N'est-ce pas mettre un homme au-dessous de la médiocrité du côté des
talents dans un éloge académique ? Qu'on ne dise pas que ce sont là des
ombres du tableau ; c'est le tableau lui-même que l'Académie des sciences
a conservé pour faire partie de son histoire.

» L'éloge de M. Parent, grand mécanicien, mort en 1716, nous offre un
autre exemple de la liberté qu'on doit prendre en parlant de ses membres :

« Les connaissances fort étendues de cet académicien, jointes à son im-
» pétuosité naturelle, le portaient à contredire assez souvent, et surtout
» quelquefois avec précipitation, souvent avec peu de ménagement. La re-
» cherche de la vérité demande dans l'Académie la liberté de la contradic-
» tion, mais toute société demande dans la contradiction de certains égards,
» et ce savant ne se souvenait pas assez que l'Académie est une société. »

» A ce blâme sur le caractère succède un fait sur le talent : « On lui a
» reproché d'être obscur dans ses écrits ; car nous ne dissimulons rien, et
» nous suivons en quelque sorte une loi de l'ancienne Égypte, où l'on dis-
» cutait devant des juges les actions et le caractère des morts pour régler
» ce qu'on devait à leur mémoire. »

» Je demande qu'il me soit permis de faire connaître aux juges qu'on
nommera pour l'examen de mon éloge les faits que j'ai dissimulés, afin de

ne point affaiblir l'idée qu'on a pu avoir de la personne et des talents de M. Lecat. Peut-être ai-je eu tort et me trouverai-je répréhensible aux yeux de ceux qui ont l'honneur de leur corps en haute recommandation. Je le prouverai contre moi-même par un exemple académique très frappant et tout à fait analogue à la circonstance.

» M. Mignard, premier peintre du roi, mourut en 1695 ; madame la comtesse de Feuquières, sa fille, avait des mémoires d'après lesquels elle fit faire, en 1730, par M. l'abbé de Monville, la vie de son père. C'est un monument respectable de sa piété et de sa tendre reconnaissance. Cet ouvrage est dédié au roi.

» L'Académie royale de peinture a publié en 1752 les vies des premiers peintres, depuis M. Lebrun jusqu'à présent ; on y a inséré la vie de M. Mignard, par M. le comte de Caylus, prononcée à l'Académie le 16 mars 1731.

» L'illustre auteur dit que Mignard « aimait son art, mais on peut dire
» avec la même vérité qu'il ne l'aimait que dans l'espérance d'arriver aux
» premières places, et d'obtenir par son moyen les faveurs de la fortune.
» Né ambitieux et dévoré du désir insatiable des richesses, il se connais-
» sait assez pour apercevoir qu'il n'avait pas un génie trop fécond, et que
» toutes les fois qu'il avait de grands sujets à traiter, ils lui coûtaient des
» peines infinies ; que ses ouvrages manquant du fond qui fait oublier les
» défauts, ils ne se soutiendraient qu'autant qu'il y mettrait de la correc-
» tion et de l'exactitude, etc. »

» Il est dit plus bas « qu'il ne négligeait aucune espèce d'intrigue pour
» se faire des amis et balancer la réputation de Lebrun, s'il ne pouvait la
» détruire. » Plus bas « que, par ses intrigues et ses caprices, il fit plusieurs
» fois augmenter ou diminuer les pensions de l'Académie. »

» Ne pourrait-on pas dire que la mémoire de ce premier peintre du roi est outragée par le récit du mauvais usage qu'il a fait de son crédit ? Devait-on dissimuler ces taches ? L'Académie ne l'a pas pensé ; car dans la même séance, M. Coypel, directeur, remercia publiquement M. le comte de Caylus, et son discours est pareillement imprimé. En voici quelques fragments :

« Vous venez, monsieur, de nous peindre M. Mignard de manière que
» quelques-uns de ces messieurs, qui ont été en commerce avec lui,
» croyaient le revoir, et que ceux qui ne l'ont jamais vu se sont retracé
» avec plaisir ce qu'ils en ont entendu dire.

« Vous convenez des défauts de ce peintre avec une sincérité qui ne
» permet pas de douter du bien que vous dites de lui, et la portion de mé-
» rite que vous lui accordez suffit pour assurer sa mémoire.

» Vous n'avez pas dû craindre d'en dire trop quand vous avez parlé des
» procédés de M. Mignard avec l'Académie. Pourquoi donc, en écrivant les
» vies des peintres et des sculpteurs qui nous ont précédés, aurions-nous
» des ménagements que l'histoire n'a pas même pour les têtes couronnées ?
» Dans tous les pays, l'histoire ose, en parlant des souverains qui ne sont
» plus, dévoiler pour l'instruction de ceux qui leur succèdent ce qu'elle a
» dû tenir caché jusqu'à la mort de ces maîtres du monde.

» La certitude que tôt ou tard on instruira le public de nos démarches les
» plus secrètes est un frein pour la plupart des hommes. On a beau dire
» qu'on ne se rencontrera jamais avec la postérité ; le désir d'en être estimé,
» ou la crainte de mériter des mépris nous excite, ou peut nous retenir, et
» l'idée de laisser une bonne ou une mauvaise réputation doit adoucir ou
» redoubler les chagrins de la vieillesse.

» Il nous est donc très important de ne pouvoir douter que si nous
» sommes capables de manquer à ce que nous devons à la Compagnie,
» nos mémoires en informeront l'avenir. Songez encore, monsieur, que
» vous n'avez pu rappeler les torts de M. Mignard à cet égard, sans retracer
» à l'Académie ce qu'a souffert pour elle M. Lebrun, son illustre père.

» En parlant avec cette noble franchise de ces deux fameux peintres,
» vous faites pour l'Académie deux grands biens à la fois : supposé qu'il
» se trouve encore des artistes tentés d'en user ainsi que fit jadis M. Mi-
» gnard, vous les intimidez, et vous encouragez ceux qui, comme
» M. Lebrun, sont traversés dans des entreprises où le bien général est
» leur unique objet. »

» Si j'étais jugé d'après les principes, je le répète, l'Académie de chirurgie pourrait me demander pourquoi je n'ai pas voulu mériter ses remercîments, au même titre que celle de peinture en a fait à M. le comte de
Caylus : j'en avais l'occasion la plus favorable.

» Je ne dirai plus qu'un mot contre les fausses imputations de M. David;
il m'accuse d'avoir puisé dans des sources fangeuses, dans des écrits désavoués, et il ajoute que, d'après mon exemple, celui qui sera chargé de
faire mon éloge se trouverait autorisé à en chercher les matériaux dans la
lettre du naturaliste de la baie de Quiberon, ou dans d'autres écrits aussi
indécents qui ont été répandus contre moi. M. David peut s'applaudir de
cette comparaison, s'il la trouve judicieuse : mais je demande acte de l'imputation calomnieuse d'avoir puisé, pour l'éloge de M. Lecat, dans des
sources fangeuses, à moins qu'on ne veuille donner ce nom aux écrits
avoués de M. Lecat; je proteste et j'en offre la preuve, que je n'ai pas

connu ces sources immondes, et que c'est dans les apologies que M. Lecat a faites de lui-même que j'ai trouvé les anecdotes qu'il a employées pour sa gloire, et que j'ai employées à la même fin.

» J'ajouterai, malgré toutes ces contradictions, qu'il est plus loué par mon éloge que dans ceux qui ont été faits d'après les mémoires fournis aux auteurs périodiques. Ce sont des lieux communs sur des objets indifférents, des louanges vagues qui ne portent sur rien, et un catalogue fort étendu d'ouvrages la plupart inconnus, et sans aucun jugement qui en fasse connaître le mérite ; il est vrai que je me suis abstenu moi-même de porter de jugement sur plusieurs, ce que j'aurais pu faire, mais ils n'auraient pas été assez à l'avantage de M. Lecat, que je me proposais de louer bien sincèrement, et il est très certain, quoi qu'on en puisse dire, que je l'ai reconnu pour un très habile anatomiste, pour un grand physicien, pour un savant chirurgien, pour un homme d'un zèle admirable pour le progrès de toutes les connaissances humaines, auquel il a sacrifié son temps, ses peines, sa fortune, sa santé et sa vie. Cela est dit et prouvé formellement, quoique M. David prétende qu'on n'accorderait pas ses qualités à son beau-père, d'après le portrait que j'en ai fait. S'il est excusable par son zèle pour la mémoire de M. Lecat, je doute qu'on l'excuse de s'être servi contre moi de termes offensants, après la parole que je lui avais donnée d'adoucir les traits qui pourraient lui paraître trop expressifs. »

C'est à la suite de cette lecture que l'Académie avait nommé une commission composée de Bordenave, Fabre, Goursaud et Sabatier, à l'effet d'examiner de nouveau, et en y mettant tout le temps nécessaire, l'éloge incriminé. Nommée le 20 avril 1769, elle fit son rapport à l'Académie le 8 juin suivant, par l'organe de Sabatier.

Voici ce rapport ; je l'ai trouvé écrit tout entier de la main de Sabatier :

« Nous avons examiné avec beaucoup d'attention, MM. Bordenave, Fabre, Goursaud et moi, la plainte qui a été présentée à l'Académie contre l'éloge de M. Lecat, prononcé par M. Louis à notre dernière séance publique. Pour nous mettre en état de juger sa valeur, nous avons commencé par prendre connaissance de ce qui a été dit par M. d'Alembert à l'article Éloge académique, dans l'*Encyclopédie* ; ensuite nous avons lu avec le même soin un avertissement mis à la tête de l'éloge de M. le cardinal de Polignac, par M. de Mairan, auteur de cet éloge, qui, en le publiant à part et avant le volume des *Mémoires de l'Académie*, auquel il appartenait, a voulu faire cesser les murmures qui s'étaient élevés contre lui dans le public, où quelques personnes répandaient, d'après des mots détachés et des interprétations forcées, qu'il n'avait pas rendu justice à la mémoire de M. le cardinal de Polignac dans certaines circonstances de sa vie et en général sur son caractère. De là, nous avons passé à la réponse de M. Louis à l'écrit de M. David, lue à la séance du 20 avril dernier, réponse dans laquelle M. Louis montre, par des exemples connus, que s'il a cru devoir parler de M. Lecat avec justice et impartialité, il y était autorisé par l'usage reçu dans les académies, et par la nature même des éloges qu'on y fait de ceux qui les composent.

» Il nous a paru résulter de toutes ces pièces que, bien que le but de l'éloge académique soit de célébrer les talents et les qualités du cœur et de l'esprit de ceux à la mémoire de qui on les compose, il est néanmoins du devoir du secrétaire qui en est chargé, de faire connaître leurs ouvrages et leurs personnes, même du côté faible, pourvu que ce soit avec prudence et modération. Pénétrés de ces principes, nous avons examiné l'éloge qui fait l'objet de la contestation sur laquelle nous avions à prononcer.

» Cet éloge est, en effet, un tableau de la vie de M. Lecat, qui y est présenté partout comme un homme de beaucoup d'esprit, avide de connaissances, très versé dans son art, zélé pour l'honneur des lettres et pour celui de la chirurgie, auquel il a beaucoup contribué par ses ouvrages et par son habileté généralement reconnue ; dont la vie a été fort laborieuse, qui a remporté un grand nombre de prix dans diverses Académies ; que les sociétés savantes de l'Europe les plus considérables ont adopté ; qui a reçu du prince les marques de distinction les plus flatteuses ; en un mot, comme un de ces hommes rares, nés plutôt pour être admirés de leurs contemporains que pour servir de modèles. Cependant, au milieu de ce tribut de louanges rendu à la mémoire de M. Lecat, nous ne pouvons dissimuler qu'il se trouve en quelques endroits des remarques sur son caractère et sur ses écrits qui ne sont pas également à son avantage ; mais ces remarques sont si judicieuses et si nécessaires pour montrer M. Lecat à la postérité tel qu'il était réellement et tel que nous l'avons connu, que nous n'avons pas cru devoir prier M. Louis de les supprimer. Seulement nous nous sommes arrêtés sur un petit nombre d'expressions qui auraient pu être prises en mauvaise part, et dont nous n'avons pas eu besoin de l'engager à faire le sacrifice à l'Académie, tant il était porté de lui-même à aller au-devant de ce qu'elle jugeait convenable. Nous pouvons même dire avec vérité que non-seulement M. Louis a prévenu nos réflexions, mais encore voulait aller au delà en retranchant des choses qui ne pouvaient être trouvées offensantes qu'en leur donnant une interprétation maligne, et dont la soustraction aurait déparé cet éloge, un des meilleurs qu'il ait donnés.

» Les plaintes de M. David ne peuvent donc lui avoir été suggérées que par un excès de zèle pour la mémoire de M. Lecat, son beau-père, et s'il a employé des termes peu ménagés et imprudents, il ne faut l'attribuer qu'à ce motif fort honorable en lui-même, mais qui le serait encore plus s'il ne sortait jamais des justes bornes.

» Du reste, M. David a demandé à l'Académie : 1° que l'éloge de M. Lecat fût remis à M. le directeur pour en faire l'usage qui serait trouvé bon ; 2° que M. Louis déclarât qu'il reconnaissait M. Lecat pour un très habile homme, pour un excellent physicien, et pour un très grand chirurgien ; 3° enfin que la délibération prise à ce sujet fût inscrite sur nos registres.

» Nous croyons que cet éloge doit être imprimé avec les légers changements que M. Louis y a faits pour complaire à l'Académie, et ne pas paraître mériter les reproches qui lui ont été faits d'avoir voulu nuire à la réputation posthume de M. Lecat, et que cet éloge, digne de l'habile homme en l'honneur duquel il est fait, renferme tout ce que M. David a désiré que M. Louis reconnût publiquement. D'un autre côté, M. Louis demande que nous déclarions s'il est vrai qu'il ait puisé dans des sources obscures, dans des écrits désavoués, comme M. David l'en accuse, et nous ne pouvons, sans blesser l'équité, nous dispenser d'assurer positivement le contraire.

» Le 8 juin 1769.

» Fabre, Goursaud, Bordenave, Sabatier. »

ÉLOGE

DE LEDRAN,

LU DANS LA SÉANCE PUBLIQUE DU 11 AVRIL 1771.

La plupart de ceux qui ont cultivé les beaux arts, avec autant de gloire que de succès, y ont eu des dispositions naturelles, manifestées sous la forme d'amusements, souvent même dès l'enfance. Il n'en est pas ainsi de la chirurgie. Les maux qui affligent l'humanité et les moyens d'y remédier n'ont rien d'agréable ni de récréatif. Les avenues de cette vaste carrière sont épineuses. On ne s'aperçoit de son étendue qu'après en avoir parcouru péniblement un espace assez long. Et il faut tout l'effort du jugement, nourri par des réflexions soutenues sur la dignité et l'utilité de l'art, pour trouver de la satisfaction dans les études difficiles et rebutantes qu'il exige.

Il est néanmoins pour la chirurgie une vocation que j'oserais appeler spontanée. Elle n'est pas l'effet d'un choix libre, mais d'une inclination naturelle formée insensiblement par des causes morales, dès le crépuscule de la raison. Cette détermination est la prérogative spéciale des fils des grands maîtres. Familiarisés de très bonne heure avec les matières de l'art par des conversations auxquelles ils s'intéressent par nécessité et sans la moindre contrainte, la curiosité leur fait saisir avidement les objets qu'on paraît le moins présenter à leur instruction. Les marques de satisfaction et de reconnaissance, données aux pères, sont un attrait pour les fils. Ils voient l'art sous les dehors flatteurs de la considération qu'il procure ; et quand ils l'ont embrassé, l'émulation les porte à surmonter des difficultés capables de rebuter ceux qui auraient un désir moins vif d'y faire des progrès.

Telles ont été les prédispositions de M. Ledran. Fils d'un homme vertueux, célèbre et digne de sa réputation, il a trouvé, dans les exemples domestiques, un motif aussi puissant qu'honnête, pour marcher sur les traces de son père. Des vues moins louables avaient porté celui-ci à se faire chirurgien, comme malgré lui, à l'instigation de ses parents, et pour se délivrer de l'importunité de leurs instances. Nous nous permettrons quelques détails à cet égard, parce qu'ils tiennent également à l'histoire de l'art et à l'éloge de deux confrères, qui l'ont honoré successivement, sous le même nom, par leurs travaux et par leurs talents.

L'abbé Feuillet, célèbre prédicateur de Paris, au milieu du dernier siècle, et généralement estimé, était chanoine de l'église collégiale de Saint-Cloud, où il avait sa résidence ordinaire, et y vivait avec Denise Feuillet, sa sœur, demoiselle vertueuse, que des sentiments affectueux pour les pauvres attachaient à leur soulagement. Elle préparait un baume vert qu'elle distribuait charitablement pour la guérison des blessures anciennes et des ulcères. C'est un excellent détersif, dont les effets prônés par l'organe de la reconnaissance, paraissaient tenir du prodige dans le traitement de ces maux, qu'on avait absolument négligés ou qui avaient été mal soignés. Ce médicament était décrit depuis plusieurs années, dans la pharmacopée de Schrœder. Cet auteur le tenait de Samuel Duclos, médecin très habile de la ville de Metz, où le baume vert avait depuis longtemps une réputation méritée. On le désigne dans les livres de l'art sous le nom de *balsamum viride metensicum* (baume vert de Metz). Mais le prétendu secret ajoutait beaucoup à sa vogue, entre les mains de la demoiselle Feuillet.

Les calamités publiques ne font pas le malheur de tous ceux qui en sont les témoins et qui y ont part. Pendant les troubles de la minorité de Louis XIV, la seconde guerre de Paris causa la ruine du bourg de Saint-Cloud, en 1652. C'était un poste important, pillé et occupé alternativement par les troupes des partis opposés. La demoiselle Feuillet eut occasion d'y panser des blessés et de faire usage de son baume sur des personnes de considération. Les succès en furent annoncés comme si merveilleux que, dans la suite, personne ne se serait cru légitimement guéri de la plus légère blessure, sans l'application du baume. Il y en avait dans toutes les maisons, et enfin le ministre en envoya, par ordre et aux frais du roi, dans les armées, et tous les hôpitaux des villes en étaient abondamment pourvus.

La vente et la distribution de ce remède produisait un gain considérable à la demoiselle Feuillet. Les soins inséparables du détail, qu'entraînaient les fournitures et les envois, engagèrent cette demoiselle à se marier. Elle fit choix du sieur François Ledran, bourgeois de Saint-Cloud, d'une famille honnête. Henri Ledran fut, en 1656, le fruit de cette union. Mis de bonne heure au collége du Plessis, il y fit toutes ses études, à la satisfaction de l'abbé Feuillet, son oncle et son parrain, qui surveillait à son éducation et qui avait fait avec un zèle éclairé, le choix des meilleurs maîtres, pour un neveu qu'il aimait tendrement.

Son cours de philosophie fut fini en 1674. A l'âge de dix-huit ans, porté par goût à la culture des belles-lettres, il manifesta à sa famille le désir qu'il avait de suivre le barreau en qualité d'avocat. Les parents se liguèrent pour le détourner de ce dessein. Ils y opposaient des raisons d'intérêt qui enfin prévalurent. La vente du baume vert leur avait fait faire une fortune inespérée et la soutenait. Mais ce commerce ne parut pas offrir une ressource assez stable. Le seul moyen de l'assurer était de mettre le jeune Ledran dans la chirurgie. La réputation du baume était un présage de celle qu'acquérerait un chirurgien qui passerait pour en avoir exclusivement le secret et qui saurait, par les connaissances de son art, en faire un usage raisonné et méthodique. L'abbé Feuillet déploya toute son éloquence pour prouver à son neveu : « que Dieu ne lui avait fait parvenir la connaissance d'un remède si souverain que pour rendre de grands services aux pauvres et faire subsister honorablement sa famille ; qu'il ne pouvait prévoir que de la satisfaction, étant assuré, au moyen de ce remède, de pouvoir guérir *tous ceux* qu'il panserait, et même ceux à la guérison desquels les soins des autres chirurgiens auraient été donnés en vain. » Touché par ces raisons, le jeune homme sacrifia enfin son inclination aux espérances de sa famille, et on le plaça en conséquence à l'Hôtel-Dieu de Paris, sous la conduite de Jacques Petit, premier chirurgien de cette maison.

C'était un praticien consommé qui, entré à l'Hôtel-Dieu dès l'âge de treize ans, y a vécu jusqu'à celui de quatre-vingt-dix-sept, si singulièrement occupé de son état au service des pauvres que, si l'on en croit la tradition, il n'a pas passé le seuil de la porte de cet hôpital, pendant les quatre-vingt-quatre ans qu'il y a exercé la chirurgie, quoique sa réputation le fit désirer au dehors, où il aurait pu se répandre utilement.

L'esprit du jeune Ledran, cultivé par l'étude préliminaire des humanités et de la philosophie, lui fit bientôt connaître que l'expérience sans principes n'est qu'une routine aveugle. Sa prévention favorable pour son maître ne l'empêchait pas d'apercevoir le vide de ses instructions, bornées au seul manuel des opérations et des pansements. L'art lui paraissait devoir être soutenu par la science ; et pour en acquérir, il fut mis en pension chez M. Delabastie, conseiller chirurgien ordinaire du roi au Châtelet, homme très éclairé sur toutes les parties de la chirurgie, et qui possédait à fond la matière médicale et la chimie, autant qu'on pouvait en savoir alors. M. Ledran profita beaucoup sous cet habile maître. Ses progrès furent rapides dans la saine théorie, parce qu'elle s'appliquait à des objets qui ne lui étaient point inconnus et que la pratique lui avait déjà présentés : avantage dont on ne connaît pas assez le prix dans l'étude des sciences pratiques. Il fut en état de se mettre sur les bancs et d'être reçu maître en chirurgie, en 1678, avec des applaudissements d'autant plus flatteurs, qu'on était moins disposé à user d'indulgence à son égard, par rapport à la tache originelle sans laquelle il n'aurait pas pensé à embrasser la chirurgie.

Ses succès dans la pratique justifièrent ce que sa famille en avait préjugé. Il sut ennoblir par sa conduite et son esprit, par son application et ses veilles, les vues intéressées qui avaient été l'unique motif de sa vocation. Il tient un rang distingué parmi les hommes célèbres qui ont soutenu l'honneur de l'art contre le malheur des circonstances qui tendaient à l'avilir, et à qui l'on doit le germe des talents dont le développement, dans leurs successeurs et leurs élèves, les a mis en état de réclamer et d'obtenir l'heureuse révolution par laquelle la chirurgie a recouvré son ancien lustre.

Henri-François Ledran naquit à Paris, le 13 octobre 1685, du mariage que son père avait contracté avec Mlle Darvoi, fille d'un marchand retiré du commerce, après y avoir fait une fortune honnête. La chirurgie devait être le patrimoine du fils aîné de cette famille, car malgré son mérite et sa haute réputation, M. Ledran le père n'avait pas renoncé au commerce du baume vert, qui se soutenait très lucrativement. Il avait trop profité des avantages d'une bonne éducation pour négliger celle de son fils. Il le dirigea dans ses études et le conduisit, par les voies de l'instruction la plus recherchée, à la maîtrise en chirurgie, à laquelle il parvint, en 1707, âgé seulement de vingt-deux ans.

Avec son nom et l'utilité dont pouvait être à un jeune praticien le concours des gens qui venaient journellement se faire panser dans la maison paternelle, très accréditée avant même que les lumières de l'art eussent éclairé les procédés qu'on y suivait, M. Ledran pouvait se faire un sort par l'exercice de sa profession. Mais il préféra la solidité des connaissances à celle de la fortune. Les hôpitaux des armées en Flandre l'attirèrent, et il eut le bonheur d'y être souvent à portée des conseils de monsieur son père, qui avait succédé au célèbre Tribouleau dans la place de chirurgien-major des gardes-françaises.

La paix de 1713 les ramena à Paris, où la confiance publique dont le maître était en possession aurait suffi pour assurer la réputation d'un élève à qui il n'aurait été uni que par les liens de la simple bienveillance. Le père fut appelé aux consultations qu'on fit dans la dernière maladie de Louis XIV. Et ce nouveau rayon de gloire, réfléchi sur le fils, l'honorait d'une manière profitable à son entrée dans la carrière utile de la pratique.

Il y acquit assez de distinction pour être nommé le premier à la place de chirurgien en chef de l'hôpital de la Charité de Paris, lorsque le roi, par ses lettres patentes, en forme d'édit, du mois de septembre 1724, jugea à propos, pour le bien de l'humanité et le progrès de la chirurgie, d'en confier dorénavant l'exercice, dans cette maison, aux vrais maîtres de l'art, à l'exclusion de toutes autres personnes, afin que les chirurgiens ne fussent pas privés des principales occasions d'acquérir l'expérience si nécessaire à la perfection de cette science pratique. Sa Majesté, dans la sagesse de son conseil, avait senti l'inconvénient de nous donner pour émules des hommes qui ont renoncé par des vœux à la société civile et dont l'institution est uniquement d'exercer l'hospitalité. L'ambition de se distinguer dans la chirurgie parut contraire à l'état d'humilité, qu'ils ont religieusement embrassée, et qui doit être la perfection de leur vocation chrétienne, dont la charité est en même temps et l'essence et la gloire.

M. Ledran essuya dans cette place des contradictions et tout les dégoûts qu'on pût lui donner. La sagesse, la prudence, la circonspection dont il usa constamment, ne purent vaincre l'animosité réfléchie et soutenue de ses adversaires, ou plutôt des ennemis de la chirurgie. L'autorité vint à son secours, et l'exil de quelques brouillons procura enfin le calme, si nécessaire au bon ordre, sans lequel on ne fait nulle part le bien dont on serait capable.

Il établit dans cet hôpital l'école anatomique, que les lettres patentes autorisaient, et y fit d'excellents élèves. L'illustre baron de Haller, dont le nom est un éloge, fut un de ses disciples. C'est lui-même qui nous apprend qu'il a été témoin oculaire des opérations sur le vivant, et des expériences dont M. Ledran a fait la base du premier ouvrage qu'il a publié, en 1730, sous le titre de *Parallèle des différentes manières de tirer la pierre hors de la vessie*. Peu de livres ont une réputation aussi brillante et si méritée. Elle porte sur des fondements inébranlables, l'expérience et l'observation. Les avantages et les inconvénients de chaque méthode sont mis, pour ainsi dire, sous les yeux du lecteur, en différents tableaux, d'après les résultats qu'ont donnés les ouvertures de cadavres faites avec discernement. La description anatomique des parties y est de main de maître, et a le mérite de pouvoir être citée avec distinction dans l'histoire des progrès de l'anatomie.

A la tête de cet ouvrage et de tous ceux que M. Ledran a publiés depuis, il prend, entre autres titres, celui de membre de la Société académique des arts, et il pouvait s'en honorer. Cette société, formée à Paris en 1730, avec la permission du roi, sous la protection de Mgr le comte de Clermont, prince du sang, ne subsista pas longtemps. Le crédit de l'Académie royale des sciences ne lui permettait pas une plus longue existence. Nous observerons seulement, à la louange de M. Ledran, qu'il fut un des chirurgiens que cette compagnie devait s'associer, aux termes de son règlement, et que M. Quesnay était un de ses collègues. Les sociétés savantes n'ont, à leur naissance, aucun des motifs qui portent quelquefois celles d'une plus ancienne institution, et dont la réputation est assurée, à éviter la supériorité des talents capables de troubler l'égalité, qu'on se plaît à voir régner parmi les académiciens.

Le *Traité des Observations* parut en deux volumes, en 1731. La plus grande partie des faits de pratique qui y sont exposés, au nombre de cent quinze, est le fruit des cinq années d'exercice à l'hôpital de la Charité. M. Ledran se crut obligé de mettre au jour ces observations, pour répondre à l'honneur que Sa Majesté lui avait fait, en le nommant chirurgien en chef de cette maison. Elles sont écrites avec beaucoup de simplicité et de franchise. On n'y laisse pas ignorer les mauvais succès. L'auteur ne cherche jamais à se faire valoir, et il ne dissimule pas les fautes qu'il pense avoir commises. C'est un recueil précieux pour les maîtres de l'art, capables de lire avec la sagacité qui sait apprécier les diverses circonstances que chaque fait présente ; mais il pourrait être dangereux entre les mains de ceux qui, sous la garantie du nom d'un grand maître, adoptant indifféremment tout ce qui en émane, prendraient pour règle de conduite des préceptes proscrits par les progrès que l'art a faits depuis que l'auteur a écrit, et qu'il se fût fait lui-même un mérite de réformer.

Ce jugement, je le sais, est tout à fait opposé à celui qu'en a porté la Société académique des arts dans son approbation, que M. Ledran a trouvée assez flatteuse pour être mise à la tête de son ouvrage. On y lit, d'après le rapport de feu MM. Verdier et Faget, qu'on y reconnaît partout une observation exacte et éclairée, qui réfléchit judicieusement sur les moindres circonstances. L'auteur a suivi, dit-on, une route différente de celle qui a été suivie par la plupart de ceux qui ont donné jusqu'à présent des observations chirurgicales, en ce qu'il a moins cherché à rapporter des faits surprenants par leur singularité (et qui, par cette raison même, semblent ne pouvoir être d'un grand usage), qu'à ramasser ceux qui peuvent servir de règle et fournir des conséquences pour la pratique journalière. On ajoute que l'ordre du livre est très propre à procurer l'instruction des jeunes chirurgiens (que l'auteur a eue principalement en vue), en ce qu'il met à la tête de chaque observation la règle ou le principe général dont l'observation est une suite et une conséquence, et qu'il la finit par des réflexions judicieuses qui mettront les étudiants en état d'en tirer tout le fruit possible. On finit en disant que si la plupart des observations de ce recueil ne paraissent pas sortir du cours ordinaire des maladies communes, c'est ce qui les rend d'un plus grand prix et d'una plus grande utilité, puisque l'auteur, par son exactitude, y fait remarquer plusieurs choses auxquelles, ordinairement, on ne fait pas assez attention dans la pratique ; et que sur les choses qui paraissent les plus simples, il fait des réflexions qui peuvent être d'une grande importance, tant pour les malades que pour ceux qui sont employés à leur guérison.

Il me semble que cette approbation met trop au rabais le mérite de ce livre, où il y a nombre de faits et de réflexions des plus intéressantes. C'est dans le même esprit qu'on en a fait l'analyse insérée dans le second tome de nos Mémoires, à l'article des ouvrages publiés par différents membres de l'Académie. M. Ledran a dédié ses observations aux élèves en chirurgie, et le titre porte que c'est en faveur des étudiants qu'on y a joint des réflexions. M. Quesnay a envisagé la chose sous un autre point de vue. Il assure, dans le premier tome des Mémoires de l'Académie, que les observations ne peuvent instruire les jeunes chirurgiens que lorsqu'elles sont interprétées par des maîtres savants et expérimentés. C'est une restriction aussi judicieuse qu'importante. Il faut lire et méditer les remarques de ce grand maître sur l'usage des observations. C'est un chef-d'œuvre vraiment philosophique et le fruit des plus profondes connaissances. « Souvent les observations n'éclairent pas même ceux qui les communiquent, et les observateurs envisagent rarement les faits par le côté qui peut être le plus instructif. La grandeur de la maladie et le succès de la cure est ordinairement l'objet qui les frappe le plus. Néanmoins, on n'a pas toujours beaucoup de part aux plus grandes guérisons. On n'y contribue la plupart du temps qu'en satisfaisant aux préceptes les plus connus et les plus ordinaires. La nature seule doit parler dans les observations, mais son langage, lors même qu'on nous le rend fidèlement, est presque toujours enveloppé ou ambigu, et même souvent trompeur ; on ne peut l'interpréter que par le concours des lumières qu'une grande pratique et une profonde théorie peuvent réunir. Il n'y a donc que les maîtres qui ont acquis les connaissances que l'une et l'autre peuvent procurer qui puissent démêler, dans les observations, la réalité d'avec les apparences; qui puissent y remarquer les mauvais procédés qui y sont autorisés par un succès équivoque et passager, et y reconnaître la bonne pratique dans les cas mêmes où elle n'a pas été favorisée par l'événement.

» Ce serait donc tromper grossièrement les jeunes praticiens que de leur donner des observations particulières pour leur servir de modèles. Ils ont besoin d'instructions sûres et précises pour se conduire dans la pratique. Le meilleur et l'unique parti qu'ils puissent prendre, c'est de s'attacher aux maximes et aux règles établies et digérées par des maîtres qui peuvent employer sûrement les observations à réformer les préceptes mal conçus ou erronés, à vérifier ceux qui sont encore incertains, à marquer les bornes de ceux qui ne sont établis que d'une manière vague et indéterminée, à entrer par des exemples dans le détail des cas particuliers, qui ne peuvent être assujettis aux règles ordinaires, et dont on ne connaît point encore assez l'étendue, pour être fixés et réduits en préceptes. »

Suivant ces réflexions, non moins savantes que judicieuses, M. Quesnay réduit la plupart des observations à la qualité de simples récits, de pures histoires de guérison, telles qu'auraient pu les donner des spectateurs attentifs, qui n'auraient été ni médecins ni chirurgiens. On peut regarder comme un devoir l'attention de rappeler ces vérités lorsque l'occasion s'en présente; car la juste sévérité avec laquelle M. Quesnay a parlé de cette manière d'écrire les observations, n'a pas déraciné le vice qu'il condamne.

M. Ledran, que cette censure regardait moins que bien d'autres, parut en avoir saisi l'esprit; et peut-être la lui doit-on en partie, car à l'établissement de l'Académie, en 1731, il fut mis au nombre de ses officiers en qualité de secrétaire des correspondances. Obligé par les fonctions de cette place de présenter aux auteurs des diverses observations communiquées à la compagnie les raisons qui les faisaient adopter ou rejeter, les doutes qu'elles faisaient naître, les éclaircissements qu'on désirait, il a vu plus particulièrement toutes les difficultés de ce genre de productions et le profond savoir qui doit diriger ceux qui s'y livrent. Aussi le traité qu'il publia, en 1727, sur les plaies d'armes à feu, est-il tout en préceptes, comme le précédent était tout en exemples. Ce sont des voies différentes dont la conciliation peut seule produire une solide instruction.

Cet ouvrage est encore un monument du zèle de l'auteur et un tribut qu'il crut devoir à la chirurgie, après avoir été employé dans les armées du roi en Allemagne, en qualité de chirurgien consultant. M. Petit le fils, nommé, en 1734, chirurgien-major d'une armée de cent mille hommes, destinée principalement à faire le siége de Philipsbourg, n'ayant pas encore vingt-quatre ans, parut, suivant les expressions mêmes de M. Morand, dans son Éloge, une espèce de phénomène capable d'alarmer le soldat et de surprendre tout le monde. Ceux qui connaissaient la capacité de ce jeune chirurgien étaient tranquilles sur la distinction avec laquelle il s'acquitterait des devoirs de la place importante qu'on lui avait confiée. Mais M. de la Peyronie, qui surveillait avec la plus grande attention à tout ce qui pouvait assurer l'honneur de la chirurgie et le mettre à l'abri des contradictions les moins légitimes, crut qu'il était essentiel d'envoyer à l'armée un consultant d'un âge mur, et dont l'expérience bien constatée ne pût être le sujet d'aucun problème de la part des hommes injustes, jaloux et malveillants, espèce importune et odieuse qu'on trouve partout attachée à décrier le mérite qui lui fait ombrage. M. Ledran avait cinquante ans; ses productions littéraires, les places qu'il avait occupées et la considération qu'il avait acquise dans la pratique déterminèrent le choix de M. de la Peyronie en sa faveur. Et il lui en rend grâces dans l'épître dédicatoire de ce traité, qui a pour titre spécial : *Réflexions tirées de la pratique sur les plaies d'armes à feu.*

Cet écrit est fort méthodique. On y examine d'abord le caractère de ce genre de blessures, et, sous un point de vue général, quels en sont les différents accidents primitifs et ceux qui se manifestent consécutivement. L'auteur entre ensuite dans le détail des circonstances propres à chaque partie blessée, et il finit par l'exposé des divers préceptes qu'il présente comme le résultat de toute la doctrine qui a été établie. Dans le dernier aphorisme de cette récapitulation, M. Ledran recommande aux jeunes chirurgiens un moyen d'acquérir des connaissances certaines sur le traitement des plaies d'armes à feu, en pratiquant les diverses opérations qui leur conviennent. Il consiste à tirer des coups de fusil ou de pistolet sur des cadavres et à bien méditer les règles particulières que prescrira chaque blessure relativement à la nature du désordre et à la structure de la partie blessée. Cet exercice imitatif, fait sous la direction d'un habile maître, sera une source féconde de connaissances utiles. Je puis répondre de son importance, l'ayant pratiqué avec succès pour mon instruction et pour celle des autres. M. Morand en a parlé en termes avantageux dans l'histoire de l'Académie, à la tête du troisième volume de nos Mémoires.

C'est par pure omission, sans doute, qu'il n'a pas été fait mention du *Traité des opérations de chirurgie* dans la notice déjà citée des ouvrages publiés par différents académiciens. M. Ledran mit celui-ci au jour, sous l'approbation de l'Académie, en 1742. La manière d'opérer d'un grand maître est très bonne à connaître, quand même l'on n'admettrait pas toujours ses procédés. Ce traité est recommandable par plusieurs observations essentielles sur différents points de l'art, et principalement sur les maladies que les pierres occasionnent. L'auteur a ajouté, concernant la lithotomie, des particularités intéressantes à ce qu'il avait dit de cette opération, dans son parallèle. Il y reconnaît l'insuffisance du grand appareil qu'il avait préconisé, et la nécessité de fendre la prostate, en débridant l'orifice même de la vessie. Il décrit une manière avantageuse de faire cette incision. Le procédé opératoire, fondé en raison et dont l'expérience a montré tout le prix, est suivi avec le plus grand succès, à Lille, par M. Vandergracht, l'un des plus heureux lithotomistes de nos jours. Les manières de charger la pierre et d'en faire l'extraction sont décrites par M. Ledran avec plus de soin qu'aucun auteur ne l'avait fait, et l'on sent que ce manuel n'a pu être dicté que par un homme sage et éclairé, qui possède supérieurement sa matière. Le *Traité des opérations* a été traduit en anglais et imprimé à Londres, en 1749, avec des notes de feu M. Cheselden, membre de la Société royale et associé de notre Académie, qui avait à Londres une très grande réputation.

Si la traduction des ouvrages de l'art, en langues étrangères, est une preuve non équivoque du cas qu'on en a fait, M. Ledran n'a rien eu à désirer sur ce témoignage d'estime. Il a vu tous les ouvrages dont nous avons parlé, traduits en allemand et en anglais, sortir des presses de Berlin, de Nuremberg et de Londres. La Société royale de cette dernière ville avait, depuis plus de trente ans, le nom de notre illustre confrère sur la liste des hommes distingués qu'elle aime à s'associer, dans les pays où les sciences et les arts sont en honneur.

La faiblesse de la vue, une moindre dextérité qui en est l'effet, et que l'âge affaiblit encore, annonçaient à M. Ledran la nécessité d'une retraite, malgré sa vigoureuse constitution. La célébrité et la vogue ont des sphères différentes. La sorte de réputation que le public fait, dont il s'occupe et qui le décide communément à employer un chirurgien ou un médecin de préférence à d'autres, parcourt rapidement les voies que l'opinion lui a ouvertes; et elle s'éloigne à pas plus ou moins lents, en raison de l'activité avec laquelle on suit ses traces. Les premiers loisirs de M. Ledran furent occupés à rédiger un nouvel ouvrage, imprimé en 1765, sous le titre de *Consultations sur la plupart des maladies qui sont du ressort de la chirurgie*. Les cas y sont exposés avec clarté et précision; les réponses ne sont pas diffuses, elles dénotent un praticien consommé qui a beaucoup vu, et dont le jugement s'est fortifié par une application constante. On n'y aperçoit point le défaut ordinaire des vieillards, la prolixité. C'est même de tous les ouvrages de l'auteur celui dont le style est le plus serré, et qui présente le plus de choses en moins de mots.

Dans l'avant-propos des *Consultations*, M. Ledran nous apprend qu'il avait fait pour quelques-uns de ses amis, qui ne sont ni médecins ni chirurgiens, un extrait d'anatomie économique, à la portée de tout homme qui sait penser et qui veut s'instruire; et que, persuadé de l'utilité dont cet extrait pourrait être à nombre de chirurgiens répandus dans les campagnes, sans avoir acquis un assez grand fonds d'instruction, il le publiera en leur faveur. Cet ouvrage a été effectivement donné en 1768. Il aurait été critiqué avec justice, s'il avait été présenté pour autre qu'il n'est. Il y a seize planches, dont aucune n'est originale. C'est le reproche que l'auteur de l'*Histoire de l'anatomie et de la chirurgie* fait à M. Ledran, dont il parle d'ailleurs avec grande estime. Il remarque qu'elles sont extraites de Verrhegen, de Cooper, etc., etc. Le blâme d'avoir emprunté des planches anatomiques dans ces auteurs, en cas qu'il soit mérité, ne doit pas tomber sur M. Ledran, qui n'a eu aucune part à cet emprunt. Le libraire, qui les avait pour un autre ouvrage, a cru qu'en les employant dans celui de M. Ledran, il pourrait lui procurer plus de cours.

Depuis 1765 il s'était retiré à Saint-Cloud, où il occupait un appartement commode dans une maison agréable, bâtie par l'un de messieurs ses frères, sur le fonds de leurs aïeux. Une maladie de plusieurs mois qui avait paru dans quelques intervalles lui promettre une plus longue vie, par la perte des facultés intellectuelles, l'a enlevé dans sa maison de Paris, le 17 octobre 1770, au commencement de sa quatre-vingt-sixième année. Il était devenu par ancienneté le doyen du collége de chirurgie.

Son assiduité aux exercices de l'Académie n'a été interrompue que par son changement de domicile. Il venait quelquefois à nos séances et y était vu avec plaisir. Jamais il n'avait manqué de lui faire part des faits intéressants de sa pratique. Ses observations, insérées dans les trois premiers volumes de nos Mémoires, constatent le fruit particulier que la compagnie a tiré de ses travaux. Il y a rempli successivement les places de commissaire pour les correspondances et pour les extraits, pendant vingt années, depuis l'établissement jusqu'au renouvellement, en 1751, qu'il fut nommé directeur. Il se trouve, en cette dernière qualité, sur la liste qui est à la tête du second volume. On lui a donné des lettres de conseiller vétéran lorsqu'il n'a plus été à portée de suivre son inclination en fréquentant nos assemblées.

La nature l'avait doué d'une belle taille et d'une forte constitution. Mais en lui accordant ces dons, elle lui avait refusé les grâces de la physionomie, qui étaient en monsieur son père un garant heureux de la candeur et de la noblesse de son âme, et inspiraient la plus grande confiance. Le fils n'a été privé que de ces avantages extérieurs. La probité et la vertu semblent un patrimoine dans cette famille honnête et respectable. La chirurgie doit regretter de n'avoir point d'héritiers de son nom, qui le seraient probablement de ses talents. Messieurs ses frères n'ont pas été mariés. Ils ont mérité la confiance et l'estime des ministres et les bienfaits du roi par leurs lumières et leurs services, en suivant des routes moins épineuses et sujettes à moins de désagréments. L'un a été premier commis aux affaires étrangères, et l'autre est trésorier des vivres de la marine. M. Ledran a laissé une fille unique mariée à M. Lalouette, docteur régent de la faculté de médecine de Paris, célèbre parmi les praticiens distingués de cette capitale.

NOTES.

Deux années s'étaient écoulées depuis la lecture de l'éloge de Lecat; Louis, dans la séance publique de 1770, n'avait pas voulu s'exposer à de nouvelles attaques; il avait pris la parole, mais seulement pour donner lecture d'un mémoire sur les avantages de la taille faite en deux temps; le reste de la séance avait été rempli par Sabatier, qui avait lu un mémoire sur les anus contre nature, et par Bordenave, qui avait fait connaître un nouveau procédé pour guérir le renversement des paupières.

Mais en 1771 Louis paya de nouveau, et très largement de sa personne dans la séance publique. C'est lui qui d'abord ouvrit la séance par la lecture d'un discours sur les prix qu'on allait décerner, et spécialement sur le sujet du prix dit de l'Académie ; la question était conçue en ces termes : *Exposer les effets des contre-coups sur les différentes parties du corps autres que la tête, et les moyens d'y remédier.*

Après la distribution des prix et des médailles, Louis prononça l'éloge de *Ledran*, qui est une admirable composition ; puis, et pour compléter la séance, *Ferrand* lut une dissertation dans laquelle il examinait les différents sentiments des auteurs sur la formation des abcès du foie à la suite des plaies de tête. *Lassus* donna lecture d'un mémoire sur les plaies du sinus longitudinal supérieur. *Peyrilhe* sur un projet de curation des tumeurs enkystées du bas-ventre ; et enfin *Sue* le jeune, communiqua un mémoire intitulé : *Recherches sur l'usage des nourrices mercenaires chez les anciens peuples.*

ÉLOGE

DE PIBRAC,

LU DANS LA SÉANCE PUBLIQUE DU 30 AVRIL 1772.

Gilles de Bertrand-Pibrac naquit à Saint-Frajou, au diocèse de Cominges, en Gascogne, le 8 décembre 1693, de parents qui tenaient le premier rang parmi les notables de cette petite ville. Il aimait à laisser entrevoir qu'il tirait son origine d'une famille anciennement alliée avec celle de Dufour, de la branche de Pibrac. Des recherches particulières m'ont fait connaître qu'un Jacques Bertrand, avocat au parlement de Toulouse, vivant en 1480 et marié à Agnès Dufour, avait été chef d'une famille féconde en sages magistrats, élevés aux grandes dignités de la robe. Mais dans un pays où la coutume prive les cadets des avantages de la fortune, on doit perdre plus facilement qu'ailleurs la trace d'une origine illustre. On voyait, dans son appartement, plusieurs portraits du célèbre auteur des Quatrains, cet homme rare dont les talents ont également fait honneur à la magistrature, aux lettres, à la nation et à son siècle. Les Romains conservaient ainsi, dans le vestibule des maisons, les images de leurs ancêtres. Ce culte civil et domestique, trop négligé parmi nous, influait sur les mœurs publiques ; les traits des grands hommes rappellent le souvenir de leurs travaux et de leurs vertus : c'est un puissant aiguillon qui excite à les imiter.

Le choix d'un état est l'une des actions de la vie qui méritent le plus de réflexions, et communément on en est peu capable à l'âge où il faut s'y déterminer. Comment connaîtrait-on alors les difficultés et l'étendue des devoirs d'une profession, et pourrait-on savoir si l'on a les dispositions convenables pour en remplir parfaitement les obligations? Le plus souvent ce sont des conjonctures étrangères aux choses qui décident du sort des personnes. M. Pibrac ne nous a pas laissé ignorer le motif qui l'a porté à embrasser la chirurgie. Témoin et surpris des marques de considération données par des dames aimables à un homme dont l'âge, la physionomie et l'extérieur étaient fort négligés, il apprit que des prévenances si affectueuses étaient le fruit de la plus juste reconnaissance pour des services importants dus à l'excellence de l'art qu'exerçait avec réputation l'homme qui imposait si peu par les apparences. Ce contraste frappa vivement le jeune Pibrac. L'amour de la gloire s'empara de lui. Déjà il n'est plus occupé que du désir de se consacrer à une profession dans laquelle il pourra acquérir l'estime de ses contemporains. C'est le but qu'il parut principalement se proposer, et pendant tout le cours de sa vie, le soin de se faire des amis et de conserver leur bienveillance, a été sa passion dominante.

Après deux années de résidence chez le chirurgien le plus renommé de Saint-Frajou, le jeune Pibrac, âgé de dix-sept ans, fut envoyé à Toulouse, en pension, chez le chirurgien en chef de l'hôpital. Il fut bientôt formé aux exercices que l'on confie aux élèves. Il acquit surtout une grande dextérité pour l'opération de la saignée. M. Astruc obtint à peu près dans ce temps, en l'université de cette ville, la chaire d'anatomie et de médecine qui avait été mise au concours. Son début fut brillant. M. Pibrac assista à son premier cours d'anatomie. L'émulation marquée du disciple lui gagna les bonnes grâces du maître; et cette inclination, qui fut réciproque, ne se démentit jamais. M. Astruc, domicilié depuis à Paris, et devenu chef de parti dans des disputes de corps, avait une aversion décidée pour ce qui portait le nom de chirurgien. En exceptant M. Pibrac de son antipathie, il semblait avoir prévu le besoin fréquent qu'il aurait un jour de la chirurgie, et s'être ménagé, de loin, la consolation de recevoir les secours de notre art des mains de l'amitié.

L'hôpital de Bordéaux fut la troisième station chirurgicale de M. Pibrac. Il alla ensuite profiter, sous de nouveaux maîtres, à Montpellier, et vint enfin à Paris, en 1717, âgé d'environ vingt-quatre ans, avec le plus grand désir de s'avancer.

Les écoles de chirurgie étaient très florissantes par les savantes et solides instructions qu'on y recevait des plus grands maîtres. MM. de la Peyronie, Arnaud et Petit n'avaient point d'auditeurs plus attentifs et plus assidus que M. Pibrac. Le hasard l'avait placé chez un chirurgien, exerçant sous la faveur d'un privilége, et qui était assez en vogue dans un certain ordre de personnes. Il se servait d'un remède particulier dont on peut très facilement abuser, au grand détriment des malades qu'on croirait avoir guéris par son moyen. Les injections astringentes, employées indiscrètement pour tarir l'écoulement des gonorrhées, ont certainement l'inconvénient de faire refluer dans le sang le virus qui les a produites, et d'occasionner des vices locaux auxquels on ne remédie souvent qu'avec bien des difficultés. M. Pibrac adopta cette manière de traiter, et elle l'a mis en réputation. Il apprit, sans doute, à en faire usage avec tout le discernement qu'elle exigeait et celui dont il était capable.

Il rechercha la protection de M. Mareschal, premier chirurgien du roi, par qui il fut présenté pour chirurgien-major au colonel du régiment Royal-Dragons, en 1724. Il réussit à merveille dans ce corps. La main qui l'avait placé aurait suffi pour le cautionner du côté des talents, mais on n'aurait pu l'estimer beaucoup, sans vivre avec lui dans l'intimité. Il se rendit agréable à tous les officiers par des qualités personnelles analogues à sa position. Vif, gai, toujours prêt à partager les plaisirs de la société, à les faire naître ou à les ranimer, il devint aussi nécessaire, par sa bonne humeur, à ceux qui se portaient bien qu'il leur était essentiel lorsqu'ils avaient besoin de ses secours en maladie.

La paix et le relâchement de la discipline militaire donnaient à la plupart des officiers la liberté d'abandonner la garnison, pendant les quartiers d'hiver. M. Pibrac venait aussi les passer à Paris, où il trouvait plus d'avantages qu'à être à son corps. La qualité de chirurgien-major ne lui donnait ici aucun droit à l'exercice de l'art, et il songea sérieusement à acquérir ce droit. On forma, en 1724, la maison de feu M⁵ʳ le duc d'Orléans, premier prince du sang. Il y eut l'agrément d'une charge de chirurgien ordinaire, à laquelle est attaché le privilége d'être agrégé au corps des chirurgiens de Paris.

L'année suivante, lorsque Louise-Marie-Élisabeth d'Orléans, douairière de Louis Iᵉʳ, roi d'Espagne, revint en France, il fut mis sur l'état de sa maison, en qualité de chirurgien ordinaire; et en 1726, cette princesse, dont il avait gagné la confiance, lui accorda la place de son premier chirurgien, devenue vacante par la retraite du titulaire.

Après environ deux ans de séjour, tant au château de Vincennes qu'à Paris, au palais du Luxembourg, la reine réforma une grande partie de sa maison et se retira aux carmélites de la rue de Grenelle. M. Pibrac fut le seul de ses officiers de santé qui fut conservé. Les exercices de piété auxquels Sa Majesté se livrait par goût, ne remplissaient pas tous les vides de la journée, et il y avait beaucoup d'instants où cette princesse était fatiguée du poids de la dignité royale. Elle permettait quelquefois aux personnes qui l'entouraient de parler et d'agir comme si elle n'eût pas été présente. Elle en donnait l'ordre par ces mots : *la reine n'y est pas*. M. Pibrac se faisait un mérite de contribuer au délassement d'une maîtresse adorée de tous ceux qui avaient l'honneur d'être attachés à son service. La faveur de la reine ne le priva pas de l'estime et de l'affection des dames et des seigneurs de cette cour. Sa politesse, ses manières prévenantes et les bons offices qu'il rendait volontiers, lui attachaient également les grands et les petits.

Les devoirs de sa charge et les obligations de bienséance beaucoup plus étendues que les essentielles, n'absorbaient pas tout le temps de M. Pibrac. Il ne refusait ses secours à personne. Il est fait mention de lui dans quelques livres, comme ayant pratiqué le premier en France la taille au haut appareil. Cette époque assez remarquable est un sujet de discussion qu'on ne peut pas passer sous silence dans son éloge historique.

Feu M. Senac, premier médecin du roi, n'avait pas dédaigné, en 1726, la qualité d'éditeur d'un *Traité de l'opération de la taille*, ouvrage posthume du dernier des Colot. Il y joignit un discours préliminaire sur la taille au haut appareil, où on lit ces mots : *Un chirurgien que je connais, a taillé un cocher qui a été guéri en peu de jours*. Cette simple notice a dû paraître bien courte sur une matière si importante, surtout dans un discours apologétique, où l'on se proposait de démontrer la supériorité de la lithotomie hypogastrique sur toutes les autres méthodes.

M. Morand pratiqua le haut appareil, le 27 du mois de mai 1727, à l'hôtel royal des Invalides, et assista à une semblable opération, à Saint-Germain en Laye, le 10 décembre de la même année. Dans un traité, qu'il publia sur cette matière, en 1728, il fait mention du fait indiqué par M. Senac en disant (p. 228) « qu'il aurait bien souhaité pouvoir joindre à son observation celle qui est citée dans un discours imprimé avec le *Traité de la taille* par M. Colot, mais qu'il n'en avait point eu jusqu'alors un détail assez circonstancié pour en faire usage. » C'était sans doute à M. Senac ou à M. Pibrac à donner au public les explications convenables, s'ils avaient eu à se plaindre d'une réticence de la part de M. Morand. C'est donc à tort qu'on lui en a fait des reproches assez amers, sous le nom de Joseph Rameau le fils, maître ès arts et chirurgien juré de Montpellier, dans un ouvrage publié sans approbation, en 1729, sous le titre de : *Réflexions anatomiques en forme de lettre, ou analyse de la dissertation de M. Morand, sur la taille au haut appareil.*

A la page 96 de cette dissertation, on parle de l'utilité d'injecter de l'eau dans la vessie, après l'incision des téguments, afin de mieux reconnaître sa situation à l'endroit où il faut l'entamer. Il est dit dans une note au bas de la page, qu'*un chirurgien de Paris a eu la même idée, et l'a communiquée à*

MM. Lemery et Senac médecins. Et, à la table des matières, au mot injection, M. Pibrac est nommé comme l'auteur de l'idée dont on a porté un jugement favorable. L'omission du nom dans le corps de l'ouvrage et sa désignation à la table présentent une tournure qu'on a pu mal interpréter, et qui cependant n'a peut-être été, de la part de M. Morand, qu'une pure inadvertance. Elle a jeté un froid durable entre ces deux confrères, mais la prudence et la sagesse, qu'ils ont plus écoutées que leur ressentiment, les a tenus éloignés l'un de l'autre sans aucun éclat. D'ailleurs étant entrés en même temps dans la carrière, ils y ont marché par des sentiers différents et ne se sont, pour ainsi dire, rencontrés qu'au but, pour recevoir au même jour, les marques les plus honorables et les plus flatteuses du prix que le souverain mettait à leurs talents et à leurs services (1).

M. Pibrac, accueilli de M. le cardinal de Fleury, a vécu dans l'intimité avec tous ceux que Son Éminence honorait de ses bontés particulières. Il était fort aimé de M. Hérault, conseiller d'État et lieutenant général de police. Sous les auspices de ce magistrat, il fut chargé d'examiner, en 1732, au château de la Bastille et dans des maisons particulières, plusieurs fanatiques, soi-disant agités de convulsions, dont les uns avaient donné au public des scènes comiques et ridicules, les autres d'indécentes et même de scandaleuses, dans le cimetière de la paroisse de Saint-Médard, au faubourg Saint-Marceau. C'était aux gens de l'art à décider s'il y avait quelque chose de surnaturel, de contre nature ou de simulé dans ces mouvements extrordinaires, que le peuple prévenu regardait comme merveilleux et comme une prédisposition à des guérisons miraculeuses, qu'on assurait avoir été opérées par ce moyen. A l'examen, on reconnut que ces prétendues convulsions étaient volontaires; que les grimaces, les sauts, le roidissement des membres, la contorsion du corps en différents sens et à diffé-

---

(1) La croix de l'ordre de Saint-Michel.

rents degrés de vitesse, de violence et de force, étaient le fruit de l'habitude que ces farceurs d'espèce nouvelle avaient acquise par des exercices répétés. Les procès-verbaux de ces visites, dressés par ordre du roi, ont été rendus publics dans le temps, et, quoique signés des principaux médecins et chirurgiens de la cour et de Paris, on sait que ces messieurs n'ont souscrit la plupart qu'aux répétitions des actes dont M. Pibrac avait d'abord examiné et découvert le principe. C'est une justice qui lui a été rendue en termes fort honorables dans ses lettres de noblesse. On y lit : « Que ses connaissances dans la physique, dans l'anatomie et dans toutes les autres parties de sa profession, contribuèrent beaucoup à faire ouvrir les yeux sur un genre de fanatisme qui s'introduisit, il y a quelques années, dans la ville de Paris, et à le dissiper, tant par les lumières que lui donnait son art, que par son zèle pour le bon ordre et pour la religion, dont plusieurs sectaires voulaient ébranler la vérité et l'uniformité. »

Il donna, en 1743, les mêmes preuves de zèle, de probité et de désintéressement dans la visite de ceux qui furent appelés pour former un corps de dix-huit cents hommes de milice pour la ville de Paris. Parmi les trente-six mille hommes qui devaient tirer au sort, il y en eut un bon nombre de rejetés pour des infirmités visibles qui les mettaient hors d'état de s'acquitter du service militaire. Mais tous, sans exception, furent visités pour exclure de la loi du sort ceux qui avaient ou des hernies ou la vue faible ; ceux enfin qui, quoique sains d'ailleurs, ne seraient pas jugés d'une constitution assez robuste. Cet examen fut fait en dix-huit jours. Chaque particulier a dû passer assez rapidement sous les yeux de l'observateur. Cela n'empêcha pas qu'il ne fût tenu un registre fort exact de l'état de ceux qui furent trouvés dans le cas de la dispense. La visite ayant été faite avec ordre, la jeunesse de chaque canton fut présentée séparément, et M. Pibrac crut voir depuis, dans la compulsion de son registre, qu'il pouvait déterminer à quel genre de maladies ou d'incommodités on était plus particulièrement exposé dans les différents quartiers de Paris. Il se fondait sur un principe général qui est vrai, c'est qu'il serait possible, par des observations suivies, de connaître les divers degrés de salubrité ou d'insalubrité d'une ville, dans les différents points de sa situation. Chaque quartier a, pour ainsi dire, un climat qui lui est propre. Les rues ont des expositions différentes par rapport à l'aspect du soleil et au souffle des vents. Chaque maison est sous des influences particulières, qui rendent son habitation plus ou moins saine à différents égards. Mais on ne pouvait rien conclure de l'examen précipité d'un si grand nombre d'hommes, dont les incommodités anciennes auraient été attribuées exclusivement au quartier qu'ils n'habitaient peut-être pour la plupart que depuis très peu de temps. On doit néanmoins faire remarquer ici, à la louange de M. Pibrac, qu'il a très bien vu l'utilité qu'il y aurait à faire des observations décisives sur cet objet. Avec des lumières et un zèle persévérant, on pourrait établir à quel degré l'habitation dans chaque quartier serait plus ou moins saine; et comme tous les avantages et tous les inconvénients sont relatifs, on pourrait porter les connaissances assez loin pour déterminer quel lieu donnerait le domicile le plus avantageux à chaque personne, suivant la nature de son tempérament et les dispositions qu'elle aurait à certaines maladies, dont on pourrait par là se garantir. Nos corps sont, à l'égard des influences extérieures, soumis aux mêmes règles que les végétaux. Les plantes qui viennent parfaitement bien en certains climats, dépérissent sous le même ciel si elles y sont dans une exposition défavorable.

Le gouvernement employait M. Pibrac dans toutes les occasions où son concours lui était nécessaire. En 1749 il fut chargé de soigner les malades, qui étaient en assez grand nombre, parmi les mendiants qu'on avait renfermés, par ordre du roi, dans l'hôpital Saint-Louis.

Ces services constants et gratuits lui ont mérité en 1752 la faveur des lettres de noblesse, lesquelles, suivant leur texte même, sont le témoignage le plus précieux que le roi puisse donner de son estime et de son affection à des sujets qui savent s'en rendre dignes, par les avantages que leurs lumières, leurs vertus et leurs talents procurent à l'État, et surtout à la conservation des hommes. L'année suivante, en 1753, le roi le nomma chevalier de son ordre. Il fut d'autant plus flatté de cette nouvelle grâce, qu'il ne l'avait point sollicitée. M. le duc de la Vrillière la lui procura, et eut le plaisir de pouvoir accorder, dans cette circonstance, son affection particulière pour M. Pibrac, avec l'équité et la bienfaisance qui caractérisent son ministère.

L'établissement de l'École royale militaire eut lieu la même année. M. le comte d'Argenson, ministre de la guerre, aimait aussi M. Pibrac. Il l'agréa volontiers pour chirurgien-major des jeunes gentilhommes, sur la présentation de M. Paris-Duverney, l'intendant ou plutôt le père de cette école naissante, qu'il regardait comme le plus doux fruit de ses travaux, si utiles à l'État. Il était depuis longtemps l'ami intime de M. Pibrac, et cette liaison rendit inutiles les mouvements que plusieurs concurrents se donnèrent pour obtenir ce poste distingué. Avec des amis en crédit, on est pourvu sans sollicitation et sans intrigue des emplois dont ils disposent. Peut-être regardera-t-on le soin constant de cultiver les gens en place comme une sollicitation habituelle, qui prépare de loin les succès qu'on croit avoir recherchés avec le moins d'ardeur.

Les places et les distinctions auxquelles M. Pibrac pouvait aspirer, rendaient la fin de sa carrière assez brillante. Il eut l'honneur, en 1760, d'être appelé en consultation, avec les plus célèbres praticiens de Paris, pour la maladie de feu Mgr le duc de Bourgogne. Les autres consultants, suivant l'usage ordinaire, se rendaient à Versailles, aux jours indiqués, uniquement pour remplir leur mission. M. Pibrac, constant dans ses maximes, ne revenait à Paris qu'après avoir vu et cultivé les personnes de la cour dont il avait l'honneur d'être connu. Il conversait avec elles de l'état touchant d'un jeune prince qui était l'espoir le plus cher de la nation. La reine voulut que M. Pibrac lui fût présenté selon le cérémonial, afin de pouvoir entrer librement chez Sa Majesté, pour lui faire la cour et lui rendre compte de son opinion sur la santé de son petit-fils. Les amis de M. Pibrac ménagèrent les choses de façon qu'il fût engagé à venir tous les jours, de Paris à Versailles, pour assister, avec la faculté de la cour, aux pansements. Il avait acquis de bonne heure, dans la fréquentation des grands, l'art de composer ses paroles et ses actions, et de ne pas montrer toujours ses sentiments. Cette espèce de dissimulation, sage et utile, principalement à la cour, n'exclut pas la franchise et la droiture du caractère, qui cesseraient quelquefois d'être des vertus, si on ne les renfermait pas dans les bornes que la prudence leur prescrit.

A l'établissement de l'Académie royale de chirurgie, M. Pibrac fut mis au nombre des quarante conseillers du comité perpétuel. On trouve de lui un fait de pratique fort intéressant, dont M. Petit le fils a fait usage dans un précis d'observations sur les apostèmes du foie, imprimé dans le second tome des *Mémoires de l'Académie*.

Un mémoire sur l'abus des sutures, imprimé dans le troisième tome, a fait et fera toujours beaucoup d'honneur à M. Pibrac. Convaincu de la possibilité de maintenir les lèvres d'une plaie plus rapprochées par la situation, à l'aide d'un bandage méthodique, il avait d'abord eu dessein de proscrire absolument les sutures, à l'exemple de Paracelse. On les employait certainement avec trop peu de ménagements pour une indication qui pouvait souvent être parfaitement remplie par des moyens plus doux. Mais a-t-on pu prévoir tous les cas? Et ne peut-il pas s'en présenter où, faute de ce secours, on réussirait difficilement à rétablir la continuité des parties divisées contre l'ordre naturel? M. Pibrac a déféré aux raisons qu'on lui a opposées, et dans la rédaction de trois à quatre mémoires nés des discussions académiques sur cette matière, il a adopté des modifications raisonnables. Le seul changement du titre de son mémoire a paru terminer la plus grande difficulté, en le donnant sur l'abus et non contre l'usage des sutures. Le bandage qu'il a imaginé pour la réunion des plaies de la langue, est une invention aussi simple qu'ingénieuse, et prouve en son auteur un esprit de ressources dans les cas embarrassants et difficiles.

La proscription des onguents dans le traitement des plaies avec une perte de substance a été adoptée, d'après ses remarques insérées dans le quatrième tome de nos Mémoires. C'est un travail utile et un fruit excellent, quoique tardif, d'une longue expérience. M. Pibrac en a fait l'aveu. Il semble, dit-il, que dans les choses ordinaires, l'habitude éloigne l'usage de la réflexion, et que la vue de l'esprit soit moins perçante, à proportion de la facilité que les yeux ont d'être frappés des objets avec lesquels on est le plus familiarisé.

Dans un autre mémoire, M. Pibrac s'élève contre l'usage du sublimé corrosif. Les autorités les plus imposantes ne lui ont point fait illusion sur le crédit qu'on a voulu donner à un poison plus dangereux, dit-il, que la maladie qu'on a entrepris de guérir par son moyen. Non content de rejeter l'usage interne du sublimé du traitement de la maladie vénérienne, il portait jusqu'à l'enthousiasme son opposition à l'usage de cette préparation mercurielle, et menaçait de dénoncer à M. le procureur général, comme empoisonneurs, ceux qu'il saurait l'avoir administrée. Dans cet excès, louable peut-être par le motif, il se regardait comme le défenseur zélé et le vengeur des droits de l'humanité. Il avait continuellement présents à l'esprit les termes d'une décision de la faculté de Hale, contre un charlatan qui avait fait périr une dame par la simple application extérieure du sublimé corrosif sur une tumeur. On y déplore le sort de ceux qui ont le malheur de tomber entre les mains de pareils assassins; car quand il leur arriverait d'échapper à la mort, leur santé ne manque pas, dit-on, de recevoir des atteintes funestes : ils traînent une vie languissante; et ce qu'il y a de plus fatal, c'est qu'ils ne soupçonnent seulement pas la source des maux qu'ils endurent.

La place de directeur de l'Académie a été plusieurs fois conférée à M. Pibrac par le suffrage unanime de ses confrères, et il en était pourvu lorsque la mort l'a enlevé, après quatre jours d'une fluxion de poitrine, le 14 juillet dernier (1771), au milieu de sa soixante et dix-huitième année.

La sociabilité a été son caractère spécial. Il n'a jamais connu sur la fortune les précautions de la timide prévoyance, et il a usé convenablement de ses faveurs. Par sa table et ses manières engageantes, il a fait les honneurs de l'Académie, et l'on pourrait presque dire ceux de la nation, aux étrangers distingués en médecine et en chirurgie qui venaient à Paris. Il aimait fort la représentation ; sa vaisselle d'argent était magnifique, et ses vêtements fort recherchés. Aristippe n'a point eu de plus fidèle imitateur.

Au reste, il cherchait avec empressement les moyens de servir ses amis et les prévenait même, ce qui doublait l'obligation de ses bons offices. Il savait, au besoin, y mettre de la délicatesse. Je lui ai aidé quelquefois à une bonne action, dont il avait tout le mérite. Un ancien confrère, qu'une conduite sage n'avait pas mis à l'abri de l'infortune dans un âge avancé, où l'exercice de l'art ne lui présentait que de très faibles ressources, recevait, sans le savoir, les bienfaits de M. Pibrac, sous la forme d'honoraires de consultations dont je lui envoyais copie, et sur lesquelles on lui demandait son avis.

M. Pibrac avait épousé la sœur de M. de la Fresnaye, écuyer, ancien échevin de la ville de Paris. Il en a eu une fille, morte quelques années avant sa mère, en 1760. Mademoiselle Pibrac, sa nièce, dont il a reçu pendant vingt ans tous les soins qu'il aurait pu espérer d'une tendresse vraiment filiale, et M. l'abbé Pibrac, doyen du chapitre de Saint-Aurens de la ville d'Auch, ont fait présent à l'Académie du buste de monsieur leur oncle. C'est un gage de l'amitié de M. Lemoine, sculpteur du roi, de l'Académie royale de peinture et sculpture, et l'une de ses productions qu'estimait le plus cet artiste célèbre, qui semble avoir fait respirer le bronze et animé le marbre sous les traits augustes du monarque bien-aimé, dont la protection bienfaisante sera l'objet éternel de notre reconnaissance.

NOTES.

Outre l'éloge de Pibrac, Louis fit dans cette séance un rapport motivé sur le concours de 1772. La question proposée était la suivante : *Exposer les inconvénients qui résultent de l'abus des onguents et des emplâtres, et de quelle réforme la pratique vulgaire est susceptible à cet égard dans le traitement des ulcères.*

De nombreux concurrents avaient répondu en 1770 à cet appel, mais, comme le fit remarquer Louis, au lieu de prendre la question dans son sens littéral, ils avaient tout simplement proscrit les moyens dont on désirait qu'ils fissent connaître l'usage abusif, et comment cet usage pouvait être réformé ; en deux mots, ajoute Louis, les abus et leur réforme devaient uniquement fixer l'attention des concurrents et les faire remonter aux principes qui pouvaient démontrer les inconvénients des onguents et des emplâtres, et établir une pratique judicieuse sur leur usage. L'Académie avait remis la question au concours pour 1772. Cette fois vingt-huit mémoires avaient été envoyés à l'Académie, mais cette fois encore ses vues ne furent pas accomplies. Presque tous les auteurs, dit Louis, n'ont fait que paraphraser des notions triviales contre les onguents et les emplâtres ; ils se sont tenus dans des généralités scolastiques ; bref, aucun d'eux n'avait pris la peine d'approfondir le sujet par l'étude de l'histoire de l'art, de ses progrès et des variations de la pratique.

Il semblait à la lecture du plus grand nombre des mémoires que toute l'action des remèdes dût être bornée à la surface ulcérée, quand le vice, même purement local, qui a formé ou qui entretient l'ulcère, est nécessairement étendu au delà de cette surface ; aussi l'Académie, tout en distinguant quelques mémoires, dut remettre la question pour l'année 1774 avec promesse d'un prix triple pour celui qui l'aurait le mieux traitée.

Après la lecture du rapport sur les prix, la parole fut donnée à Goursaud pour communiquer des remarques sur les plaies de tête avec fente au crâne (sic). Bordenave lut ensuite un précis d'observations sur les plaies transversales de la gorge ; Peyrilhe, un mémoire sur la fontanelle des enfants nouveau-nés, et Sabatier des recherches historiques sur la cure radicale de l'hydrocèle.

ÉLOGE

DE BENOMONT,

LU DANS LA SÉANCE PUBLIQUE DU 22 AVRIL 1773.

Pierre Benomont naquit au bourg de Machau, diocèse de Reims, le 4 mars 1766. Son père, chirurgien de ce lieu, le destina dès l'enfance à sa profession, et à quinze ans, il avait déjà acquis par l'usage l'espèce d'habileté propre aux élèves. Avec cette ressource, le jeune Benomont fut successivement admis comme un sujet utile à Réthel, à Toul et à Reims, chez les chirurgiens les plus employés dans l'exercice de l'art, parents ou amis de son père.

L'émulation le portait à chercher ainsi de nouvelles occasions d'accroître ses connaissances. Celles que donne la routine et une pratique de pure imitation sont très bornées. Il le sentit, et les livres que le désir d'une instruction plus étendue lui avait fait tomber entre les mains, lui paraissaient inintelligibles, faute de principes, et essentiellement par son défaut de savoir en anatomie. Il vint à Paris, en 1698, âgé de dix-neuf à vingt ans, dans le dessein d'y profiter des leçons qu'on ne pouvait recevoir alors que dans la capitale. Plusieurs provinces jouissent maintenant, par le zèle et les soins de M. de la Martinière, d'avoir des écoles d'anatomie et de chirurgie. Ces établissements, qui ont l'humanité pour objet, seront des monuments durables de la bienfaisance du roi et de son amour pour ses peuples. Ils rendront son règne plus recommandable à la postérité que celui de François Ier, si fort illustré par la protection que ce grand prince accordait aux sciences et à ceux qui les cultivaient.

Il y a soixante et quinze ans qu'à Paris même, l'enseignement n'était, en aucun genre, aussi perfectionné qu'il l'est aujourd'hui. Les instructions anatomiques et chirurgicales étaient fort sommaires et peu proportionnées à l'importance et à l'étendue de l'art. L'école du Jardin royal avait seule une réputation brillante, sous les célèbres Duverney et Arnaud, qui furent, à proprement parler, les premiers maîtres de M. Benomont. Il se rappellait dans l'âge le plus avancé, avec une tendresse édifiante, les documents qu'il en avait reçus. Leur nom excitait en lui un sentiment de respect et de reconnaissance aussi vif que s'il avait recueilli seul le fruit de leurs leçons, et qu'ils n'eussent eu que lui en vue dans les instructions publiques dont ils étaient chargés. On peut et l'on doit même retracer ces vertus morales trop peu communes aujourd'hui, où des jeunes gens croient se donner du relief en parlant mal des professeurs les plus accrédités. Il ne faut pas leur dissimuler que celui qui commence par décrier les maîtres de l'art, probablement ne le deviendra jamais.

Les secours que M. Benomont tirait de ses parents suffisaient à peine pour un entretien honnête, et ne lui donnaient pas le moyen de faire des cours particuliers. Ce fut peut-être un bonheur pour lui. Des exercices privés l'auraient détourné de son assiduité et de son application aux leçons de maîtres plus instruits et consommés dans l'art d'enseigner. Il faisait chaque jour un résumé de ce qu'il leur avait entendu dire. Ces extraits répétés chaque année, et comparés les uns aux autres sur chaque objet, devenaient le sujet des méditations du disciple et pouvaient lui donner la mesure progressive de son avancement.

En 1703, Lardy, célèbre chirurgien de Paris, succéda, dans la place de chirurgien en chef de l'hôpital de la Charité, à M. Mareschal, élevé par son mérite à la place de premier chirurgien du roi. M. Benomont, que sa bonne conduite et le désir de s'instruire avaient fait connaître avantageusement, devint l'élève de confiance de ce praticien, qui l'employa à l'hôpital et dans la ville, au pansement de ceux à qui il avait fait les opérations les plus importantes. Le disciple, par sa vigilance et ses lumières, eut part à leur succès. Il profita des circonstances pour se perfectionner dans l'étude de l'anatomie. Pendant les trois ou quatre années qu'il travailla sous les auspices de ce maître renommé, il ne mourut, à l'hôpital de la Charité, aucune personne attaquée de maladie digne d'attention, que le cadavre n'en ait été ouvert par M. Benomont.

Après avoir réuni la théorie à la pratique par une application assez suivie, il fallut enfin songer à un établissement. Il exerça pendant quelque temps à l'abri d'un privilége, moyen bien dangereux pour le public, mais autorisé alors par la loi, et qui n'aurait jamais eu d'inconvénient, même en ne le restreignant pas dans ses justes bornes, s'il n'eût jamais toléré que des sujets tels que M. Benomont. Cette existence précaire ne pouvait flatter son ambition. Elle fut satisfaite lorsqu'il entra dans la compagnie en 1711, quoique ce ne fût encore qu'à la faveur d'une charge de chirurgien de madame la duchesse de Berry.

Quelques cures heureuses, dont le hasard lui avait procuré l'occasion, le mirent bientôt en réputation. Formé par l'expérience sous d'habiles maîtres, il s'est fait un mérite de les prendre pour modèles, et n'a pas cherché à se faire valoir par de vaines spéculations, dont le faux brillant fait perdre de vue les routes tracées par les grands hommes qui ont honoré notre art et par lequel ils sont devenus illustres. M. Benomont a été du nombre des académiciens nommés par le roi, le 8 décembre 1731, à la première séance de cette compagnie, et il en a toujours rempli les fonctions avec autant d'assiduité que de zèle. Jamais il n'a manqué de faire part à l'Académie des faits intéressants que sa pratique lui a fournis. Les réflexions sur les matières confiées à son examen montraient son zèle et sa sagacité. Les rapports qu'il faisait à la compagnie étaient travaillés avec autant de soin que d'intelligence. C'est un moyen d'être utile, lors même qu'on n'ajoute rien à la masse des connaissances acquises. Il sert au moins à en conserver le dépôt sans aucune altération : ce qui est d'un prix inestimable, pour empêcher l'art de rétrograder. L'histoire des opinions fait connaître un flux et un reflux alternatif de la vérité à l'erreur et de l'erreur à la vérité. Le retour de ces vicissitudes sera dorénavant moins à craindre, puisqu'il y a un corps dépositaire de la saine doctrine et qui méprise, comme il le doit, les vaines clameurs de ceux qu'un intérêt particulier empêche de souscrire à ses jugements.

M. Benomont, attentif à saisir toutes les occasions de contribuer aux travaux de l'Académie, présenta à la séance du 18 mars 1732, deux yeux enlevés du cadavre d'un homme opéré deux ans auparavant pour la cataracte, suivant la méthode usitée alors. Elle consistait, comme on le sait, à déplacer le cristallin, avec une aiguille convenable, et à le loger au-dessous de la partie antérieure du corps vitré. L'opération avait eu d'abord tout le succès qu'on s'en était promis. Celui qui l'avait soufferte avait ensuite perdu la faculté de voir ; et le défaut de transparence du corps qui se montrait derrière la prunelle faisait croire que les cataractes étaient remontées. Telle était à cet égard l'opinion des plus grands maîtres. La dissection de ces yeux fut faite au château des Tuileries, dans l'appartement de M. de la Peyronie, en sa présence et en celle des commissaires que l'Académie avait nommés pour l'examen de ce cas. On vit les cristallins ternes, desséchés et racornis, bien placés au fond de chaque œil. C'étaient leurs capsules qui étaient devenues opaques et qui formaient de vraies cataractes membraneuses secondaires. On ne donna pas alors à cette découverte toute l'attention qu'elle méritait, et on négligea les conséquences qu'on a tirées depuis de semblables faits, par le progrès de la théorie et la perfection de la pratique. Ce sujet était absolument neuf, et malgré les travaux des maîtres de l'art et les querelles qui se sont élevées sur cette matière entre MM. Heister et Woolhouse, elle n'était pas parvenue à la maturité nécessaire pour en obtenir les lumières qu'a procurées l'invention plus récente de l'opération de la cataracte, par l'extraction du cristallin. Cette ingénieuse et utile découverte, due à M. Daviel, est consignée dans le second tome des *Mémoires de l'Académie*. Elle a été perfectionnée, et le progrès de l'art sur ce point intéressant sera l'objet d'une dissertation dans la suite de nos Mémoires.

Lorsqu'on fit connaître à la compagnie le cas particulier tiré des *Transactions philosophiques de Londres*, sur l'arrachement du bras et de l'épaule d'un homme dont la main entourée d'une corde avait été prise par les dents de la roue d'un moulin, feu M. Angevran, qui exerçait particulièrement la pratique des accouchements, rappela un fait tout à fait semblable qu'on lit dans le *Traité des accouchements de La Motte*; et M. Benomont donna, à cette occasion, l'histoire d'un enfant de neuf à dix ans qui eut la jambe embarrassée entre les rayons d'une roue de carrosse, dont les chevaux allaient fort vite. La jambe fut arrachée et séparée de la cuisse dans l'articulation du genou, et le blessé a guéri sans aucun accident. Cette observation est insérée dans le second tome des *Mémoires de l'Académie*.

Nous ne parlerons pas d'un mémoire sur une opération de hernie, lu à la séance du 11 mars 1732, ni d'une observation sur la luxation de la cuisse, occasionnée par un abcès avec pourriture des ligaments, et dont la pièce anatomico-pathologique a été présentée à la séance du 8 juin 1733. M. Benomont a donné, en différents temps, la relation de plusieurs ouvertures de cadavres, et un grand mémoire sur le reflux des matières purulentes. Ces productions, dont l'Académie n'a point fait usage, ou n'ont rien présenté qui pût ajouter sensiblement à nos lumières, ou elles exigeaient des observations plus multipliées et des recherches plus approfondies dont l'auteur n'a pas eu le loisir de s'occuper.

Il aimait la chirurgie avec passion, et sentait un plaisir inexprimable à entendre parler des avantages que les nouveaux règlements devaient procurer à ceux qui, dans la suite, se dévoueraient à l'étude de cet art. Il regrettait d'être venu dans un temps moins prospère, où le zèle qui l'avait animé ne pouvait obtenir le succès qu'une application aussi constante que la sienne donnerait aujourd'hui.

Doué d'une figure noble et d'une taille très avantageuse, M. Benomont joignait à ces dehors favorables une extrême politesse et les manières les plus prévenantes ; ce qui a peut-être autant contribué que ses talents à lui mériter la confiance de personnes d'un très haut rang. Il était généralement estimé de ceux dont il était connu. Célibataire, il n'était pas détourné par les soins domestiques des bienséances qui deviennent des devoirs dans la société. Après avoir rempli ceux de son état, il passait son temps dans les maisons distinguées, où il était reçu habituellement sous les auspices de l'amitié la plus flatteuse et la plus honorable.

Ce genre de vie a beaucoup servi à l'augmentation de sa fortune. Il a vécu longtemps et a fait peu de dépenses. Ses inclinations bienfaisantes, dont sa famille a constamment éprouvé les effets, n'ont été connues du public que par ses dispositions testamentaires. Outre le legs universel que deux nièces doivent recueillir, il a légué à la paroisse de Machan, lieu de sa naissance, une somme suffisante pour marier quatre filles, et six mille livres de fonds pour l'entretien d'une maîtresse d'école de filles. Il avait sans doute connu les inconvénients qu'il y a de réunir, même dans le bas-âge, les enfants de sexe différent. Six mille livres furent léguées aux pauvres de la paroisse de Saint-Roch de Paris, et cinq mille livres en faveur de la nouvelle fondation des enfants de chœur de cette église. Douze mille livres sont destinées à fonder un lit à l'hôpital des Incurables, lequel sera occupé sur la nomination de ses héritiers et des marguilliers de Saint-Roch. Plusieurs personnes âgées de sa connaissance ont été l'objet de différents legs, et il a assigné indéfiniment la somme de cent pistoles aux parents éloignés qui pourraient se faire connaître. La somme de trente mille livres forme un legs particulier destiné à l'éducation d'un petit-neveu, fils de M. de Mai, secrétaire du roi, époux d'une de ses nièces.

Un si bon usage du fruit de ses travaux et de ses épargnes

doit faire pardonner la passion qu'il a eue d'amasser du bien. C'était sa manière de jouir. S'il eût dépensé ses revenus à mesure qu'ils augmentaient, il se serait fait, peut-être, plus d'honneur aux yeux de ses contemporains, mais cet honneur n'aurait été effectivement que dans l'opinion des autres, et personne n'est heureux que par la sienne. La tempérance, la modération et la modestie sont des vertus qui se plaisent à avoir l'économie pour compagne. On voit par l'exemple de M. Benomont qu'elle n'exclut pas la générosité et la bienfaisance que ne connaissent guère les hommes sensuels et superbes, dont les besoins augmentent presque toujours avec les nouveaux moyens qu'ils ont de les satisfaire.

M. Benomont a été marguillier de l'église paroissiale de Saint-Roch, l'une des plus considérables de cette capitale. Cette place est honorable aux yeux des concitoyens, et c'est une marque de considération et de confiance que d'être appelé, par le vœu des notables d'une paroisse, à l'administration de ses affaires temporelles et à la gestion de ses revenus. Dionis, dont le nom est illustre dans les fastes de la chirurgie, a eu la même distinction, au commencement de ce siècle, et sa mémoire, en qualité de marguillier de Saint-Roch, sera conservée, par tradition, à la postérité dans un des plus beaux monuments de notre littérature. Il est permis, je pense, de qualifier ainsi le recueil des œuvres du grand Rousseau. Tout le monde a su que c'est sur Dionis et sur le curé, qui existait alors, qu'a été faite l'épigramme ingénieuse et plaisante, qui commence par ce vers :

« Certain curé, grand enterreur de morts. . . . »

M. Benomont a vu renaître les mêmes circonstances, c'est-à-dire un grand procès sur les prétentions respectives du curé et des marguilliers en matière d'intérêt. Mais les querelles de corps troublent rarement la tranquillité des âmes douces et honnêtes. Elles ne se passionnent pas pour ce qui ne les touche point immédiatement. M. Benomont aimait son pasteur, quoiqu'il fût du parti opposé. Il désapprouvait fort que des réclamations contradictoires sur des droits en litige engendrassent des haines personnelles. Il pensait de même sur les disputes littéraires, dictées par la jalousie, soutenues par de fausses prétentions, nées de l'alliance de l'orgueil et de la médiocrité, et qui dégénèrent en injures et en invectives. Il les croyait aussi déshonorantes pour ceux qui les suscitent que contraires aux progrès des arts et aux bienséances que prescrivent les devoirs de la vie civile. M. Benomont, que son grand âge et la faiblesse des facultés intellectuelles dispensaient depuis quelques années de toute espèce d'obligation, a cessé de vivre, étant doyen de la compagnie, le 27 juin 1772, dans sa quatre-vingt-quatorzième année.

NOTES.

Les choses se passèrent dans cette séance, en ce qui concernait les prix, exactement comme l'année précédente, c'est-à-dire que le concours dut de nouveau être prorogé.

La question qu'on avait proposée était celle-ci : « *Quelle est dans le traitement des maladies chirurgicales l'influence des choses nommées non naturelles ?* »

C'était tout simplement demander quels secours on peut tirer de l'hygiène dans le traitement des maladies chirurgicales.

Cette fois encore la plupart des concurrents n'avaient pas saisi le sens de la question qui leur était proposée, et ils s'étaient égarés dans des spéculations métaphysiques sur les causes premières de l'organisation, sur les lois des mouvements appliquées à l'économie animale, etc., etc.

Des dissertations de cette nature ne pouvaient fixer l'attention de l'Académie ; ce qu'on avait demandé aux auteurs c'était de contribuer à la perfection de la pratique de la chirurgie, en montrant comment on doit appliquer au traitement des maladies chirurgicales les règles de l'hygiène ; or les concurrents n'ayant pas senti cette nécessité de l'hygiène chirurgicale, ne s'étaient point mis en mesure de satisfaire l'Académie, de sorte que la question fut de nouveau proposée pour 1775.

Dans cette séance, Chopart fit une lecture sur les tumeurs fongueuses de la dure-mère. Ferrand lut un mémoire sur l'encéphalocèle ou hernie du cerveau. (Voyez le t. V des *Mémoires*.)

Quant à Louis, il reparut trois fois dans cette même séance ; d'abord pour lire un rapport général sur les prix et les médailles, puis pour son éloge de Benomont, et enfin pour un *Mémoire physiologique et pathologique sur la langue*. (Voyez également le t. V. des *Mémoires*.)

ÉLOGE
DE MORAND,

LU DANS LA SÉANCE PUBLIQUE DU 14 AVRIL 1774.

L'histoire des sciences et des arts a montré peu d'hommes que les circonstances du temps et des lieux aient plus favorisés que M. Morand. La chirurgie n'a élevé personne à un plus haut degré de réputation et de célébrité. Il semble même que la décadence dans laquelle l'art était tombé, par une vile association, quarante ans avant qu'il naquît, ait servi à l'illustrer. On apercevait à peine l'aurore de la chirurgie renaissante, lorsqu'il se proposait d'entrer dans la carrière. Les travaux des hommes les plus respectables, tels que MM. de la Peyronie et Petit, y jetaient déjà un grand jour, quand il y fit les premiers pas, et il se trouva bientôt à portée de partager, et même avec préférence, les distinctions et les honneurs mérités par l'émulation commune qu'avaient excitée les soins, les exhortations et l'exemple de ces grands maîtres.

Je pourrais dire, dans le style trop ordinaire et figuré des panégyristes, que Sauveur-François Morand est né dans le sein de l'art, que l'anatomie et la chirurgie le reçurent entre leurs bras et que la science, les leçons et l'exemple environnaient son berceau. Il naquit à l'hôtel royal des Invalides, le 2 avril 1697. Son père y occupait, avec honneur, la place de chirurgien-major, et il en avait été le premier chirurgien en chef permanent. Après y avoir gagné la maîtrise en chirurgie de Paris, par un exercice de six années, la satisfaction qu'on eut de sa conduite et de ses services, le fit conserver en qualité de chirurgien-major consultant, le titre de chirurgien-major étant celui des gagnants-maîtrise.

Le jeune Morand fut dévoué à la chirurgie dès sa naissance. On désirait qu'il l'embrassât le plus tôt possible, afin d'être plus promptement en état d'en mériter la survivance. Son éducation fut plus soignée qu'on ne l'exigeait alors de ceux qu'on destinait à la pratique de cet art. Il fit ses études aux Quatre-Nations, et ses camarades de collége lui rappelaient, avec plaisir, dans un âge plus avancé, les progrès qui l'avaient distingué parmi ses condisciples.

Il fut mis au nombre des élèves en chirurgie de l'hôtel royal des Invalides, dès l'année 1710, avant même que d'avoir terminé le cours de ses études au collége Mazarin, et il eut des appointements, en cette qualité, au mois d'avril 1712, à l'âge de quinze ans. Ces premières faveurs furent un aiguillon pour en obtenir de plus grandes. Il fut reçu maître ès arts en l'université de Paris, le 14 août 1716, près de trente ans avant que les vues bienfaisantes du roi en eussent prescrit l'obligation, pour parvenir au grade de maître en chirurgie, à Paris.

Une conduite très mesurée, l'application à la chirurgie sous la direction paternelle et, pour ainsi dire, sous les yeux du ministre de la guerre, administrateur général de l'hôtel royal des Invalides, lui valurent l'avantage d'être nommé, cette même année 1716, chirurgien-major du camp de Brouage, où l'on envoyait un corps de troupes assez considérable pour des travaux publics. En 1718, M. Morand le fils eut la place de gagnant-maîtrise à l'hôtel royal des Invalides, qui lui donna le droit d'être agrégé, en 1724, au nombre des maîtres en chirurgie.

Dès l'année 1722, on lui avait accordé la survivance de son père. Il fut reçu, presque en même temps, à l'Académie royale des sciences, en qualité d'adjoint pour l'anatomie. Le voilà donc, très jeune encore, annoncé et présenté au public sous les plus favorables auspices. Les Mémoires de cette Académie font connaître les travaux qui lui en ouvrirent l'entrée. Ce sont des observations et des recherches faites à l'ouverture de cadavres. Les chirurgiens d'hôpitaux ont de fréquentes occasions de montrer leur émulation en ce genre. Ils ont, pour ainsi dire, les faits à leur disposition. Il est vrai que la manière de les voir et de les présenter les rend plus ou moins utiles. Avec d'autres connaissances on a d'autres yeux, et souvent la face de l'objet, que l'homme le plus instruit a négligée comme peu intéressante, le devient lorsqu'elle a été considérée par un autre observateur. On ne peut donc trop multiplier les faits, et M. Morand a été attentif à recueillir tous ceux que le hasard lui a présentés. Il les communiquait à l'Académie des sciences. C'est la compagnie à laquelle il avait voué le plus grand attachement et, après ce qu'il y a fait, il en était devenu le doyen. Pendant cinquante-cinq ans d'assiduité à ses assemblées, il en a obtenu tous les grades, et a eu plusieurs fois l'honneur d'être à sa tête en qualité de directeur.

Quoique la culture de l'anatomie soit l'objet essentiel de ceux que l'Académie des sciences admet dans cette classe, la plupart des observations que M. Morand a communiquées sont chirurgicales. L'histoire de cette compagnie rapporte, en 1718, que M. Morand, dans une ponction faite à un hydropique, à l'hôtel des Invalides, vit sortir par la canule un long cordon membraneux. Il conjectura que ce pouvait être le sac ou kyste qui contenait les eaux, lequel s'était ainsi tortillé et roulé, pour s'échapper par la voie étroite de la canule. Il conçut même que cette extraction du kyste pourrait donner quelque espérance au malade, parce que les eaux devaient avoir dorénavant moins de difficulté à s'amasser. M. Morand observe qu'en effet on en tira moins dans deux ponctions suivantes, faites à un mois l'une de l'autre. L'année suivante, 1719, il suivit cette matière, en donnant la relation de l'ouverture du corps de cet homme, qui n'avait survécu que soixante et treize jours depuis l'extraction du kyste. L'historien de l'Académie, c'était M. de Fontenelle, dit que M. Morand ne manqua pas d'examiner soigneusement le cadavre et d'en rendre compte à la compagnie, soit pour vérifier, soit pour rétracter ses premières conjectures. Il trouva un reste de kyste, tout pareil en substance à la portion qui avait été tirée de l'hydropique vivant, attaché par un très petit cordon de même substance à la tunique extérieure du foie, long d'un pied et demi, large de neuf ou dix pouces. Il n'était pas croyable, dit-on, que ce fût une dilatation de cette tunique du foie; l'extention eût été énorme ; le poids des eaux contenues dans le kyste, tirant toujours cette tunique en bas, l'aurait en partie détachée du foie, ou aurait enfin altéré sa liaison étroite avec ce viscère, ce qui n'était point. La tunique aurait été amincie et au contraire elle était plus épaisse, parce que le foie était devenu squirrheux. On ne pouvait croire non plus, tant à cause de la grande extension que de l'extrême égalité de finesse dans le tissu, que ce fût une glande du foie dilatée. Enfin, ajoute-t-on, ce n'était pas un vaisseau lymphatique, parce que ces vaisseaux sont, en quelque sorte, coupés, selon leur longueur, par des valvules très proches les unes des autres ; et une dilatation ne pourrait se faire qu'entre deux valvules, ce qui ne formerait qu'une petite hydatide. Il restait donc uniquement, dit M. de Fontenelle, ce que M. Morand avait conjecturé d'abord : *que le kyste s'était formé des parties les plus épaisses de la sérosité épanchée, et les plus propres à s'accrocher*. Il avance qu'on voit dans le sang, avec le microscope, des parties blanches, longues, filamenteuses, distinctes des rouges qui sont rondes ; et ce sont celles qui font la sérosité et la gelée du sang et qui peuvent faire un tissu membraneux. M. Morand a vu lui-même en cuisant des eaux d'un hydropique mort, dans la poche où on les avait trouvé renfermées, que la poche s'était toute fondue en sérosités parfaitement semblables aux eaux, et que le tout était devenu une gelée assez solide.

Nous ne porterons point de jugement sur le résultat de cette expérience, ni sur les diverses assertions pathologiques qui en amènent le récit. Il nous a paru que cet extrait, fait de la main de l'illustre Fontenelle, sur la première production de M. Morand, pouvait intéresser, en ce qu'il montre l'esprit de l'observateur qui ne rend pas les faits tout simplement, tels qu'ils se sont présentés à sa vue et sous son scalpel, mais qu'il cherche à s'étayer de l'expérience et du raisonnement pour tâcher d'en tirer des connaissances utiles.

En 1722, année de l'admission de M. Morand à l'Académie des sciences, comme nous l'avons dit, il y lut une observation sur un sac membraneux, plein d'hydatides sans nombre, attachées à plusieurs viscères du bas-ventre, et découvertes par l'ouverture du cadavre d'un soldat de l'hôpital royal des Invalides. Il ne croit pas que les enveloppes des hydatides, dont il donne la description, puissent être dites *organisées*. Elles ne lui ont point paru membraneuses, mais faites d'une substance baveuse, dénuée de vaisseaux, et qui se détruisait aisément entre les doigts. Il termine cette observation en promettant des expériences et des réflexions, pour autoriser les conjectures qu'il pourra donner dans la suite sur la formation des hydatides. Ces réflexions parurent dans le volume de l'année suivante, 1723. Elles sont étayées d'expériences sur les moyens de coaguler la lymphe, et M. Morand pense qu'elles pourront ouvrir des vues sur les remèdes qui seront propres à produire cet effet ou à empêcher cette coagulation.

Des anévrysmes de l'aorte et le cas d'un hydropique à qui l'on a tiré 485 pintes d'eau en 57 ponctions, sont des objets consignés dans l'histoire de l'Académie, en 1721.

Pour apprécier ces sortes de productions sans partialité, nous ne pouvons invoquer un témoignage moins récusable que celui que M. Morand lui-même a porté sur des faits de cette espèce dans l'éloge de M. Cheselden. Convenons, dit-il, que des remarques qui ne nous offrent qu'un jeu de la nature ou un effet de maladie, et qui peuvent être faites par tous ceux qui dissèquent, ne présentent rien d'après quoi on puisse établir le mérite d'un anatomiste. La vraie pierre de touche, dit M. Morand, est un ouvrage d'anatomie en général, ou sur quelques points particuliers.

Des travaux plus analogues au titre d'anatomiste, que M. Morand avait dans l'Académie des sciences, ont justifié le choix de cette célèbre compagnie. Il lui a donné plusieurs mémoires d'anatomie comparée, tels que la description d'un réseau osseux, qui forme les cornets du nez de plusieurs quadrupèdes, en 1724; sur le sac et le parfum de la civette, en 1728. C'est une imitation d'un excellent mémoire de M. de la Peyronie sur l'animal qui porte le musc. M. Morand a donné, en 1733, la description d'un mouton monstrueux; en 1737, celle d'une carpe hermaphrodite; en 1747, il a disséqué le faon monstrueux d'une biche, etc. L'anatomie de l'homme a été l'objet de son attention scrupuleuse dans l'examen de quelques parties du cerveau, en 1744. Il concilie deux descriptions différentes des parties renfermées dans les ventricules latéraux du cerveau : l'une, donnée par M. Winslow dans son exposition anatomique, et contredite par une autre description faite par M. Aubert, médecin à Brest, et envoyée à l'Académie. Le sujet est peu intéressant.

M. Morand a été dans l'usage de s'emparer promptement de tous les objets de curiosité publique, qui prêtaient à une dissertation qu'il pût communiquer à l'Académie des sciences. Sa marche était aisée. Il se contentait de réunir au fait nouveau plusieurs cas semblables décrits dans les auteurs et observés en différents temps et en différents lieux. Il en résultait un mémoire qui procurait à son auteur les éloges qu'on accorde au savoir, à l'érudition, et que les circonstances saisies à propos rendaient encore plus favorable à l'étendue de sa réputation. Telle est l'histoire de l'enfant de Joigny, qui a resté trente-trois ans dans le ventre de sa mère; tel est le fait de la femme Supiot, dont les os se sont ramollis d'une manière surprenante, etc., etc. M. Morand n'a essuyé qu'un seul désagrément dans une occasion particulière de ce genre.

On remarqua, en Angleterre, il y a cinquante ans, un phénomène dont il est parlé dans les *Transactions philosophiques* de l'année 1724, sur la différence de la hauteur de l'homme mesuré le matin et le soir. Un ecclésiastique fit cette découverte, et ses expériences, communiquées à la Société royale de Londres, furent répétées avec attention et très bien expliquées par M. Becquet, chirurgien de Londres et membre de la Société royale des sciences. Il trouva fort ingénieusement la vraie cause de ce phénomène dans l'épaisseur variable des cartilages placés entre les os de l'épine et qui, par leur élasticité, sont compressibles et dilatables. M. Morand, ayant appris ce fait dans une conversation avec un médecin nouvellement arrivé d'Angleterre, lut, à la séance publique de l'Académie des sciences, le 11 avril 1725, un mémoire sur ce sujet avec ce titre : *Réflexions sur la nouvelle découverte que toute personne, arrivée à sa hauteur constante, croît chaque nuit et décroît chaque jour de près d'un pouce.* Il est étonnant, dit à cette occasion M. de Fontenelle, de combien de choses on ne s'aperçoit point, et combien de phénomènes, aussi anciens que le monde et fort exposés à nos yeux, sont encore inconnus. L'abbé de Fontenn, de l'Académie des belles-lettres, saisit ce sujet et en fit une dissertation très savante, pleine de recherches, dans laquelle il citait avec éloge celle que M. Morand avait donnée à l'Académie des sciences.

M. Senac publia, peu de temps après, ses Essais de physique sur l'anatomie d'Heister. A l'article de la NUTRITION et de l'ACCROISSEMENT DES PARTIES, il est mention de ce fait. L'auteur ne se contente pas de dire qu'on en trouve l'explication dans les *Transactions philosophiques*, il ajoute : « Qu'un esprit, qui n'aurait pu étendre ses vues que sur des objets déjà découverts, aurait vérifié grossièrement ce phénomène, l'aurait étalé aux yeux du public sous une autre forme, l'aurait paré de quelques explications physiques mal ajustées, aurait promis de dévoiler de nouvelles merveilles; mais que M. l'abbé de Fontenn s'étant rendu maître de cette nouvelle découverte, il a laissé si loin ceux qui l'avaient donnée au public qu'ils n'ont osé publier leurs idées. » M. Morand ne put pas se dissimuler qu'il était l'objet de cette tirade. Il y a fait une réponse, où il se plaint vaguement du critique et récuse son jugement. Elle est consignée dans la *Bibliothèque de médecine* par Planque, au mot ACCROISSEMENT. Il n'y avait jamais eu grande liaison entre MM. Senac et Morand, et depuis cette querelle, celui-ci n'épargnait pas son adversaire dans les occasions. Mais à peine M. Senac fut-il nommé à la place du premier médecin du roi, que M. Morand oublia les injures qu'il en avait reçues assez gratuitement, et il disait avec complaisance qu'il avait été le premier qui lui eût fait compliment. Ce trait prouve que M. Morand avait un grand usage du monde, et à moins que de s'en séquestrer, il est souvent de la prudence de faire par politique ce qu'on ferait plus méritoirement par des considérations plus relevées.

Nous ne suivrons pas les travaux de M. Morand dans les recueils de l'Académie des sciences. Ils ont été rappelés et mis sous un jour avantageux dans l'histoire de l'anatomie et de la chirurgie qu'on doit aux veilles de M. Portal, et il est réservé à une plume plus éloquente que la mienne, au secrétaire de l'Académie des sciences, de donner le vrai prix aux productions dont notre illustre confrère a enrichi les volumes de cette compagnie.

La vie de M. Morand est essentiellement liée à l'histoire de l'Académie royale de chirurgie. Il épousa, assez jeune, la fille d'un chirurgien célèbre, feu M. Guérin, le père, comte du palais de Latran, et chirurgien-major du régiment des gardes françaises. Par cette alliance, M. Morand contracta un degré de parenté avec M. Mareschal, premier chirurgien du roi, et cela lui assura, en 1724, la préférence qu'il méritait d'ailleurs pour la place de démonstrateur royal des opérations de chirurgie, et peu après il fut désigné pour remplacer M. Ledran dans l'emploi de chirurgien en chef de l'hôpital de la Charité.

Avant l'établissement des démonstrateurs royaux, rien n'était plus négligé que l'instruction des chirurgiens. L'Hôtel-Dieu était, pour ainsi dire, la seule école du royaume ; mais on n'y puisait que des connaissances expérimentales, souvent imparfaites et toujours incertaines, quand elles ne sont pas éclairées par le savoir. Aussi, en ce temps, les malades de toutes nos provinces, à qui la fortune permettait de faire le voyage de Paris, ne manquaient pas de s'y rendre pour avoir des secours dans les moindres maladies qui exigeaient des opérations. Pendant un grand nombre d'années, M. Mareschal avait tenu le premier rang dans la pratique. La réputation la plus étendue le faisait consulter journellement. Grands et petits, tout le monde s'adressait à lui ; et l'on se décidait rarement à prendre un parti dans les choses importantes par d'autre avis que le sien. M. Morand eut le bonheur de gagner sa bienveillance et d'en recevoir des marques de l'affection la plus utile à son avancement. M. Mareschal l'indiquait à tous ceux qui voulaient être dirigés par ses conseils ; et lorsqu'on hésitait de se mettre entre les mains de M. Morand, sous prétexte que l'âge ne lui avait pas encore permis d'acquérir l'expérience nécessaire ; si M. Mareschal ne pouvait vaincre cette résistance, il flattait agréablement les malades en leur proposant de faire l'opération lui-même, et il chargeait son protégé des soins accessoires et des pansements nécessaires pendant la durée de la cure.

Par ce moyen, M. Morand fut répandu de très bonne heure et il se vit, à la fleur de sa jeunesse, introduit dans les meilleures maisons et aussi employé que les plus anciens maîtres de l'art, dont les talents étaient le plus respectés.

Il se présenta, en 1727, à l'hôtel royal des Invalides, une occasion de tirer la pierre de la vessie à un officier âgé de soixante-huit ans, qui choisit lui-même le haut appareil, en déclarant qu'il ne souffrirait point qu'on le taillât par une autre méthode. Il avait connu un homme qui avait été guéri parfaitement d'un coup de pistolet dans la vessie. Il avait vu l'urine sortir par la plaie, au-dessus de l'os pubis. Il concluait assez raisonnablement de cette cure, que l'incision qu'on lui ferait en cette partie, pour l'extraction de la pierre, devait être plus facile à guérir qu'une plaie par arme à feu. Quoique le malade n'ait survécu que quarante-cinq jours à cette opération, elle prouvait la possibilité de réussir par cette voie.

M. Morand l'avait faite au mois de mai, et le 10 décembre suivant, M. Berrier, chirurgien à Saint-Germain en Laye, fit en sa présence et celle de plusieurs habiles médecins et chirurgiens, l'opération suivant cette méthode à un enfant de quatre ans, qui a été parfaitement guéri au bout de trente jours. Ces deux faits réunis ont donné lieu à un traité sur la taille au haut appareil, dans lequel M. Morand a rassemblé tout ce qu'on avait écrit d'intéressant sur cette matière. Il y a joint une dissertation, en forme de lettre, qui contient les réflexions de M. Winslow sur la structure des parties intéressées dans cette opération, et sur plusieurs circonstances de l'opération même. Ce livre fut publié en 1728; et l'on juge bien que la préférence de la taille au haut appareil sur toutes les autres méthodes y est principalement établie. Il parut peu de temps après des réflexions anatomiques contre la dissertation de M. Morand, par Joseph Rameau le fils, se disant maître ès-arts et chirurgien juré de Montpellier. C'est une critique minutieuse sur le fond de la question, où l'on trouve cependant d'assez bonnes remarques incidentes, qui auraient pu être publiées indépendamment des reproches personnels.

Des accidents très graves observés dans la pratique de l'opération hypogastrique, dont M. Cheselden avait été le partisan, et la réputation que M. Raw avait acquise en Hollande par une méthode particulière de tailler au périnée, déterminèrent M. Cheselden à étudier cette matière avec la plus grande attention. Il avait déjà abandonné le haut appareil, lorsque M. Morand le préconisait; et bientôt il ne fut plus question que des succès du lithotomiste anglais, suivant une nouvelle méthode. C'est la section latérale. On ne peut trop louer le zèle de M. Morand, qui se détermina à faire le voyage de Londres, pour connaître la manière d'inciser l'urèthre et le col de la vessie avec autant d'avantages qu'on le disait pour la facilité de l'extraction des pierres. M. Cheselden, sensible à une démarche dictée par l'amour de l'humanité et du progrès de l'art, n'eut aucune réserve pour le chirurgien français. Il lui fit promettre qu'il ne parlerait de cette méthode à qui que ce fût, avant que d'en avoir fait hommage à l'Académie royale des sciences. Cette illustre et bienfaisante société indemnisa M. Morand des frais de son voyage. Ce sont les propres termes dont il s'est servi, en témoignage de sa reconnaissance, dans l'éloge de M. Cheselden, prononcé à l'Académie de chirurgie et publié dans le troisième tome de nos Mémoires. M. Morand a cru devoir consigner, pendant bien des années après son retour d'Angleterre, dans l'*Histoire de l'Académie des sciences*, le récit des succès que cette méthode avait entre les mains de différents praticiens, dont la plupart tenaient à honneur d'avoir reçu de lui des instructions sur cette matière. L'Europe jouissait alors d'une paix profonde, et la France en goûtait les fruits sous l'administration du cardinal de Fleury. Des étrangers, médecins et chirurgiens, venaient en grand nombre à Paris, la plupart aux frais de leurs souverains. Les leçons publiques de nos écoles et nos hôpitaux leur promettaient des instructions; l'accès leur était facile et attrayant par l'empressement des chirurgiens à faire, pour ainsi dire, les honneurs de la nation. M. Morand remplissait avec distinction différentes places. Il démontrait les opérations dans l'amphithéâtre des écoles de chirurgie. L'hôpital de la Charité et les infirmeries de l'hôtel royal des Invalides étaient sous sa conduite, et il avait établi dans chacune de ces maisons publiques, et dans la sienne, une école d'anatomie et de chirurgie. Elles étaient fréquentées par des hommes qui ont acquis depuis une grande célébrité, et qui ont rendu hommage aux soins et aux travaux de leur maître par leurs progrès. Il les avait en pension chez lui, et sa maison, quoique vaste, ne pouvait leur fournir à tous le logement nécessaire; ils en occupaient dans les hôtels garnis du voisinage. On doit être étonné que M. Morand, dans la vie active que ses diverses occupations le forçaient de mener, et poussé comme il l'a été, peut-être de trop bonne heure, dans le chemin de la fortune, aux attraits de laquelle il n'était point insensible; il est, dis-je, étonnant qu'il ait pu se recueillir dans son cabinet autant qu'il l'a fallu pour produire ce qu'on trouve de lui dans les Mémoires de l'Académie des sciences. Nous y remarquons qu'il a souvent traité des sujets qui avaient été précédemment l'objet de l'attention de M. Petit.

M. Morand était parvenu à une réputation qui le rendit l'émule de M. Petit. Ce célèbre praticien avait donné, en 1718, là description d'un tourniquet à vis, pour arrêter le sang pendant l'amputation des membres. M. Morand, dans l'intention de perfectionner celui de M. Petit, en fit construire un autre, dont lui-même ne se servait pas. Il est vrai qu'il n'employait pas non plus l'instrument de M. Petit, malgré ses avantages incontestables.

Il y a plusieurs mémoires de cet excellent praticien sur la manière d'arrêter le sang dans les hémorrhagies, et il y établit la préférence de la compression sur tous les autres moyens connus. Ces mémoires, fondés sur une bonne théorie, contiennent des faits de pratique bien observés, et qui feront à jamais l'honneur de l'art et de l'auteur, à qui la chirurgie française doit un très grand lustre. Ils ont été publiés successivement dans les Mémoires de l'Académie des sciences, en 1731, 1732, 1735 et 1736. Dans ce dernier volume, on trouve une dissertation de M. Morand sur les changements qui arrivent aux artères coupées. Il pense que le froncement des tuniques contribue essentiellement à la cessation de l'hémorrhagie, que M. Petit paraissait attribuer exclusivement à la formation d'un caillot dans le tube artériel. C'est une discussion purement théorique, de peu d'importance, puisque M. Morand ne contestait pas l'existence du caillot, mais il prétendait qu'il recevait sa forme de l'artère même et par son froncement. Cela ne touche en rien à la pratique, qui est le seul but véritablement utile ; et la question étant considérée sous cet aspect, la palme est pour M. Petit, à qui l'on ne peut disputer l'intelligence jointe à la plus grande habileté.

Ces légères contradictions paraissaient à peine pouvoir être appelées de ce nom, tant elles étaient scrupuleusement assujetties aux égards que méritait M. Petit, et aux règles de la politesse dont M. Morand ne s'écartait jamais. Cependant elles semblent avoir fixé l'opinion des gens du monde sur ces deux contemporains, également célèbres, et que la réputation et la confiance du public avaient longtemps rassemblés. A la mort de M. Petit, les écrits périodiques qui reçoivent le ton de ce même public, et qui le lui donnent réciproquement, s'accordaient assez dans l'expression des regrets et des motifs de consolation. « La perte de M. Petit prive Paris d'un très habile homme, disait-on, mais on possède M. Morand, son rival dans l'art, et son supérieur dans les connaissances physiques et littéraires. » Sans avoir le talent de Plutarque, on pourrait discuter ce parallèle d'une manière intéressante.

Personne ne pouvait disconvenir que la première éducation de M. Morand n'eût été très cultivée. Aussi jeta-t-on les yeux sur lui, par préférence, lors de l'établissement de l'Académie de chirurgie, en 1731, pour lui confier les fonctions du secrétariat. Il s'en démit, en 1739, parce qu'on crut que les travaux de l'Académie pouvaient être présentés au public sous une forme plus utile que celle qu'il avait adoptée. A l'instant de cette retraite, il fut pourvu de la place de chirurgien-major des gardes françaises. Sa réputation l'avait sollicitée à son insu. En 1741, il accompagna le régiment dans la marche qu'il fit en Flandres. Mais M. Morand, peu habitué à la vie ambulante, ne garda pas cette place, qui lui aurait été agréable, s'il avait pu se dispenser de quitter le pavé de Paris. Le voyage de Flandres fut employé utilement à acquérir des connaissances sur la nature et les propriétés des boues et des eaux de Saint-Amand. Il prétend, dans un Mémoire qu'il a lu sur ce sujet à l'Académie des sciences, en 1743, que les vertus de ces boues leur viennent particulièrement du bitume et du soufre fournis par le charbon de terre dont le pays est rempli. Il imagina d'en faire d'artificielles avec ce charbon et de l'eau ordinaire, et elles ont produit les mêmes effets que les boues naturelles de Saint-Amand, auxquelles on les a substituées. Les boues noires qu'on trouve sous le pavé des rues de Paris, principalement le long des ruisseaux, sont chargées de particules ferrugineuses très déliées, fournies par le fer des pieds des chevaux et des roues, qui s'use par le frottement. On a employé ces boues avec succès pour résoudre et fortifier, et l'on aura toujours à M. Morand l'obligation d'avoir fait connaître leurs propriétés.

Il eut une place d'inspecteur des hôpitaux militaires en 1741, et en 1746, ayant été chargé de faire l'inspection des hôpitaux des Trois-Évêchés, il profita de l'occasion pour prendre le grade de docteur en médecine de Pont-à-Mousson. Il était associé de presque toutes les compagnies savantes de l'Europe.

L'Académie royale de chirurgie ayant reçu du roi, en 1751, un nouveau règlement qui prescrit sa composition, sa discipline et ses occupations, M. Morand en fut nommé le secrétaire perpétuel. Il a travaillé à la publication des second et troisième tomes des Mémoires. Il y a de lui, outre plusieurs observations intéressantes données comme académicien, les éloges de MM. Mareschal et Petit le fils, composés dans le temps de son premier secrétariat, et ceux de MM. Cheselden et Puzos, sous le second. C'est à ses soins qu'on doit l'impression des trois premiers recueils des pièces qui ont remporté les prix de l'Académie depuis son établissement jusqu'en l'année 1758, inclusivement.

A l'époque de sa rentrée à l'Académie, M. de la Martinière, qui s'est toujours occupé avec zèle de l'illustration de notre art, proposa au roi MM. Morand et Puzos, pour être honorés de lettres de noblesse. Celles de M. Morand sont motivées de façon que leur seule lecture aurait pu suffire à son éloge. Sa Majesté y dit : « Qu'étant né dans l'hôtel royal des Invalides, dont son père était chirurgien-major, il fut à portée de s'instruire, dès sa plus tendre jeunesse, des premiers principes de la chirurgie. Les progrès rapides qu'il fit en peu de temps, joints à de nouvelles découvertes, dont il sut enrichir son art, lui formèrent bientôt une réputation que la suite de ses travaux n'a fait qu'augmenter. Aussi les Académies les plus célèbres de l'Europe ont-elles successivement été flattées de se l'associer, et rien ne prouve davantage l'étendue de lumières universellement reconnues en lui que le soin qu'ont eu presque toutes les cours de l'Europe de s'attacher des élèves formés par ses leçons. Ces motifs nous déterminent à lui donner un témoignage signalé de notre estime et de notre bienveillance, et qui soit pour sa postérité un monument toujours subsistant de son mérite et de notre attention à le récompenser. »

Peu de temps après, le roi le nomma chevalier de son ordre, et il eut le cordon noir concurremment avec M. Pibrac. Ces décorations, que les bontés du roi ont depuis multipliées sur plusieurs membres de la compagnie, seront l'objet de la reconnaissance éternelle de tout le corps.

L'âge et les infirmités qu'il amène rendirent enfin le repos nécessaire à M. Morand. Quelques attaques de goutte, et très violentes, affaiblirent ses organes. Sa mémoire en fut altérée. Et après avoir renoncé volontairement aux travaux de l'Académie, il parut depuis y avoir quelques regrets. Il publia, dans ces dernières années, un ouvrage en deux parties, sous le titre d'*Opuscules de chirurgie*. La plupart des pièces qui forment ce volume sont des notices d'observations faites dans sa jeunesse. Il serait à désirer qu'elles eussent été revues et travaillées dans un âge moins avancé. Les recherches sur l'opération de la taille méritent une attention particulière. M. Morand y réfute les raisons de M. Méry contre l'opération de frère Jacques. Il répond à quelques objections de M. Heister contre un Mémoire qu'il avait donné à l'Académie des sciences, en 1734, sur la même matière. Le pour et le contre pourront encore être discutés avec fruit pour l'intérêt de la vérité. Les opuscules sont terminés par une pièce très curieuse, qui pourra servir un jour à l'histoire de quelques fanatiques de notre siècle. Il est intitulé : *Rapport des opérations faites à Paris par plusieurs personnes que l'on disait faire des miracles.*

M. Morand, après une maladie de cinq jours, est mort d'un

engorgement des poumons, causé, à ce que l'on croit, par l'humeur de la goutte, le 21 juillet de l'année dernière (1773), dans sa soixante-seizième année.

Pendant les quinze dernières années de sa vie, M. Morand allait assez fréquemment jouir de sa fortune et du repos qu'elle lui permettait, à son château de Flins, à huit lieues de Paris. Dans la force de l'âge, par la surabondance des occupations, il suffisait à tout par une grande ponctualité. Amateur de l'ordre, observateur strict de la règle, toujours le premier aux endroits où il fallait se rendre aux heures précises dont on était convenu, il faisait par son exemple la censure des consultants, qui ne sentaient pas autant que lui le prix du temps et les avantages de l'exactitude. Elle le rendait quelquefois fâcheux à ses inférieurs. Sa sévérité sur l'article de la subordination, envers ceux qu'il pouvait y contraindre, contrastait avec les manières prévenantes et la politesse affectueuse par lesquelles il forçait à lui donner en retour les marques extérieures de l'estime et de la considération. Son air était noble et imposant. Il se communiquait très peu. Les personnes qui ont vécu dans sa plus étroite familiarité lui trouvaient l'âme sèche. Il se suffisait assez à lui-même.

Sa bibliothèque, choisie et assez considérable, un cabinet de curiosités, quelques parties d'histoire naturelle, des pièces d'anatomie, tout cela servait à sa satisfaction et à son délassement.

Il n'a laissé que deux héritiers de son nom. Son fils aîné, docteur régent de la Faculté de médecine en l'université de Paris, l'a remplacé dans l'ordre des pensionnaires de la classe d'anatomie à l'Académie des sciences (1). Le fils cadet, qui a embrassé l'état ecclésiastique, est chanoine de la sainte Chapelle du Palais, à Paris.

(1) Il n'a survécu que quelques années à monsieur son père.

NOTES.

L'éloge qu'on vient de lire est un des plus remarquables que Louis ait prononcés à l'Académie de chirurgie. Il est écrit avec une réserve, une dignité et une sagesse dont rien n'approche; il s'agissait, chose bien difficile, de remonter à l'origine, et de retracer tous les incidents d'une vie comblée d'honneurs, de distinctions, estimée à l'égale des plus hautes et des plus légitimes réputations; et cependant jamais plus grande médiocrité n'avait siégé sur un trône académique! On vient de voir que tout avait réussi à Morand; grâce à un concours inouï des plus heureuses circonstances, à un grand esprit de conduite, à beaucoup de tact et de mesure, il avait su se créer une position des plus élevées dans la science, et se faire accepter dans le monde comme pour un des esprits les plus éminents de l'époque. Croirait-on, si Louis ne venait de nous l'apprendre, qu'on avait osé le donner comme l'émule de J.-L. Petit dans la science! et que Portal, dans son *Histoire de la chirurgie*, ayant à grouper les faits par époques, et à les distinguer par autant de grands noms, n'a pas craint de désigner cette remarquable période par le nom de Morand! Mais le temps finit par faire justice de tout, et des faveurs de la fortune, et des succès dus à l'intrigue, à des flatteries des contemporain. Que reste-t-il aujourd'hui, dans la science, de ce Morand qu'on donnait alors comme une des colonnes de la chirurgie? Que reste-t-il de cette renommée qui effaçait alors presque toutes les autres? C'est à peine si les biographes de nos jours peuvent lui consacrer quelques lignes; cependant, comme le dit Louis, la vie de Morand ayant été essentiellement liée à l'histoire de l'Académie royale de chirurgie, nous allons entrer dans des détails assez étendus pour faire bien connaître le rôle qu'il a joué dans cette célèbre compagnie, et quels ont été ses rapports avec celui qui devait lui succéder dans la place de secrétaire perpétuel.

Ces rapports seraient mal connus, si l'on s'en tenait à ce que Louis vient de dire dans son éloge; tout en respectant la vérité, il avait dû user de grands ménagements dans un discours public, et en présence de ses contemporains. Certes il n'a pas manqué de courage en cette circonstance, mais il lui a fallu une grande habileté, et en même temps une grande autorité de parole, pour laisser si bien entrevoir la nullité de l'homme dont il prononçait l'éloge; mais enfin il était des détails qu'il ne pouvait pas faire connaître, et ce sont ces détails, retrouvés par nous dans les archives, que nous allons reproduire ici. Nous avons vu qu'il était à l'apogée de sa réputation en 1731, c'est-à-dire au moment où fut établie l'Académie royale de chirurgie, de sorte que personne ne semblait pouvoir lui disputer la première place dans ce grand établissement ; il en fut donc nommé secrétaire avec l'assentiment général, mais dès la première séance il donna toute la mesure de son incapacité.

Le morceau capital devait être le discours du secrétaire. Il s'agissait de faire l'*histoire de l'établissement de la Société*. Nous en avons trouvé la copie dans nos archives, non pas de la main de Morand, car il écrivait fort peu, mais mise au net par une main étrangère. Morand en a d'ailleurs reproduit les principaux passages en tête du deuxième volume des Mémoires de la compagnie. Il y est dit, qu'après plusieurs marques éclatantes de bonté, le roi, *ayant écouté* les représentations de son premier chirurgien, avait *créé* en 1724 les cinq démonstrateurs perpétuels de chirurgie, que c'était une *faveur considérable ;* « mais celle que nous fait aujourd'hui Sa Majesté, disait Morand, en érigeant une société académique de chirurgie, *intéresse absolument le public.* »

Après avoir ainsi débuté, Morand crut devoir répondre à quelques critiques qu'on s'était permises sur l'établissement même de la Société.

Les soixante et dix maîtres en chirurgie compris dans la première nomition avaient été tous d'accord sur l'utilité et l'excellence d'une semblable institution, et Morand les en félicite.

« Cette union, dit-il, *a passé de l'esprit au cœur*, et il est réellement édifiant *de voir comme on s'y prévient de politesse !* »

Mais en dehors de l'Académie l'accord n'était plus le même. On faisait des objections ; on se permettait des railleries : Morand y fait allusion dans son discours, mais sans dignité et sans talent.

« Parmi les maîtres en chirurgie, dit-il, qui ne sont pas de notre Société académique, les uns l'ont vue naître avec indifférence, les autres l'ont regardée presque comme un *monstre* engendré dans le sein de la compagnie ; enfin, ajoute Morand, il s'est trouvé des hommes assez bizarres pour croire qu'elle pourrait faire le sujet de leurs conversations enjouées !

» Mais, reprend le secrétaire, pour dédommager amplement la Société de ces discours enfantés par la jalousie et par l'ignorance,

» Le cardinal ministre, au milieu des plus grandes affaires, s'informe de ses travaux ;

» M. Chicoyneau, devenu premier médecin du roi, reçoit avec affabilité le compliment de la Société, et l'assure de son estime ;

» M. de Boze s'empresse à travailler au sujet d'une médaille pour les prix ;

» M. de Fontenelle offre ses registres pour modèles ;

» Et enfin des journalistes célèbres font l'éloge de la Société qu'ils annoncent. »

Voilà de quelle manière Morand préludait à ses fonctions de secrétaire. La séance avait eu un certain éclat ; c'était dans une des salles du Louvre, et le plumitif ajoute que les Suisses gardaient les portes.

Il faut convenir que jusque-là Morand n'avait pas donné de bien grandes preuves de cette première éducation si cultivée qui, au dire de Louis, lui avait valu les fonctions de secrétaire de la nouvelle Académie. Aussi à peu d'années de là, c'est-à-dire en 1739, fut-il obligé de se démettre une première fois de ces mêmes fonctions. Louis nous dit, dans son éloge, que ce fut *parce qu'on crut que les travaux de l'Académie pouvaient être présentés au public sous une forme plus utile que celle qu'il avait adoptée.*

C'était une manière honnête de dire les choses ; mais chacun savait que c'était tout simplement parce que cette publication du premier volume était au-dessus des forces de Morand. Nous avons dit comment Quesnay fut nommé en sa place pour composer ce volume.

Mais, en 1751, Morand ayant repris sa place au bureau de l'Académie, fut de nouveau obligé de s'occuper de la publication d'un second volume, puis d'un troisième ; grâce à l'assistance de Louis, il put pendant son second secrétariat mettre au jour ces deux volumes ; mais quand vint le moment de publier le quatrième, Louis lui refusa son concours. J'ai dit, dans l'introduction, que déjà il avait fait imprimer les premières trois feuilles de ce volume, lorsque l'Académie, avant d'aller plus loin, voulut avoir l'avis d'une commission sur la valeur de son travail : c'était une formalité qu'on avait souvent négligée, mais qui était formellement prescrite.

Le règlement de l'Académie portait, en effet, que tout ce qui était destiné à l'impression devait être approuvé par la compagnie ; seulement on n'avait pas encore indiqué la forme et le mode de cette approbation. Dans la séance du 31 août 1752, le directeur nomma deux commissaires pris dans chaque classe, à savoir : Bénomont et Houstet, *conseillers ;* Bordenave et Amy, *adjoints ;* Delaporte et Pipelet, *libres.* Ces commissaires, réunis aux officiers de l'Académie, formèrent le *premier* comité dit *de librairie,* ou *comité de publication.* Ils commencèrent leurs fonctions dès le lendemain, 1er septembre 1752. Cette fois Morand devait trouver une grande indulgence chez ses collègues. Il ne fit aucune difficulté de soumettre à leur approbation le fragment historique qu'il avait composé et qu'il se proposait de placer en tête du second volume des Mémoires.

218 NOTES.

Chacun connaît ce morceau d'histoire; tout ce que l'interprétation la plus favorable peut dire de plus bienveillant, c'est que Morand n'a trouvé absolument rien à dire dans cette histoire d'une Académie qui avait déjà plus de vingt ans d'existence, rien surtout au point de vue de la science, rien qui pût faire honneur à la compagnie, si déjà par elle-même elle n'avait acquis une juste célébrité. Cette histoire a cinq pages d'étendue, dont deux sont consacrées à exposer l'ordre qu'on a suivi dans la distribution des matières du volume, et il reste trois pages pour l'histoire de l'Académie. Morand ne la divise pas moins en trois périodes : la première, sous la présidence de Maréchal ; la seconde, sous la présidence de Lapeyronie, et la troisième, sous la présidence de Lamartinière ; celle-ci s'arrête à 1752. Mais comme Morand n'était rien moins que fécond, il commence par reproduire ce qu'il avait dit vingt ans auparavant dans son discours d'inauguration, à savoir :

Que l'Académie a été fondée en 1731 ;

Qu'elle a été favorablement accueillie du public ;

Que les journaux littéraires en ont fait l'éloge ;

Que M. de Fontenelle a offert ses registres pour modèles,

Et que M. de Boze a composé un sujet de médailles pour les prix.

Pour énumérer ensuite les travaux de l'Académie, c'est le duc de Wurtemberg qui envoie à l'Académie le fameux fœtus dit de Souabe, qui avait demeuré quarante-six ans dans le ventre de sa mère.

Puis Morand termine, en disant : « Tout ce que nous venons de rapporter s'est passé sous la présidence de M. Maréchal, mort en 1736. »

Seconde période : Morand ne trouve que deux événements dignes d'être racontés, la publication du premier volume des Mémoires en 1743, et le testament de Lapeyronie en 1747.

Troisième période : M. de Lamartinière est appelé à remplacer M. de Lapeyronie ; il marche sur les traces de son prédécesseur, et montre la *même vivacité pour l'élévation de son art*. Il est bon maintenant de faire connaître par quels moyens ingénieux Morand procédait pour donner une haute idée de ses propres travaux. Si l'on jette les yeux sur la table placée à la fin du deuxième volume, on verra qu'il s'est inscrit huit fois de suite et s'est ainsi donné comme l'auteur de huit mémoires ou observations. Or voici comment il s'y était pris. Au nombre des travaux de Louis se trouvait un mémoire important sur la *saillie de l'os après l'amputation des membres*, et il était dit, à la page 71, que Morand lui avait *montré* une portion d'humérus trouvée dans le cimetière de l'hôtel des Invalides : Morand n'ayant d'ailleurs été instruit d'aucune circonstance de l'opération qui avait dû être faite, ni de ses suites, ce qui ne l'empêche pas d'appeler cela une *observation sur la diminution de l'extrémité de l'os, après l'amputation*, et dans la table des matières, de s'attribuer cette observation comme un travail à part, à lui appartenant.

Autre exemple. Un membre de l'Académie, Moreau, avait donné un mémoire *sur les ressources de la nature dans le cas des luxations de la cuisse qui n'ont pas été réduites*, et, à la page 58, il avait dit que Morand lui avait communiqué une pièce tirée du cabinet des Invalides : c'était un fémur dont la tête s'était fixée sur le trou ovalaire. Que fait Morand? Il consigne cela parmi ses travaux, et lui donne un titre à part dans la table du volume.

Enfin, dans un mémoire de sa propre composition, *sur les abcès du foie*, il termine en disant que MM. Maréchal et Guérin ont tiré une pierre de la vésicule du foie, et ceci lui suggère encore l'idée d'un titre à part. De sorte qu'après avoir donné dans la table des matières le titre du mémoire qu'il avait réellement fait sur les abcès du foie, il en ajouta un second tout à fait fictif sur une pierre tirée de la vésicule du fiel!

Telles étaient les remarques que j'avais faites sur le faible contingent que Morand avait apporté dans ce volume, lorsqu'il m'est tombé sous la main une note écrite par Louis, et dans laquelle j'ai vu que les procédés de Morand avaient été l'objet de réflexions semblables dans le sein même de l'Académie, et qu'on lui avait fait des objections dont il n'avait tenu nul compte.

Après avoir rappelé bon nombre d'actes arbitraires, Louis s'exprime en effet de la manière suivante :

« Quelle autre vue que ses affections privilégiées porte M. Morand à se mettre, dans la table des matières, pour une observation qu'*il n'a fait que promettre* sur la vésicule du fiel abcédée, et pour une autre observation sur la diminution de l'os après l'amputation; tandis que, pour celle-ci, il n'y est cité qu'en note, pour avoir communiqué un morceau d'humérus ramassé dans le cimetière des Invalides, provenant d'un homme à qui l'on avait amputé le bras? L'observation et les réflexions sur cette pièce, et le mérite d'en avoir fait usage, s'il y en a un, appartiennent à M. Louis. »

Morand a usé dans le tome III des mêmes procédés que dans le tome II, et Louis ajoute, dans la note que j'ai déjà citée, « que s'il avait un art tout particulier pour *grossir* son bagage, il en avait un non moins remarquable pour *diminuer* celui des autres. »

« En effet, reprend Louis, M. Morand, qui aime *à diviser* les objets, pour son propre compte, prend à tâche de les englober pour les autres. Ainsi, sous le n° 19 de la table, il fait un titre général en ces termes : *Observations sur les fistules du canal salivaire de Sténon*, par feu M. Duphenix, MM. Morand et Louis, page 431 ; et article 20, *Mémoire sur les tumeurs salivaires des glandes maxillaires et sublinguales*, par M. Louis, page 460. L'épreuve de la table des matières ayant été communiquée à M. Louis, il avait divisé l'article 19, parce qu'en effet M. Morand n'a qu'une observation unique de deux pages et quelques lignes, et M. Louis un mémoire dogmatique de dix-sept à dix-huit pages d'impression, remplies de recherches, d'expériences et de remarques anatomiques, et qui fait l'histoire de la chirurgie sur ce fait pratique ; de plus, le titre ne devait pas être commun, puisque M. Louis traite des fistules de la glande parotide aussi bien que de celles du canal salivaire. Malgré la correction, M. Morand a substitué l'ancien titre, qu'il avait d'abord adopté, tout défectueux qu'il était pour le fond et pour la forme. »

Cette manière de procéder a fini du reste par être adoptée et suivie dans tous les volumes, mais c'est Morand qui l'avait imaginée ; j'entends celle qui consistait à se porter sur la table pour les mémoires qu'on n'avait pas faits.

Ainsi, dans ce même tome III, Morand s'attribue un mémoire sur les bons effets des boues artificielles. C'est une simple relation d'un mémoire présenté en 1743 à l'Académie des sciences.

L'observation sur le cancer est une citation de Ledran.

L'observation sur une hernie intestinale avec gangrène est une citation de Louis.

L'observation sur une pierre urinaire tirée du scrotum est également une citation de Louis.

Restent le mémoire sur une plaie au doigt, qui comprend cinq pages ; les observations sur les tumeurs à la vésicule du fiel, et sur un nouveau moyen de guérir les fistules salivaires, qui comprennent chacune deux pages et demie ; en tout, dix pages.

Quant à la collection de plusieurs observations dites *singulières*, Morand n'aurait guère pu y revendiquer plus de six pages ; mais on lui accordera, si l'on veut, les observations textuellement empruntées à divers auteurs, et entre autres à Morgagni, dont le texte latin est reproduit. Mais ce qu'il y a ici de déplorable, ce n'est pas cette stérilité, c'était ce goût si prononcé chez Morand pour toute espèce de curiosité prétendue chirurgicale.

Il est difficile de comprendre la tolérance de l'Académie pour toutes ces historiettes; car on ne peut pas les qualifier autrement. Ainsi, dans le volume dont il est ici question, et avant ces beaux mémoires de Ledran, de Louis, de Pibrac, d'Hévin, et de tant d'autres, que voit-on figurer sous le titre d'*Histoire de l'Académie royale de chirurgie ?* Des observations intitulées : *Cornes à peau ; — Urine rendue par le nombril; — Dent à racine exactement courbe ; — Main d'un cadavre déterrée et trouvée verte !* etc.

Morand affectionnait tout particulièrement ces récits qu'on envoyait à l'Académie et dont plusieurs avaient été reconnus faux, à ce point que l'Académie fut obligée de placer en tête de ce même volume une protestation, pour annoncer qu'elle n'était point dupe de ces mystifications. Il est dit, en effet, dans cet avertissement, qu'on lui avait envoyé des sables de rivière de différentes couleurs et qualités, qu'on assurait avoir été rendus par la voie des urines, des morceaux de plâtre, etc. ; l'Académie, dans son blâme, se bornait à signaler les lieux d'où ces envois lui avaient été faits, donnant à entendre que, si l'on se permettait encore ces sortes de supercheries, elle irait plus loin.

L'Académie ayant fini par connaître tous ces détails, Morand fut donc obligé pour la seconde fois de se démettre de ses fonctions de secrétaire perpétuel. On vient de voir que Louis, dans son éloge, usant toujours de la même modération, se borne à dire : « que l'âge et les infirmités qu'il amène avaient enfin rendu le repos nécessaire à M. Morand..... » C'était là ce qu'on devait dire au public, mais ce n'étaient ni l'âge ni les infirmités, c'était toujours cette radicale incapacité qui le mit enfin à une retraite définitive.

Le moment était en effet arrivé où Morand se trouvait en face de cette grande et insurmontable difficulté pour lui, à savoir, de publier le quatrième volume des Mémoires de la compagnie. Il est difficile de comprendre aujourd'hui d'où pouvait provenir cette difficulté, aujourd'hui que dans les Académies ce travail n'est qu'une sorte de surveillance pour les secrétaires, un comité étant chargé de faire le choix des mémoires à publier. Il y avait bien aussi un comité dans le sein de l'Académie, mais les choses s'y passaient différemment : c'étaient les membres de ce comité qui composaient eux-mêmes la plupart des mémoires qui devaient entrer dans le volume, seulement ils devaient préalablement les lire à leurs collègues : or c'était une obligation à laquelle Morand ne voulait pas obéir, et c'est en travaillant ainsi, à part lui, qu'il avait commencé la publication du quatrième volume, et que déjà trois feuilles avaient été imprimées en épreuves.

Pibrac en fut prévenu; et comme il n'était pas homme à avoir des ménagements hors de saison, quand il s'agissait de l'honneur de la compagnie, il écrivit incontinent (le 1ᵉʳ avril 1764) à M. Leprieur, imprimeur de l'Académie, une lettre qui existe dans nos archives, et dans laquelle il lui demande s'il est vrai qu'il ait commencé d'imprimer l'*Histoire de l'Académie royale de chirurgie*, pour le quatrième volume, sans que cette histoire eût été lue au comité, suivant les règlements, ni approuvée par l'Académie.

M. Leprieur se rendit lui-même chez Pibrac, et lui demanda un ordre écrit de sa main, qui lui défendît d'imprimer, jusqu'à nouvel ordre de l'Académie, la copie que lui avait remise Morand. Pibrac lui délivra cet ordre le 2 avril, sous forme de lettre ; cette lettre existe dans nos archives avec la réponse de l'imprimeur.

Celui-ci fait remarquer, à cette occasion, que :

« Si ce volume ne s'imprime pas le plus tôt possible, il serait difficile d'exprimer le tort que cette suspension peut lui faire, attendu, dit-il, la non-vente des volumes précédents, à qui on ne peut, pour ainsi dire, donner une nouvelle vie qu'en faisant paraître au plutôt le nouveau volume. »

Pibrac, bien que directeur de la compagnie, et ayant pris sur lui de suspendre l'impression de ce volume, avait cru devoir en référer à Lamartinière.

Voici la réponse de Lamartinière, datée de Versailles le 6 avril 1764 :

« J'ai reçu, Monsieur, les deux lettres que vous m'avez fait l'honneur de m'écrire ; j'approuve infiniment celle que vous avez écrite à M. Leprieur, pour lui défendre l'impression de l'ouvrage qui doit faire partie des mémoires destinés au quatrième volume de l'Académie royale de chirurgie. Cette impression n'aurait pas dû commencer sans l'aveu de l'Académie, ou du moins d'un comité composé de quelques-uns de ses membres : l'article 9 du règlement de l'Académie est formel. Il est donc nécessaire non-seulement de se conformer à cet article, mais encore à tous ceux qui composent le règlement.... »

Malgré cette injonction, Morand ne voulut point se désister de ses prétentions. On en trouve la preuve dans une nouvelle lettre écrite par Pibrac à Lamartinière, à la date du 2 juin 1764, c'est-à-dire près de deux mois après le commencement de ces débats. Après avoir exposé comment le secrétaire, pour ne point soumettre son travail au comité, avait réuni quelques-uns de ses amis chez M. Andouillé, Pibrac ajoute :

« Il reste toujours en question si M. le secrétaire peut faire imprimer sans avoir eu l'approbation de l'Académie ; le règlement dit que rien ne sera imprimé qu'après un mûr examen, et lorsque l'Académie l'aura jugé convenable : c'est donc à l'Académie à ordonner l'impression, et elle ne doit le faire qu'après avoir examiné la matière.

» Il est ordonné au secrétaire de faire tous les ans l'histoire raisonnée des mémoires. M. Morand convient qu'il ne l'a jamais faite. Cette histoire doit être soumise à un mûr examen ; et parce qu'il ne l'a pas faite tous les ans, s'ensuit-il que ce qu'il appelle histoire au bout de six ans doive être dispensé de l'examen requis par le règlement? M. Morand est-il le maître d'en décider arbitrairement....? Et n'est-ce pas dans un comité qu'on doit juger si les observations sont dignes d'être publiées, et de la manière dont le secrétaire doit les présenter? Nous sommes intéressés, pour le bien public et pour l'honneur du corps, à ce que rien ne sorte de l'Académie qui ne soit digne d'elle.

» Il n'y a point d'exception pour le secrétaire : s'il a bien fait, il ne doit s'attendre qu'à des éloges ; les réflexions des confrères ne peuvent que donner un plus grand prix aux points sur lesquels on aurait des faits particuliers à citer. En ma qualité de directeur, je ne puis, Monsieur, m'empêcher de réclamer l'exécution du règlement..... Il m'est revenu qu'on n'avait pas été content du travail de M. Morand. Si l'on avait eu l'attention de lui faire observer le règlement pour les deux volumes précédents, il ne citerait pas aujourd'hui le défaut de règle pour exemple, et il ne serait pas le seul content et satisfait de sa besogne, etc., etc....: »

Dans une autre pièce, Pibrac raconte comment il persista à ne point s'écarter de la règle et de la justice, et comment il fallut que Morand s'y soumît.

Morand finit donc, par envoyer les trois feuilles imprimées au premier chirurgien, pour les soumettre à l'examen du comité *particulier* de librairie.

Pibrac, en cette circonstance, sut allier la justice avec les égards qu'il devait au secrétaire perpétuel : chargé de nommer les membres de ce comité de publication, il n'y fit entrer que des parents et des amis de Morand, et il se récusa lui-même, ne voulant pas être juge des ouvrages du secrétaire. « Il suppliait surtout, dit-il, messieurs du comité d'en juger par eux-mêmes pour l'honneur de M. Morand et pour l'honneur de l'Académie. »

Disons maintenant que, pour l'édification des contemporains et de la postérité, le comité chargé d'examiner le travail de Morand ne crut pas devoir se borner à une simple déclaration : il fut décidé qu'on écrirait et qu'on motiverait tous les jugements, et que la rédaction de M. Morand resterait annexée aux pièces, et c'est là ce que nous avons retrouvé dans les archives de l'Académie.

Nous en avons fait connaître ailleurs les principaux passages ; on a pu voir comment Morand voulait composer le quatrième volume, et l'on a pu comparer son travail avec le contenu du volume sorti des mains de Louis.

La pièce principale de ce procès, le corps du délit, si délit il y a, se trouve encore dans nos archives avec toutes les remarques manuscrites de Louis et les jugements du comité : je veux parler des trois feuilles imprimées en épreuves.

Elles ont pour titre : Histoire de l'Académie royale de chirurgie, tome IV. Après une courte mention, en caractères italiques, de six nouveaux prix fondés par l'Académie en 1755, grâce à la générosité de Lapeyronie, commence le texte rédigé par Morand. Les trois feuilles comprennent douze articles ou chapitres différents ; puis, une vingtaine de pages de copie comprenant neuf chapitres.

Les trois feuilles imprimées n'étant que des épreuves, elles ont la valeur et la rareté d'un manuscrit ; et ici il faut rendre hommage à la loyauté de Louis, qui a conservé ainsi dans les archives de la compagnie non-seulement ses remarques sur le texte que Morand avait demandé de faire imprimer, mais ce texte lui-même, afin que chacun pût juger par lui-même de la justesse et de l'impartialité de ses observations.

La première séance du comité chargé d'examiner les matériaux donnés à l'impression par Morand eut lieu le 22 juillet 1764.

Ainsi, je le répète, nous possédons, toutes les pièces qui avaient été soumises au comité, la portion déjà imprimée du texte de Morand, la partie manuscrite, les réflexions des membres du comité, les remarques de Louis en double, et toutes de sa main. Nous avons même retrouvé les petites feuilles portant sur le recto le titre des observations soumises au comité ; au-dessous, les jugements portés par le comité sur ces mêmes observations, et sur le verso les notes de Louis ; plus, au bas de certaines pages, quelques mots de la main de Morand, écrits avec un dépit mal dissimulé, et qui prouvent que ces papiers lui avaient été communiqués.

On pourra ainsi consulter dans nos archives toutes les pièces de ce procès ; on y trouvera les principales remarques de Louis sur le texte, les jugements du comité, et les répliques de Morand.

C'est à la suite de toutes ces explications que Morand fut enfin mis en demeure de donner sa démission pour la seconde fois ; il le fit, mais en posant de nouveau ses conditions.

Il écrivit d'abord à Louis ce qui suit :

« Je vous envoie, Monsieur, le second cahier de mon manuscrit, avec trois instruments qui y ont rapport. J'y joins le carton où sont énoncés les sujets pour les prix, dont je n'ai plus que faire ; je crois inutile de vous faire observer qu'il faut que vous soyez nommé secrétaire avant de publier le programme, où vous en prendrez le titre.... »

Puis arrivaient les conditions. Morand stipulait d'abord qu'il conserverait pendant sa vie la moitié des appointements attachés par Lapeyronie à la place de secrétaire perpétuel. La convention portait que M. Morand jouirait de 1500 livres pour la moitié, et M. Louis de 1500 livres pour la place de secrétaire perpétuel ; que, de plus, M. Louis aurait à son profit la moitié des jetons des absents à chaque séance. Il était dit, de plus, que si M. Morand obtenait de la cour une pension de 3000 livres il se désisterait, en faveur de M. Louis, des 1500 livres qu'il s'était réservées, et qu'alors M. Louis jouirait de la totalité des susdits appointements.

Mais ce n'est pas tout. Morand demandait en outre que le quatrième volume, auquel il ne devait plus mettre les mains, fût publié *sous son nom*, et qu'il lui fût permis de le présenter au roi en temps voulu.

Il voulait enfin que, par une distinction spéciale, sa place restât à tout jamais marquée parmi les officiers de l'Académie.

Les deux dernières prétentions furent trouvées ridicules ; mais on consentit au partage des appointements, et l'on convint de le faire nommer directeur de la compagnie pour l'année suivante 1765 : cette nomination eut lieu le 25 novembre 1764.

Telle fut l'issue de cette mémorable contestation. Mais je croirais laisser quelque chose à désirer, si, pour compléter cette appréciation de Morand, je ne donnais ici un aperçu d'un volume in-4° publié en 1768 par l'ancien secrétaire perpétuel de l'Académie, volume dans lequel il crut devoir réunir ses principaux ouvrages sous le titre, en apparence très modeste, d'*Opuscules de chirurgie*.

On a dû remarquer que Louis, dans l'éloge de Morand, tout en attribuant à l'âge et aux infirmités de celui-ci sa retraite des fonctions de secrétaire perpétuel, ajoute un peu plus loin « qu'après avoir renoncé volontairement aux travaux de l'Académie, il parut depuis y avoir quelques regrets. » Le fait est exact, et nous pouvons en donner ici une preuve assez curieuse.

Nous sommes donc en 1768. Depuis la fin de 1764, Morand avait cessé de remplir les fonctions de secrétaire ; Louis venait de publier le quatrième volume des Mémoires de la compagnie. Certes, il n'était pas indigne des autres, et l'Académie devait en être satisfaite; mais Morand ne l'était pas : il avait la prétention de croire que le volume dont il avait commencé l'impression aurait mieux valu que le volume publié par Louis, et, pour le prouver au public, il eut l'étrange idée de publier, dans le cours de cette même année 1768, et pour son propre compte, un volume in-4°, en tout semblable à ceux de l'Académie, et de le mettre entre les mains des savants, afin qu'ils pussent le comparer au quatrième volume publié par Louis, et même au besoin le substituer à celui-ci !

Voilà certainement quelle était la prétention de Morand ; et, pour le prouver, il me suffira de citer le petit commentaire que, deux ans après, Portal a ajouté aux réflexions de Morand.

Morand, en effet, doutait si peu de l'excellence de ses œuvres, qu'il invitait d'abord les lecteurs à comparer le volume de Louis avec ceux que lui, Morand, avait antérieurement publiés; puis il les invitait à le comparer avec celui qu'il venait de publier ainsi de son chef. Et Portal, dans un ouvrage dont je parlerai tout à l'heure, a soin d'ajouter que M. Morand n'a pas cru devoir priver le public de ce travail, *persuadé qu'il trouverait place parmi ceux des membres de l'Académie de chirurgie.*

Je viens de dire que Morand avait donné à son livre un format et un caractère semblables à ceux de l'Académie de chirurgie ; j'ajoute que, dans le choix des sujets et la disposition des chapitres, il a tout fait pour qu'on ne vît dans cet ouvrage qu'une continuation des Mémoires de la compagnie.

Ainsi, il commence par donner un extrait des ouvrages des académiciens, publiés de 1751 à 1760 ; ce qui, sauf les quatre dernières années, comprend à peu près le temps de son secrétariat. Puis il donne les éloges des académiciens morts de 1757 à 1762. Il reproduit ensuite ses propres opuscules, et termine comme de coutume par bon nombre d'histoires très étranges et très douteuses.

va plus loin : il se permet çà et là quelques critiques sur la composition du quatrième volume des Mémoires de l'Académie. L'histoire de la compagnie tracée par son successeur lui paraît faible et incomplète ; il est des pièces qu'il regrette vivement de ne pas y voir figurer : celle, par exemple, que le pape Benoît XIV lui écrivit à lui, Morand, en 1755, et dans laquelle il le remerciait de l'envoi du deuxième volume des Mémoires de l'Académie ; d'autant que, dans cette lettre, le pape embrasse tous les académiciens et le secrétaire perpétuel *à grands bras! (Academicos omnes teque Academiæ secretarium plenis ulnis amplectimur!)*

Morand, qui n'avait pas jugé à propos d'insérer cette glorieuse lettre dans le troisième volume, fait un crime à son successeur de ne l'avoir pas insérée dans le quatrième.

« Ceux, dit-il, qui s'intéressent vraiment à la gloire de l'Académie royale de chirurgie, pensent que cette lettre aurait pour le moins aussi bien figuré dans l'histoire qui précède le quatrième volume de ses Mémoires que la lettre de M. de Boze. »

Tel a été le dernier acte de la vie scientifique de Morand ; l'idée de publier un volume en concurrence avec l'Académie suffit pour faire juger de ses prétentions. S'il en était besoin, je donnerais de plus amples détails sur cette collection, où tout se trouve mêlé et confondu de la manière la plus étrange. Je ne résiste cependant pas au désir de faire encore une citation, et ce sera la dernière. Le titre d'un des chapitres avait excité ma curiosité ; il est ainsi conçu : *Du danger d'employer mal à propos l'éloquence dans les consultations*, p. 270.

Le chapitre est fort court ; le voici textuellement :

« On doit être surpris, en lisant ce titre, dit Morand, et l'on ne doit pas croire aisément que cette question puisse avoir lieu. Cependant il s'agit d'un fait dont il serait à craindre qu'on suivît l'exemple, et, quoiqu'il me charge d'impéritie, je dois le publier, pour inspirer aux jeunes gens une juste défiance de leur savoir.

» Un ecclésiastique d'une grande considération, dans Paris, fut blessé par un fou d'un coup de couteau à la poitrine ; la plaie était près du sternum. Il lui survint des accidents tels que l'on pouvait soupçonner qu'il y avait épanchement dans la capacité. Son chirurgien ordinaire avait été appelé d'abord ; mais les accidents engagèrent à faire une consultation, pour y joindre MM. Petit et Boudou, les plus fameux chirurgiens pour lors, M. Sylva, médecin, et moi.

» J'opinai le premier, suivant l'usage, comme le plus jeune ; et par un discours *très orné* je persuadai aux consultants que les accidents ne pouvaient point raisonnablement être attribués à un épanchement de sang dans la poitrine, mais à une maladie de nerfs.

» Ces messieurs, plus habiles que moi, anciens praticiens pour lors, se rendirent à mon opinion ; M. Sylva me fit compliment sur mon *éloquence*, et le blessé mourut d'un épanchement de sang dans la poitrine. »

Voilà, certes, un aveu plus remarquable encore par la naïveté qu'y met Morand au sujet de son éloquence, que par la confession de son impéritie. Il est même à présumer que s'il n'avait eu à compenser sa faute de diagnostic par le compliment que lui fit M. Sylva sur son discours très orné, il n'aurait rien dit de sa mésaventure. Loin donc de lui en savoir gré, il faut n'y voir qu'une dernière marque de cette excessive vanité qui fut le point de départ et le mobile de toutes ses actions. C'est bien là l'homme qui, comblé d'honneurs pendant toute sa vie, conduit par la fortune au poste qu'avait occupé son père, chirurgien en chef des Invalides, puis l'un des cinq démonstrateurs perpétuels de chirurgie, secrétaire d'abord annuel, puis perpétuel de l'Académie royale de chirurgie, membre de l'Académie des sciences, censeur royal, etc., aspirait encore au titre de premier chirurgien du roi, et par conséquent à celui de président perpétuel de l'Académie !

Je ne veux pas finir ces notes sans dire ici quelques mots de Portal et de son appréciation des travaux de Morand ; ce qui m'y engage, c'est que j'ai trouvé, dans nos archives, l'opinion de Louis sur le jugement de Portal. J'ai dit plus haut que Portal ayant divisé en périodes ou époques son *Histoire de l'anatomie et de la chirurgie*, il avait placé en tête de chaque division un nom qui devait faire autorité et qui devait rallier autour de lui tous les faits secondaires. Cette manière de considérer l'histoire de la chirurgie est assez philosophique, et elle peut offrir de grands avantages ; mais, pour cela, il ne faut placer ainsi en tête des sections que des noms imposants : or Portal commençait son cinquième volume par un chapitre intitulé : Époque intéressante a la chirurgie; et au-dessous de ces mots il avait mis en lettres capitales : MORAND !

Ce chapitre, comme on le pense bien, était tout à la gloire de l'ancien secrétaire perpétuel : c'était une exposition de ses travaux, avec des commentaires.

Tel est le passage sur lequel Louis nous a transmis ses réflexions ; et, pour nous édifier parfaitement à ce sujet, il avait détaché du volume de Portal le carton sur les pages duquel se trouve cet éloge de Morand, et il l'avait joint à son manuscrit, d'ailleurs très laconique, puisqu'il ne comprend pas au delà de quatre pages.

Avant de le transcrire ici, il importe de faire connaître en quels termes s'était expliqué Portal au sujet de Morand.

Son chapitre commence donc comme je viens de le dire, puis on lit :

« La chirurgie sait mettre enfin à profit les vastes connaissances que les anatomistes ont acquises sur la structure du corps humain. Cette science s'est beaucoup plus perfectionnée, dans l'espace des quarante dernières années, qu'elle n'avait fait durant plusieurs siècles. La fondation de l'Académie de chirurgie de Paris n'a pas peu concouru à en accélérer les progrès : non-seulement elle a publié des ouvrages qui prouvent combien ses membres sont utiles à la société, mais encore elle a excité dans le royaume et dans les pays étrangers une émulation qui a donné lieu à mille écrits utiles. M. Morand est un de ceux qui ont le plus contribué à cette révolution heureuse. »

Voilà pour la première page. Sur la seconde se trouve en marge le nom de Morand, faisant toujours époque, et, dans le texte, l'énumération de ses titres d'abord, puis l'exposé de ses publications.

Je vais reprendre avec Louis les différentes publications de Morand; mais auparavant, et pour opposer histoire à histoire, je commencerai par transcrire une page qui me paraît avoir été inspirée à Louis par les derniers mots du préambule de Portal, à savoir, que « Morand est un de ceux qui ont le plus contribué à l'heureuse révolution de la chirurgie ».

« Les progrès de la chirurgie, répond Louis, sont dus essentiellement à M. de Lapeyronie, qui n'aurait rien pu entreprendre sans la réputation à laquelle elle était parvenue par les travaux de M. Petit, successeur dans l'opinion publique de M. Maréchal et du grand Arnaud, qui avaient joui, en qualité de praticiens, de la plus haute estime. M. de Lapeyronie les avait tous effacés par la plus brillante célébrité.

» Lorsqu'en 1724 on créa les cinq démonstrateurs royaux de chirurgie, on nomma : M. Petit pour les principes; M. Verdier pour l'anatomie, M. Morand pour les opérations; M. Audouillé pour l'ostéologie et les maladies des os; M. Malaval pour les saignées, les ventouses, etc.

» M. Morand était fort jeune, et venait de gagner sa maîtrise aux Invalides ; il n'avait point fait de grande chirurgie ; on le fit, à l'hôpital de la Charité, substitut de M. Ledran, et nous l'avons vu, dans ces dernières années, panser les plaies par routine, comme il avait vu faire à son père, aux Invalides, dans les commencements.

» En 1731, on le fit secrétaire de l'Académie, et il a été obligé de renoncer à cette place par la suppression des feuilles qu'il avait commencé de faire imprimer, en 1740, pour le premier tome des *Mémoires de l'Académie*, qu'il fallut confier à M. Quesnay, homme de génie.

» En 1747, M. Morand, de dépit de n'être pas premier chirurgien du roi, renonça à la place de démonstrateur des principes, qu'il faisait en douze leçons, lesquelles comprenaient la *physiologie*, l'*hygiène*, la *pathologie* et la *thérapeutique;* il n'est revenu à l'Académie que pour reprendre en 1751 la place de secrétaire perpétuel, qu'il n'a pu remplir que par l'assistance de son successeur, et qu'il a été forcé de quitter lorsque celui-ci lui a refusé son secours. Voilà comme il est un de ceux qui ont le plus contribué à l'heureuse révolution qui a illustré la chirurgie. »

C'est en peu de mots la biographie de Morand ; mais Louis ne s'en est pas tenu là. Comme Portal avait ajouté ses commentaires aux titres des publications de Morand, Louis, de son côté, a consigné ses observations sur les mêmes feuilles, et il a fait précéder le tout de ces mots : *Titres qu'on a, quand on les désire et qu'on les sollicite!* Faut-il en inférer que Portal n'aurait pas fait lui-même cet exposé des titres de Morand, que celui-ci aurait sollicité et obtenu un chapitre de complaisance ? Le fait est que cette publication est de 1770, et que Morand vivait encore : ce qui n'empêche pas Portal de le traiter à chaque ligne d'*illustre chirurgien*.

Quoi qu'il en soit, je reviens aux commentaires de Portal, et pour montrer en quoi ils diffèrent de ceux de Louis, je vais les mettre en regard. On aura ainsi sous un même coup d'œil les appréciations de l'historien de la chirurgie et celles de l'historien de l'Académie.

TRAITÉ DE LA TAILLE AU HAUT APPAREIL, etc., avec une dissertation de M. Morand, et une lettre de M. Winslow sur la même matière, Paris, 1728, in-8°; et en anglais par J. Douglas, Londres, 1729, in-8°.

Réflexions de Portal.	*Réflexions de Louis.*
Ce livre renferme le résultat avantageux de plusieurs opérations de la taille que M. Morand a faites par la méthode du haut appareil ; et afin de donner à ses observations tout le poids qu'elles méritent, il y a ajouté un extrait des travaux de Franco, de Rousset, de Douglas et de Cheselden. Cependant l'effet du haut appareil était peu constant, et les succès éclatants que Cheselden retirait de l'opération latérale déterminèrent M. Morand à aller en Angleterre pour l'y voir opérer. De retour en France, il n'eut rien de plus à cœur que d'en faire lui-même des épreuves ; elles furent salutaires et aux malades qui se confièrent à ses soins, et à la chirurgie, qui profita de ses observations. M. Morand publiera dans peu ses observations sur la taille latérale, et donnera l'histoire de cette opération.	Ce traité est médiocre pour la doctrine ; son taillé est mort peut-être par son impéritie ; il n'a pas entendu Franco. En général, il avait peu d'instruction acquise par l'étude, nulle méditation, nulle appréciation judicieuse des faits antérieurs. Son voyage en Angleterre a été de pure ostentation ; il l'a fait payer par l'Académie royale des sciences, et il a été si malheureux, qu'il a été obligé de renoncer à l'opération de la taille, après avoir taillé sans succès le commandeur de Jasson, et M. Fagon, l'intendant des finances, fils du premier médecin de Louis XIV.

RÉFUTATION D'UN PASSAGE du *Traité des opérations* de Scharp. Paris, 1739, in-12.

Réflexions de Portal.

Réflexions de Louis.

Il existe une réfutation du *Traité de la taille* au haut appareil où il y a à profiter. La réfutation de M. Scharp est une gloriole, et ne valait par la peine qu'on s'en souvînt.

DISCOURS pour prouver qu'il est nécessaire à un chirurgien d'être lettré. Paris, 1743, in-4.

L'auteur y prouve savamment qu'il est nécessaire à un chirurgien d'avoir des connaissances étendues sur les différentes branches de la médecine pour exercer son art avec avantage.

Le discours aurait pu être meilleur; il a été réfuté par un autre discours que M. Ferret, doyen de la Faculté, et maintenant chanoine de Cambrai, prononça aux écoles de médecine; dispute de corps où chacun tente d'avoir raison. Ce serait un travail à faire que de réfuter victorieusement la réfutation, peut-être même de faire le parallèle des deux pièces.

CATALOGUE des pièces d'anatomie, instruments, machines qui composent l'arsenal de chirurgie à Saint-Pétersbourg. Paris, 1759, in-12.

On y trouve la description et l'éloge des pièces d'anatomie que mademoiselle Biheron a fait exécuter avec tant d'art, et qu'elle a fournies pour cet arsenal, dont M. Morand a eu la direction pendant le règne de l'impératrice Élisabeth.

Il faut être réduit à bien peu de choses pour faire compter au nombre de ses productions scientifiques un catalogue où l'on trouve les marques très sensibles de la médiocrité de son auteur en matière instrumentale.

Tels sont les ouvrages sur lesquels Louis a cru devoir émettre une opinion : son manuscrit ne va pas plus loin. Il ne dit rien des opuscules publiés par Morand en un volume in-4, dont j'ai parlé tout à l'heure, par la raison sans doute que ce recueil ne fait guère que reproduire les précédentes publications de Morand : le *Traité de la taille au haut appareil*, la *Réfutation de Scharp*, le *Discours pour prouver qu'il est nécessaire à un chirurgien d'être lettré*, etc.; publications que Morand ne se lassait pas de reproduire, et sur lesquelles il vivait depuis si longtemps.

Louis, sans doute, a pu ne pas mettre toute l'impartialité désirable dans cette appréciation des travaux de son ancien adversaire; mais il faut reconnaître qu'il a pu, à bon droit, s'indigner de voir un auteur prendre le nom de Morand pour en faire la tête de tout un chapitre de l'histoire de la chirurgie, le point culminant d'une grande période marquée par les travaux, non-seulement de J.-L. Petit, de Maréchal, de Lapeyronie, etc., mais encore de l'Académie tout entière, et cela dans un espace de quarante ans, de 1730 à 1770.

ÉLOGE

DE VAN SWIETEN,

LU DANS LA SÉANCE PUBLIQUE DU 14 AVRIL 1774.

Gérard Van Swieten naquit à Leyde le 7 mai 1700. Les dignités auxquelles le mérite acquis l'a fait parvenir dispensent de relever celui de sa naissance, dont il n'a tiré aucun avantage. L'homme qui gagne à être apprécié par lui-même, celui que ses vertus et ses talents ont rendu recommandable, n'a pas besoin du vain appareil d'une table généalogique. La noblesse de M. Van Swieten, bien constatée par les places honorables que ses ancêtres avaient remplies, n'a pas même été utile à ses pères, parce que l'attachement de ceux-ci à la religion catholique romaine, dans un pays où elle a cessé d'être dominante, les a privés des prérogatives dont ils auraient pu continuer de jouir en adoptant de nouvelles opinions. Si cet attachement à la foi de leurs aïeux a nui à leur fortune, on peut dire que M. Van Swieten les en a dédommagés. Il a eu ce motif pour désirer de l'emploi dans une autre patrie, où il a obtenu les distinctions les plus flatteuses. Loin donc de le considérer comme martyr de la piété de ses ancêtres, je vois qu'ils ont reçu en sa personne leur récompense et qu'il a été leur gloire.

Son heureux naturel, son goût décidé pour l'étude furent cultivés avec soin. Après ses humanités, faites à Leyde sous les meilleurs maîtres, il fut envoyé pour son cours de philosophie à Louvain, où, suivant les vues de ses parents, il aurait dû s'appliquer ensuite à l'étude du droit. Mais devenu orphelin et rappelé à Leyde à l'âge de seize ans, parfaitement libre et n'ayant aucune contradiction à essuyer pour le choix d'un état, il céda au penchant qui l'attirait vers les connaissances naturelles, et se dévoua entièrement à la médecine. Il était logé et nourri chez un de ses parents, apothicaire, avantage inestimable, qui lui a fait trouver, sans une application pénible et à tous les instants, des instructions sur la pratique de la pharmacie et de la chimie. C'est, sans doute, ce séjour, utile à plus d'un égard, qui a fait croire que M. Van Swieten avait commencé sa carrière par l'exercice de la pharmacie, et qu'il n'avait eu qu'une vocation tardive à l'étude de la médecine. Mais cette partie de l'art de guérir a toujours été l'objet essentiel de ses travaux. Il fréquenta d'abord, avec autant d'assiduité que de fruit, l'école de physique que M. S'Gravesende tenait alors à Leyde. Et il se mit ensuite sous la discipline du célèbre professeur, du maître par excellence, le grand Boerhaave, qui enseignait alternativement la botanique, la chimie, les institutions de médecine, et qui expliquait ses aphorismes par les leçons théoriques de pathologie et de thérapeutique. Le jeune élève ne manquait aucune des leçons publiques et particulières de M. Osterdick, professeur de médecine pratique. On le voyait toujours aux côtés de cet habile homme, dans l'hôpital, où il allait journellement visiter les malades. M. Van Swieten était jeune, robuste, très sobre. Il pouvait se livrer à une vie si laborieuse, et le temps suffisait à peine à ce qu'exigeait sa grande émulation.

Le grade de docteur en médecine, obtenu en 1725, fut le fruit de sept années d'un travail constant et opiniâtre. M. Van Swieten prit pour le sujet de sa thèse une question anatomique sur la structure des artères : *De arteriarum fabrica*. On ne la trouve point parmi celles que M. de Haller a recueillies sur le même sujet dans le choix qu'il a fait de thèses anatomiques en huit volumes in-4°.

La promotion au doctorat est presque partout le terme de la grande application. On n'aspire aux degrés que pour se livrer le plus tôt possible à la pratique, dont les détails pénibles servent communément d'excuse à la cessation des études. Ces détails fournissent cependant les motifs les plus pressants de redoubler de zèle pour augmenter la masse des connaissances dont on doit faire journellement usage. M. Van Swieten tint à cet égard une conduite qui mérite d'être citée pour modèle. Quoiqu'il eût, au commencement de sa pratique, tout lieu d'être satisfait de la confiance du public et de ses succès, il n'ignorait pas qu'on n'est véritablement heureux dans l'exercice de l'art que quand on a les lumières nécessaires pour réussir. Il ne crut pas devoir se relâcher de son assiduité aux leçons de Boerhaave. Il a été constamment au nombre de ses auditeurs jusqu'à sa mort, en 1738. La reconnaissance et l'attachement tendre et respectueux du jeune praticien rendaient cher à ce vénérable maître un disciple si zélé, qu'il envisageait peut-être comme pouvant un jour ajouter quelque chose à sa gloire. Personne n'était plus habile que M. Van Swieten en *tachéographie*. C'est l'art d'écrire avec rapidité et aussi vite que l'on parle, au moyen de notes abrégées et de caractères qui expriment plusieurs mots à la fois. Par ce talent particulier, il ne perdait pas un mot des leçons de son maître, et il était le seul de ses nombreux écoliers dont on pût espérer des connaissances sur les maladies des nerfs et sur celles du cœur, dont on regrettera toujours de ne pas avoir l'explication.

Boerhaave se fit un plaisir d'être le guide et le conseil d'un élève si distingué. Il levait les doutes qu'il lui proposait fort souvent sur des objets de théorie, et jamais il n'avait une maladie épineuse à traiter, qu'il n'en parlât à son maître pour recevoir un rayon de ses lumières. Le savoir du disciple ne le porta jamais à méconnaître le prix d'un entretien avec un homme profondément instruit, et nous ne ferons point honneur de cette conduite à la modestie de l'élève. Le sacrifice de l'amour-propre ne pouvait être qu'honorable en présence d'un tel maître, en qui il a toujours trouvé un ami et un protecteur aussi zélé qu'utile.

Un gentilhomme anglais, nommé Tourton, condisciple et ami de M. Van Swieten, l'engagea de donner des leçons particulières de pharmacie et de matière médicale. Il fallait préalablement en avoir la permission des curateurs de l'université de Leyde. Ces magistrats, chargés de la police des études, furent informés par Boerhaave que l'utilité publique réclamait leur protection en faveur de son disciple, et, malgré cette raison, il ne fallait rien moins que les instances et le grand crédit de l'habile professeur pour qu'on accordât, par simple tolérance, à M. Van Swieten, catholique romain, la permission de donner des leçons privées dans sa maison, sur la matière médicale et la pharmacie.

Il nous sera permis de remarquer à cette occasion les abus qui règnent dans les pays où la police est moins exacte sur le fait de l'enseignement des sciences. Des hommes qui seraient à peine des élèves médiocres peuvent s'ériger en maîtres et donner des leçons au rabais sur des matières difficiles qu'ils n'ont pas eu le temps d'approfondir. Les commençants, moins instruits, les regardent comme des oracles, surtout s'ils ont quelque talent extérieur pour imposer. La demi-science, pire que l'ignorance, germe et se perpétue ainsi au grand préjudice du public, juge incompétent du savoir et de la capacité, et néanmoins l'arbitre de la réputation et de la fortune de ceux qu'il préfère, et malheureusement ce sont presque toujours ceux qui abusent le plus de sa crédulité. L'essaim nombreux des charlatans préconisés, protégés et entretenus par le public contre les règlements et contre la raison, dont l'empire devrait être plus absolu que la loi, ne prouve que trop cette vérité.

Le début donna à M. Van Swieten les plus grandes espérances sur l'utilité qu'il retirerait de ce cours. Soixante Anglais, étudiants alors en médecine à Leyde, souscrivirent pour le premier, à soixante florins par tête, ce qui faisait trois cents louis d'or de notre monnaie. Il commençait par l'exposition de tous les ingrédients de la composition pharmaceutique qui était l'objet de la leçon. Il expliquait les vertus particulières de chaque médicament, parlait de leur choix, de leur préparation et de leur combinaison, avec des réflexions critiques sur leur emploi ; et il donnait la méthode d'en faire usage par plusieurs formules, en proposant des exemples sur les cas où elles devaient être prescrites dans différentes maladies, suivant diverses indications. Ce cours était la plus excellente introduction à la pratique de la médecine. M. Van Swieten l'a fait régulièrement chaque année, depuis 1728 jusqu'en 1740. A la suite de ces leçons, il donnait, en présence de ses écoliers, des consultations gratuites et raisonnées aux pauvres, qui savaient l'heure à laquelle ils recevaient des avis salutaires. Je tiens ces particularités d'un vieillard respectable qui m'honore de son amitié, de M. Sanchez, premier médecin des impératrices de Russie, qui se félicite tous les jours d'avoir suivi, pendant neuf mois, les leçons de Van Swieten sur cet objet. Il est persuadé qu'on leur doit la perfection des pharmacopées de Londres et d'Édimbourg, parce que ses disciples, profondément instruits sur ces matières, ont présidé à la rédaction et aux corrections successives des diverses éditions de ces excellents ouvrages.

La perte de Boerhaave, en 1738, ne laissa aucun vide dans les occupations de M. Van Swieten. Sa sensibilité fut extrême, et, pour adoucir en quelque sorte l'affliction qu'il éprouvait par la privation d'un second père et d'un ami si essentiel, il prit la résolution de donner à l'étude des *Aphorismes* et à la composition des commentaires qui les expliquent tout le temps qu'il avait coutume d'employer chaque jour à entendre Boerhaave. Le premier tome de ce grand ouvrage parut en un volume in-quarto, à Leyde, en 1742. Il est d'autant plus intéressant à nos yeux, qu'il comprend les principes les plus utiles sur les maladies chirurgicales. On sait que Boerhaave, reconnu pour le restaurateur de la médecine, crut ne pouvoir parvenir à rendre à cet art tout le lustre dont il est susceptible, qu'en en posant les fondements sur deux bases inébranlables, l'observation et l'expérience. Il est le seul médecin qui, depuis Hippocrate, ait eu bien distinctement pour maxime qu'on ne pouvait acquérir de connaissances solides qu'en procédant du connu à l'inconnu. Il voulut donc que l'on commençât par étudier avec soin la nature, les différences et la marche des maladies extérieures, pour avoir des notions moins incertaines sur les maladies du même genre et des mêmes espèces, qui attaquent l'intérieur du corps. M. de Haller, l'un des disciples les plus distingués de Boerhaave, et qui, par ses remarques sur les *Institutions* de ce grand homme, a contribué à transmettre son nom à la postérité, rend justice aux *Commentaires* que M. Van Swieten, son émule, a publiés sur les *Aphorismes*. Il les trouve très recommandables, et convient qu'aux explications recueillies des leçons du maître, le disciple a ajouté nombre d'observations qui lui sont propres, et qu'il a employé utilement celles de Fabrice de Hilden, de la Motte et des meilleurs observateurs. On voit, par la lecture attentive de ces commentaires, que M. Van Swieten était savant en anatomie. Il y a des descriptions de parties faites avec soin et d'après nature ; des expériences en différents genres ; des dissections d'animaux vivants pour observer le mécanisme de la respiration, l'action de l'estomac, les effets de la ligature des nerfs et des artères ; enfin l'auteur n'a rien négligé pour donner à cet ouvrage la plus grande perfection. Il le présente avec modestie, se restreignant, dit-il, à commenter les aphorismes sur la connaissance et la cure des maladies, en laissant à des hommes d'un génie plus élevé l'explication des *Institutions de médecine* (*sublimioribus ingeniis*). C'est un compliment à M. de Haller. Le second tome des *Commentaires* parut en 1745, au moment où l'auteur se disposait à faire un grand voyage, et à former un établissement qui, le délivrant des embarras tumultueux de la pratique, le mettrait à portée d'une bibliothèque considérable et lui permettrait d'achever plus promptement son entreprise, dans un aimable loisir consacré à l'étude. C'est ainsi qu'il s'explique dans la préface du second volume, où il est traité des différents genres de fièvres, de l'esquinancie et de la péripneumonie vraie et fausse.

Personne n'ignore que c'est à Vienne, en Autriche, que M. Van Swieten s'est transporté. L'impératrice-reine de Hongrie l'y avait appelé sur sa réputation. Cette auguste princesse était alors, par son courage, l'objet de l'admiration de toute l'Europe, comme elle a été depuis, par ses vertus, l'amour de ses peuples et de la vénération universelle. Au milieu d'une guerre sanglante, soutenue opiniâtrément dans les deux hémisphères, et dont elle était partie principale, à peine la portion de ses vastes États qui a le bonheur d'être gouvernée sous ses yeux a-t-elle cessé d'être le théâtre des opérations militaires, qu'elle s'occupe du soin d'y faire fleurir les arts et les sciences. Elle bâtit le collége Thérésien à l'imitation de notre École militaire, pour l'éducation de la jeune noblesse, et elle ne veut pas qu'il ait un autre médecin que celui à qui elle a confié la précieuse conservation de son auguste famille. M. Van Swieten est également chargé de ce soin. Il travaille sans relâche, sous les ordres de l'impératrice, à réformer l'étude de la médecine, dont on lui conféra la présidence perpétuelle, sans laquelle il n'aurait pas eu l'autorité convenable pour faire avec suite, et sans de grandes contradictions tout le bien nécessaire. Entre les mains de M. Van Swieten, cette place ne fut pas une simple dignité. Il fut obligé de dicter lui-même des institutions de médecine. Il assistait à tous les examens, présidait à tous les exercices, et parvint, par sa vigilance et des peines infinies, à déraciner les abus qui s'étaient glissés dans cette partie.

Il fit connaître à son auguste souveraine que la théorie de la médecine ne produirait que des connaissances stériles ou hasardeuses, si les jeunes gens n'étaient pas initiés dans la pratique et dirigés par un habile homme, capable de mettre sous leurs yeux l'art d'appliquer les préceptes donnés pour la cure des maladies aux maladies mêmes. L'impératrice-reine, à la perspicacité de qui rien n'échappe, fonda d'après ces réflexions un hôpital où le professeur de médecine pratique exerce son art, et est accompagné au lit des malades par les étudiants, à qui il fait part ensuite des raisons qu'il a eues de prescrire tel ou tel remède : institution admirable, dont M. de Haen remplit les obligations avec une grande supériorité. Cet établissement conservera le nom de Marie-Thérèse à la postérité la plus reculée parmi ceux des plus grands bienfaiteurs de l'humanité.

La surintendance de la bibliothèque impériale fut confiée à M. Van Swieten, avec la censure de tous les livres de médecine, d'histoire naturelle, de philosophie, de philologie et d'histoire; enfin, toutes les branches de la littérature, à l'exception de la théologie et de la jurisprudence, ressortissaient à son tribunal. Il lisait tout, et rien ne se publiait qu'il ne l'eût examiné lui-même. Les livres qui pouvaient porter la moindre atteinte à la religion et aux bonnes mœurs étaient sévèrement proscrits. Le censeur, qu'on accusait d'un rigorisme trop scrupuleux à certains égards, suivait en cela son inclination et les ordres précis qu'avait dictés la piété de Sa Majesté Impériale apostolique.

La confiance de cette princesse suffisait pour combler les vœux et satisfaire l'ambition personnelle de M. Van Swieten. Mais Sa Majesté voulut qu'il en restât des traces durables et transmissibles à la postérité. Elle fit inscrire son nom sur les registres de la noblesse et des États du Tyrol, de la Carinthie et de la Carniole, et il fut créé baron du Saint-Empire. Ses services lui firent obtenir, au bout de quelques années, la dignité de commandeur de l'ordre de Saint-Étienne. A cette époque, on crut apercevoir du changement dans ses mœurs. L'antique simplicité qu'il avait suivie en Hollande était naturellement de son goût. C'est la crainte du faste de la cour qui avait dicté la résistance respectueuse qu'il avait opposée d'abord au désir que l'impératrice lui avait fait marquer pour l'engager à venir à Vienne. Sa Majesté avait daigné lever cette difficulté, en lui écrivant elle-même qu'elle louait sa modestie, et l'assurant qu'il ne serait astreint à aucune étiquette, et qu'il pourrait vivre et être vêtu suivant son usage. L'ordre de chevalerie qui lui avait été conféré prescrivait un costume différent, et nécessairement, aux jours de cérémonie, il sentit que la sagesse et la vraie philosophie consistent à ne jamais paraître extraordinaire.

Si, à son arrivée à Vienne, le champ de la médecine lui parut abandonnée à une mauvaise culture, on pouvait dire que celui de la chirurgie était absolument en friche. Les leçons qu'il en donnait, au commencement de ces institutions, ne pouvaient être profitables qu'aux étudiants en médecine; et, malgré son zèle bien connu pour l'élévation et la dignité des gradués en cette partie, il ne pouvait pas se dissimuler que la perfection dans la chirurgie était attachée à son exercice; que la séparation des lumières et du travail est également nuisible et à ceux qui croient savoir, sans avoir pratiqué, et à ceux qui pratiquent sans être éclairés. Il fallut donc créer dans les écoles un professeur en langue vulgaire, et cette place fut donnée à un chirurgien qui, pendant l'été, enseigne les principes théoriques de l'art, fait des démonstrations anatomiques dans le courant de l'hiver, et un cours d'opérations chirurgicales au printemps. Il y a, sous la direction de ce maître d'anatomie et en chirurgie, un cabinet des meilleures préparations anatomiques, et une collection d'instruments aussi complète qu'on peut le désirer.

L'étude de la chirurgie avait été si négligée, que M. Van Swieten crut qu'il était de l'intérêt public qu'on donnât aux règlements nouveaux un effet rétroactif. On obligea, en conséquence, des anciens maîtres qui pratiquaient dans les provinces éloignées de la capitale, à y venir chercher les instructions dont ils pourraient avoir besoin, et subir des actes probatoires de leur capacité. Plusieurs de ceux qui refusèrent de se rendre à cette invitation furent privés de la faculté d'exercer l'art, et on leur en interdit très expressément les fonctions.

La nomination aux places de chirurgiens-majors des régiments ne fut plus arbitraire de la part des colonels. Il fallut être reconnu digne par des examens suffisants. On exigea même que les places en sous-ordre ne fussent accordées qu'à ceux qui pourraient donner des preuves du fruit de leurs études, et on les interrogeait sur les premiers principes de l'anatomie et de la chirurgie. Le professeur établi à Vienne, pour enseigner ces parties, ne pouvait pas suffire au nombre des sujets, à qui l'instruction était nécessaire dans les différents états de la domination autrichienne, et à des distances considérables de cette capitale. On établit, sur les représentations de M. Van Swieten, des professeurs en démonstrations d'anatomie et de chirurgie à Prague, à Clagenfurt, capitale du duché de Carinthie, à Tirnau en Hongrie, et à Fribourg en Brisgau. Toutes ces chaires sont occupées par des chirurgiens, et l'on ne peut avoir aucun emploi de chirurgie dans les troupes, sans avoir été formé dans l'une de ces différentes écoles.

Mais un des plus importants services que M. Van Swieten ait rendus à l'humanité, le meilleur usage qu'il ait fait de sa faveur, c'est la proscription absolue des charlatans et distributeurs de remèdes dans les pays héréditaires. Il n'y avait aucune ressource par cette espèce de gens, plus meurtrière que les maladies pour lesquelles ils promettent des secours assurés. Personne n'aurait osé les soutenir ni les employer. La surveillance et l'autorité de M. Van Swieten étaient également sans bornes sur cet objet intéressant. Il était trop bien informé de ce qui se passait pour qu'ils pussent éluder la juste sévérité des règlements. Il leur était impossible de former des complots contre la vie des citoyens par des associations clandestines, de soudoyer des protecteurs subalternes, d'acheter des priviléges et d'abuser, par des brigues obscures ou par audace, de la crédulité publique. Les personnes qui se livrent aux charlatans savent parfaitement que le remède le plus connu pour bienfaisant devient nuisible, quand il est administré mal à propos ; cependant, à la honte de la raison, par un aveuglement bizarre, on trouve assez peu de personnes qui aient pour les gens à secret l'aversion qu'ils méritent. On convient qu'ils sont sans lumières, sans esprit, qu'ils n'ont pas la moindre connaissance des principes de l'art ; on ignore la composition de leurs remèdes, et on ne craint pas d'en user. M. Van Swieten avait senti qu'il ne suffisait pas de mettre un frein à la cupidité de ces prétendus guérisseurs ; et ne pouvant compter sur la justice du public à leur égard, il a extirpé la race de ces affronteurs.

Je le répète, il a autant mérité la reconnaissance de ses contemporains par sa juste inflexibilité contre les charlatans, que par tous les établissements dont il a été le promoteur et le soutien.

Sa vie a été constamment consacrée à l'utilité publique. Au milieu des occupations sans nombre dont ses places lui faisaient un devoir, il travaillait dans son cabinet à la continuation des *Commentaires sur les aphorismes* de Boerhaave, dont les volumes ont été publiés successivement en différentes années. Le cinquième et dernier tome a paru peu de temps avant sa mort. Tout le monde connaît le mérite de cet important ouvrage. Il est au premier rang parmi le petit nombre de livres dogmatiques que l'on doit aux travaux des modernes sur l'art de guérir.

L'impératrice-reine, qui avait éprouvé en tant d'occasions différentes le zèle infatigable et les lumières de son premier médecin, voulut reconnaître, par une marque particulière d'estime, les soins efficaces qu'il avait pris de sa santé. Elle fit faire son buste en marbre et l'a fait placer dans une des salles de l'Université. Un second fut destiné à orner la bibliothèque impériale. Auguste, qu'on peut regarder comme le premier des empereurs romains, et dont le surnom sert encore de titre à ceux qui sont honorés de la dignité impériale, avait donné cet exemple en faveur d'Antoine Musa, son médecin. Suétone dit, dans l'*Histoire des douze Césars*, que Musa ayant tiré ce prince d'une maladie dangereuse, il lui fit ériger, par reconnaissance, une statue d'airain à côté de celle d'Esculape. Le nom de l'impératrice-reine, qui a imité cet exemple, vivra plus longtemps et avec plus de gloire dans le souvenir des hommes que celui d'Octave.

La santé de M. Van Swieten devint peu à peu chancelante, et vers la fin de mars 1772, il fut attaqué, à un doigt du pied, d'une gangrène dont on ne put borner les progrès. Ils furent assez lents, car on ne désespéra de la cure qu'après deux mois de traitement. Les sentiments de religion qui avaient toujours animés M. Van Swieten, lui firent demander, le 30 mai, les derniers sacrements de l'Église. Ils lui furent administrés. La présence de l'archiduc et des archiduchesses, et leur attendrissement, rendirent cette action de piété plus intéressante. L'impératrice daigna lui faire dire que ses sentiments affectueux ne lui avaient pas permis d'être témoin de cette triste et édifiante cérémonie. Aucune considération ne la retint quelques jours après. Le 13 juin, Sa Majesté entra dans la chambre de son premier médecin, sans l'avoir fait prévenir, et il vit par les larmes de cette grande princesse le cas qu'elle faisait de sa personne et les regrets que lui conférait sa perte. Plein de respect et de reconnaissance, ses forces lui permirent à peine de remercier sa généreuse bienfaitrice. Cet effort fut le dernier mouvement de son esprit et de son cœur. Il perdit la connaissance et mourut le 18 juin, âgé de soixante et douze ans révolus.

La visite de l'impératrice-reine à M. Van Swieten décore le mérite, et tous ceux qui cultivent les sciences et les arts doivent être sensibles à cette démarche. Des faveurs si honorables sont la récompense la plus flatteuse des talents. Notre histoire présente un trait aussi flatteur pour les arts. François Ier, dont nous chérissons la mémoire, parce qu'il a été restaurateur des lettres, le protecteur et l'ami des hommes de talents dans tous les genres; ce prince généreux et bienfaisant visita à Fontainebleau en 1520, Léonard de Vinci, excellent peintre qu'il avait appelé d'Italie, et qui était très malade. Il expira entre les bras du roi, moins abattu peut-être par le mal que par les sentiments de sa reconnaissance.

Les obsèques de M. Van Swieten furent faites avec une magnificence vraiment royale. Son corps est inhumé dans l'église où est la sépulture des princes de la maison d'Autriche. L'impératrice y a fait ériger un monument, orné d'un buste de marbre, et depuis Sa Majesté a fait frapper une médaille, d'un côté de laquelle il est représenté avec son nom et ses principales qualités : *Gerardus Liber Baro Van Swieten, ordinis sancti Stephani commendator, à consiliis aulicis, archiatrorum comes, Bibliothecarius Primarius.* Au revers de cette médaille, est gravé le mausolée. Sur le piédestal du buste, on lit une inscription noble et concise, infiniment honorable à la mémoire de M. Van Swieten, puisque le nom de l'impératrice-reine est joint au sien.

M. THERESIA AUG.

MEMORIÆ

GER. L. B. V. SWIETEN

NAT. 7 MAII 1700

✶ 18 JUNII 1772.

La devise ou légende de ce côté de la médaille fait en deux mots le plus bel éloge de l'homme, par l'expression des motifs qui lui ont mérité, de la part de son auguste protectrice, la plus grande distinction dont aucun souverain ait honoré un particulier : *ob doctrinam et integritatem*, pour son savoir et sa probité.

Cet éloge est dans l'exacte vérité. Les ouvrages de M. Van Swieten sont des monuments de son savoir qui dureront plus que le marbre et le bronze. La franchise et la droiture de son caractère ne se démentirent jamais. Ses ennemis, car on n'en manque dans aucune position de la vie, l'accusaient d'être peu poli. Son front ridé, ses yeux à demi fermés, le laconisme de ses réponses ne prévenaient pas en sa faveur. Mais surchargé d'affaires, lui était-il possible de se livrer à l'inutilité de ce que les personnes oisives appellent les devoirs de la société? L'amour de l'ordre le portait à la sévérité, dans l'exercice des différents ministères qui lui avaient été confiés. Il reprenait avec dureté, et peut-être cela a-t-il été quelquefois nécessaire, suivant les circonstances des gens et des lieux. Quoique modeste et exempt de jalousie, il crut que dans les places éminentes qu'il occupait, sa personne devait être respectée. Un médecin, qui n'était pas sans mérite, prétendant avoir quelques raisons de se plaindre de M. Van Swieten, avait donné en différentes maisons particulières un trop libre essor à son mécontentement, et tenait des propos injurieux qui auraient pu être méprisés. On lui avait fait faire, à deux différentes fois, la réprimande convenable. M. Van Swieten ayant publié un petit traité sur les maladies des armées, son antagoniste s'avisa de dire que ce livre serait plus dangereux pour les soldats de l'impératrice que le canon des ennemis. Il n'était peut-être pas partisan de l'usage intérieur du sublimé corrosif. Quoi qu'il en soit, ce simple propos le fit expulser des États héréditaires, et il n'eut que le délai de trois fois vingt-quatre heures pour en sortir.

M. Van Swieten a laissé quatre enfants. L'aîné des deux fils se distingue dans une brillante carrière. Il est envoyé extraordinaire et plénipotentiaire de la cour impériale à celle de Berlin. Le cadet est auditeur de la chambre des comptes de Bruxelles. L'aînée des filles est mariée à un officier qui a le grade de lieutenant-colonel, et la cadette est épouse du baron de Bonnaët, grand bailli d'Ypres. Leur illustre père a joui de la consolation de voir tous ses enfants établis honorablement.

Je n'ai pas fait mention de ses titres académiques dans diverses sociétés savantes. Son nom honorait les listes de presque toutes les compagnies littéraires de l'Europe. Il avait remplacé, en 1750, M. de Crouzas dans l'une des huit places d'associé étranger à l'Académie royale des sciences de Paris, et peu de temps après, celle de chirurgie lui conféra le même titre. C'est la raison qui nous procure l'avantage de célébrer sa mémoire par un éloge funèbre. Nous passerions les bornes que ces sortes d'ouvrage prescrivent si nous voulions retracer toutes les particularités intéressantes de la vie de cet homme célèbre. Nous renvoyons à l'éloge que M. de Fouchy, secrétaire perpétuel de l'Académie royale des sciences, en a fait. Il est imprimé à la tête du cinquième et dernier tome des *Commentaires sur les Aphorismes de Boerhaave* de l'édition de Paris.

NOTES.

Les documents que Louis avait reçus sur Van Swieten étaient assez considérables ; c'est en 1751 que ce grand médecin avait été nommé *associé étranger* de l'Académie royale de chirurgie ; il était alors au comble des honneurs et à l'apogée de sa réputation ; il était né avec le siècle dans la ville de Leyde, attaché exclusivement à l'enseignement de Boerhaave ; il s'était fait une immense renommée en commentant les Aphorismes de son maître *Sur la connaissance et le traitement des maladies* ; Marie-Thérèse, reine de Hongrie et de Bohême, impératrice d'Autriche, l'avait appelé près d'elle en 1745, et lui avait conféré tous les titres, toutes les dignités auxquels pouvait aspirer un médecin ; à l'époque dont je parle, il était premier médecin de l'impératrice, président perpétuel de la faculté de médecine et de l'université de Vienne, directeur général des affaires médicales de l'empire, inspecteur du service médical des armées, directeur de la bibliothèque impériale, etc., etc.

Tel était le médecin que l'Académie de chirurgie désirait s'associer. On en fit une véritable affaire diplomatique ; l'Académie avait autorisé Morand à en écrire à M. de Choiseul-Stainville, alors ambassadeur à Vienne. La réponse de M. de Stainville existe dans nos archives, elle est du 27 octobre 1751 ; elle commence ainsi :

« La négociation dont vous m'avez chargé auprès de M. Van Swieten n'était pas bien difficile, monsieur ; il desire avec empressement l'honneur d'être admis à *notre* Académie royale de chirurgie, et il doit vous en écrire sur ce ton, quoique vous ne lui en ayez rien mandé. »

Avant d'aller plus loin, je ferai remarquer que cette intervention d'un ambassadeur dans une affaire de cette nature montre la haute estime qu'on faisait alors de l'Académie de chirurgie, d'autant que M. de Choiseul dit *notre* Académie royale de chirurgie.

Cependant, Lamartinière n'était pas tout à fait aussi empressé que Morand ; il trouvait que l'initiative aurait dû être prise par Van Swieten lui-même ; c'est ce qui résulte du moins du commencement de sa lettre à Morand :

« Je ne sais, monsieur, lui dit-il, si vous ne deviez pas attendre que M. Van Swieten vous fît lui-même sa demande, au lieu de la prévenir ; il paraît, à la vérité, par la lettre de M. de Stainville, que M. Van Swieten le désire ; mais il paraît aussi que ce désir lui a été suggéré par M. de Stainville..... Au reste, dit en terminant Lamartinière, l'acquisition d'un homme tel que ce grand médecin ne peut que faire honneur à l'Académie. »

C'était le 9 novembre 1751 que Lamartinière écrivait ces lignes. Pour lever ses scrupules, Morand lui répondit qu'à l'Académie royale des sciences, M. le baron Van Swieten n'avait pas fait plus d'avances.

Le jeudi, 18 novembre, Van Swieten, proposé pour associé de l'Académie de chirurgie, au commencement de la séance, fut élu par acclamation, et *sans qu'on eût le temps d'aller aux voix*, dit le procès-verbal.

Cette nomination fut régularisée, le 7 février 1752, par une lettre de M. d'Argenson ; mais Van Swieten n'avait pas attendu cette formalité pour adresser ses remercîments à la compagnie. Sa lettre autographe, datée de Vienne, le 15 décembre 1751, existe dans nos archives ; on y voit que Van Swieten n'avait pas l'habitude d'écrire en français, mais sa lettre n'en est pas moins très convenable ; en voici un des paragraphes :

« Comme mon unique désir et le seul but de mes travaux est de concourir à l'avancement des sciences utiles au genre humain, je me vois avec satisfaction parmi les membres d'un corps qui, sous les auspices d'un grand roi, travaille à l'avancement de la chirurgie, et en a déjà donné de si bonnes preuves. »

Van Swieten fit ainsi partie de l'Académie pendant plus de vingt ans ; une lettre de sa veuve informa la compagnie de la perte qu'elle venait de faire en 1772 ; cette lettre, écrite en français par madame Van Swieten, est tout à fait digne, ce n'est pas en vue d'un éloge qu'elle avait été envoyée aux membres de la compagnie ; « Comme il n'entre au ciel, dit madame » Van Swieten, rien qui ne soit absolument parfait, je vous supplie de » joindre vos prières aux regrets que je me flatte que vous donnerez à sa » perte. »

ÉLOGE

DE QUESNAY,

LU DANS LA SÉANCE PUBLIQUE DU 27 AVRIL 1775.

François Quesnay naquit à Mérey, près Montfort l'Amaury, le 4 juin 1694. Son père, avocat à Montfort, y faisait sa résidence ordinaire, occupé de se rendre inutile au barreau, en mettant d'accord les clients qui le rendaient avec confiance l'arbitre de leurs différends. Sa mère, femme laborieuse et intelligente, demeurait habituellement au village de Méréy, livrée aux soins d'un domaine qu'elle possédait en propriété, et dont le revenu suffisait à faire vivre la famille dans une honnête aisance. L'éducation du jeune Quesnay fut fort négligée. Jusqu'à l'âge de onze ans, il ne connut d'autre occupation que celle de concourir, sous les ordres d'une mère très active, aux détails domestiques que fournit la vie champêtre. Enfin, à cet âge, il sentit de lui-même le besoin d'apprendre à lire, et le livre intitulé : *la Maison rustique*, fut le premier, et longtemps l'unique, dont il put disposer. Ainsi son esprit, dans ses premières contentions, fut appliqué à des objets sur lesquels il avait déjà acquis des connaissances pratiques très étendues. Il lisait avec réflexion et avec fruit, parce qu'il pouvait juger de la conformité de la doctrine avec les faits. Des études précoces, dirigées suivant tout autre plan, lui auraient été moins profitables. C'est peut-être à celui que le hasard avait, pour ainsi dire tracé, que le jeune Quesnay a été redevable du caractère d'esprit dont il semblait que la nature seule l'eût favorisé. Les préjugés, les fausses connaissances ne se sont point identifiés avec ses premières idées. Par une heureuse habitude, contractée dès sa jeunesse, il n'a jamais formé de raisonnements sur aucune matière, sans avoir examiné préalablement les faits positifs qui devaient leur servir de base. Il les considérait sous toutes leurs faces, les appréciait, les combinait, et il était très en garde sur les conséquences. Personne n'a fait un usage plus raisonnable du doute méthodique. Tous ses ouvrages portent l'empreinte de cette disposition particulière, je dirais presque du tempérament d'esprit qui lui était propre.

Le curé de Mérey lui apprit les principes de la langue latine ; il en sut bientôt plus que son maître. L'application et un travail opiniâtre lui firent faire en peu de temps des progrès plus solides que s'il eût été obligé de se conformer à la méthode du meilleur instituteur. Le *Traité de la recherche de la vérité*, dont il fit l'acquisition, devint sa lecture favorite. Dans la physique, on croirait qu'il a eu le chancelier Bacon pour maître, et le père Malebranche se serait fait honneur d'avoir un tel disciple en métaphysique.

C'est avec ces dispositions qu'à l'âge de seize ans il se décida à apprendre la chirurgie. On le mit à cet effet sous la conduite du chirurgien d'un village voisin, de qui il apprit à saigner. Le disciple ne tarda pas à s'apercevoir que le livre élémentaire qui devait servir de guide à son instruction était moins au-dessus de sa portée que de celui qui devait le lui faire comprendre. Il prit le parti de venir à Paris pour y suivre les écoles publiques et particulières, fréquenter les hôpitaux, enfin se rendre capable dans l'art qu'il voulait embrasser.

La solidité de son jugement est un garant du succès de ses travaux. Il logeait à Paris dans la maison d'un artiste célèbre, M. Cochin père, graveur. Le jeune Quesnay, pour se délasser de ses travaux, s'amusait à dessiner. Mais ses récréations étaient toujours au profit de ses études. On a des estampes, où sont représentés presque tous les os du corps humain, qu'il avait dessinés et gravés dans le temps qu'il était occupé de son cours d'ostéologie.

Après avoir fait ceux de chirurgie et d'anatomie, suivant la manière abrégée qui était alors en usage, M. Quesnay alla s'établir dans un village nommé Orgerre. Son projet était raisonné. Il voulait commencer l'exercice de l'art sur un petit théâtre, afin de pouvoir joindre l'étude et la méditation à la pratique qu'il s'attendait à voir très bornée dans les commencements. Il cultiva plus particulièrement, pendant ce séjour, la botanique, dont il avait reçu à Paris les premiers éléments.

En 1718, M. Quesnay se présenta aux chirurgiens de la ville de Mantes-sur-Seine, pour subir les examens nécessaires, afin de parvenir à la maîtrise en chirurgie dans cette ville. Il n'eut pas le bonheur de leur être agréable. Sur l'acte de leur refus, il vint à Paris et fut admis pour la ville de Mantes avec applaudissements.

Ses succès le firent bientôt connaître avantageusement. On lui confia la place de chirurgien en chef de l'Hôtel-Dieu, où il eut occasion de faire des cures heureuses. Il se fit un nom dans la pratique des accouchements.

Constamment appliqué à l'étude de l'art de guérir, M. Quesnay n'en négligeait aucune partie. Il parut en 1727 un traité sur une question fondamentale de médecine pratique, par l'un des membres de la faculté de Paris, qui jouissait de la plus haute réputation. Il avait pour titre : *De l'usage des différentes sortes de saignées, principalement de celle du pied, par Jean-Baptiste Sylva, médecin consultant du roi et médecin ordinaire de S. A. S. monseigneur le duc.* Il y a peu de parties dans le corps, d'où les anciens ne se soient avisés de tirer du sang. Cela devait rendre le choix des saignées très difficiles, puisqu'il l'était même dans le temps de cette discussion, quoiqu'on se fût borné à ne plus saigner que du bras, du pied et du col. Cette difficulté du choix vient, suivant M. Sylva, de ce qu'il faut distinguer, dans toutes sortes de saignées, trois différents effets qu'elles produisent toujours :

1° Elles vident une certaine quantité du sang contenu dans les vaisseaux, c'est l'*évacuation*.

2° Elles attirent une plus grande quantité de sang dans la

partie où l'on saigne et dans les parties voisines qui reçoivent le sang du même tronc d'artère, c'est la *dérivation*.

3° Enfin, en déterminant le sang vers la partie où l'on saigne et dans les parties voisines, elles le détournent d'autant des parties plus éloignées qui reçoivent le sang par des vaisseaux opposés ; c'est la *révulsion*.

D'après ces principes qui simplifiaient, aux yeux même des personnes qui n'étaient pas de l'art, l'usage du secours le plus efficace de la médecine, M. Sylva concluait qu'il fallait toujours saigner à la partie opposée au siége du mal ; qu'il y aurait de l'imprudence et de la témérité de commencer dans les maladies de la tête par plusieurs saignées du bras pour en venir ensuite aux saignées du pied. Il assure que la bonne pratique demande toujours que l'on commence par celle-ci, et qu'on la réitère suffisamment quand il s'agit de prévenir les embarras du cerveau, ou d'y remédier s'ils sont faits, comme elle exige que l'on emploie toujours la saignée du bras lorsqu'il n'est question que de détourner ou de dissiper les inflammations du bas-ventre.

La réputation de M. Sylva donnait un très grand poids à son ouvrage, orné d'ailleurs des grâces d'un style séduisant. M. Quesnay, par son zèle pour sa propre instruction, lut ce livre et crut qu'il fallait un nouvel examen avant que de se décider sur une matière si intéressante. A l'aide d'une machine hydraulique de son invention, il parvint à prouver démonstrativement, par la connaissance de la disposition des organes, qui servent à entretenir et à diriger le cours des liquides qui circulent dans notre corps et qui en arrosent les parties, et par les lois de l'hydrostatique, que toutes les saignées, en quelque lieu qu'on les pratique, agissent essentiellement par la déplétion ; qu'elles sont toujours dérivatives et qu'il ne se fait point de révulsion. En sorte que les maladies qu'on prétend avoir guéries par les saignées du pied se seraient terminées avec le même succès par une égale évacuation en les faisant au bras, surtout dans les cas où l'on ne doit tendre qu'à désemplir, et lors même qu'on doit aspirer plus particulièrement à vider les vaisseaux de la tête.

M. Sylva disait positivement le contraire. Il croyait la saignée faite au bras toujours dangereuse dans les maladies de la tête, parce qu'on court risque selon lui, par leur moyen, d'y augmenter les engorgements. M. Hecquet avait déjà combattu cette doctrine, relativement à la saignée du pied dans la petite vérole, que M. Sylva voulait accréditer dans la pratique, sous prétexte que la tête est principalement embarrassée dans cette maladie ; M. Hecquet soutenait que la saignée du bras y était plus utile et qu'elle n'avait pas le fâcheux inconvénient de procurer l'embarras du poumon comme celle du pied. Cette controverse entre ces deux médecins remplit la plus grande partie du second tome du traité de M. Sylva, dont il chercha à retirer le plus d'exemplaires qu'il put, lorsque la brochure du chirurgien de Mantes fut connue.

Il sera permis de faire ici une réflexion un peu triste sur la misérable condition des hommes qui sont le jouet des opinions discordantes de ceux à qui ils confient le soin de leur santé et de leur vie. Le livre de M. Sylva était muni des approbations les plus concluantes en sa faveur. M. Winslow, le plus grand anatomiste qui existât alors, et qui avait examiné l'ouvrage en qualité de censeur royal, dit que l'auteur, en traitant le point important du choix des différentes sortes de saignées, le met dans la même évidence qu'Harvey a mis celui de la circulation du sang (1), et qu'il fait voir d'une manière simple et démonstrative, par les lois que la nature suit dans l'un, celles qu'il faut suivre dans l'autre. Les commissaires de la faculté assurent qu'avant le traité qu'ils approuvent on n'était conduit que par une routine aveugle sur ce point, qui est l'un des plus importants de la pratique de la médecine; qu'on est redevable à M. Sylva d'avoir levé *tous les doutes* qu'on pouvait avoir sur la matière qu'il a éclaircie, et que l'ouvrage mérite d'être avoué

---

(1) Voyez, pour la part de Harvey dans cette grande découverte, l'ouvrage de M. Flourens, intitulé *Histoire de la découverte de la circulation du sang*. Paris, 1854, in-12.

par la compagnie. M. Quesnay, de son côté, invoque l'autorité de la raison et le suffrage de l'expérience. Il rappelle, avec beaucoup d'érudition, les préceptes des anciens et des modernes, qu'il a l'art d'opposer à la doctrine de son adversaire. On jugera du caractère d'esprit de M. Quesnay par ce qu'il dit à cette occasion sur l'autorité.

« Je l'avoue (ce sont ses propres expressions), en fait de pratique, je suis assez esclave de cette autorité. En médecine, le vrai est difficile à saisir. Ballottés, dans l'exercice de cet art, par des faits et des observations pour et contre, nous n'osons nous fixer qu'après qu'une longue épreuve nous a fait sentir la méthode qui réussit le plus souvent. C'est pourquoi les préceptes qui ont coûté tant de siècles pour être appuyés sur » une expérience toujours réitérée, confirmée et conservée par une infinité de praticiens d'une haute réputation, sont bien d'un autre poids dans mon esprit et me déterminent bien plus efficacement qu'une route non encore frayée qu'on veut nous tracer à la lueur d'une nouvelle doctrine. Désabusés de mille erreurs que nous avons vues, dans ces derniers temps, se glisser dans la pratique à la faveur de plusieurs raisonnements en apparence solides, qui ont cependant quitté la place pour la céder à d'autres encore plus vraisemblables, nous sommes devenus craintifs et défiants. »

Cette crainte et cette défiance étaient le fruit des réflexions les plus salutaires. Il est bien malheureux que les malades soient exposés à être victimes de ces contradictions, et qu'il y ait autant de règles différentes de conduite qu'il y a de différence dans la capacité et les opinions des hommes.

La première production de M. Quesnay lui ouvrait un chemin à la gloire, et il ne s'en doutait pas. Sa philosophie le retenait à Mantes dans le cercle étroit de ses occupations ordinaires. Mais son traité éveilla l'attention de La Peyronie, qui avait déjà conçu les grandes vues qu'il a montrées depuis pour l'illustration de son art. Les observations sur les effets de la saignée, publiées en 1730, n'étaient point anonymes. On voyait au frontispice qu'elles avaient pour auteur François Quesnay, maître ès arts, membre de la Société des arts, et chirurgien à Mantes. Cette Société des arts a existé quelques années, à Paris, sous la protection de S. A. S. Mgr le comte de Clermont, prince du sang. Nous en avons parlé dans l'éloge de M. Bassuel.

M. de La Peyronie, informé que M. Quesnay était estimé et accueilli chez tous les seigneurs des châteaux voisins, et qu'il était reçu avec une distinction particulière à Saint-Germain, par feu M. le maréchal de Noailles, chercha à l'y rencontrer. Il avait le tact fin, et il trouva que M. Quesnay était l'homme essentiel qui lui convenait pour l'accomplissement de ses desseins. Il détermina feu M. le duc de Villeroy à lui faire un sort honnête en lui confiant le soin de sa santé.

C'est chez ce Mécène, qui devint bientôt son ami, que M. Quesnay composa l'*Essai physique sur l'économie animale*, publié en 1736. Il y traite fort au long des éléments. Les nouvelles connaissances qu'il répand sur cette matière sont les principes d'une excellente physiologie. On n'a pas assez considéré avec quelle sagacité il distingue les humeurs de la masse du sang par des caractères spécifiques, qui en constituent cinq genres différents : les sucs albumineux, semblables au blanc d'œuf, dont la propriété est de se durcir à la chaleur ; ils sont susceptibles d'une putréfaction très fétide et d'une acrimonie alcaline ; — les sucs graisseux, que la chaleur fond, qui se figent au froid et qui ne se délayent point dans l'eau ; ces sucs, en devenant vicieux, contractent une acrimonie rance, tels sont : la graisse, la moelle et autres sucs gras ; — les sucs gélatineux ont du rapport avec les graisses, en ce qu'ils se figent au froid et se fondent à la chaleur, à la différence des sucs albumineux, auxquels la chaleur donne de la consistance ; ils se mêlent à l'eau à la différence des sucs graisseux ; dans leur dépravation, les sucs gélatineux ne deviennent ni putrides, ni rances, mais alcescents ; c'est ce qu'on remarque dans les gelées et dans les bouillons faits avec la chair des animaux ; — les sucs bilieux sont opposés à tous ceux dont on vient de parler ; ils sont savonneux et se délayent facilement dans l'eau ; ils contractent une saveur très amère, et dans leur perversion, ils sont très disposés à l'acrimonie alcaline; — enfin, l'humeur aqueuse que M. Quesnay appelle particulièrement la sérosité, sert de véhicule à toutes les autres humeurs.

Ces connaissances physiologiques changeront un jour à beaucoup d'égards la face de la pathologie, lorsqu'à l'aide de bonnes observations éclairées par des notions empruntées de la chimie, on jugera mieux qu'on ne l'a fait jusqu'ici des maladies qui viennent du vice des humeurs, ou dans lesquelles les humeurs se dépravent et se pervertissent accidentellement. Boerhaave, dans son excellent *Traité de la carie*, a fait connaître les funestes effets de la putréfaction de l'humeur médullaire; et M. Quesnay a mis à la tête du premier volume des Mémoires de l'Académie royale de chirurgie une dissertation qui ouvre une carrière toute nouvelle sur ce sujet important. Elle a pour titre : *Mémoire sur les vices des humeurs, dans lequel on établit les principes physiques qui doivent servir de fondement à la doctrine de la suppuration, de la gangrène, des tumeurs, des plaies, des ulcères et d'autres sujets de chirurgie.*

L'*Art de guérir par la saignée* parut aussi en 1736. M. Quesnay y explique les effets et l'usage de ce moyen capital dans la plupart des maladies qui sont du ressort de la chirurgie et de la médecine. Ses réflexions lui firent découvrir un effet particulier et très constant de la saignée, et pour l'exprimer, il fut obligé d'enrichir la langue d'un mot nouveau. Quand on tire du sang d'une veine, la déplétion des vaisseaux est en proportion de la quantité du fluide évacué. Mais comme le sang veineux a une qualité particulière, l'évacuation qu'on en fait dépouille de la partie rouge contenue dans les veines la masse du sang, en plus grande quantité que des autres sucs qui circulent dans des vaisseaux d'un autre genre. Cet effet, auquel M. Quesnay a donné le nom très expressif de *spoliation*, est très marqué par la couleur pâle que conservent assez longtemps ceux à qui l'on a enlevé proportionnellement plus de sucs rouges que des autres humeurs, ce qui est l'effet des saignées ou des hémorrhagies. Cette idée est lumineuse et jette un grand jour sur l'usage des saignées.

L'année suivante, en 1737, M. Quesnay fut agrégé au corps des maîtres en chirurgie de Paris, à la faveur d'une charge de chirurgien aux rapports de la prévôté de l'hôtel. Elle avait été créée vingt ans auparavant pour l'agrégation de M. de La Peyronie. On ne se récrierait pas avec autant de raison qu'on le fait sur l'extension abusive de semblables priviléges s'ils ne servaient qu'à des acquisitions aussi honorables.

Le 17 juin 1740, l'Académie royale de chirurgie fut informée, par une lettre écrite à M. de La Peyronie, que le roi avait nommé M. Quesnay à la place de secrétaire.

C'est en cette qualité qu'il travailla à la rédaction du premier volume de nos mémoires, dont la préface est un morceau achevé, où brillent également le savoir, l'érudition et la plus saine philosophie. On y fixe les idées qu'on doit avoir sur l'observation et l'expérience qui sont les bases de l'art, sur l'étude et la pratique, et sur les travaux que la chirurgie exige. Il y peint les connaissances profondes qui font le mérite et la difficulté de cet art, et par quelles mains on peut en attendre les progrès. Il n'y avait qu'un homme de génie, tel que M. Quesnay, qui pût exposer ces vérités avec l'énergie convenable. « Les grands chirurgiens, dit-il, sont aussi rares que le génie, le savoir et les talents. Le génie est la source des lumières ; c'est l'instrument universel ; mais il est, pour ainsi dire, tel que le corps. Il s'engourdit quand il est dans l'inaction. L'esprit qui n'a pas été cultivé est aussi incapable de distinguer les objets, d'en voir les liaisons, de suivre exactement le fil d'un raisonnement, que le corps est incapable d'agilité et de souplesse, lorsqu'il n'a pas été exercé. Il faut donc que l'esprit soit préparé pour entrer dans la chirurgie, comme il doit l'être pour entrer dans les autres sciences, c'est-à-dire qu'il faut porter dans l'étude de l'art les connaissances qui nous dévoilent les opérations de la nature. Sans ces connaissances, on ne saurait pénétrer jusqu'aux vérités qui forment les règles par lesquelles on doit se conduire dans la cure des maladies. »

La solidité d'un langage aussi noble est prouvée par l'énumération d'un grand nombre d'hommes attachés à l'exercice de la chirurgie, et dont l'esprit préparé par l'étude des langues savantes, cultivé par les belles-lettres, enrichi des connaissances philosophiques, a porté le flambeau dans tous les détours de notre art. M. Quesnay ne nie pas qu'il ne se soit élevé des hommes qui, conduits seulement par leur génie, ont laissé dans la chirurgie des traces durables de leur talent; mais de tels hommes sont rares. L'art, dit-il, serait resserré dans des bornes fort étroites si ses richesses n'avaient pu sortir que d'une source que la nature ouvre si rarement. Il semble que, par une singularité qui ne s'est peut-être jamais si sensiblement montrée, ces deux sources se soient réunies pour donner M. Quesnay à la chirurgie.

Ses dissertations sur le trépan dans les cas douteux, sur les plaies du cerveau, les exfoliations du crâne et la multiplicité des trépans, donnent un grand prix au premier tome des Mémoires de l'Académie de chirurgie. Elles montrent le discernement de l'auteur dans la discussion des faits, et un jugement des plus sains dans les conséquences qu'il en a tirées.

En 1744, il accompagna aux armées M. le duc de Villeroy, dont il était le commensal. Pendant la maladie du roi, à Metz, il se fit graduer en l'université de Pont-à-Mousson, où il obtint le bonnet de docteur dans la faculté de médecine, le 9 septembre, après avoir soutenu une thèse sur les maladies soporeuses : *de affectibus soporosis in genere*.

Le tumulte des camps et du quartier général n'empêchait pas M. Quesnay de s'appliquer à l'étude. Il venait passer les quartiers de l'hiver à Paris, et son dévouement à son corps nous a été de la plus grande utilité. C'est lui qui a fourni en plus grande partie les matériaux qui ont servi de base à l'excellent mémoire écrit par feu M. de Gênes, avocat, pour M. de La Peyronie, sur les contestations qui s'étaient élevées entre la faculté de médecine de Paris et le collége de chirurgie. Il donna, en 1747, la seconde édition de son *Essai physique sur l'économie animale*, en trois volumes in-12, avec un discours préliminaire sur l'expérience et la théorie en médecine. Ce discours a mécontenté bien du monde, et l'auteur devait s'y attendre. Il avance que des praticiens sans nombre ont consumé leurs jours dans l'exercice de la médecine, sans acquérir d'expérience sur le traitement des maladies. Il en conclut que l'exercice le plus étendu et le plus multiplié n'assure ni du mérite ni de la capacité des médecins. Il trouve que la variété et l'inconstance des diverses pratiques nationales est une preuve décisive de l'insuffisance de l'exercice pour procurer des connaissances solides et vraies.

Il est certain, dit M. Quesnay, que tous les médecins des différentes nations de l'Europe, anciens et modernes, sont parfaitement d'accord dans la description des maladies, de leurs signes, de leurs symptômes, de leurs accidents. Ainsi, ils reconnaissent tous que les maladies qu'ils ont à traiter, dans différents pays, sont les mêmes partout. Ils nous assurent de plus que les qualités des remèdes y sont aussi les mêmes ; que ceux qui sont, en France, échauffants ou rafraîchissants, purgatifs ou astringents, irritants ou calmants, etc., le sont aussi en Allemagne, en Italie et ailleurs. Ils conviennent, par conséquent, que les habitants de ces différents pays sont sujets aux mêmes maladies et que les remèdes produisent sur eux les mêmes effets. Si la complexion des habitants des différents pays y apporte, comme cela doit être, quelques modifications particulières, elles sont incapables de détruire les règles fondamentales. Ce serait à l'expérience à les faire connaître, mais sur cet objet, il n'y en a aucune de constante et de décisive. Ainsi les médecins, ayant établi chez les différentes nations des pratiques diamétralement opposées, M. Quesnay se croit autorisé à en conclure qu'on ne peut les envisager que comme des hommes imprudents, qui décident de la vie de leurs concitoyens sur des opinions insoutenables et contradictoires.

Il serait par conséquent ridicule de confondre l'expérience

avec l'exercice de cette multitude de praticiens assujettis à l'usage, livrés à la prévention, incapables, dans leurs écarts, de parvenir par des observations délicates et fort exactes, aux différentes modifications qui pourraient perfectionner la pratique dans différents pays.

M. Quesnay n'a pris aucune qualité au frontispice de la seconde édition de l'*Essai sur l'économie animale*. Mais M. Vernage, médecin de la faculté de Paris, l'un des praticiens les plus employés de la capitale, qui avait été chargé de l'examen de ce livre, en qualité de censeur royal, lui donna son approbation et le jugea très digne de l'impression. Il y qualifie M. Quesnay du titre de docteur en médecine de la faculté de Pont-à-Mousson. Ainsi c'était du sein même de la médecine que partaient les reproches qui faisaient peine aux médecins.

Il parut, en 1748, un livret de deux cent vingt pages in-12, sous le titre d'*Examen impartial des contestations des médecins et des chirurgiens, considérées par rapport à l'intérêt public;* c'est un écrit philosophiquement travaillé, où l'on ne traite en effet ni de l'intérêt, ni des droits des médecins et des chirurgiens. Cet ouvrage a été composé en dix ou douze jours, dans un instant décisif où l'on se préparait à prononcer un jugement, qui devait régler le sort des parties, dont l'affaire n'était, en ce moment, bien entendue ni par elles-mêmes, ni par leurs défenseurs, et encore moins par leurs juges.

De tous ses ouvrages, c'est celui que M. Quesnay estimait de préférence. La cause de la chirurgie y est présentée sous un jour tout nouveau, avec l'avantage qu'elle lui paraissait mériter.

En 1749, il publia deux traités fort intéressants : l'un *sur la suppuration purulente,* et l'autre *sur la gangrène.* Les détails dans lesquels il faudrait entrer pour faire connaître l'étendue du savoir que ces deux ouvrages supposent, seraient trop longs à exposer. Des vues neuves en théorie et en pratique, des faits nombreux observés avec une sagacité singulière et ramenés à des principes lumineux, font de chacun de ces deux traités un corps complet de doctrines sur les matières importantes qui en sont l'objet. M. Quesnay y prend le titre de médecin consultant du roi. M. le duc de Villeroy s'était privé de lui avec regret, pour céder aux désirs qu'avait eus de se l'attacher une dame de la cour qui avait le crédit d'attirer sur les hommes d'un talent distingué les regards puissants qui sont leur gloire et leur récompense.

Chaque année M. Quesnay produisait un nouvel ouvrage. Le *Traité des effets et de l'usage de la saignée*, nouvelle édition de deux traités de l'auteur sur cette matière, réunis, mis dans un nouvel ordre et très augmentés, fut donné au public en 1750. Il obtint, peu de temps après, l'agrément de traiter de la survivance de la charge de premier médecin ordinaire du roi. Il rendit en cette qualité des soins assidus à feu monseigneur le Dauphin dans la petite vérole dont il fut attaqué, en 1752. Il le veilla concurremment avec les médecins de Paris, qu'on crut devoir appeler dans cette occurrence. Ils furent tous gratifiés d'une pension de quinze cents livres et on leur accorda des lettres de noblesse. On dit que le roi fit à M. Quesnay l'honneur de lui désigner des armoiries. Ce sont trois fleurs de pensées, sur un champ d'argent, à la face d'azur. Ces armes faisaient allusion à son esprit naturellement méditatif.

Les titres littéraires avaient pour lui plus d'appas que les distinctions dans l'ordre politique. Le choix que la Société royale de Londres et l'Académie royale des sciences de Paris firent de sa personne, en qualité d'associé, le flatta infiniment. Le dernier de ses ouvrages concernant l'art de guérir est en deux volumes, sous le titre de : *Traité des fièvres continues*, dans lequel on a rassemblé et examiné les principales connaissances que les anciens ont acquises sur les fièvres par l'observation et par la pratique, particulièrement sur les présages, la coction, les crises et la cure de ces maladies, en 1753. Ces sujets de la plus grande importance ont beaucoup gagné pour l'instruction des gens de l'art, par la perspicacité avec laquelle M. Quesnay les a envisagés.

L'ouvrage célèbre intitulé : *L'ami des hommes*, parut en

1756. M. le marquis de Mirabeau y traite de la population, l'objet le plus utile et le plus intéressant pour l'humanité ; et, sous ce titre courant, l'illustre auteur discute tous les objets qui ont trait au gouvernement : agriculture, commerce, travail et argent, justice et police, mœurs, luxe, marine, colonies, paix et guerre, etc. Ces matières fixèrent l'attention de M. Quesnay. Elles étaient de son goût, car il avait fourni, à peu près dans le même esprit, au grand *Dictionnaire encyclopédique* les articles Fermier et Grains, et l'on se rappellera qu'abandonné à lui-même, l'économie rurale avait été l'emploi de ses premières années. Il proposa ses observations et ses doutes à M. le marquis de Mirabeau. Les diverses questions qu'il avait traitées furent soumises à un nouvel examen. L'œil du génie pénétra dans ce labyrinthe, et M. Quesnay, du consentement de tous les amateurs du bien public et de ces hommes savants et respectables qui s'honorent du nom de citoyens, et qu'on désigne sous celui de philosophes économistes, devint leur chef et leur maître. La vénération que ses disciples ont pour sa mémoire est édifiante ; ils n'en parlent qu'avec transport. On l'a comparé à Socrate, on l'a appelé le Confucius français, ou simplement le Maître. Les ouvrages qu'il a publiés dans les dernières années de sa vie sur les questions économiques sont en grand nombre et très variés dans les éphémérides du citoyen et dans les journaux d'agriculture. Il a composé la théorie de l'impôt, ouvrage abstrait qui exige la plus grande contention d'esprit. On a de lui un extrait raisonné des économies royales de M. de Sully, in-4.

M. Dupont, inspecteur du commerce, a recueilli, dans un seul volume, en 1768, divers traités de M. Quesnay, tels que : *la Physiocratie*, ou constitution naturelle du gouvernement le plus avantageux au genre humain ; discussions et développements sur quelques-unes des notions de l'économie politique ; c'est une suite de *la Physiocratie* ; dialogues sur le commerce et sur les travaux des artisans, etc. (1).

(1) Les travaux de Quesnay sur l'économie politique ont été réimprimés

M. Quesnay a été un homme très laborieux. Il approfondissait tous les sujets auxquels il donnait son application, et il y faisait des découvertes intéressantes, qui auraient échappé à l'examen d'un homme né avec moins de génie que lui. Ses entretiens étaient d'abord profonds et ensuite ils devenaient lumineux. Il semblait qu'il allât chercher le savoir où il avait senti qu'il était enfoui. Il fouillait avec fruit. La méditation était son moyen, et il ne s'en était jamais servi sans succès. Sa conversation était gaie et amusante. Les douleurs de la goutte, auxquelles il était sujet, n'empêchaient pas qu'on ne s'entretînt auprès de lui sur des matières de pur agrément, et il y prenait part. Personne n'a souffert plus patiemment. Il était digne d'être compté parmi les disciples de Zénon. Son tact était sûr et il jugeait excellemment. Le serpent de l'envie n'a jamais sifflé dans son cœur. Il était fort tolérant. On ne lui a jamais entendu dire du mal de qui que ce soit. Son âme était franche, naïve, sans replis. Il a vécu à la Cour comme un cénobite, sans autre passion que celle de travailler d'esprit, et toujours dans des vues utiles pour le bonheur de l'humanité. Ce doit être un grand sujet d'éloge pour M. Quesnay, qu'ayant été assez longtemps au centre de la faveur et à la source des grâces, il ait résisté à la séduction de l'exemple et n'ait jamais pensé à la fortune. Il est mort avec la plus parfaite tranquillité d'âme, le 16 décembre dernier (1774), vers les six heures du soir, âgé de près de quatre-vingts ans. M. Quesnay était veuf depuis longtemps. Il a laissé un fils, qui vit dans sa terre de Saint-Germain-de-Beauvois en Nivernais. Il a survécu à une fille, qui avait épousé M. Hévin, membre de cette Académie et premier chirurgien de Madame.

par les soins de M. Eugène Daire, dans la Collection des Principaux économistes, Paris, 1846, t. II. Ils comprennent : 1° le Droit naturel, 2° Analyse du tableau économique, 3° Maximes générales du gouvernement économique d'un royaume agricole, 4° Problèmes économiques, 5° Dialogues sur le commerce et les travaux des artisans, 6° Articles Fermiers et Grains de l'Encyclopédie.

NOTES.

Louis prit deux fois la parole dans cette séance du 27 avril 1775 ; il commença d'abord par donner lecture d'un discours fort étendu sur la question si souvent remise au concours ; quelle est dans le traitement des maladies chirurgicales l'influence des choses dites non naturelles ; ce discours a été depuis imprimé avec l'éloge du roi Louis XV.

Peyrilhe communiqua ensuite le précis d'un mémoire sur le ramollissement des os ; Millon lut une observation sur l'opération césarienne pratiquée avec succès, et enfin Louis, reprenant la parole, prononça l'éloge de Quesnay.

Cet éloge est encore un de ceux qu'on ne saurait trop admirer ; c'est un modèle de précision, de clarté, de bon goût et de saine critique ; la louange y est distribuée avec sagesse et avec mesure ; quelques lignes se trouvaient ajoutées au manuscrit, non pour en faire partie, mais pour indiquer d'autres sources, et pour faire justice d'une assez mauvaise action de Dalembert ; les voici : « Voir l'éloge par M. de Fouchy, prononcé le même jour, et inséré dans l'*Histoire de l'Académie des sciences* de 1774, et celui de M. Dalembert, qui, sans mission, et par le plaisir de rendre M. Quesnay ridicule dans son attachement aux mathématiques vers ses derniers jours, l'a inséré au *Mercure de France* du 15 novembre 1778, bien mauvais et bien mal écrit ! »

ÉLOGE
DE HALLER,

LU DANS LA SÉANCE PUBLIQUE DU 30 AVRIL 1778.

Depuis la renaissance des lettres et des arts, aucun savant n'a eu moins besoin que M. de Haller du secours d'un éloge pour assurer sa réputation. Les nombreux ouvrages que son application et son goût lui ont fait enfanter sont des témoignages de la vie la plus laborieuse. Il a réuni, sur des objets fondamentaux de l'art de guérir, l'étendue de la science à la profondeur de l'érudition. C'est cette gloire qu'il semble avoir recherchée avec autant de zèle que d'activité, et cette gloire lui est justement acquise. Les fastes de l'art conservent le nom de plusieurs écrivains célèbres. On y chercherait en vain un homme d'une aussi vaste littérature. Nul de ses contemporains n'a tenté de se faire un nom par des travaux si étendus. En parcourant une brillante carrière, il a eu l'avantage de pouvoir se faire estimer de ceux mêmes qu'il forçait à l'admirer. Il aurait dû être à l'abri des traits de la jalousie, puisqu'en cherchant à éclairer les autres, il n'éclipsait réellement personne.

Albert Haller naquit à Berne le 16 octobre 1708, de Nicolas-Emmanuel Haller, savant jurisconsulte et avocat au grand-conseil de la République. Il fit ses études avec un très grand succès, et la culture de son esprit a donné des fruits précoces. Ses poésies montrent un vrai talent, qui s'est manifesté dès sa première jeunesse. Ce qu'il a publié en ce genre, dans un âge plus mûr, caractérise également la sensibilité de son âme et l'agrément de ses idées. On assure que ses vers sont harmonieux et écrits dans la plus grande pureté de la langue allemande. La traduction présente une peinture naïve de la nature. Les tendres émotions du cœur s'y font sentir, et l'imagination ornée de fleurs y semble contenue par la raison et accompagnée par les grâces.

Un goût si séduisant fut sacrifié à des connaissances plus solides. Destiné à la médecine, le jeune Haller, âgé de quinze ans, alla à Tubinge pour y suivre les leçons du célèbre anatomiste Duverney et celles d'Élie Camérarius. Après deux années d'études sous ces deux habiles professeurs, il passa dans une école qui jouissait d'une plus haute réputation. Leyde s'honorait d'avoir Boerhaave pour génie tutélaire. Le grand Albinus y enseignait l'anatomie et la chirurgie, et les belles préparations de Ruisch attiraient la curiosité des élèves et servaient, jusqu'à un certain point, au succès des instructions données par ces grands maîtres. Haller se distingua parmi les plus studieux de ses condisciples. On lui conféra le doctorat en 1726. Il n'avait que dix-huit ans. On imagine quel doit être, en général, l'abus d'un grade accordé si prématurément. Ce fut un nouvel aiguillon pour le jeune Haller, qui ne regarda son titre que comme un degré pour s'élever à des connaissances plus étendues.

Pour les acquérir, M. Haller voyagea en Angleterre et en France. La fréquentation des habiles gens ouvre de nouvelles vues. L'art se présente sous des aspects variés, et l'on rapporte des germes de connaissances qui produisent, en d'autres temps, des fruits utiles. Il vint à Paris, vers la fin de 1727, et fut reçu en pension chez M. Ledran, l'un des premiers praticiens de cette capitale, alors chirurgien en chef de l'hôpital de la Charité, où il tenait une école d'anatomie et de chirurgie. M. Haller, en louant dans ses ouvrages le *Parallèle des différentes méthodes de tailler*, que M. Ledran publia en 1730, nous apprend qu'il a été témoin oculaire des opérations sur le vivant, et des expériences ingénieuses et instructives qui font la base de ce traité. Pendant son séjour à Paris, il profita des savants entretiens de M. Winslow sur l'anatomie et de M. de Jussieu sur la botanique. Ces deux parties ont toujours été les objets de sa prédilection.

Les mathématiques eurent aussi pour lui un grand attrait, lorsque retournant, en 1728, dans sa patrie, il entendit à Bâle Jean Bernouilli, l'un des plus savants géomètres de ce siècle. Celui-ci n'eut guère de disciples plus zélés que le jeune Haller, alors âgé de vingt ans. Son application ajouta à la justesse d'esprit qu'il tenait de la nature. « Par les mathématiques, on acquiert la clarté des idées, la solidité du raisonnement, l'ordre et la méthode nécessaires, soit pour se conduire soi-même à la découverte de la vérité, soit pour se mettre en état de la présenter aux autres avec une parfaite évidence. Elles sont, avec la logique, l'instrument universel de toutes les sciences. »

Revenu à Berne, M. Haller y passa quelques années à faire valoir, par la méditation, le fond des connaissances qu'il avait acquises. Il parcourt les Alpes pour se rendre plus habile dans la botanique. Il apprend les langues des différents pays où les sciences sont en honneur. Il cherche à s'instruire dans tous les genres par la lecture de tous les livres. C'est principalement à cette époque de sa vie qu'il se fortifia dans l'étude de la belle littérature et qu'il composa les pièces de poésie qui font les délices des amateurs, et ont charmé son loisir, quand des maladies l'empêchaient de s'appliquer plus sérieusement. En 1734, il disputa une chaire de belles-lettres et se fit honneur, au jugement même des autres concurrents. On lui confia, en 1735, la direction d'un hôpital et celle de la bibliothèque publique. Il eut ainsi l'occasion de satisfaire son goût pour l'anatomie et pour la lecture. Enfin il accepta, en 1736, à l'âge de vingt-huit ans, la place de professeur d'anatomie, de chirurgie et de botanique à Gœttingue.

Il y fut comblé des bienfaits de Georges II, roi d'Angleterre, fondateur de cette université, dans son électorat de Hanovre, et qu'il avait honorée de son nom, *Georgia Augusta*. Un jardin des plantes se forme sous la direction de M. Haller, et il devient bientôt l'un des plus beaux et des plus curieux de l'Europe. On bâtit un amphithéâtre anatomique. Les jeunes gens arrivent de toutes parts, attirés par de savantes leçons. Rien n'est épargné de ce qui peut procurer l'instruction dans la science qui intéresse le plus l'humanité. Un hôpital est fondé pour former des sages-femmes par la voie de l'expérience et pour accélérer le progrès de l'art des accouchements.

Les fonctions du professeur étaient d'autant mieux remplies qu'elles étaient le fruit d'un travail assidu dans le cabinet. A peine l'art fut-il privé de son plus brillant flambeau, à la mort de Boerhaave, que M. Haller, qui avait été son disciple, pendant les années 1725, 1726 et 1727, entreprit de publier les instituts de ce grand maître, avec les explications qu'il en avait données à ses auditeurs pendant plus de vingt-cinq ans. M. Haller ne pouvait guère compter sur ce qu'il avait recueilli, avant la maturité des réflexions. Il n'avait que dix-neuf ans quand il quitta l'école de Boerhaave. Celui-ci avait témoigné son chagrin de l'inexactitude avec laquelle on lui avait enlevé ses *Prélections*, pour les faire imprimer de la manière la plus défectueuse. M. Haller et l'un de ses condisciples s'étaient fait un devoir de s'entrecommuniquer chaque jour ce qu'ils avaient retenu séparément des leçons auxquelles ils avaient assisté. M. Gesner, professeur de physique et de mathématiques à Zurich, avait en sa possession un cahier riche et fidèle des explications verbales de Boerhaave, dont il fit présent à M. Haller, qui reçut aussi de la bienveillance de M. Feldmann un extrait des leçons données vers 1710 ou 1712, et de celles de 1731 et 1732. Par ces secours, on pouvait comparer sur chaque sujet les premières idées de Boerhaave et ses pensées mûries par l'âge et par l'expérience. M. Haller a rédigé ce travail et y a ajouté des notes concernant l'anatomie. Il savait que M. Van Swieten avait entrepris des Commentaires sur les Aphorismes, de l'aveu même de leur maître. Mais sa résolution était prise de se borner à l'anatomie. *Ego in meis manebo anatomicis.*

Le premier volume du *Commentaire sur les instituts* parut en 1739. Les six volumes furent publiés successivement d'année en année, et toujours trop tardivement au gré du libraire, qui pressait l'auteur, et ne lui laissait pas mettre la dernière main aux feuilles qu'il fallait lui livrer. M. Haller ne dissimule pas ce motif, qu'il donne pour excuse de ce que, faute de temps et de loisir, cet ouvrage n'a pas toute la perfection dont il était susceptible.

Me sera-t-il permis d'observer ici, dans des vues d'utilité publique, qu'il aurait été plus prudent de ne pas faire ce que Boerhaave s'était dispensé de faire pendant l'espace de vingt-cinq ans. Pourquoi s'est-il contenté de faire imprimer le texte de ses *Instituts* en 1713. Il avait toujours enseigné, à la manière d'Hippocrate, par des préceptes courts et par de longues explications. Les rendre publiques, n'est-ce pas ôter aux maîtres le besoin de travailler, et aux étudiants la nécessité d'avoir un maître? Ils ne s'aperçoivent pas que des commentaires diffus égarent l'esprit, en coupant le texte de l'auteur, et qu'ils font perdre la suite des propositions, dont la liaison est le principal mérite. Les étudiants seraient plus attentifs ou moins distraits, en assistant à une bonne leçon qu'en s'occupant particulièrement de certaines lectures. Les grands hommes de tous les temps ont pensé de même. Justinien avait défendu expressément qu'on commentât ses *Instituts*; il voulait que les jeunes gens en étudiassent le texte. C'est par la méditation qu'ils doivent en pénétrer le sens. Voilà comment on peut commenter soi-même de la manière la plus profitable. Feu M. le chancelier d'Aguesseau, dans une instruction donnée à monsieur son fils, lui rappelle ce que l'empereur Justinien avait prescrit aux professeurs de son temps; c'était de faire apprendre : *Levi ac simplici via*. Et s'il y a des endroits qu'on n'entend pas, il faut, dit cet illustre magistrat, consulter un maître ; mais il veut qu'on n'y ait recours que lorsqu'après quelque temps d'une application sérieuse et suffisante, on désespérera, de bonne foi, du succès de son attention, car il faut, selon lui, autant qu'il est possible, être son maître à soi-même.

Les remarques de Haller, ajoutées au texte des *Instituts*, consistent en discussions anatomiques. Il savait mieux qu'un autre que ces controverses ne sont qu'une docte superfluité, que l'anatomie est une science de faits, et qu'on ne l'apprend pas dans d'autres livres que celui de la nature. Boerhaave expliquait ses *Instituts* à des élèves, mis en état de les comprendre par l'étude préliminaire de l'anatomie sous Albinus, chargé spécialement d'enseigner cette partie. Quoi qu'il en soit, ce travail de M. Haller lui a fait honneur, et a été le fondement de sa haute réputation. Mais était-il nécessaire? a-t-il été utile aux progrès de l'art?

L'ardeur avec laquelle il se livrait au travail lui fit entreprendre en même temps plusieurs ouvrages, dont la tâche paraîtrait pouvoir à peine être remplie par plusieurs écrivains actifs et laborieux. Boerhaave, pour favoriser l'étude de la médecine, avait donné une Méthode où il indiquait les meilleurs auteurs qu'il fallait consulter sur chaque partie de l'art. Cet ouvrage, défiguré dans plusieurs éditions fautives, exposait ce grand homme à la critique des ignorants et des gens de mauvaise volonté. M. Haller se chargea, à la prière de M. Westein, libraire de réputation à Amsterdam, de lui fournir la copie correcte de cette utile production, qui ne formait originairement qu'un volume in-12. Les additions de M. Haller en ont fait deux tomes in-4, publiés en 1751 (1). Il rend compte de la manière dont il y est parvenu en vingt-trois ans de travail. Il est fait mention dans cet ouvrage de trente mille volumes, dont huit mille dans sa bibliothèque, sur lesquels il a porté son jugement. Quelque faveur que cette production, fruit d'une lecture immense, puisse trouver auprès des bibliographes, on peut dire, malgré la division méthodique par matière, que c'est un chaos dont on ne pourrait tirer la moindre utilité, sans les soins de M. Pereboom, qui, huit ans après la publication de cet ouvrage, a

---

(1) H. BOERHAAVE, *Methodus studii medici*, edente A. Haller, cum indiciis Pereboom. Amst. 1751. 2 vol. in-4.

donné une table alphabétique des auteurs qui y sont cités. Il est dédié au roi Georges II. M. de Haller rend à Sa Majesté des actions de grâces pour l'avoir annobli lui et sa postérité.

Ce prince établit, en 1751, sous la présidence perpétuelle de M. de Haller, une Société royale des sciences dans la ville de Gœttingue, avec des pensions pour les principaux membres de cette Académie.

L'année suivante, M. de Haller fut associé à la nôtre. Il lui suffisait d'en avoir témoigné le désir pour avoir, par acclamation, l'unanimité des suffrages. Il fut proposé par M. Ledran, directeur, son ancien maître, à l'assemblée du 27 avril 1752. M. Morand, secrétaire perpétuel, à l'appui de cette demande, lut la lettre que M. de Haller avait écrite à ce sujet de Gœttingue, le 25 mars, à M. Herrenschwand, résidant alors à Paris, aujourd'hui premier médecin du roi de Pologne à Varsovie.

« L'Académie royale de chirurgie est pleine de gens que je respecte et que j'honore. Feu M. Petit, M. Ledran, M. Morand m'ont été connus. J'en ai toujours estimé les efforts pour l'avancement de l'art et en enseigner les utiles découvertes à notre jeunesse. Associé à plusieurs des compagnies savantes de l'Europe, je serais flatté de l'être à celle de chirurgie. Serait-ce un badinage si je vous disais que l'idée m'en est venue à l'occasion de M. Van Swieten, mon collègue, en qualité de commentateur de Boerhaave, quoique d'ailleurs élevé à la plus haute fortune où puisse aspirer un médecin. »

Dans cette manière de voir, on peut juger de la satisfaction qu'eut M. de Haller, il y a quelques années, lorsque le roi de Suède l'honora du titre de chevalier de l'Étoile-Polaire, puisque M. Van Swieten avait été commandeur de l'ordre de Saint-Étienne de Hongrie.

Les curieux et les amateurs de belles planches anatomiques jouirent, en 1756, des huit partitions que M. de Haller avait mises au jour successivement depuis l'année 1743 sur différentes parties, et principalement sur les artères, dont il donne l'histoire la plus détaillée dans leurs nombreuses variations (1). Ce monument superbe, élevé à la gloire de l'école d'anatomie, tenue à Gœttingue, sous la direction de M. de Haller, est dû à la générosité du roi d'Angleterre, qui a fourni libéralement aux frais d'un excellent dessinateur, d'un très habile graveur et de prosecteurs dont l'intelligence, la patience et la dextérité réunies ont fait réussir cette entreprise. M. de Haller rend à ses coopérateurs le tribut de louanges dues à leurs travaux. Il y a des planches dont il avoue n'être pas aussi content qu'il l'aurait souhaité. Pour l'une, il se plaint de la maladresse de son dissecteur; pour l'autre, de l'obligation de céder à l'empressement du libraire, qui n'a pas permis qu'on en différât la publication. Cela a d'autant moins d'inconvénients, dit-il, qu'il y a des savants qui, toujours occupés de perfectionner leurs ouvrages, finissent leur carrière sans avoir produit ce qu'il aurait été très utile de donner au public, même avec moins de perfection. Le travail de M. de Haller consiste dans la description des figures. Des notes savantes servent à faire voir la conformité et la différence qu'il y a entre ces planches et celles que d'autres auteurs ont publiées. On reconnaît toujours le faire de M. de Haller, profond et épuisant la matière par une érudition consommée.

Elle fait le fonds d'un autre ouvrage très-étendu, publié en huit volumes in-4°, sous le titre d'*Éléments de la physiologie du corps humain* (2). On peut regarder cette production comme le répertoire de tout ce qui a été dit sur cette matière. Mais que d'erreurs, que d'inconséquences dans les opinions des hommes, qu'il serait plus convenable de laisser dans l'oubli que de perpétuer! Il faudrait dix années d'étude assidue pour parcourir cette physiologie et avoir une bibliothèque immense à sa disposition pour lire les ouvrages ou vérifier les passages des auteurs qui sont cités. Ne pourrions-nous pas appliquer à cet

(1) *Icones anatomicæ*, Gœttingue, 1743-1756, VIII fasc. in-fol. avec 49 planches.

(2) *Elementa physiologiæ corporis humani*. Lausannæ, 1757, 8 vol. in-4, et auctuarium, Lausannæ, 1782, 4 fasc. en 1 vol. in-4.

égard, au temple d'Esculape, ce qu'un philosophe a dit de celui de Thémis, dont on a fait, par la multiplicité des lois et des ordonnances, un labyrinthe où le fil d'Ariane se trouverait trop court? Les opinions, les hypothèses ont fait le même mal en médecine. Pourquoi ne pas fermer les routes par lesquelles il est prouvé qu'on s'est égaré?

Le petit traité de M. de Haller, intitulé : *Primæ lineæ physiologiæ* (1) me paraît d'un plus grand prix. C'est un excellent livre où les lois de l'économie animale dépendantes de la structure des parties sont établies solidement d'après l'observation de leur usage et de leurs fonctions. On préférera toujours ce fruit précis de la sagacité de M. de Haller aux volumes multipliés qui ne montrent que la peine et le travail. Il faut pour la solide instruction savoir se réduire à un objet moins étendu, par un choix éclairé et par un juste discernement, non-seulement entre les différents auteurs, mais entre les matières différentes. C'est encore une réflexion de M. le chevalier d'Aguesseau (2). Il pensait que tout ce que des savants qui n'avaient souvent d'autres règles dans leurs recherches et dans leurs travaux que l'attrait de leur goût et de leur curiosité, ont regardé comme digne d'exercer leur plume, ne mérite pas pour cela de partager le temps d'un homme destiné à servir le public. Il est presque également dangereux de tout lire et de ne rien lire. Le juste milieu entre ces deux extrémités, dit-il, est de s'attacher principalement à ce qui est important, et dont nous pouvons faire usage dans le genre auquel nous nous destinons.

La santé de M. de Haller, épuisée par tant de travaux, lui fit quitter le séjour de Gœttingue. Il retourna dans sa patrie, en 1754, pour jouir des douceurs de la retraite. Mais l'habitude de l'occupation ne lui permettait pas de mener une vie oisive. Éloigné des cadavres et ne pouvant plus satisfaire sa passion

---

(1) Traduit en français par Bordenave sous le titre d'*Éléments de physiologie*. Paris, 1769, in-12.

(2) *Loc. cit.*

favorite, il s'occupa d'expériences sur des animaux vivants. Elles lui ont fourni les matériaux d'une importante dissertation, et ensuite de plusieurs *Mémoires sur la nature sensible et irritable des parties du corps animal*. M. de Haller prouve que ce sont deux qualités distinctes; que les fibres les plus irritables paraissent n'avoir aucune sensibilité, et que l'irritabilité, propriété entièrement indépendante de la sensibilité, est le principe du mouvement et de la vie. Ce système a souffert des objections de la part d'un assez grand nombre d'adversaires. Ils ont remarqué des contrariétés dans les inductions tirées des expériences particulières; d'autres ont dit que ce système n'était pas nouveau. Personne ne doutait, en effet, avant M. de Haller, que les parties ne fussent sensibles par les nerfs qui s'y distribuent, et qu'il y a des parties plus sensibles les unes que les autres, à raison du plus grand ou du moindre nombre de nerfs qui entrent dans leur contexture. Il a nié la sensibilité des parties, auxquelles l'on en a reconnu une très vive, dans des circonstances particulières de spasme et d'inflammation. Les expériences de M. de Haller ont été faites sur des animaux sains dont l'on brûlait, coupait, déchirait les parties, pour juger de leur degré de sensibilité par les marques de douleurs qu'ils donnaient dans les épreuves qu'on leur faisait subir. Mais on aurait pu remarquer des phénomènes plus concluants dans l'économie animale. La sensibilité y est relative à la diversité des corps qui font impression, et à la nature de l'action plus qu'à son intensité. On se lave les yeux sans inconvénient avec de l'eau émétisée, et cette eau cause à l'estomac des mouvements convulsifs très violents. On calme ces mouvements avec du jus de citron, dont une goutte sur l'œil causerait une grande irritation. A l'égard de l'irritabilité qui consiste dans la propriété que certaines fibres ont de se raccourcir, lorsqu'elles sont stimulées par quelque cause que ce soit, on a objecté à M. de Haller que Glisson avait parlé très distinctement de cette qualité naturelle aux fibres musculaires. Cela est dans l'exacte vérité. Charles Drelincourt l'avait observée aussi sur la vessie, les intestins et la matrice des animaux qu'il a ouverts vivants. Ces expériences ont été publiées, il y a plus de cent ans, sous le titre de *Canicidia*, meurtres de chiens. Il n'en est pas moins vrai qu'on doit à M. de Haller la plus grande reconnaissance pour avoir réveillé l'attention sur ces deux propriétés. On ne voyait, d'après les principes de Boerhaave, dans le corps animal, que des tuyaux susceptibles d'engorgement, des liqueurs sujettes à s'épaissir et à embarrasser le tissu des parties. Les spasmes, les convulsions, les irritations, enfin tous les dérangements qui dépendent du principe nerveux, ne sont d'aucune considération dans la pathologie, expliquée suivant les lois connues de la mécanique et de l'hydraulique. L'*esprit vivifiant*, l'*impetum faciens*, sera sans doute l'objet de la méditation des savants, et M. de Haller aura ouvert, par ses expériences, la voie des bonnes observations par lesquelles la théorie et la pratique de l'art doivent s'enrichir.

Il est impossible de rendre compte dans un éloge de tous les ouvrages d'un homme si laborieux. Le catalogue qu'il en a donné lui-même, en diverses occasions, les présente sous cent trente-six numéros, et quelques-uns sont en plusieurs tomes considérables. Dans ce nombre, il n'a pas compris les livres dont il n'a été que l'éditeur, tels que : la collection des thèses choisies sur l'anatomie, en huit volumes in-4° (1), donnés successivement d'année en année depuis 1746 jusqu'en 1752 ; le recueil des thèses de chirurgie, en cinq volumes (2), publiés en 1755 ; et les dissertations concernant la médecine pratique, en sept volumes (3), depuis 1756 jusqu'en 1759. Les œuvres d'Hippocrate et des anciens maîtres, connues sous le nom de *Medicæ artis principes*, ont été réimprimées par ses soins, il y a quelques années, en onze volumes in-8° (4), et il avait promis

---

(1) *Disputationes anatomicæ*, 8 vol. in-4.

(2) *Disputationes chirurgicæ selectæ*, 5 vol. in-4.

(3) *Disputationes ad morborum historiam et curationem facientes*, 7 vol. in-4.

(4) Cette collection comprend : Hippocrate, 4 vol. ; Arétée, 1 vol. ;

un ouvrage considérable sous le titre de *Bibliothèque de médecine* (1).

Avec tant d'occupations qui exigeaient une surveillance continuelle et des attentions minutieuses, M. de Haller ne devait avoir ni le temps ni la volonté de s'engager dans des disputes. Il a eu cependant des querelles littéraires ; quelques-unes même paraissent l'avoir sensiblement affligé.

La controverse avec M. Hamberger a donné lieu à des expériences instructives sur la respiration et sur l'action des muscles intercostaux internes. Ce professeur admettait, contre toute raison, la présence de l'air entre la plèvre et les poumons. M. de Haller ne s'est pas tiré avec le même succès de sa dispute avec M. Albinus. Celui-ci s'est plaint, dans les annotations académiques, de quelques expressions peu mesurées que l'on trouve sur ses ouvrages dans le journal de Gœttingue, auquel il savait que M. de Haller avait grande part. Il lui reproche qu'ayant été son disciple, il n'aurait pas dû s'approprier ce qu'il savait avoir appris de lui. Dans ce que M. de Haller a écrit pour sa justification, il témoigne du respect à son ancien maître et paraît pénétré de douleur d'être avec lui en contestation. M. Albinus semble au contraire prendre plaisir à ne lui marquer aucun égard. Il relève ses expressions souvent avec dureté, quelquefois avec ironie, et ne quitte jamais un certain ton de supériorité qui a dû jeter de l'amertume dans l'âme de son antagoniste.

Les œuvres de M. de Buffon ont été traduites en allemand.

ALEXANDRE DE TRALLES et RHAZÈS, 2 vol. ; CELSE, 2 vol. ; C. AURELIANUS, 2 vol.

(1) A été publié sous le titre de *Bibliotheca medicinæ practicæ qua scripta ad partem medecinæ practicam facientia a rerum initiis ad A.* 1775 *recensentur.* Bernæ, t. I, 1776; t. II, 1777. Le t. III, 1779, a été publié par Fr.-L. Tribolet. Le t. IV, 1788, a été publié par J.-D. Brandis. Haller avait précédemment publié : *Bibliotheca botanica.* Zurich, 1771-1775, 2 vol. in-4. *Bibliotheca anatomica.* Zurich, 1774, 2 vol. in-4. *Bibliotheca chirurgica.* Bernæ, 1774, 2 vol. in-4.

M. de Haller a mis une préface au second tome, dans laquelle il combat le système de notre sublime naturaliste sur la génération. Il y nie l'existence du *corpus luteum* produit sur l'ovaire des femelles et qui est l'organe de la sécrétion d'une vraie matière prolifique parfaitement semblable à l'humeur spermatique des mâles. Les corps jaunes qui la filtrent sont de structure glanduleuse. Ils ont été observés par Regnier de Graaf, par Bohnius, par Heister. Je les ai vus trente fois sur les ovaires des vaches, où ils paraissent naître comme une fleur, pour une conception spéciale, après laquelle ce corps se flétrit et ne laisse qu'une cicatrice. Au nombre de ces tubercules cicatrisés on peut juger du nombre des portées précédentes, et dans quelle corne de la matrice elles ont eu lieu. M. de Buffon a fait étrangler une chienne en chaleur, et l'ayant aussitôt disséquée, on vit deux de ces excroissances d'un rouge fort vif, et parvenues à leur maturité, une sur chaque ovaire. Il en sortit une liqueur épaisse, trouble, à la quantité d'une cuillerée à café. Examinée au microscope, cette liqueur montra les molécules organiques en mouvement, comme tous les naturalistes les ont observées dans la liqueur prolifique des mâles. Ces expériences favorisent le système des anciens sur la génération et M. de Haller ne l'adopte pas. Il n'admet aucun trait de ressemblance entre les père et mère et les enfants. C'est se refuser à l'évidence.

La mauvaise santé de M. de Haller et ses travaux continuels ont détruit insensiblement ses forces. Il est mort le 12 décembre dernier (1777) à l'âge de soixante-neuf ans accomplis. Il avait une taille avantageuse et une belle physionomie. Sa conversation était très agréable. Il était prodigieusement instruit, et d'une mémoire incroyable. L'austérité de ses mœurs et la sévérité de son maintien inspiraient du respect pour sa personne. Il ne dérogeait pas à ces principes dans l'intérieur de sa maison, où sans doute les affections du cœur le dédommageaient des fatigues de l'esprit. Il a eu trois épouses. On voit dans ses poésies l'expression de sa sensibilité pour celles à qui il a survécu. Son zèle religieux lui fit fonder en 1751 une église réformée à Gœttingue, où il n'y avait d'ecclésiastiques que de la communion luthérienne. Il eut besoin de tout son crédit auprès des ministres d'État pour obtenir cette permission. Son attachement à la religion qu'il professait allait jusqu'à l'intolérance, et son âme était agitée douloureusement de la crainte des jugements de Dieu.

Il a été révéré dans son pays, dont il a été la gloire et l'ornement. On lui a confié des emplois honorables et utiles dans l'administration publique. Sa piété l'avait fait entrer, dès l'année 1757, dans le grand consistoire, qui est un tribunal de mœurs. Son jugement, sa probité, son désintéressement l'ont rendu recommandable dans toutes les commissions dont il a été chargé. Enfin, il était né pour l'utilité publique, et personne n'a été plus fidèle que lui à une si noble vocation.

NOTES.

Haller ne devait pas être une acquisition moins précieuse pour l'Académie de chirurgie que Van Swieten; nous avons retrouvé dans nos archives trois lettres autographes de ce grand physiologiste : les deux premières à la date de 1752, la troisième à la date de 1754.

Haller n'était pas encore dans tout l'éclat de sa gloire lorsqu'il les écrivit. Né à Berne, comme on vient de le voir, en 1708, il avait fini par se fixer à Gœttingue, où il occupait trois chaires, et où il expliquait à ses élèves les *Instituts de Boerhaave*, qu'il finit par publier, en 1739, en 6 volumes in-12; c'est de 1743 à 1753, époque où nous allons arriver, qu'il fit paraître ses beaux travaux en anatomie. Haller avait déjà publié ses *Primæ lineæ*; sa grande et immortelle *Physiologie* n'avait pas encore paru; mais l'acquisition d'un tel homme devait être vivement recherchée par l'Académie de chirurgie : il paraît cependant qu'on jugea à propos de le faire sonder indirectement, car la première lettre que j'ai trouvée, et qui est aussi la première par ordre de date, n'est pas adressée à l'Académie, elle porte pour suscription : *A monsieur Herrenschwand, médecin des gardes suisses, à Paris.*

C'était un compatriote. Cette lettre, datée du 25 mars 1752, est parfaitement écrite et admirablement pensée ; Louis en a cité les principaux paragraphes.

Après quelques détails particuliers, Haller reprend ainsi : « Je vais finir mon mémoire sur la sensibilité et l'irritabilité des parties animales ; il y aura bien des paradoxes ! La pie-mère parfaitement insensible, même avec du beurre d'antimoine, les tendons, les périostes, les ligaments, les membranes de toute espèce, dénués de tout sentiment, etc.

» Pourrait-on savoir qui a eu soin de l'édition française de mes poésies? »

Cette dernière et toute petite préoccupation, qui se trahit ici en quelques mots, était du reste naturelle : on sait que, indépendamment de cette merveilleuse aptitude de Haller à passer d'une science à une autre, il avait un remarquable talent pour la poésie ; dans sa jeunesse il avait composé des satires, mais il ne continuait alors à cultiver ce bel art que dans ce qu'il a d'élevé, de sublime et d'inoffensif.

Bien qu'écrite à un particulier, la lettre que je viens de citer fut lue en séance de l'Académie, le 27 avril, et immédiatement après, le directeur Ledran mit aux voix la nomination de Haller, qui eut lieu à l'unanimité.

La seconde lettre de Haller est datée du 8 juin de la même année ; elle est adressée au secrétaire perpétuel ; elle est à la fois très gracieuse pour l'Académie et pour son interprète.

« La lettre qui m'annonce mon élection, dit Haller, m'est chère par plus d'un endroit : elle est de vous, monsieur, et j'ai toujours eu pour votre personne une estime distinguée.

» Réunir le savoir et le manuel, ce sont des talents qui paraissent s'éviter, tant ils se trouvent rarement ensemble. Je suis fort sensible aussi au souvenir de l'Académie, qui a bien voulu songer à un étranger, dont la plume ne s'est jamais exercée sur la chirurgie, et dont les études roulent sur des sciences différentes, quoique alliées à cet art utile. Je crains bien de n'en être qu'un associé fort inutile, et cette crainte même redouble mon obligation.

» Je vous prie, monsieur, d'assurer l'Académie de ces sentiments : ils sont aussi sincères que la parfaite estime avec laquelle j'ai l'honneur d'être, etc. »

La troisième lettre de Haller est postérieure de deux ans : c'est un simple accusé de réception ; Haller prie en même temps l'Académie d'agréer quelques thèses de sa composition.

Haller, on le comprend, a été célébré, après sa mort, dans toutes les grandes Académies. Comme il appartenait tout à la fois à la Société royale de médecine et à l'Académie royale de chirurgie, il a été loué presque en même temps par Vicq d'Azyr et par Louis ; mais très diversement ; ce serait toutefois apprécier très inexactement les deux éloges, que d'attribuer une supériorité absolue à l'un ou à l'autre ; pour être juste, il faut reconnaître qu'ils brillent par des qualités toutes différentes ; ainsi, et on doit le prévoir, l'éloge composé par Vicq d'Azyr est plus élégant, plus fleuri, plus agréable, si l'on veut ; mais celui qui est dû à Louis est écrit d'une manière plus ferme, plus sûre et plus compétente.

Vicq d'Azyr ne se borne pas à dire que Haller a cultivé avec succès la littérature, il entre dans l'examen de ses poésies ; il décrit avec lui les beautés alpestres, il insiste sur les charmes de l'amitié ; s'il parle de ses voyages, des écoles qu'il a visitées, des grands maîtres dont il a suivi les leçons, c'est pour chercher des effets pittoresques ; veut-il parler de Ruysch et de ses belles préparations, il dira que Haller, entré dans ce laboratoire, « se vit en face d'un vieillard nonagénaire desséché par les ans, mais toujours laborieux, qui paraissait comme un enchanteur au milieu de ses merveilles, et semblait avoir joint au secret de les conserver, celui de s'immortaliser lui-même. »

Louis, nous l'avons vu, est plus sobre, sans cesser d'être élevé ; lui aussi parle de l'école de Leyde, mais il se borne à dire que cette école jouissait alors d'une haute réputation, et s'honorait d'avoir Boerhaave pour génie tutélaire ; « le grand Albinus, ajoute-t-il, y enseignait l'anatomie, et les belles préparations de Ruysch attiraient la curiosité des élèves. »

Mais c'est surtout en ce qui concerne l'appréciation des ouvrages publiés par Haller que les deux orateurs offrent des différences : nous n'en citerons ici qu'un exemple ; on connaît le précis de physiologie auquel Haller a donné le titre de *Primæ lineæ* : Vicq d'Azyr, qui aimait les développements, les longues périodes, le trouve trop condensé ; « les élèves, dit-il, à l'instruction desquels ces éléments sont réservés, soutiennent difficilement la lecture d'un traité où tout est serré, précis et rigoureux ; telle est la nature de l'esprit humain, que la vérité même a besoin de quelque ornement pour lui plaire. »

Louis, comme on le pense bien, n'est pas de cet avis, il dédaigne ces ornements étrangers qui le plus souvent obscurcissent la vérité ; « c'est un excellent livre, dit-il, où les lois de l'économie animale dépendantes de la structure des parties sont établies solidement d'après l'observation de leurs usages et de leurs fonctions; on préférera toujours, ajoute-t-il, le fruit précis de la sagacité de M. Haller à ces volumes multipliés qui ne montrent que la peine et le travail. »

Nous n'irons pas plus loin dans ce parallèle ; ici, comme partout, ceux qui voudront comparer les deux orateurs, trouveront que Vicq d'Azyr semble surtout s'être proposé de toucher et de plaire, tandis que Louis cherche à instruire et à convaincre.

ÉLOGE
DE FLURANT,

LU DANS LA SÉANCE PUBLIQUE DU 6 AVRIL 1780.

Claude Flurant naquit à Lyon le 18 juillet 1721. Il descendait d'un Flurant, ancien apothicaire-major des armées de Louis XIV, dont le nom a été transmis à la postérité dans la scène, si ingénieusement comique, qui sert de début à la pièce du Malade imaginaire. Ce Flurant, étant jeune élève chez un apothicaire de Paris, dans le voisinage de Molière, eut quelques occasions de lui rendre des services utiles à sa santé (1), et il devint son ami par une tournure d'esprit naturellement portée à la gaieté et à la bonne plaisanterie.

La famille des Flurant s'est divisée en deux branches : l'une, par les faveurs de la fortune, s'est élevée à la noblesse et possède des terres d'un revenu suffisant pour soutenir cet état ; l'autre, fixée dans la bourgeoisie, a continué de cultiver des arts utiles à la société. C'est dans cette branche qu'a pris naissance, pour le bonheur de ses concitoyens, celui dont je suis chargé de faire connaître les talents et le mérite personnel.

Il n'était pas sorti de l'enfance qu'il perdit son père, maître en chirurgie à Lyon. Ce malheur fut réparé, autant qu'il pouvait l'être, par les soins tendres et affectueux d'un parent de

---

(1) « Il fut bientôt admis à lui parler en face..... » J'ai supprimé cette allusion qui aurait fait plaisir à Molière, mais je me suis défié de l'auditoire, qui aurait pu imiter le public à la première représentation du Malade imaginaire.

son nom, qui jouissait d'une grande confiance par l'exercice de la pharmacie dans une ville si considérable, où cet art a toujours été en recommandation. Rien ne fut négligé pour l'éducation du jeune Flurant. Après le cours ordinaire des études au collége des Jésuites de Lyon, il fut placé, à l'âge de seize ans, en qualité d'élève à l'hôpital général de la Charité, où il apprit les éléments de la chirurgie sous M. Charmetton, alors chirurgien en chef de cette maison, et déjà connu par des leçons publiques d'anatomie données avec distinction. Son disciple se livra au travail sur cette partie fondamentale de l'art avec une ardeur infatigable. Frappé de la rapidité de ses progrès, son maître prétextait quelquefois des affaires, afin d'avoir l'occasion de se faire suppléer, et l'auditoire, qui, à la vérité, n'était composé que d'un petit nombre d'étudiants, entendait le jeune démonstrateur avec une satisfaction qui l'engageait aux plus grands efforts pour mériter de nouveaux applaudissements. Les condisciples en sont ordinairement moins prodigues que les habiles maîtres.

Après quatre années de séjour à l'hôpital général de Lyon, on l'envoya à Paris pour y acquérir un plus grand fonds de connaissances sous les professeurs de la capitale. Il ne négligea aucune des sciences qui pouvaient le mener à la perfection à laquelle il aspirait. Il eut l'avantage d'être admis, pendant une année, à pratiquer la chirurgie dans l'hôpital de la Charité sous M. Foubert, qui en était alors chirurgien en chef, et dont nous avons célébré le zèle et l'affection au service des malades.

En 1743, M. Flurant alla en Savoie et fut employé dans les hôpitaux de l'armée combinée des troupes de France et d'Espagne, lors du passage de l'Infant Don Philippe en Italie. Au bout d'un an, il revint à Lyon pour remplir une place de chirurgien ordinaire du grand Hôtel-Dieu, et peu de temps après, il fut nommé chirurgien en chef de l'hôpital général de la Charité, où il avait reçu les premiers documents de son art et rendu les services dont il avait été capable. Cette place, après six années d'exercice gratuit, procure la maîtrise en chirurgie.

L'enseignement des élèves de la maison fut un des principaux objets de son attention, et le disposait à donner avec succès des leçons devant des spectateurs moins aisés à satisfaire. Il démontra publiquement l'anatomie en 1748 ; son cours fut suivi par un grand nombre de curieux, dont la plupart devinrent amateurs. Chaque pas qu'il faisait dans la carrière le menait à la célébrité. Cette année, il alla à Valence pour le grade de maître ès-arts qu'il n'avait pu recevoir à Lyon, à la fin de ses études, n'y ayant point d'Université dans cette ville. M. Flurant fut couronné, en 1749, par l'Académie de chirurgie, pour un Mémoire sur les remèdes détersifs, sujet proposé pour le prix de cette année. On lui accorda peu de temps après le titre d'associé correspondant, dont on décorait alors presque tous ceux qui avaient remporté les prix. Il prouva bientôt qu'il était digne d'une distinction particulière par un manuscrit qu'il soumit au jugement de l'Académie et qui avait pour titre : *Splanchnologie raisonnée*, où l'on traite de l'anatomie et du mécanisme des viscères du corps humain. Cet ouvrage, imprimé en 1752, forme deux volumes in-12. L'auteur parle très modestement dans sa préface des secours qu'il a tirés de ceux qui, avant lui, ont traité savamment cette matière, sur laquelle il est extrêmement difficile de ne pas dire précisément ce qui a été dit, l'anatomie étant une science de faits. M. Flurant a vaincu cette difficulté, et a su se mettre à l'abri du reproche de n'avoir eu que la peine de copier les écrits des autres et de s'être approprié le bien d'autrui.

L'examen de cet ouvrage fut confié à deux membres de l'Académie, dont il n'aurait pas été facile de surprendre le jugement. Il fut très favorable. L'éloge du livre doit naturellement servir à celui de l'auteur. MM. Verdier et Bassuel disent dans leur rapport : « Que la matière leur a paru aussi nettement exposée que solidement approfondie. Au choix savant qu'il a fait en puisant dans les meilleures sources, il joint beaucoup de réflexions judicieuses, et en particulier on trouvera que plusieurs points de physiologie lui ont présenté des vues nouvelles et frappantes, ce qui suppose nécessairement une grande connaissance des parties. »

Ce rapport si avantageux était terminé par une petite réserve conçue en ces termes : « Nous croyons devoir approuver, sans néanmoins tout adopter, une production qui mérite à beaucoup d'égards... » Cette restriction n'a pas dû affecter M. Flurant, car quel est le livre, surtout lorsqu'il embrasse un sujet qui fournit beaucoup de détails, dont l'auteur voulût garantir toutes les assertions. Il y a des points qu'on est obligé, malgré soi, de traiter suivant les idées reçues, ou parce qu'on n'a pas encore assez approfondi la matière, suivant de nouvelles vues; ou que ce n'est pas le lieu de poser des principes qui, pour leur intelligence, demanderaient des explications et des preuves à présenter sous un plan différent, ou dans un autre cadre. Cela rappelle la pensée judicieuse de La Bruyère. En parlant des ouvrages d'esprit, il dit qu'il n'y en a point qui ne fondît tout entier, si son auteur voulait en croire tous les censeurs, chacun ayant ôté ce qui lui aurait déplu. M. Flurant fit à l'Académie de chirurgie l'hommage de sa *Splanchnologie*, par une épître dédicatoire où il témoigne sa reconnaissance pour la qualité d'associé qu'il en a obtenue.

Agrégé bientôt après au collège de chirurgie de Lyon, il va se livrer entièrement à la pratique. Il y eut tout le succès qu'il pouvait se promettre de ses lumières, de son habileté et de sa grande attention pour ses malades. L'art des petits soins est trop négligé. Ils contribuent plus qu'on ne pense à la réussite de nos grandes opérations et à favoriser celles de la nature.

M. Flurant a été appelé plusieurs fois dans les provinces voisines pour des opérations graves et importantes, telles qu'extirpations de mamelles cancéreuses, lithotomies et autres, et toujours au profit de sa réputation. Il a communiqué à l'Académie, en 1757, une nouvelle méthode de faire la ponction à la vessie, en y pénétrant par l'intestin rectum, à l'aide d'un trois-quarts courbe, dont la canule est flexible. Il y a des cas où cette perforation peut être un secours plus expéditif et sujet à moins d'inconvénients que la ponction au périnée, ou à la région de l'hypogastre. L'Académie, qui s'est fait une loi de mettre dans ses jugements définitifs la maturité, qui convient d'autant plus que les sujets sont plus intéressants, a paru ne pas satisfaire l'impatience de M. Flurant. Il a profité de l'impression des *Mélanges de chirurgie* de M. Pouteau, son confrère, pour y insérer son Mémoire sur cette nouvelle opération, ainsi qu'un instrument de son invention pour inciser de chaque côté le canal de l'urèthre dans la taille des femmes. Il suivait en cela le principe établi et incontestable qu'il vaut mieux ouvrir une voie facile à l'extraction des pierres, par une incision, que de forcer le passage avec le corps étranger. Il cause des déchirements très douloureux, nécessairement accompagnés de meurtrissures, de contusions et de dilacérations plus ou moins étendues au delà des parties meurtries, source d'accidents très fâcheux qu'on évite par une section méthodique.

L'opinion publique, sur les préférences qu'elle accorde, n'est pas une loi irréfragable ; il faut cependant en subir le joug, quand on ne peut pas la maîtriser. Suivant cette opinion, M. Pouteau, célèbre chirurgien de Lyon, laissait un grand intervalle entre lui et ses confrères. M. Flurant était autant fait qu'un autre pour sentir cette injustice, sans faire tort au mérite de celui qui en était l'objet. C'est peut-être ce qui le porta à renoncer presque subitement à l'exercice de la chirurgie, en général, pour se dévouer à celui des accouchements. La retraite de M. Faure, méditée depuis quelques années, à la connaissance de tous ses amis, détermina encore M. Flurant à se faire accoucheur. Il eut un succès étonnant dans cette partie. Doux, compatissant, il s'empressait à secourir les pauvres, et leur donnait des soins aussi assidus qu'à ceux qui étaient le plus en état de le récompenser. Par les qualités personnelles, qui donnent toujours du relief au talent, il avait obtenu la plus grande confiance, et ce qui est d'un grand prix pour la conserver, il était très heureux. Les dames le préconisaient avec enthousiasme, et l'on sait quel est leur empire pour faire ou pour détruire les réputations.

Leurs regrets furent très vifs à sa mort, surtout parmi les jeunes femmes qui comptaient sur ses soins. Dans le premier mouvement de leur consternation, elles se disaient entre elles qu'elles ne voulaient plus faire d'enfants. On peut s'en rapporter au temps qui calme les sentiments le plus légitimement douloureux ; elles ne seront pas fidèles à une si triste résolution.

L'estime dont M. Flurant a joui a été sans nuages et sans la moindre contradiction de la part du public ; mais il ne met pas à l'abri des tracasseries de corps. En 1768, M. Flurant fut nommé par sa compagnie et par le consulat professeur pour les accouchements. Il accepta cette mission et il ne put la remplir. Le bien de l'humanité fut sacrifié à des prétentions chimériques. Le collége de médecine fit des oppositions, et le public a été privé des avantages qu'il aurait retirés des leçons faites par un homme très intelligent, appliqué depuis nombre d'années à l'étude particulière de cette partie et qui l'avait exercée avec le plus grand succès. De qui aurait-on reçu des instructions et plus étendues et plus solides ? Les traverses que M. Flurant a éprouvées en cette occasion permettent, pour l'histoire de l'art, de rappeler les jours brillants où la réputation méritée des Peyrat, des Bourgeois, des Puzos irritait la bile du docteur Hecquet, à Paris. Un fanatisme d'état lui dicte, en 1738, une satire violente, sous le titre de *Brigandage de la chirurgie*. C'est principalement contre les accoucheurs qu'il crut devoir décocher ses traits les plus envenimés. Il leur enviait jusqu'au faible avantage de faire boire, sans l'ordonnance d'un médecin, de la tisane aux femmes en couches, et de leur prescrire un régime tempéré. Quoique ces sentiments d'animosité, de haine et d'aigreur soient passés, il n'est pas hors de raison d'en faire connaître le ridicule, afin de retenir, s'il est possible, ceux en qui quelques portions du vieux levain voudraient fermenter et de les empêcher de donner dans de pareils écarts.

« Le brigandage de la chirurgie accoucheuse ne s'étend-il point, disait M. Hecquet, jusqu'à entreprendre sur les soins que les médecins donnent dans ces cas. Le régime de la plupart des femmes, surtout de qualité, accoutumées aux ragoûts et à boire beaucoup de liqueurs, ne serait-il point une raison de faire tenir dans l'antichambre un médecin, quand une femme, pléthorique par l'usage de tant de choses spiritueuses, est en travail, pour de bonne heure faire saigner abondamment du bras une telle femme, et sitôt après l'accouchement, la mettre à un régime des plus sobres, des plus tempérés, plus propre à délayer le sang et à en rabattre les excès d'élasticité, qu'à en grossir la masse par des nourritures trop succulentes. »

Malgré ces sorties pédantesques, les accoucheurs ont conservé l'estime due à une réputation solidement établie, et ceux qui y aspiraient ont dû naturellement redoubler d'application, d'étude et de travail pour se rendre dignes de confiance, et ne mériter aucun reproche dans l'exercice de leur art.

M. Flurant n'en essuya jamais. Éclairé par les lumières de l'anatomie, très instruit sur les fonctions de l'économie animale, avec une connaissance exacte des maladies et des secours qu'elles exigent, confirmée par une longue expérience, toujours réfléchie, il n'avait à redouter de rivalité en aucun genre. D'ailleurs la confiance des femmes n'en admettait point.

Il était d'une complexion délicate. Des migraines violentes l'empêchaient souvent de vaquer à ses affaires. Il en fut tourmenté plus vivement et plus fréquemment dans ses dernières années. Un hoquet très fatigant, qui ne lui laissait aucun repos, ni le jour ni la nuit, ne céda point aux secours de l'art. Il mourut en philosophe et en chrétien, le 16 janvier 1779, âgé de cinquante-huit ans et demi.

Il s'était marié, en 1751, à une demoiselle d'une famille honnête également recommandable par les qualités de l'esprit et du cœur. Il eut pour elle une tendresse singulière, dont elle a reçu des marques bien sensibles dans ses dernières dispositions, son mari l'ayant instituée légataire d'une fortune honnête, qu'il ne devait qu'à ses travaux et à ses veilles.

NOTES.

S'il est vrai et on n'en peut guère douter, que Molière ait en effet et à dessein reproduit sur le théâtre le nom du jeune apothicaire qui lui avait rendu quelques services, il faut convenir qu'il avait pris là une manière assez étrange de transmettre le nom de son ami à la postérité, en le faisant ainsi figurer dans la scène du *Malade imaginaire*; il est vrai que ce futur apothicaire-major, ayant, comme le remarque Louis, une tournure d'esprit naturellement portée à la gaieté et à la plaisanterie, a bien pu entrer lui-même dans les idées de Molière et s'accommoder du rôle que le grand comique voulait lui faire jouer. On voit du reste qu'ici Louis s'était inspiré des paroles mêmes de Molière, en écrivant le passage un peu trop plaisant qu'il a dû rejeter en note. On sait en effet que Béralde, répondant à M. Fleurant, se contente de lui dire : *Allez, monsieur, on voit bien que vous n'avez pas accoutumé de parler à des visages;* d'où cette remarque de Louis que le jeune Flurant, s'étant concilié l'amitié de Molière, *fut bientôt admis à lui parler en face.* Maintenant, que cette plaisanterie ait été ou non du goût de l'aïeul de celui que Louis voulait louer ici, il en résulte toujours que l'amitié de ces grands comiques est quelquefois chose dangereuse, puisqu'elle expose à voir ainsi perpétuer un nom honorable.

On a pu voir cependant qu'après cette plaisanterie, Louis s'exprime très convenablement sur cette famille des Flurant, qui, composée d'abord de pharmaciens, s'était divisée en deux branches, dont l'une s'était élevée à la noblesse et possédait de grands biens, et dont l'autre, plus modeste, restant dans la bourgeoisie, avait continué de cultiver des arts utiles à la société, et par là Louis entend la pharmacie et la chirurgie ; Claude Flurant, dont il est ici question, ayant été chirurgien accoucheur.

J'ai dit tout à l'heure que le trait rejeté par Louis au bas de la page, eût été un peu trop plaisant, mais il en est d'autres qui, sans être encore très sérieux, ont dû être conservés dans cet éloge ; d'autant que Louis, guidé par son bon goût, se garde bien d'insister sur le côté ridicule de ces incidents ; parle-t-il, par exemple, de ces clientes inconsolables de Flurant, qui, apprenant sa mort, avaient pris entre elles l'engagement de ne plus faire d'enfants, puisqu'il ne serait plus là pour les accoucher : il ajoute tout simplement qu'il n'y avait pas à s'alarmer de ce dessein, qu'on pourrait s'en rapporter au temps, qui calme les sentiments les plus douloureux, et qu'elles ne devaient pas être fidèles à une si triste résolution.

A-t-il ensuite à parler des attaques de Hecquet et de son livre *Sur le brigandage de la chirurgie*, c'est encore en usant d'une fine plaisanterie qu'il réduit à leur juste valeur les emportements du médecin de Port-royal contre les accoucheurs de son temps, de quels crimes en effet ces accoucheurs s'étaient-ils rendus coupables, à quels brigandages s'étaient-ils laissés aller? Louis nous l'apprend en empruntant les propres expressions de Hecquet. Ils se permettaient de faire boire *sans l'ordonnance d'un médecin* de la tisane aux femmes en couches!

ÉLOGE
DE WILLIUS,

LU DANS LA SÉANCE PUBLIQUE DU 6 AVRIL 1780.

Nicolas Willius naquit le 7 mars 1709, à Mulhausen, ville libre, capitale d'une petite République, alliée des Suisses, et enclavée dans la haute Alsace. Son père, ministre protestant, était d'une famille très honnête. Il ne négligea rien pour l'éducation de ce fils, qui trouva dans les vertus, les talents et les soins paternels de solides instructions en tout genre. Elles le mirent à portée de profiter, avec fruit, des leçons des meilleurs maîtres dans les Universités les plus célèbres. Il fut d'abord envoyé à Lausanne pour y faire son cours de philosophie et de belles-lettres.

Obligé de choisir un état, M. Willius céda au noble désir d'être à ses contemporains de la plus grande utilité possible. C'est dans cet esprit qu'il se dévoua à l'étude de l'art de guérir, et surtout de la chirurgie qui en est le complément. Il en apprit les éléments théoriques dans la Faculté de médecine, à Bâle, où il suivit pendant plusieurs années les leçons de tous les professeurs. La nécessité de se former à la partie active et utile le conduisit à Strasbourg, dont l'Université a toujours eu des maîtres renommés en anatomie et en chimie. Deux hôpitaux considérables, l'un *bourgeois*, l'autre *militaire*, fournissent des occasions journalières de voir un grand nombre de malades, traités par des hommes habiles et expérimentés. C'est dans ces écoles pratiques qu'un coup d'œil fait souvent concevoir ce que de longues études n'avaient présenté qu'avec de l'obscurité et des doutes. L'expérience détruit les opinions vagues et incertaines, dissipe les erreurs et répand sur des objets, trop mal aperçus par la spéculation, un jour très satisfaisant. Il n'appartient qu'aux esprits solides, sensibles à la découverte des vérités dans les sciences et dans les arts, de goûter ce plaisir intellectuel. L'amour de l'étude attacha longtemps M. Willius à la simple qualité d'élève. Il ne rechercha les grades de docteur en médecine et en chirurgie qu'en 1745, dans sa trente-cinquième année, lorsqu'il prit le parti de se livrer à la pratique, dans la ville de Mulhausen, où il voulait fixer sa résidence.

Il ne tarda pas à s'y faire connaître par des cures qui lui méritèrent la confiance du public. Dès la première année de son établissement, il communiqua à l'Académie de chirurgie trois observations : deux sur la rupture transversale de la rotule, très bien guéries par ses soins, et une autre sur l'imperforation de l'anus.

En 1748, M. Willius souhaita d'être associé correspondant. Ces titres, très distincts aujourd'hui, n'en faisaient qu'un alors. On déféra à sa sollicitation, sous sa promesse d'être attentif à recueillir tout ce qu'il trouverait de curieux et d'intéressant dans la pratique et de nous en faire part. De quelle distinction serait un titre offert à ceux qui ne l'ont pas désiré et qui n'auraient rien fait pour le mériter? L'Académie royale de chirurgie n'a jamais eu besoin de recourir à de si faibles moyens pour s'assurer quelque considération de la part de suppôts trop multipliés. M. Willius reçut ses lettres d'association comme une faveur, et en témoigna sa reconnaissance à la compagnie dans les termes les plus affectueux. Persuadé que la meilleure manière de prouver son attachement était de concourir par ses travaux aux progrès de l'art, il communiqua, en 1757, trois observations intéressantes, dont deux sur des accouchements laborieux, par la cohésion du placenta sur l'orifice de la matrice, et la troisième donnait la description d'un enfant, né sans aucune apparence de sexe. Il y joignit la figure de cette monstruosité.

La réputation de M. Willius le faisait appeler fréquemment

dans les environs de Mulhausen, ville située au centre d'une belle et fertile campagne, dont les habitants sont aisés. Cependant sa fortune n'y a pas fait les mêmes progrès que sa renommée. Ce fut peut-être l'effet de son parfait désintéressement. Il vivait avec beaucoup d'économie pour pouvoir exercer sa bienfaisance. Tout le monde se louait de son honnêteté et de ses manières douces et affables. Il a vécu célibataire. La nécessité de pourvoir aux besoins d'une famille aurait nui à ses inclinations bienfaisantes. Il a sans doute obligé quelques ingrats, mais il était très dédommagé de cette petite contradiction par l'estime publique dont il reçut des marques bien flatteuses dans une occasion singulière.

Né dans le sein de la religion protestante, il en faisait profession ouverte. Dans une maladie, où sa vie fut exposée au plus grand danger, les catholiques romains de plusieurs villages d'Alsace, aux environs de Mulhausen, implorèrent publiquement la divine Providence pour la conservation de ses jours, qui leur étaient précieux. Dans leurs alarmes sur la santé de M. Willius, ils courent aux églises pour y prier avec une ferveur édifiante, et faire passer leurs vœux au ciel par les mains des prêtres dans la célébration des saints mystères. Les habitants de Lauterbach et de Rixheim se sont particulièrement distingués par des actions de grâces pour sa convalescence. Ces traits, infiniment honorables à la mémoire de notre confrère et à notre état, ne font pas moins d'honneur à la religion et à l'humanité. Ce n'est pas l'esprit philosophique qui a mené ces bonnes et honnêtes gens au pied des autels. Leur conduite prouve que le fanatisme et l'intolérance sont des passions fougueuses, nées du désir de dominer, de l'ambition et de l'intérêt de quelques particuliers, et que les hommes, en général, lorsqu'ils ne sont pas excités au mal par des impulsions étrangères, sont naturellement doux, tranquilles et reconnaissants.

M. Willius, septuagénaire, fut attaqué peu de jours avant sa mort d'une apoplexie sanguine, dont l'effet fut fatal le 8 juillet 1779.

NOTES.

La courte notice qu'on vient de lire a dû paraître au-dessous de toutes celles qui l'ont précédée, et par conséquent n'offrir qu'un très médiocre intérêt ; mais il faut remarquer d'une part, qu'il s'agissait d'un simple correspondant de l'Académie, et d'autre part que les renseignements fournis au secrétaire perpétuel ne permettaient guère plus de développements. C'est même chose merveilleuse qu'il ait pu tirer un pareil parti de l'unique pièce qui lui avait été envoyée : on va en juger.

Le 8 février 1780, M. Kœhlin, docteur en médecine à Mulhouse, écrit à l'Académie pour lui annoncer la mort de M. Willius, qu'il appelle un célèbre médecin : « Gloire à ses mânes, s'écrie-t-il en terminant, s'il est autant regretté par messieurs de l'Académie que par ses compatriotes. »

Louis tout aussitôt écrit à M. Kœhlin pour avoir des renseignements sur la vie de ce célèbre médecin et pour glorifier dignement ses mânes ; la réponse ne se fait pas attendre. M. Kœhlin, le 24 mars suivant, adresse au secrétaire perpétuel une note que nous avons retrouvée dans nos archives et qui commence ainsi : « Monsieur ; Toutes les perquisitions que j'ai pu faire pour savoir quelques faits intéressants dans la vie de feu M. Willius ont été presque infructueuses, je suis tout aussi fâché de vous le dire que vous le serez de l'apprendre ; dès que j'ai reçu votre lettre, je me suis rendu auprès de la famille du feu docteur, j'ai demandé la permission d'examiner ses papiers, espérant d'y découvrir un mémoire ou quelque autre écrit qui puisse vous intéresser ; tout ce que j'ai trouvé se réduit à la copie d'une lettre qu'il avait écrite à M. Hévin, le savant secrétaire des correspondances, et dans laquelle *il lui promet* de s'appliquer dorénavant aux travaux du cabinet, et de lui envoyer des mémoires sur des cas extraordinaires et sur des opérations importantes, etc., etc. »

Puis viennent, comme de coutume, des protestations sur la bonté de son cœur, sa générosité, son désintéressement.

Et c'est avec ces documents que Louis sut composer un éloge académique en l'honneur de Willius ! C'était une tâche qui lui était imposée, et dont il s'acquitta avec habileté ; n'oublions pas d'ailleurs que dans cette même séance, Louis avait un bien autre éloge à prononcer, celui de *Levret*, dont nous devons de nouveau ici déplorer la perte.

Toutes nos recherches, nous l'avons dit, ont été infructueuses ; nous l'avons demandé partout cet éloge, à tous les détenteurs des manuscrits de Louis, à toutes les bibliothèques publiques et particulièrement à celle de Metz sa patrie, personne jusqu'à présent n'a pu le découvrir ; espérons que l'indication même de cette lacune dans le recueil que nous publions, provoquera de nouvelles recherches et en amènera peut-être la découverte.

ÉLOGE
DE LAMARTINIÈRE,

LU DANS LA SÉANCE PUBLIQUE DU 22 AVRIL 1784.

L'Académie a été vivement affectée des pertes qu'elle a faites depuis sa dernière séance publique, de plusieurs confrères très estimables, mais celle de M. de Lamartinière doit faire éclater ses plus justes regrets. Notre douleur serait sans bornes, si elle était proportionnée à ses travaux, à ses continuelles sollicitudes pour la chirurgie, à la tendre sensibilité de son âme toujours occupée du bien, à son amour pour l'humanité. Quelque affligeante que soit cette perte, elle n'est pas irréparable. Il laisse un grand exemple à imiter, et nous pouvons nous promettre, des dispositions bien connues de son successeur, les sentiments de zèle et d'affection que ses prédécesseurs lui avaient inspirés.

M. de Lamartinière a présidé l'Académie pendant trente-six ans, et l'on peut assurer, sans crainte d'être contredit, qu'il ne s'est pas passé un seul jour où il n'ait été occupé de l'honneur et des intérêts du corps dont il était devenu le chef. Ceux qui ont été admis dans son intimité, qui ont eu le bonheur d'en être aimés et estimés, peuvent rendre ce témoignage à ses vertus et à ses talents.

Je n'ai eu que depuis quelques jours des renseignements certains sur son origine et sa première éducation. Il pouvait s'en honorer. Il me reste encore beaucoup de recherches à faire pour tracer dignement son éloge. Personne n'en a eu moins besoin que M. de Lamartinière. Il est loué par les faits, et l'histoire de la chirurgie, à l'époque de sa longue administration, montrera son nom à chaque page, avec un juste tribut dicté par la reconnaissance.

En le considérant simplement comme chirurgien, on le verra animé de la plus noble émulation, ne négligeant aucune occasion de s'instruire. Né en 1696, nous le suivrons depuis son initiation à la chirurgie, sur les traces de ses pères, jusqu'à la première place où ses travaux, ses succès, son mérite l'ont appelé. On verra par quels degrés il y est parvenu. Arrivé à Paris avant l'âge de vingt-quatre ans, il fut agrégé au corps des chirurgiens dès 1728, par une charge de chirurgien du roi servant par quartier. Ce titre et celui de maître en chirurgie ne l'empêchèrent pas de demander la qualité d'aide-major pour la campagne de 1733, en Italie, à l'armée du maréchal de Villars, qui fit la conquête du Milanais. Il était sur le Rhin en 1734, au siége de Philisbourg; et il existe des témoins des services qu'il a rendus dans les hôpitaux de Trèves, en 1735, après l'affaire de Closen. En 1741, il est chirurgien-major de l'armée du roi, qui passe en Bohême. Personne n'ignore l'ardeur infatigable qu'il a montrée à Prague, pendant le siége, et dans la retraite de cette ville, et le succès de ses soins dans les cas les plus graves. Son attention portait également sur tous ceux qui avaient besoin de ses secours. Les plus grands seigneurs ne lui ont jamais pris un moment qui pouvait être utilement donné au dernier des soldats.

A son retour en France, on le pria de se charger du régiment des gardes françaises. Il suivit en Flandre, à la première campagne du roi, ce premier corps militaire, si distingué dès lors par la valeur de ses officiers et la bravoure de ceux qui combattent sous leurs ordres. L'on fit, sous les yeux de Sa Majesté, les siéges de Menin et d'Ypres. Le régiment passa en Alsace, et M. de Lamartinière fut de la plus grande utilité au siége meurtrier de Fribourg, en octobre 1744. L'année suivante, à la bataille de Fontenoy, il était chirurgien consultant de l'armée dont M. Andouillé, devenu quinze ans après son adjoint à la place de premier chirurgien du roi, était chirurgien-major. Les siéges de Mons, de Namur, la bataille de Raucoux, toutes les actions de la campagne de 1746 ont fourni à M. de Lamartinière les occasions de rendre la chirurgie respectable par sa surveillance et par l'utilité de ses soins. Enfin c'est à Bruxelles qu'en 1747 Sa Majesté l'a nommé son premier chirurgien, à la grande satisfaction de toute l'armée.

Cette place lui était due. Le roi avait eu trop de preuves de son habileté et connaissait trop bien l'importance de ses services, pour ne pas mettre en lui toute sa confiance. Il l'honora par la suite de sa plus intime amitié.

Les tranquilles citadins ne connaissent pas les périls de la guerre. Sujets aux indispositions qui naissent de l'oisiveté, de la gourmandise, du libertinage, ils n'ont qu'une très faible idée de l'excellence de la chirurgie. Ils n'ont pas vu à Paris M. de Lamartinière dans les indigestions, les coliques, le dévoiement, la fièvre, les maux de gorge qui les ont attaqués après avoir passé la nuit au bal ou à une partie de jeu. Il n'a pas été à portée de leur donner des conseils pour le vice dartreux, vénérien, scorbutique, etc. De là, ils se sont permis d'élever des doutes sur l'étendue des talents de M. de Lamartinière, eux qui, pour toutes les maladies dont on vient de parler, prônent avec enthousiasme et préfèrent sans raison, j'oserais dire sans pudeur, des ignorants et des charlatans aux plus habiles médecins. Nous pouvons assurer que personne n'a jamais été plus digne de la première place que M. de Lamartinière ; qu'il l'a remplie très dignement, et qu'aucun de ses prédécesseurs n'y a été appelé à de plus justes titres, s'il pouvait y en avoir d'autres que la volonté et la confiance du maître.

Dans les services qu'il a rendus à son corps dans le poste le plus éminent de la chirurgie, il s'est couvert d'une gloire immortelle. A son début, il a su terminer les contestations devenues scandaleuses entre les deux parties de l'art de guérir, qui ne devraient jamais avoir de disputes que sur les moyens de mériter à l'envi la confiance du public, et de la faire naître par une mutuelle estime. La science est indivisible. Le domaine seul de l'art est partagé, et il n'y aura jamais de vraie prééminence qu'en faveur de celui qui saura le plus, et qui sera à portée de donner les secours les plus utiles. Les médecins et les chirurgiens disputaient plus pour l'intérêt des suppôts de la chicane, qui alimentaient leur antipathie, que pour le bien de l'humanité. Personne n'apercevait combien ces dissensions étaient ridicules dans leur origine. On plaidait sur des actes, des contrats, des conventions absurdes qui, bien examinés et dans leurs motifs et dans leurs conséquences, auraient paru couvrir également de honte, et ceux qui les avaient dictés, et ceux qui avaient eu la bassesse d'y souscrire. M. de Lamartinière, entraîné malgré lui dans l'arène, se mit au fait de la question. Doué d'une excellente judiciaire, il ne suivit pas la voie où l'on s'égarait de part et d'autre. Il envisagea les choses sous l'aspect du bien public. Laissant les incidents frivoles, il chercha le nœud des difficultés, proposa un arbitrage qui ne fut point accepté, et crut qu'il défendrait plus utilement sa cause, en faisant connaître, par la nature de la chirurgie et par le mérite avoué de ceux qui, de tous les temps, l'ont cultivée avec honneur, quels devaient être l'éducation, les études, les connaissances et les talents de ceux qui sont appelés à l'exercice de cet art. Il fit sentir que toute législation qui n'aurait pas ces notions fondamentales pour base et l'utilité publique pour objet, ne serait jamais avouée par la raison qui est seule immuable.

Ces utiles vérités, établies dans plusieurs écrits polémiques, étaient alors un sujet de controverses et de contradictions dont on ne peut aujourd'hui se former une idée. Mais tel est l'empire de la raison qu'elle triomphe enfin de tous les obstacles. Nous pouvons l'avancer. La raison a fait depuis trente ans des progrès sensibles. La philosophie, quoi qu'on en dise, a éclairé les hommes et donné aux esprits une maturité qu'on ne peut pas regarder comme précoce. Nos disputes aussi opiniâtres, aussi malsonnantes et plus funestes, sans doute, que celles qui ont troublé les écoles de théologie, ont contribué à cette heureuse révolution dans les esprits. Nous en avons la preuve par l'établissement des écoles vétérinaires. On a fait sans aucune difficulté, pour les animaux, ce que nous n'avons obtenu, en faveur des hommes, qu'après bien des années de procédures très dispendieuses. On n'a pas contesté aux maréchaux le droit de se faire instruire dans leur art par des professeurs éclairés, et l'on prétendait gravement que les chirurgiens ne devaient pas être instruits dans le leur ; que les lettres mêmes seraient un obstacle à ce qu'il se formât de bons chirurgiens. La postérité croira à peine que des hommes, faisant profession de sagesse, aient soutenu une opinion si ridicule au milieu du XVIIIe siècle ; qu'elle ait été une matière de discussion dans les tribunaux, et que les magistrats aient souvent incliné à adopter des préventions si funestes.

Les bornes, que le temps nous prescrit, ne permettent pas de crayonner tout ce que M. de Lamartinière a fait pour la chirurgie : des écoles établies dans les principales villes du royaume ; la qualité de notables, avec tous les priviléges qui y sont attachés ; de nouveaux professeurs dans les écoles de Paris ; l'école pratique, dont l'établissement lui est dû et dont il a doté les professeurs ; le monument superbe où son nom sera à jamais célébré et qu'il a obtenu de la libéralité de Louis XV ; la fondation de l'hospice par la bienfaisance de Louis XVI ; les dix lits qu'il a fondés au delà des douze que Sa Majesté a bien voulu accorder ; enfin, tout ce qu'on doit à sa sollicitude, à son zèle, à son crédit, à sa générosité, doit être rappelé dans son éloge.

Pourrait-on y passer sous silence ses charités envers les pauvres ? Les habitants de la paroisse de Bièvres, où il avait une maison de campagne, nous reprocheraient cet oubli. Ils ont perdu en lui un bienfaiteur, un père. Il les occupait sans cesse pour les faire subsister sans oisiveté. L'hiver, saison où les travaux de la campagne se réduisent à peu de chose, il faisait distribuer de la nourriture aux indigents. Il les habillait. Les malades recevaient, en tous temps, des secours par un chirurgien appointé, qui trouvait dans une pharmacie les remèdes qu'il jugeait à propos de prescrire. Jamais on ne perdra le souvenir de tant de bienfaits. Sa tombe sera arrosée des larmes du pauvre. La mémoire de M. de Lamartinière survivra au nombre des années ; elle sera plus durable que le monument même, construit, avec tant de solidité, sous ses auspices, par la munificence de nos augustes souverains.

NOTES.

Lamartinière ayant été en quelque sorte l'âme de l'Académie royale de chirurgie pendant plus de trente-six ans, on devait s'attendre à un éloge plus approfondi et plus détaillé de la part de Louis, mais cette fois le secrétaire perpétuel avait été pris au dépourvu, et, comme il le dit lui-même, ce n'était que depuis quelques jours qu'il avait eu des renseignements un peu certains sur l'origine et la première éducation de Lamartinière; aussi, dans cet éloge il a bien moins fait l'historique de la vie de Lamartinière, que donné un libre cours à sa douleur; ce sont des accents partis du cœur qu'il a fait entendre; il lui aurait été impossible d'énumérer tous les services que Lamartinière a rendus à la compagnie, il a donc dû se borner à dire ce que tout le monde savait, c'est-à-dire qu'il ne s'était pas passé un seul jour où Lamartinière n'eût été occupé de l'honneur et des intérêts du corps dont il était devenu le chef.

Mais si, dans cette circonstance, Louis, pressé par le temps, a été obligé de passer sous silence les nombreux témoignages de cette sollicitude de Lamartinière pour l'Académie, nous pourrons ici en rappeler quelques-uns, et montrer comment en d'autres temps les corps savants étaient protégés par ceux qui se trouvaient à leur tête.

Pour bien faire comprendre la nature de ces services, nous allons donner d'abord une idée des rapports administratifs qui existaient entre le premier chirurgien du roi et la compagnie.

Le gouvernement s'occupait beaucoup alors des corps savants, mais c'était toujours par l'intermédiaire du premier médecin du roi pour la Société royale de médecine, et du premier chirurgien quand il s'agissait de l'Académie royale de chirurgie. Ainsi de 1731 à 1735, toutes les lettres ministérielles sont adressées à Maréchal, premier chirurgien du roi, et par conséquent président d'honneur de l'Académie; de 1737 à 1745, elles sont adressées à la Peyronie, qui avait succédé à Maréchal dans ses doubles fonctions de premier chirurgien du roi et de président de l'Académie; puis de 1747 à 1783, elles sont adressées à Lamartinière, et enfin de 1783 à 1792, c'est à Andouillé, le dernier chirurgien de Louis XVI, qu'elles sont adressées.

Les signataires de ces lettres, conservées dans nos archives, sont peu nombreux sous le règne de Louis XV et au commencement du règne de Louis XIV, mais ils se multiplient à mesure qu'on approche de la révolution; c'est d'abord, et pendant de longues années, M. le comte de Maurepas, puis M. d'Argenson, M. Morantin, le duc de Lavrillière, M. de Malesherbes, M. Amelot, le baron de Breteuil, de Villedeuil, Montmorin, le comte de Saint-Germain, l'infortuné Delessart, le girondin Roland, et enfin Terrier. Ces présidents d'honneur étaient, il est vrai, presque toujours à Versailles, à Fontainebleau, à Compiègne ou à Marly, où les retenait leur service de premier chirurgien du roi, mais ils en protégeaient d'autant mieux l'Académie, comme on le voit par leur correspondance; ils étaient d'ailleurs admirablement placés pour défendre ses intérêts près du gouvernement, ils exposaient directement au roi, et de là aux ministres, les demandes de leurs collègues, et ils leur transmettaient les réponses du roi.

Je n'ai pas trouvé une seule lettre de Maréchal, c'était un de ces hommes d'action qui agissent plus qu'ils ne parlent; on sait qu'il mourut cinq ans après l'établissement de la compagnie.

On trouve des preuves nombreuses du profond dévouement de la Peyronie, son successeur, pour l'Académie; on lit dans une note écrite par Louis, que le mardi 25 avril 1747 il n'y eut point de séance à l'Académie royale de chirurgie, qu'on était à Versailles pour les obsèques de M. de la Peyronie.

Une fois président d'honneur perpétuel de l'Académie, Lamartinière entretint une correspondance très active et très suivie avec la compagnie; on peut dire que cette correspondance embrassait tout; les élections de divers ordres, les travaux des commissions, la tenue des séances, la comptabilité, etc., etc.

Sous Maréchal et sous la Peyronie, l'Académie n'avait nommé en dehors de son sein que des associés étrangers; sous Lamartinière elle voulut avoir des *correspondants*. Morand, qui était encore secrétaire perpétuel, en écrivit à Lamartinière en février 1752. Lamartinière répondit le 1er mars suivant qu'il ne voyait aucune difficulté à cela, et qu'on pouvait établir une classe de correspondants. Malheureusement, et comme il arrive presque toujours dans les premiers temps des Académies, on crut devoir procéder à cette opération par ce qu'on appelle des *fournées*, de sorte que parmi d'excellents choix on fit des choix déplorables. Lamartinière, par une lettre écrite à la date du 20 mars suivant, avait dit qu'on pourrait choisir les correspondants parmi les sujets qui n'auraient pas donné *assez de preuves* de la supériorité de leurs talents pour prétendre à la classe des associés. C'était, comme on le voit, ouvrir la porte à toutes les médiocrités. Et ce qu'il y a de plus étrange, c'est que Lamartinière le prévoyait, mais il espérait, comme on le dit, qu'on pourrait se retirer sur la quantité : « L'Académie, disait-il, pourra ainsi se procurer des mémoires et des observations dans la *quantité* desquels il sera bien difficile qu'il ne se rencontre pas *quelquefois* des objets dont on puisse profiter. »

On se hâta donc d'user du consentement de Lamartinière, et pour établir une différence entre l'élection des associés et celle des correspondants, on ne mit pas même aux voix l'élection de ces derniers ; dans la séance du 25 mai suivant on énuméra tout simplement une série de noms, et le président dut se contenter de demander si personne ne réclamait ; personne n'ayant réclamé, ils furent tous admis.

J'ai dit tout à l'heure que Lamartinière se préoccupait de la dignité des séances et de leur bonne tenue ; plusieurs lettres de lui en font foi ; les séances annuelles publiques attiraient particulièrement son attention ; je trouve, dans la même année 1752, deux lettres à ce sujet. L'Académie cherchait naturellement à donner de la solennité à ses séances, elle y invitait de grands personnages, des ministres, des ambassadeurs ; mais il paraît qu'elle n'apportait pas toujours une grande réserve dans le choix des sujets de lecture. C'est du moins ce qui paraît résulter d'une lettre de Lamartinière.

« Je n'ai pas besoin de vous prévenir, monsieur, disait-il au secrétaire perpétuel, sur la nature des matières qui doivent être admises dans les séances : celles qui sont à la portée de tout le monde et plus propres à faire goûter au public l'utilité de notre établissement, méritent à tous égards la préférence ; il est surtout essentiel d'en éloigner celles qui pourraient blesser les oreilles délicates, je veux dire qui paraîtraient dans l'esprit des abbés, des religieux et autres, qui se trouvent à ces assemblées, donner quelque atteinte à la pudeur et à la décence, qu'on doit toujours observer vis-à-vis du public. »

J'ai été curieux de chercher quels avaient été pour l'année précédente les sujets de lecture dans la séance publique, car cette locution de Lamartinière, *je n'ai pas besoin de vous prévenir*, prouvait que Morand avait précisément besoin d'être prévenu. J'ai trouvé qu'en effet messieurs les chirurgiens de l'époque ne s'étaient nullement inquiétés de blesser les oreilles délicates, et de scandaliser les abbés présents à la séance. Louis lui-même avait commencé par la lecture d'un mémoire sur les *concrétions dures qui peuvent se former dans la matrice;* Daran, qui lui avait succédé, avait donné la description d'une bougie creuse pour les *maladies de l'urèthre*, et enfin Puzos n'avait pas craint de lire un mémoire sur une *machine pour lier les tumeurs dans le vagin!*

Lamartinière descendait dans ses lettres aux plus petits détails; les séances de l'Académie étaient plus suivies qu'en d'autres temps, mais il y avait encore bon nombre de membres qui n'y venaient guère que pour se voir et causer de leurs affaires : les uns, au lieu d'écouter l'orateur, se tenaient dans une pièce voisine, et dans laquelle on faisait bon feu en hiver ; d'autres entraient et sortaient, ouvrant et fermant les portes avec bruit.

Lamartinière, pour remédier à cet état de chose, avait fait supprimer le feu dans la salle voisine ; de là de nombreuses réclamations : « Mais représentez donc à ces messieurs, écrivait Lamartinière au directeur de l'année, que les allées et venues, et les ouvertures fréquentes des portes empêchent d'entendre un lecteur, et l'interrompent ; que de plus ce n'est point être à l'Académie que de se tenir dans un lieu différent de la salle de l'assemblée. »

Mais il y avait un bien autre scandale à cette même époque, et auquel il serait impossible de croire s'il n'était attesté par une lettre de Lamartinière ; c'était en 1756, il écrivait au directeur de la compagnie : « On se plaint, monsieur, que les assemblées sont peu nombreuses, et qu'une partie des membres qui se présentent dans le premier quart d'heure pour donner leurs signatures disparaissent le moment d'après pour ne revenir qu'à la fin de la séance recevoir le jeton de présence. Cette conduite, monsieur, est trop abusive et trop irrégulière pour qu'elle puisse être tolérée. Je vous prie de tenir la main, conjointement avec MM. les officiers, pour en arrêter les suites. »

Tout cela, il faut le dire, se passait sous le secrétariat de Morand. A partir de 1764, les choses changèrent de face ; ces sortes d'abus ne se renouvelèrent pas ; mais les lettres de Lamartinière prouvent qu'il eut à lutter contre des choses plus sérieuses : des coteries ardentes s'étaient formées dans le sein de l'Académie, et de là des attaques systématiques contre les hommes les plus méritants de la compagnie.

On voulait arriver à l'Académie sans travail, sans effort; Lamartinière menace sans cesse dans ses lettres de ne pas faire approuver par le roi des élections aussi scandaleuses, mais on n'en tenait aucun compte, et une fois de l'Académie, on travaillait encore moins. On va peut-être demander comment il se fait que, animée de cet esprit, cette compagnie ait laissé des souvenirs aussi nombreux et aussi durables ; comment elle s'est acquis une si grande renommée ? Nous répondrons que c'est parce qu'il y a toujours eu dans son sein quelques hommes d'élite zélés pour ses vrais intérêts et pour sa gloire, qui lui consacraient toutes leurs veilles, qui travaillaient sans cesse pour elle, et j'oserai dire malgré elle.

Si l'espace me le permettait, je montrerais, par d'autres lettres de Lamartinière, que ces travailleurs ont toujours été en butte aux attaques les plus vives et les plus indécentes, uniquement à cause de leurs travaux, uniquement parce qu'ils coopéraient trop activement à la composition des Mémoires de la compagnie.

ÉLOGE
DE HOUSTET,

LU DANS LA SÉANCE PUBLIQUE DU 22 AVRIL 1784.

François Houstet naquit le 4 octobre 1690, à Viols-le-Forest, près de Montpellier, d'une ancienne et honnête famille, considérée dans le pays par l'exercice de la chirurgie. Son père l'envoya de bonne heure en cette ville pour y acquérir, sous de plus grands maîtres, les connaissances et l'habileté nécessaires à la conservation de l'estime publique, dans un état devenu le patrimoine de ses ancêtres. Le hasard influe beaucoup sur tous les événements de la vie. Les circonstances du temps, du lieu, des personnes, des affaires, aplanissent les difficultés ou mettent des obstacles dans la carrière qu'on se propose de parcourir. Elles ouvrent quelquefois des routes nouvelles, où l'on se trouve utilement engagé de la manière la moins prévue. Le jeune Houstet ne pouvait arriver à Montpellier dans un moment plus favorable. M. de la Peyronie y jetait les fondements de sa haute et brillante réputation, par des leçons d'anatomie et de chirurgie dans les écoles, et par l'exercice de l'art dans les hôpitaux avec un succès étonnant. Il avait besoin de coadjuteurs attentifs et intelligents pour les fonctions ministrantes dans une pratique très étendue, et le jeune Houstet, qui se faisait remarquer dans la foule des disciples par son application et son assiduité à tous ces exercices, étant toujours sous les yeux de son illustre maître, mérita d'être admis au nombre de ses élèves particuliers. L'affluence des malades était très grande. On ne venait pas seulement à Montpellier, des provinces circonvoisines ; un grand nombre d'étrangers, Anglais,

Espagnols, Italiens y étaient attirés par l'ancienne réputation de l'école et par les talents distingués et déjà très connus de M. de la Peyronie.

Sa célébrité le fit appeler à Paris pour une cure d'éclat. M. de la Peyronie y eut d'abord une très grande vogue, comme cela arrivera toujours en pareille occurrence, et il se vit bientôt comme contraint d'abandonner Montpellier et de céder aux instances des personnes de tous rangs, dont il avait la confiance à Paris. Il entra dans cette nouvelle carrière avec les plus grands moyens. Une réputation bien établie dans sa province, une fortune honnête, qui en avait été le fruit; une figure noble et intéressante; les agréments de l'esprit, à un âge qui ne laissait aucun doute sur sa maturité, tous ces avantages lui auraient assuré l'estime générale, indépendamment de la grande supériorité de ses talents.

Il faudrait ne pas connaître les hommes pour ignorer quelles passions se sont élevées contre un tel compétiteur à la confiance du public. M. de la Peyronie pouvait bien mépriser les propos hasardés, les pamphlets, les chansons; car on se permit de mettre tout en œuvre pour le décrier. L'envie, la haine, la jalousie s'emparèrent de l'esprit de ses rivaux. La tranquillité du sien ne l'empêcha pas de sentir qu'il ne pouvait faire face à tout et rester comme isolé au centre de ses occupations très multipliées. Il avait besoin d'un homme actif, vigilant, discret, et sur le parfait dévouement duquel il pût compter. Il le trouva en M. Houstet, qu'il manda de Montpellier en 1717.

Sa tâche journalière, à Paris, fut des plus laborieuses; mais son attachement et son zèle infatigable l'aidèrent à remplir toutes ses obligations. Il précédait de grand matin M. de la Peyronie à l'hôpital de la Charité, pour examiner les malades et pouvoir, à son arrivée, lui rendre un compte exact de leur état. Il s'assurait de la disposition des instruments et de la préparation des appareils nécessaires aux opérations et aux pansements; car la méchanceté et le désir de nuire avaient quelquefois soustrait des pièces essentielles, que l'on ne trouvait pas à l'instant où leur application était requise. De l'hôpital, M. Houstet passait à l'amphithéâtre du Jardin du roi, ou à celui des écoles de chirurgie. Il veillait à ce que les préparations anatomiques, dont M. de la Peyronie devait faire la démonstration publique, fussent en ordre, et il y travaillait assidûment avec M. Duverney, le chirurgien. Les bons offices de ce dernier ont été reconnus, au bout de trente ans, par M. de la Peyronie, qui lui a légué, en mourant, une pension viagère de 200 livres.

C'est surtout auprès des malades de la ville que le temps de M. Houstet fut le plus utilement employé. A l'époque dont il s'agit, le système des finances avait causé un bouleversement général dans les fortunes. Un vertige de cupidité avait égaré tous les esprits; le flux et le reflux des richesses, acquises ou perdues en peu de temps, produisirent un luxe effréné et une dépravation de mœurs qui eurent les suites les plus fâcheuses. On devait à M. de la Peyronie la perfection du traitement des maladies que produit la débauche, devenue presque générale et dans tous les états. Une expérience éclairée lui avait fait trouver la méthode d'employer les frictions mercurielles avec le plus grand succès, et d'éviter les inconvénients qui rendaient redoutable l'usage d'un des meilleurs remèdes que la nature ait formés pour la conservation de l'espèce humaine. M. Houstet, qui avait donné ses soins à un grand nombre de malades en ce genre, sous la direction de son illustre maître, a continué d'être très utile à la société civile après que M. de la Peyronie, devenu premier chirurgien du roi, ne put plus rendre de pareils services au public. On peut voir, dans le quatrième tome des *Mémoires de l'Académie de chirurgie*, quels étaient à cet égard les principes de ces habiles maîtres, en lisant l'observation intéressante de M. Houstet sur la paralysie de cause vénérienne.

Il fut nommé, à la fin de novembre, en 1721, pour le voyage sur les frontières d'Espagne, où l'on fit l'échange de deux princesses, de mademoiselle de Montpensier, fille de Mgr le duc d'Orléans, régent, qui allait épouser dom Louis, prince des

Asturies, depuis roi d'Espagne, par l'abdication de Philippe V, et de l'Infante, qui venait en France, trop jeune pour épouser Louis XV, destination que des raisons d'État ont fait changer. Cette princesse est devenue reine de Portugal; M. Houstet aurait été, en France, son premier chirurgien.

En 1724, il obtint la place de chirurgien-major gagnant maîtrise à l'hôtel royal des Invalides. Subordonné à M. Morand le père, chirurgien-major consultant de l'hôtel, il se concilia l'estime et l'amitié de son chef. Ils vécurent dans la plus parfaite intimité, s'aidant mutuellement dans leurs fonctions avec une exactitude aussi utile aux malades qu'à la formation des élèves, obligés, par l'exemple de leurs maîtres, à remplir plus attentivement tous leurs devoirs. L'agrégation au corps des maîtres en chirurgie de Paris fut pour M. Houstet le prix de six années de service dans cette maison royale. Il y cultiva ses connaissances en anatomie, et a laissé un témoignage du fruit de son application à la pratique, dans un mémoire sur les pierres enkystées et adhérentes à la vessie, où il expose, d'après son expérience et celle des plus grands maîtres, quelles opérations on a entreprises et celles qu'on peut tenter pour tirer ces sortes de pierres. Cette dissertation est imprimée dans le premier volume des *Mémoires de l'Académie*.

Ses services à l'hôtel royal des Invalides l'avaient fait connaître et estimer du ministre de la guerre, qui jeta les yeux sur lui pour la place de chirurgien-major de l'armée destinée à faire le siége du fort de Kehl, rendu le 28 octobre 1733. Le voisinage de Strasbourg ne laissait aux chirurgiens de l'armée que le soin important, mais passager, du dépôt établi pour les secours provisoires à la tête de la tranchée ; on portait ensuite les blessés à l'hôpital militaire de Strasbourg.

Stanislas, élu pour la seconde fois roi de Pologne le 12 septembre 1733, avait besoin d'un chirurgien attaché à sa personne; on lui envoya M. Houstet. A peine arrivé à Varsovie, il fut obligé d'accompagner le roi dans sa retraite à Dantzick, assiégé au mois de février 1734. M. Houstet rendit les plus grands services par les secours donnés aux personnes de tout âge et de tout sexe, que la chute des temples et des maisons, par le bombardement, avait blessées. Les choses furent portées à une telle extrémité qu'il fallut disposer le roi à une évasion, dont il a lui-même décrit les suites et les périls de la manière la plus touchante; mais il a omis quelques circonstances, où M. Houstet fut témoin et acteur.

Il était question de soustraire le roi à sa garde et de tromper le public, sans quoi le projet aurait échoué. On débita que M. le marquis de Monti venait d'avoir la jambe cassée par un éclat de bombe. M. Houstet appliqua, en conséquence, un appareil, vers les six heures du soir, le dimanche 27 juin. Le roi, informé de l'accident arrivé à l'ambassadeur de France, se transporta chez lui, escorté de sa garde et d'un assez grand nombre de seigneurs polonais. L'état de douleur où l'on supposa le blessé fut un prétexte de refuser la porte à toute cette suite. Le roi et le comte Ossolinsky, alors grand trésorier de la couronne, eurent seuls accès dans la chambre du marquis de Monti, où étaient aussi M. Houstet et feu M. Tercier, secrétaire de l'ambassadeur. Quand tout fut prêt pour le déguisement du roi, on fit dire que le danger où était M. de Monti déterminait Sa Majesté à ne le pas quitter, et qu'il voulait passer la nuit dans son logement. Tout le monde, déjà ennuyé d'avoir attendu jusqu'à la fin du jour, se retira. M. Houstet déshabilla le roi avec M. Tercier, et ils l'aidèrent à prendre des habits de paysan. Ce monarque, dans un temps plus prospère, se souvint de cette scène affligeante. Il était à Versailles, le dimanche 23 septembre 1753, lorsque l'Académie eut l'honneur de présenter au roi et à ses ministres le second tome de ses Mémoires, et le premier du Recueil des prix. La députation fut admise à en faire pareillement hommage au roi Stanislas, qui le reçut avec son affabilité ordinaire, et demanda des nouvelles de son ami Houstet. Il se tenait modestement derrière les officiers de l'Académie. Le roi témoigna la satisfaction qu'il avait de le voir. M. Houstet s'inclinait pour lui prendre respectueusement le bas de l'habit;

le monarque ne lui en laissa pas le temps. Il lui passa la main sous le menton, la lui donna à baiser et le baisa de suite au front. Une bonté si familière est une marque bien précieuse de la sensibilité et de la grandeur d'âme de cet excellent prince, qui a su jouir sur le trône des douceurs d'une vie privée, et dont la bienfaisance a rendu la mémoire immortelle.

La reddition de Dantzick, quelques jours après l'éloignement du roi, donna à l'Europe un spectacle nouveau. L'ambassadeur de France, pour avoir favorisé cette évasion, fut fait prisonnier et traîné de ville en ville par des satellites. M. Houstet partagea son infortune. Renfermés dans une maison, il ne leur était permis, en aucun temps, d'ouvrir les fenêtres pour renouveler l'air qu'ils respiraient. On les transféra de Dantzick à Elbing, ensuite à Marienbourg, et de cette ville en celle de Thorn. Leur captivité dura dix-huit mois; l'ennui fut le plus cruel de leurs maux. Le marquis de Monti et M. Tercier étaient surtout fatigués de leur trop grand loisir. M. Houstet, à la faveur de son art, eut des moyens de dissipation dans la longue résidence à Thorn. On lui permit de voir des malades. Les peines des prisonniers s'adoucirent par les occasions de faire du bien et de s'intéresser utilement au sort des malheureux. Leur maison devint un asile où les pauvres trouvèrent des secours. M. Houstet avait conservé un journal de ses cures en Pologne. Il y est fait mention de plusieurs becs-de-lièvre, d'extirpations de loupes, de cancers, etc.; en sorte que les services qu'il a rendus à l'humanité dans cette occurrence furent une jouissance pour l'âme bienfaisante de M. le marquis de Monti, dont la générosité à cet égard n'avait point de bornes. Les travaux de M. Houstet fournissaient des sujets variés à leurs entretiens et une distraction aux chagrins mutuels des trois compagnons d'infortune.

Peu après son retour en France, M. Houstet essuya une maladie qui lui ôta, pendant quelques années, l'usage du bras gauche. Depuis ce moment, il renonça à l'exercice de la chirurgie. Il n'en fut que plus assidu aux séances de l'Académie, dont il a été deux fois directeur. Il y a de lui, dans le troisième volume de nos Mémoires, une dissertation curieuse sur les exostoses des os cylindriques.

M. de la Peyronie eut occasion de lui faire faire un voyage à la cour de Munich pour l'électeur, depuis empereur sous le nom de Charles VII. Il y eut, pendant son séjour, un pèlerinage d'étiquette à une quinzaine de lieues de la capitale. On sut concilier la dévotion avec le plaisir, par l'arrangement d'une grande partie de chasse. Le prince ne voulut point en dispenser M. Houstet; et, sous le titre de comte de Maule, gentilhomme français, il eut l'honneur d'accompagner son altesse électorale et de manger avec elle.

Nous l'avons vu revenir de la cour de Bonn, en 1748, avec l'uniforme de la chasse du héron, que M. l'électeur de Cologne avait ordonnée et dont ce prince voulut qu'il eût le divertissement avant son départ. C'est une preuve de la satisfaction qu'on avait eue de ses soins et du cas que l'on faisait de sa personne.

Il n'y a point d'expressions qui puissent peindre la nature de son attachement à M. de la Peyronie. La tendresse filiale ne fut jamais portée plus loin. Il n'avait aucune passion que celle de plaire à son ancien maître, à son bienfaiteur devenu son ami, et de faire ce qui pouvait lui être agréable. A sa mort la douleur profonde dont l'âme de M. Houstet fut pénétrée se manifesta par un silence morne. Il ne répondait rien à ceux qui cherchaient la triste consolation d'unir leurs regrets aux siens et de s'affliger avec lui. Il se ranima lorsqu'il fut assuré que M. de Lamartinière suivrait les traces de son illustre prédécesseur. Il vit avec une joie inexprimable que, par son crédit et son activité, on pouvait se promettre qu'il terminerait avantageusement les affaires litigieuses commencées et qu'il rendrait l'état de la chirurgie plus florissant que M. de la Peyronie n'avait pu l'espérer. Les soins les plus pénibles, les démarches les plus fatigantes pour solliciter les affaires, voir les magistrats, intéresser les avocats afin de hâter leurs travaux toujours trop lents au gré de ceux qui en ont besoin, passer des nuits aux imprimeries, enfin se transporter partout où son zèle pouvait être de quelque utilité : rien ne lui coûtait pour le service de la chose publique.

La formation de l'école pratique, en 1751, ne pouvait avoir lieu dans l'emplacement trop resserré de nos anciennes écoles. L'empressement de M. de Lamartinière, pour donner l'existence à un établissement si utile, détermina à louer un lieu commode, rue de la Pelleterie, sur le bord de la rivière. Il fallait surveiller à ce que les exercices, dans ce quartier perdu, se fissent avec exactitude. M. Houstet, dans un âge déjà avancé, s'y transportait tous les jours, souvent le matin et le soir, dans la saison la plus rigoureuse. C'est ce qui donna lieu à la création de la place d'inspecteur des écoles, titre purement onéreux par lequel on crut récompenser le zèle actif de M. Houstet, et il fut très sensible à ce témoignage de satisfaction. Il ne tarda pas à fonder quatre médailles d'or de la valeur de cent francs chacune, destinées à exciter l'émulation de ceux qui, annuellement, auront le plus profité des exercices de cette école. On y admet à la dissection anatomique et à la pratique des opérations, pendant le cours de chaque hiver, vingt-quatre élèves, déjà distingués par leur application sous les professeurs du collége et qui ont mérité cette préférence sur leurs condisciples d'après des examens publics. Ces sujets, destinés à retourner dans leurs provinces, y portent des lumières et des talents, fruits des efforts excités par les bienfaits de M. Houstet.

Une constitution fort robuste et une vie frugale et dure l'ont soutenu longtemps dans une santé assez vigoureuse. Depuis quelques années, sa tête affaiblie par l'âge lui faisait garder la maison. Avant la diminution de ses facultés intellectuelles, il avait fait un testament par lequel il établit dans le collége des chirurgiens de Montpellier, dont le bel édifice est dû à la munificence de M. de la Peyronie, une école pratique à l'instar de celle de Paris, avec des appointements aux professeurs qui y enseigneront et des médailles pour les élèves. Il avait donné précédemment ses livres à la bibliothèque de l'Académie de chirurgie, et lui a fait un legs de deux mille francs à employer à une augmentation de livres pour la valeur de cette somme.

M. de la Peyronie lui avait légué, par testament, dix actions de la compagnie des Indes et mille livres de rente viagère. Il fit élever, immédiatement après la mort de ce bienfaiteur, son buste en marbre dans l'ancien amphithéâtre, avec des ornements et des inscriptions données par le savant M. de Boze, secrétaire perpétuel de l'Académie des belles-lettres, et qu'on a eu grand tort de ne pas conserver.

Sur le pilier à droite :

OPES
FAMA, STUDIO, LABORE
PARTAS
RESTITUENDÆ CIVIUM VALETUDINI
PERFICIENDISQUE
PERITISSIMORUM CHIRURGICORUM
LUCUBRATIONIBUS
SACRANDAS CENSUIT.

Sur le pilier à gauche :

REGIAM
CHIRURGICORUM PARISIENSEM
ACADEMIAM
EX BESSE,
MONTISPESSULANAM
EX TRIENTE
SUPREMIS TABULIS
HÆREDES INSTITUIT

MDCCXLVII.

La salle du conseil est ornée du portrait de ce restaurateur de nos écoles et de celui de son illustre successeur, avec des pendants allégoriques. Le buste en marbre de M. de Lamartinière, dans le nouvel amphithéâtre, a été aussi construit aux frais de

M. Houstet, de même que celui de M. de la Peyronie. Pline le jeune, pour prouver que de son temps il restait encore de l'honneur et de la probité parmi les hommes, loue l'affection avec laquelle un de ses contemporains conservait les portraits de ceux qui avaient honoré la patrie par leurs vertus : « L'on n'aime point tant le mérite d'autrui, dit-il, sans en avoir beaucoup; et il n'est pas plus glorieux de mériter une statue que de la faire dresser à celui qui l'a méritée. » Ces paroles de Pline sont l'éloge de M. Houstet, mort à Paris le 23 juin 1782, à l'âge de quatre-vingt-douze ans.

Sa fortune ne paraissait lui permettre ni ces dépenses extraordinaires, ni les legs faits par son testament en faveur de la chirurgie. Une anecdote, dont j'ai seul la connaissance, résoudra ce problème, et elle me paraît faire trop d'honneur à M. Houstet pour ne pas la révéler.

M. de la Peyronie, la surveille de sa mort, me témoigna en termes exprès que son plus grand regret, en quittant la vie, était de n'avoir pu me faire tout le bien qu'il me désirait, mais que je ne devais avoir aucune inquiétude sur mon sort; qu'il avait pris à cet égard des arrangements avec M. Houstet. L'exécuteur testamentaire, homme grave, me confirma que la surveillance sur moi avait été prescrite par le défunt en sa présence. J'étais fort jeune, et ne concevais pas à quelle dépendance je pouvais être soumis. Cette idée aurait plus servi à m'éloigner de M. Houstet qu'à m'en rapprocher. Malgré mon peu d'empressement, il me faisait de temps à autre des questions réservées et très honnêtes sur ma situation. Elles paraissaient dictées par un intérêt affectueux, et non par un motif de simple curiosité, et il était satisfait de l'assurance que je lui donnais de n'avoir aucun sujet d'être mécontent.

Le procès suscité pour ravir à la chirurgie la succession de M. de la Peyronie, par la cassation de son testament, avait rendu la dame Dissert, sa sœur, très attentive à l'inventaire. Elle crut apercevoir un déficit de 100,000 fr., et le fit assurer en pleine audience, en alléguant que les effets de cette distraction devaient être entre les mains de M. Houstet. La tranquillité de son âme ne fut point troublée par cette imputation ; mais le rapprochement de quelques faits ne me permet pas de douter que M. de la Peyronie ne lui ait confié une somme assez considérable.

La retraite de M. Ledran à Saint-Cloud fit présumer à M. Houstet que ce célèbre chirurgien vendrait sa maison de Paris, et il m'engagea à en faire l'acquisition, avec une sorte d'enthousiasme inspiré par l'amour de la chirurgie, prétendant que cette maison ayant appartenu à M. Mareschal, il ne fallait pas la laisser passer en des mains étrangères. A peine écoutait-il que cette acquisition me serait absolument inutile, et l'impossibilité où j'étais de la faire. Il me répliqua qu'il n'était question que de 60,000 fr. ; qu'il les aurait à mon service, et qu'il achèterait la maison sous mon nom. Je le remerciai de ses offres obligeantes, en lui protestant que je ne contracterais jamais de dettes qu'il ne serait pas en mon pouvoir d'acquitter. Un souris fut sa réponse. Il ne fut plus question de la maison, dont la vente ne s'est point faite.

D'après tous ces rapports, il me paraît évident que M. de la Peyronie a fait un fidéi-commis verbal et conditionnel, dont il m'est honorable d'avoir été l'objet. La confiance de M. de la Peyronie n'a pas été trompée. Il connaissait la sévère et scrupuleuse probité de M. Houstet. La condition imposée pour l'usage du bienfait n'a pas eu lieu, et M. Houstet n'était tenu à m'en faire part qu'à cette condition. Il ne s'est rien approprié. Ne pouvant se méprendre aux intentions générales du donateur, si clairement marquées dans son testament, en faveur du progrès de la chirurgie, M. Houstet a fait un digne usage de la somme dont il a été dépositaire, par l'établissement d'une école pratique d'anatomie et de chirurgie à Montpellier, et je remplis un devoir en publiant les procédés généreux de deux hommes à la mémoire desquels je suis particulièrement attaché par les sentiments de la plus vive reconnaissance, et par le respect qu'aucun de nous ne peut refuser à leur zèle pour l'avancement et l'illustration de notre art.

NOTES.

On peut dire que dans cette séance du 22 avril 1784, Louis ne s'est occupé que de rendre hommage aux deux hommes qui avaient le plus mérité de l'Académie royale de chirurgie, c'est-à-dire à la Peyronie et à Lamartinière. Ce n'est pas véritablement l'éloge de Houstet qu'il fit dans cette séance, mais l'éloge de son maître la Peyronie, si célèbre par sa munificence envers les chirurgiens de Montpellier et les chirurgiens de Paris ; nous ne connaissons encore qu'imparfaitement la Peyronie ; pour le connaître tout entier, il fallait que nous pussions lire l'éloge de Houstet ; c'est en effet dans ces pages que cette belle âme nous est véritablement révélée, mais aujourd'hui, à la distance où nous sommes, comme il n'était guère resté de lui que le souvenir de son désintéressement et de sa libéralité, c'est encore l'éloge de Houstet qu'il faut lire pour apprendre qu'il n'a pas été lui-même à l'abri des méchancetés et des calomnies, lorsqu'il eut quitté Montpellier pour venir à Paris ; mais, comme le dit fort bien Louis, il faudrait ne pas connaître les hommes pour ignorer quelles passions doivent s'élever contre ceux qui par un mérite trop considérable obtiennent la faveur publique ; la Peyronie fut donc en butte à toutes les intrigues de l'envie ; les pamphlets et les chansons ne lui furent pas épargnés ; qui pourrait croire cependant, si Louis ne venait de nous l'assurer, que cet homme si bienfaisant, si généreux, était obligé d'envoyer dès le matin son élève Houstet à l'hôpital lorsqu'il se proposait de pratiquer quelque grande opération, afin de s'assurer de la bonne disposition des instruments dont il devait se servir ; et cela parce que la méchanceté et le désir de nuire allaient jusqu'à soustraire des pièces essentielles au moment le plus critique des opérations ! Nous nous plaignons de ce qui se passe aujourd'hui, des petites perfidies contemporaines, mais il nous serait certes bien difficile d'aller plus loin.

Je le répète, cette notice sur Houstet est un beau complément de l'éloge de la Peyronie ; il y a des détails qui paraîtront peut-être un peu déplacés dans un discours académique, mais il faut savoir gré à Louis de nous les avoir fait connaître ; ces derniers coups de pinceau achèvent heureusement le portrait de la Peyronie, et cela sans nuire au sujet principal, c'est-à-dire à Houstet ; il semble que dès lors tout le monde devait se trouver satisfait, et que Louis pouvait se croire à l'abri de tout reproche.

Mais voilà qu'après deux ans, Sabatier se rappelle tout à coup un passage suivant lui très malveillant à l'égard d'Houstet, et ce passage lui sert de texte pour attaquer Louis par écrit, et de la manière la plus violente.

Pour montrer toute l'injustice de Sabatier dans cette circonstance, et toute la bonne foi de Louis, il nous suffira de reproduire ici la note si modérée et si convenable que Louis lui adressa après deux démarches personnelles.

La voici textuellement :

« Le dimanche 14 mai 1786.

» M. Louis est bien fâché de n'avoir pu rencontrer M. Sabatier aux écoles vendredi et samedi, il avait transcrit dès jeudi au soir le passage qu'il lui envoie de l'éloge de M. Houstet, qui a excité son animadversion au bout de deux ans. Il est visible que M. Louis a eu l'intention de louer ; si cela n'est pas, ce serait par pure méprise ; objet d'un avertissement amical et non d'une sortie véhémente. S'il y a dans ce passage un seul trait qui puisse faire tort à la mémoire de M. Houstet, il sera effacé. Ce serait une trop grande discordance avec le reste de l'éloge. Des personnes très capables en ont jugé autrement après l'avoir lu avec grande attention. M. Sabatier, qui n'en a qu'entendu la lecture, pourrait être dans le cas de réformer son jugement publié tardivement, avec trop d'amertume, contre un confrère qui croyait pouvoir compter sur son amitié, et qui est du moins bien assuré de n'avoir pas mérité un sentiment contraire. »

ÉLOGE
DE LA FAYE,

LU DANS LA SÉANCE PUBLIQUE DU 7 AVRIL 1785.

Georges de la Faye naquit le 10 octobre 1699 au faubourg du Roule, alors de la banlieue de Paris. Son père, chirurgien de ce lieu, éloigné du quartier de l'Université, où tous les colléges semblent avoir été réunis pour l'incommodité des citoyens, fut obligé de confier l'éducation de ce fils à un ecclésiastique, son voisin et son seul ami, prêtre habitué de la paroisse Saint-Philippe. Il apprit sous ce maître les éléments de la langue latine, et, n'ayant pas quitté la maison paternelle, il reçut concurremment quelques notions plus pratiques que théoriques sur la chirurgie. Cette marche, dont les circonstances lui faisaient une loi, n'est pas la moins utile; elle dispose avantageusement aux succès des leçons données avec plus de méthode. La perte prématurée de son père nécessita sa vocation. Un oncle maternel, chirurgien-major de l'hôpital militaire de Berg-Saint-Vinox, l'admit, à l'âge de quinze à seize ans, au nombre de ses élèves.

Il n'y a pas de meilleures écoles pour notre art que les lieux où les occasions d'exercer sont habituelles, où les faits de pratique, si diversifiés, se renouvellent sans cesse; mais il faut qu'un maître habile ne néglige pas l'instruction des élèves; qu'il fixe leur attention et dirige leur jugement, en leur exposant les motifs raisonnés de sa conduite.

Après trois années de noviciat sous son oncle, M. de la Faye, qui avait mis le temps à profit, revint à Paris à une époque heureuse. M. de la Peyronie donnait de savantes instructions au jardin royal et dans l'amphithéâtre des écoles de chirurgie. Le jeune homme était très assidu, et non moins attentif aux démonstrations de ce grand maître, et le suivit dans sa pratique publique à l'hôpital de la Charité. Il s'attacha ensuite à l'Hôtel-Dieu, où il fut employé, en qualité d'interne, pendant dix ans, et n'en sortit qu'en 1730, pour se mettre sur les bancs. Sa réception à la maîtrise en chirurgie est de l'année 1731.

On peut présumer qu'il s'était distingué dans les actes probatoires très multipliés, pour se rendre certain de la capacité des aspirants à la maîtrise ; car, dès la première année de son admission, il fut nommé, par le suffrage de ses anciens, à une place d'adjoint dans la Société académique, dont le roi venait de permettre l'établissement.

La guerre vint bientôt ouvrir un nouveau champ à l'émulation de M. de la Faye. On lui accorda facilement une place d'aide-major sur l'état de l'armée destinée, en 1733, à faire le siége du fort de Kehl. La proximité de Strasbourg, où l'on transportait les blessés, ne laissait aux chirurgiens établis au dépôt de la tranchée que l'application des premiers appareils, simplement provisoires, excepté dans les cas très urgents et fort graves. Il s'aperçut de ce qui aurait échappé à des yeux moins attentifs. C'était pour lui un spectacle touchant que celui d'un grand nombre d'officiers et de soldats dangereusement blessés, qu'on transporte en leur causant des douleurs très aiguës. Le zèle peu réglé des personnes qui mettent trop brusquement dans les chariots ceux qui ont la cuisse ou la jambe fracturés et le mouvement des voitures, occasionnent souvent des accidents très fâcheux. Pour éviter ces secousses, par lesquelles les pièces osseuses sont déplacées à chaque instant, M. de la Faye imagina une machine pour le transport de ces sortes de blessés. Non-seulement il se fait sans inconvénients, mais cette machine est en outre très utile dans le cours de la cure pour la facilité des pansements. Elle est décrite dans le second tome des Mémoires de notre Académie.

De retour à Paris, M. de la Faye suivit la carrière ordinaire dans la foule de ses contemporains, lorsque des circonstances le mirent dans un chemin plus frayé et moins pénible à parcourir. La réputation étant l'opinion des autres, souvent elle dépend des occasions offertes pour y parvenir. M. Després, membre de l'Académie de chirurgie, appelé à Madrid, en 1738, pour occuper la place de premier chirurgien du roi d'Espagne, vacante par la mort de M. le Gendre, aussi chirurgien de Paris, avait pour épouse la fille aînée d'un célèbre phlébotomiste, dont il avait été très utilement le successeur. On promettait le même avantage à M. de la Faye, s'il épousait la sœur cadette. La condition acceptée, il fut présenté par son beau-frère et accueilli chez toutes les personnes de marque dont il avait la confiance. Voilà comme les circonstances décident du sort des hommes, forcés quelquefois de sacrifier leur volonté et leur goût à des convenances, au hasard d'y trouver le bonheur ou le malheur de leur vie.

Livré dorénavant au public et fort employé à un genre d'exercice assujettissant et très monotone, M. de la Faye chercha de la distraction dans les occupations du cabinet. Il publia, en 1740, la quatrième édition du *Cours des opérations de chirurgie* de Dionis, revue et augmentée de remarques importantes. Heister avait déjà rendu ce service à l'Allemagne, dès 1712, par la traduction de cet ouvrage publiée à Augsbourg, avec des notes. M. de la Faye parle très modestement des siennes. Il donne cette addition au public avec confiance, parce qu'il ne l'a point tirée, dit-il, de son propre fonds, mais de la lecture des meilleurs auteurs, des leçons et de la conversation des plus grands maîtres de nos jours, et que c'est à leurs dépens qu'il a enrichi ce livre d'une infinité d'observations utiles et curieuses.

Les bibliographes, en parlant avec éloge de l'ouvrage de Dionis, ont trouvé que M. de la Faye n'appréciait pas assez ses propres remarques. M. de Haller, dans ses Commentaires sur le *Methodus studii medici de Boerhaave*, publié en 1751, dit que l'éditeur de Dionis a fait connaître les nouvelles découvertes, et que, parmi ses notes, il y a des dissertations entières, et entre autres sur les différentes méthodes de tailler. M. Portal a fait une mention honorable de M. de la Faye dans son histoire de l'anatomie et de la chirurgie, en disant que les faits qu'il a tirés de sa propre pratique ne sont pas d'un moindre prix que ceux qu'il a extraits des meilleurs auteurs.

En souscrivant à ces louanges, je crois pouvoir me permettre d'avancer qu'on aurait rendu un service plus important aux jeunes chirurgiens, en laissant l'ouvrage de Dionis tel qu'il était, sans le réimprimer. Le Cours des opérations de cet auteur n'a pas plus de mérite que celui d'anatomie qui est tombé dans l'oubli, après avoir joui d'une certaine réputation. Il est incontestable que la chirurgie a fait plus de progrès que l'anatomie depuis les époques où ces livres ont paru du vivant de l'auteur. Ce qui a soutenu le crédit du Traité des opérations, c'est que parmi les ouvrages écrits en langue vulgaire sur cette matière, il n'y en avait pas de portatifs et qui traitassent un aussi grand nombre de sujets. A la vérité, on avait besoin d'un livre classique en ce genre. La traduction des Opérations de Fabrice d'Aquapendente aurait pu très facilement être mise en meilleur français, et cet ouvrage, excellent en lui-même, était susceptible non de notes isolées et jetées seulement et comme arbitrairement en quelques endroits, mais d'un vrai commentaire suivi qui aurait pu être très intéressant. L'honneur de l'art et celui de nos contemporains qui l'ont cultivé avec succès, nous oblige de dire que si cet ouvrage avait été fait à l'époque désignée, nous le pourrions regarder aujourd'hui comme suranné et susceptible d'augmentations et de corrections, à raison des progrès que la chirurgie a faits depuis quarante ans. L'édition de Dionis est, en effet, antérieure de quelques années à la publication du premier volume des Mémoires de l'Académie royale de chirurgie, dont les travaux continus ont apporté tant de changements utiles dans la théorie et dans la pratique.

L'éditeur aurait dû, ce semble, ne pas négliger de donner son attention aux opérations les plus communes, à celles qui se pratiquent journellement, et sur lesquelles la meilleure instruction eût été plus profitable. Que de maux épargnés si l'on eût corrigé, en 1740, le précepte de Dionis sur la manière d'ouvrir les abcès. (Dixième démonstration, page 821.) Il recommande de donner issue au pus par une première ouverture, au centre de la tumeur, au moyen d'une lancette longue et large, destinée à cet usage; puis de porter une sonde cannelée sous la peau, dans le vide de la tumeur, pour y conduire des ciseaux courbes de la plus mauvaise construction, et dont la figure est gravée à la tête du chapitre. On y lit, en termes exprès, que quelques praticiens, qui ne se piquent pas de politesse, après l'ouverture faite avec la lancette, portent leur doigt dans l'abcès pour être informés de sa largeur et de sa profondeur, et s'il faut, par quelque incision, en agrandir l'ouverture, le doigt, faisant la fonction de la sonde, sert de conducteur à la pointe des ciseaux. L'ouvrage est écrit avec une prolixité rebutante dans les plus petits détails. Pour justifier cette remarque et ne pas sortir de l'objet particulier, j'inviterai à lire l'observation d'un abcès à la joue de M. le duc de Berry, ouvert par M. Mareschal au mois d'octobre 1706.

Dionis était un homme très estimable, mais il faut convenir qu'il n'a rien ajouté à l'art et qu'il ne l'a purgé d'aucune erreur. Annaliste de la chirurgie de son temps, il nous a conservé des anecdotes qu'il est intéressant de connaître. On voit, dans l'histoire qu'il a donnée de la fistule à l'anus de Louis XIV, combien cet art précieux avait dégénéré pour avoir passé en de mauvaises mains, ou plutôt en des mains que les lumières et l'intelligence ne dirigeaient pas. Il rappelle les expériences de frère Jacques sur la taille et les bornes dans lesquelles l'ignorance protégée avait circonscrit l'art. On y voit les intrigues des charlatans dans la cure du cancer au sein de la reine Anne d'Autriche, mère de Louis XIV. Enfin, il démontre les prétentions de tous les empiriques qui se sont présentés à la cour et qui y ont eu plus ou moins de vogue, selon leur hardiesse et l'accueil qu'ils ont reçu. Les ministres et les grands sont presque toujours dans l'injuste défiance contre les lumières et la probité qui dictent les jugements des gens de l'art. La prévention et la faveur du public pour la nouveauté et l'imposture les font ordinairement accuser de partialité. Quoique les protecteurs soient toujours dupes de leur crédulité, ils n'en sont jamais honteux. On prodiguait alors des honneurs et des récompenses à des gens de l'ignorance la plus caractérisée. Cette race n'a pas cessé de pulluler. Un siècle d'intervalle n'y a rien changé.

Le premier volume des Mémoires de l'Académie royale de chirurgie, publié en 1743, contient des Observations sur les becs de lièvre de naissance, où l'on expose les moyens de corriger ce genre de difformité. M. de la Faye, auteur de la dissertation, avait opéré, en 1733, sous les yeux des plus habiles chirurgiens, dans un cas très difficile, et mérité leur approbation. Les progrès que l'art a faits sur cet objet n'empêchent pas qu'on ne lise encore avec fruit les faits rapportés d'après les plus grands praticiens dans le mémoire de M. de la Faye. Ils feront connaître les avantages de la méthode substituée aux anciens procédés, qu'une misérable routine maintiendra peut-être encore pendant quelque temps.

En 1746, M. de la Faye a mis au jour un livre in-12, sous le titre de : *Principes de chirurgie*. Ce n'est, dit-il, dans l'avant-propos, qu'un très petit abrégé des éléments de l'art, dont il contient les définitions et les règles fondamentales. C'est, ajoute-t-il, une introduction qui familiarisera les jeunes étudiants avec les termes de l'art et qui, par le moyen de quelques explications, leur fera voir ce qu'il renferme de plus important. Ces explications, les jeunes gens les recevaient en fréquentant l'école privée de l'auteur; car ce livre élémentaire n'était d'abord donné qu'aux élèves qui se faisaient inscrire pour faire chez lui le cours des principes.

Il est permis de regretter qu'il n'y ait plus de ces écoles particulières que pour l'étude de l'anatomie et l'exercice des opérations. Ces branches pratiques ne peuvent être cultivées que sur les cadavres. Les leçons publiques sur la théorie sont très avantageuses sans doute, mais tous les auditeurs n'en profitent pas. Il faudrait des instituteurs pour les commençants. Faute d'instructions préliminaires, la meilleure leçon ne peut fixer l'attention d'un étudiant qui ne la comprend pas. Il n'en est pas de même dans une école particulière. En suivant un livre élémentaire, mis entre les mains de tous, chaque étudiant peut être interrogé et obligé de répondre. Celui qui ne le fait pas d'une manière satisfaisante est repris par le maître au profit de l'instruction de tous les assistants. Ils doivent s'empresser à ne pas paraître moins instruits que leurs condisciples. Cette émulation générale devient le germe des plus grands succès. Les jeunes gens ont des notions plus claires et plus distinctes des choses, par l'habitude d'en retenir les définitions exactes. S'ils ne sont pas fréquemment interrogés, le cours sera suivi sans aucun fruit. L'exemple des autres écoles, où l'étudiant se contente de la simple qualité d'auditeur et peut se soustraire aux examens ou exercices qui donneraient la preuve de son application, montre, qu'après le temps d'études prescrit, on sort aussi peu instruit que si l'on n'avait pas fréquenté la classe. Nous voyons journellement dans les écoles supérieures de notre collège que les candidats, faute d'exercices scholastiques, ne s'expriment pas avec facilité et laissent souvent des doutes sur leur savoir. Des actes réitérés de mémoire habitueraient l'intelligence à la méthode, sans laquelle on ne montre que confusion dans les connaissances qu'on a acquises.

Les principes de M. de la Faye ont eu sept ou huit éditions françaises. Ils ont été mal traduits en allemand, à Berlin, en 1754, au rapport de M. Heister, et réimprimés plusieurs fois. D'autres traductions, en italien, en espagnol et en suédois, prouvent le cas qu'on a fait de cet ouvrage. La partie physiologique est trop succincte; elle serait susceptible d'être raccordée avec les connaissances qui ont éclairé cette partie fondamentale de l'art de guérir.

M. de la Faye a publié, dans le second tome des *Mémoires de l'Académie royale de chirurgie*, un très bon Mémoire sur la réforme des instruments, trop multipliés, pour l'extraction du cristallin, dans l'opération de la cataracte. Cette nouvelle méthode lui doit sa perfection. Il a donné dans le même volume un nouveau procédé pour faire l'amputation dans l'articulation du bras avec l'omoplate, et une histoire de l'amputation à lambeau, suivant la méthode de Verduin et de Sabourin, chirurgiens célèbres à Amsterdam et à Genève, avec la description d'un nouvel instrument pour cette opération.

Dans ce dernier ouvrage, M. de la Faye établit avec raison que l'amputation à lambeau est d'invention récente, et il prétend que ceux qui ont cru la voir indiquée dans Celse se sont trompés. Il rapporte les paroles du texte qui ont paru donner lieu à cette erreur, et il n'y voit, dit-il, que l'opération suivant les procédés ordinaires. *Levanda est supraque inducenda cutis, quæ sub ejusmodi curatione laxa esse debet, ut quam maximè undiquè os contingat*, ce que M. de la Faye traduit ainsi : *Levanda est....* Il faut retirer la peau vers le haut de la partie, etc.... Je ne connais pas l'auteur que Celse aurait induit en une erreur si grossière. M. de la Faye ne le cite pas ; mais jamais texte n'aurait été mutilé d'une manière si peu pardonnable. Le mot latin *levare* veut bien dire *relever*, *tirer en haut*, mais dans Celse il signifie *adoucir*, *polir*. Celse recommande qu'après avoir retranché le membre, on emporte les aspérités, les inégalités du bord de l'os scié : *Frons ossis, quam serrula exasperavit, levanda est*. Il n'est point question de la peau dans cette partie de phrase, qu'on a mal à propos identifiée avec la subséquente, en faisant du mot *levanda* l'adjectif de *cutis*.

Je ne relèverais pas cette erreur, qui n'est qu'une simple inattention incidente et sans conséquence dans le mémoire de M. de la Faye, si cette question n'était que grammaticale et qu'elle ne nous ramenât pas dans la voie de l'art, pour nous conduire à sa perfection. Pourquoi ce précepte de Celse est-il tombé dans le plus parfait oubli? On a conservé utilement l'usage du couteau lenticulaire dans l'opération du trépan, pour que la dure-mère ne souffrît pas de l'impression que feraient sur cette membrane les inégalités du bord de l'os, dont on a emporté une portion avec la couronne du trépan. Cette couronne est une scie circulaire. Le feuillet de scie ordinaire, qui détruit la continuité des os dans l'amputation des grandes extrémités, laisse pareillement des aspérités, souvent plus inégales qu'après l'usage de la couronne sur les os du crâne, et l'on a négligé dans la pratique le précepte de Celse, si positif : *Frons ossis, quam serrula exasperavit, levanda est.*

J'ose assurer que, m'y étant conformé dans les deux dernières amputations que j'ai faites, il n'y a pas eu d'exfoliations, et que les cures m'ont paru beaucoup plus promptes que si j'eusse négligé d'arrondir circulairement le bord aigu du bout de l'os scié.

M. de la Faye a joui, dans son corps, de toute la considération qui lui était due. Dès 1742, il fut nommé démonstrateur royal, substitut de M. de Garengeot pour les opérations, à qui il a succédé en 1757. Au renouvellement de l'Académie, en 1751, il a été choisi vice-directeur. Il a rempli ensuite la place de directeur, à la satisfaction de la compagnie.

Sur un point particulier, personne ne s'est montré plus que lui exact observateur du premier principe de la morale, qui est de ne pas faire à autrui ce qu'on ne voudrait pas qui nous fût fait. Étant d'une extrême sensibilité sur l'apparence de la moindre contradiction, il évitait, autant qu'il lui était possible, toute espèce de discussion. Se présentait-il, dans les conférences académiques, une réflexion à placer, il prévenait avec soin qu'il n'entendait pas faire une objection, mais demander des éclaircissements ou une simple explication, afin de mieux entendre ce dont il s'agissait.

L'âge avancé, moins que la diminution des facultés intellectuelles, détermina la retraite de M. de la Faye. Il a vécu plusieurs années dans une sorte d'apathie, jouissant d'ailleurs d'une bonne santé, et il est mort à quatre-vingt-deux ans, le 17 août 1781.

Il avait toujours été fort curieux des nouveautés instrumentales. Il a fait présent au cabinet de l'Académie d'un œil artificiel, de gros volume et d'une très belle construction. Il avait une collection fort complète des maladies des yeux en émail, qu'il a pareillement donnée au cabinet, ainsi que tous ses instruments. Les *Mémoires de l'Académie royale des sciences* étaient le principal fonds de sa bibliothèque. Il avait communiqué quelques observations à cette compagnie, entre autres sur une palpitation du cœur, et a fait voir des muscles surnuméraires trouvés sur le cadavre d'un homme. En 1754, il montra à l'Académie des sciences un petit cochon monstrueux, sur lequel il observa plusieurs choses particulières dignes de remarque.

M. de la Faye avait été très attentif à recueillir et à conserver ces pièces fugitives, ces pamphlets satiriques relatifs à la médecine et à la chirurgie, enfantés par l'envie et la jalousie, toujours prêtes à se déchaîner contre les personnes d'un mérite distingué. C'est ainsi qu'on cherche à ralentir leurs pas dans la carrière de l'honneur et de la fortune ; et c'est une jouissance pour la multitude, qui applaudit avec une sorte de satisfaction aux efforts qu'on fait pour remettre au niveau commun ceux qui cherchent à s'élever. Mais ces écrits sont des plantes âcres et souvent vénéneuses, qu'il serait plus louable d'abandonner sur le mauvais sol qui les a produits.

NOTES.

La séance du 7 août 1785 avait dû presque tout son intérêt aux diverses communications qui avaient été faites, et encore en était-il que le temps n'avait pas permis d'entendre.

Louis, comme de coutume, avait ouvert la séance par la lecture d'un discours sur la distribution des prix, puis Brasdor lut des remarques *Sur les accidents qui suivent les grandes suppurations.*

Louis reprit ensuite la parole pour communiquer un mémoire très intéressant *Sur une question chirurgicale relative à la jurisprudence.*

Arrachart fut admis à lire des réflexions sur les divers instruments, imaginés pour fixer le globe de l'œil et les paupières dans les opérations qu'on peut faire sur les organes. Enfin, et pour terminer la séance, Louis prononça son éloge de la Faye.

Tout estimable, sage et instruit qu'était la Faye, sa vie n'offrait pas très grande matière à l'éloge, cependant Louis a su en tirer parti et faire valoir tous les mérites de ce chirurgien ; la publication de l'ouvrage de Dionis n'était pas ce qui avait fait le plus d'honneur à la Faye ; il est des ouvrages, bons pour leur temps, qu'on ne devrait jamais essayer de remettre au niveau des connaissances récentes, mais la Faye avait été mieux inspiré en résumant dans un précis élémentaire ses *Principes de chirurgie ;* Louis nous apprend que déjà en 1785 ce livre, auquel de nos jours on aurait donné le nom de *manuel*, avait eu sept à huit éditions ! Cette vogue ne s'était pas encore ralentie au commencement de ce siècle ; le livre de la Faye était encore entre les mains de presque tous les étudiants ; les résumés, les petits livres ont quelquefois de ces fortunes ; *habent sua fata libelli* : tandis que les grandes et sérieuses publications demandent de longues années pour s'écouler.

ÉLOGE

DE BORDENAVE,

LU DANS LA SÉANCE PUBLIQUE DU 27 AVRIL 1786.

Toussaint Bordenave naquit à Paris le 10 avril 1728. Il reçut dans sa première éducation les germes de religion et des vertus morales qui ont été constamment la règle de sa conduite dans le cours de sa vie. Il commença ses études au collége de Louis le Grand, alors florissant sous la direction des jésuites, qui ne confiaient l'instruction de la jeunesse qu'à d'excellents maîtres. Ceux de rhétorique particulièrement jouissaient de la plus haute réputation. Le jeune Bordenave répondit à leurs soins et se distingua dans toutes les classes.

Il finissait le cours des belles lettres précisément à l'époque où M. de la Peyronie, dont le nom est si cher à la chirurgie, animé du zèle le plus louable pour la perfection et la splendeur de son art, venait d'obtenir la loi qui obligeait les chirurgiens à être dorénavant dignes de leur état par l'étude préliminaire des humanités et de la philosophie. C'est en effet le moyen d'acquérir, avec l'habitude d'étudier, l'esprit de discussion, de justesse et de méthode absolument nécessaires pour entrer avec fruit dans la carrière des sciences.

Le nouveau règlement dicté par la raison pour le bien de l'humanité détermina le jeune Bordenave à embrasser la profession de son père, membre de cette compagnie. En conséquence, il fit sa philosophie en plein exercice au collége d'Harcourt, afin d'obtenir après les deux années du cours la maîtrise ès arts dans l'université, grade exigé pour parvenir à la maîtrise en chirurgie.

Il était à peine initié dans l'étude de cet art, sous les auspices de son père, qu'il eut le malheur de le perdre. Il en devint plus intéressant aux yeux des chirurgiens en chef des hôpitaux, qu'il fréquentait assidûment et aux maîtres chez qui les jeunes gens allaient faire des cours particuliers. Confrères et amis du père, ils se firent un plaisir et un devoir de seconder les heureuses dispositions du fils.

Avec de l'intelligence et de l'émulation, on acquiert bientôt l'habileté nécessaire pour être utile dans les fonctions subordonnées. Le désir d'une plus grande instruction porta le jeune Bordenave, âgé de vingt ans, à se séparer d'une mère tendre, dont il était la consolation, pour aller, malgré la rigueur de la saison, au siége de Maestricht, en 1748. La signature des préliminaires de la paix, à Aix-la-Chapelle, trompa bientôt ses espérances. La félicité publique mit obstacle à son avancement. De retour à Paris, il continua ses études avec l'exercice des dissections anatomiques et des opérations, et se mit en état de subir avec distinction les examens et de faire les actes de la licence. Il soutint, le 11 juillet 1750, une thèse latine sur les plaies par armes à feu, sous la présidence de M. Hévin, et reçut, avec le grade de maître en chirurgie, les compliments mérités de tous ceux dont il devenait le confrère.

Dans d'autres facultés, la réception par bénéfice d'âge annonce que le candidat a passé celui de la jeunesse, et il est dispensé, à ce titre, du temps d'études auquel les jeunes gens sont assujettis. Dans la nôtre, il en est tout autrement. Les fils de maîtres ont seuls le privilége d'être reçus fort jeunes. On suppose qu'ils ont sucé, pour ainsi dire, les principes de l'art avec le lait ; mais ils ne sont dispensés d'aucun acte probatoire. Les examens ne sont pas moins rigoureux pour eux que pour les autres candidats. M. Bordenave n'avait que vingt-deux ans lorsqu'il devint membre du collége de chirurgie, avec la faculté illimitée de pratiquer cet art si long, si difficile et si important à la vie des hommes.

Les personnes qui s'intéressaient à lui avec plus d'affection que de lumières trouvaient sans doute qu'il lui était très avantageux de pouvoir se livrer de bonne heure à l'exercice de son état, et de renouer autant qu'il serait possible le fil des occupations utiles que la mort de son père avait rompu. Il était trop éclairé pour ne pas sentir que les soins pénibles d'une pratique commençante seraient nuisibles à ses progrès, et qu'il risquait, s'il se concentrait prématurément dans un petit cercle d'occupations triviales, de ne pas obtenir la grande réputation à laquelle il semblait pouvoir aspirer et qu'il désirait. En fréquentant successivement les principaux hôpitaux confiés aux soins de chirurgiens exercés, il a étendu la sphère de ses connaissances et fortifié son jugement par l'usage réfléchi des observations sur les diverses méthodes de pratiquer. Par l'examen attentif des causes, des motifs et des résultats de différents procédés, on rend raison des bons et des mauvais succès; car les événements heureux ne sont pas toujours une preuve de la bonté des moyens qui paraissent les avoir produits. Le discernement de ces cas est le fruit d'une étude expérimentale très approfondie.

M. Bordenave pouvait se procurer ces avantages inappréciables. Il jouissait d'une aisance honnête. Il n'avait pas à combattre l'infortune, qui éloigne si souvent de la carrière des sciences et des arts les sujets qui l'auraient parcourue avec autant d'éclat que d'utilité pour eux et pour le public; mais la tendresse filiale aurait peut-être prévalu sur ces importantes considérations : madame Bordenave n'avait eu que ce fils dans sa première jeunesse. Elle l'aimait éperdûment. Il était son appui et son unique consolation. Sa compagnie lui devenait nécessaire. La douce habitude des sentiments affectueux faisait leur bonheur réciproque. Comment la mère aurait-elle imaginé que son amour pour un fils estimable pouvait nuire à sa perfection? Qu'il nous soit permis de regretter ici, pour les intérêts de l'art et au nom même de l'humanité, que cette mère si bonne et si tendre n'ait pas eu la grandeur d'âme et le courage héroïque de ces femmes de qualité, si intéressantes et si respectables, lorsque, réprimant les mouvements de la nature dont elles sentent d'autant plus vivement les impressions, elles voient d'un œil tranquille en apparence des époux et des fils qu'elles aiment tendrement s'éloigner d'elles pour le service de la patrie. Elles n'ignorent pas les dangers auxquels ils seront exposés par la valeur et la bravoure qu'elles leur inspirent; mais l'honneur et le devoir commandent, et elles cachent la crainte de tous les risques dont leur âme est alarmée.

En suivant M. Bordenave dans les différentes voies qu'il s'est tracées, nous le trouverons également studieux, appliqué, employant tout ce qui était en lui pour remplir d'une manière méritante et presque toujours irréprochable les tâches qu'il s'était imposées.

Le début ordinaire des jeunes gens qui ont de l'émulation est de jouir de la prérogative nouvellement acquise de faire des fonctions magistrales. Ils ouvrent une école et s'annoncent en qualité de professeurs sur la partie de l'art qu'ils affectionnent de préférence, ou dans laquelle ils se croient le plus versés. M. Bordenave avait, sans contredit, le talent nécessaire pour donner des leçons utiles aux commençants. Il ne réussit pas dans ses premières tentatives. Des collègues plus aciennement que lui en possession de démontrer l'anatomie, et qui en faisaient leur objet capital, devaient l'emporter sur un très jeune homme, qui voulait allier ce genre d'exercice avec d'autres occupations, et qui n'avait pas l'activité nécessaire pour se procurer, avec d'assez grandes difficultés, les moyens de remplir ses engagements.

Il se livra avec succès à l'instruction des candidats en licence. C'est sur toutes les parties de l'art qu'il faut les exercer successivement, pour leur faire subir avec honneur un grand nombre d'examens dont les matières et les interstices sont également déterminés par les statuts et règlements. On reçoit ces candidats chez soi, séparément, aux jours et aux heures convenus, suivant la commodité; et cela s'arrangeait facilement avec le quiétisme civil du maître. Il a rendu service au collége par ses enseignements privés. La facilité avec laquelle il parlait la langue latine lui donnait à instruire les candidats qui sentaient avoir le plus besoin de son secours à cet égard. Les thèses auxquelles il a présidé sont faites avec un soin qui les distingue; et sur les matières que d'autres avaient déjà traitées, on doit à ses recherches et à son travail une moisson plus riche et plus abondante.

Son assiduité aux différents exercices du collége montrait qu'il lui était attaché autant par inclination que par devoir. Aussi, à peine eut-il atteint les douze années de réception qui le rendaient éligible à la prépositure qu'il réunit tous les suffrages. Il a été promu deux fois à cette place, dont l'exercice est de deux ans; et personne n'a rempli plus parfaitement que lui le vœu de la compagnie dans ces deux gestions.

Les bienfaits de M. de la Peyronie ayant assuré une existence durable à l'Académie de chirurgie comme corps politique, son successeur sollicita un Règlement émané du roi, au mois de mars 1751, par lequel sa majesté, voulant donner de nouvelles marques de son affection à cette société, déclara qu'elle serait toujours sous sa protection, établit son régime sur des règles fixes et précises, et fit la première nomination des quarante conseillers et des vingt adjoints, dont le comité perpétuel de l'Académie sera dorénavant composé. M. Bordenave fut compris dans la liste des adjoints. Cette distinction très flatteuse ne pouvait encore être la récompense d'aucun travail académique, mais elle témoignait les espérances qu'on avait conçues de son application. Il fut bientôt chargé de les réaliser. On lui confia l'examen des réflexions critiques insérées dans les mémoires de l'Institut de Bologne, par M. Molinelli, contre la dissertation publiée dans les mémoires de l'Académie royale des sciences de Paris sur la fistule lacrymale, par feu M. Petit. Cette discussion prouve que les remarques de M. Molinelli sont minutieuses et qu'elles n'infirment en rien la doctrine de M. Petit, dont les vues justes et neuves ont servi de base à tous ceux qui ont tenté depuis de perfectionner, par divers procédés, l'opération la plus judicieusement imaginée. Ce mémoire de M. Bordenave est inséré dans le second tome de ceux de l'Académie de chirurgie, publié en 1753. On trouve dans le même volume le Précis que M. Bordenave a fait de plusieurs observations sur les plaies d'armes à feu en différentes parties du corps. Ces faits de pratique, ayant été présentés séparément par leurs auteurs respectifs, tenaient nécessairement à des généralités et à des réflexions communes qu'il fallait élaguer, lorsqu'on les mettait en ordre, en les rangeant sous différents paragraphes pour n'en faire qu'un seul mémoire.

M. Bordenave, dont le zèle cherchait de l'aliment, se saisissait volontiers des matières qui étaient, dans l'Académie, un sujet de controverse et de discussion. Son dessein était de procéder à la solution des difficultés par la voie du doute méthodique. Il balançait les opinions opposées, tâchait de les rapprocher par quelques-unes de leurs surfaces, et souvent il finissait par mécontenter les deux parties, qui trouvaient étrange qu'on voulût arranger des choses qu'elles jugeaient inconciliables. C'est ce qui arrive assez communément aux tiers arbitres, que personne n'a chargés de terminer les différends. M. Pibrac avait lu successivement plusieurs mémoires, sous une forme inadmissible, contre l'usage des sutures pour la réunion des plaies. Quelques personnes s'élevèrent contre sa doctrine. Ces praticiens prétendaient s'être servis utilement de ces moyens recommandés dans tous les livres de l'art. On oppose toujours de la résistance aux idées nouvelles ou renouvelées, lorsque, pour les adopter, il faut leur sacrifier des connaissances longuement et péniblement acquises. L'esprit de prévention entretint une querelle assez vive sur cette matière. M. Bordenave demanda la communication des mémoires produits de part et d'autre. Il fit un assez grand travail, plutôt comme conciliateur des esprits que comme juge définitif. La rédaction du mémoire de M. Pibrac, tel qu'il est inséré dans le troisième tome de l'Académie, mit fin à toutes les difficultés, et rendit inutile tout ce qui avait été fait d'ailleurs sur cette question.

Le mécanisme de la nature dans la consolidation des plaies, avec perte de substance, donna lieu à un grand nombre d'objections contre M. Fabre, qui rejetait la régénération des chairs, admise généralement. M. Bordenave entra en lice, et l'on voit, dans son Mémoire sur la manière de traiter le renversement des paupières, que malgré l'autorité de la chose jugée précédemment, et dans ce cas particulier, sous ses yeux et entre ses mains, il avait encore de la peine à adopter, sans restriction, la vraie doctrine, solidement établie par la raison et par l'expérience.

Il y a de lui, dans les *Mémoires de l'Académie*, un Précis d'observations sur les maladies du sinus maxillaire; des remarques sur les exostoses de la mâchoire inférieure et un mémoire sur le danger des caustiques, qu'on voulait accréditer pour la cure radicale des hernies. M. de la Condamine a été malheureusement l'apôtre et le martyr de ce procédé. Les victimes des novateurs sont fréquentes, mais jamais assez connues.

Quelques faits, recueillis sur l'utilité des cautères dans la cure de l'épilepsie, fournirent à M. Bordenave la matière d'un bon mémoire, mais qui, n'ajoutant rien aux connaissances précédemment acquises, n'a point été imprimé.

Sa présence assidue aux assemblées de l'Académie et son zèle lui méritèrent, à juste titre, les places qu'il y a remplies honorablement. Il n'a été que deux ans dans la classe des adjoints. M. Marsolan, premier chirurgien de S. A. R. Mgr le duc d'Orléans, régent, et de LL. AA. sérénissimes ses fils et petits-fils, ayant obtenu la vétérance en 1753, sa place de conseiller fut donnée à M. Bordenave. En 1760, il a succédé, dans l'office de commissaire des correspondances, à M. Andouillé, nommé premier chirurgien du roi, en survivance. Les fonctions de cette place sont de répondre aux lettres de ceux qui écrivent à l'Académie, et de leur faire part des jugements qu'on a portés de leurs ouvrages. Cet emploi est difficile à remplir; il exige, avec une grande connaissance de toutes les parties de l'art dans les moindres détails, beaucoup d'attention, de prudence et de délicatesse, pour faire agréer aux auteurs une censure utile et nécessaire, sans offenser leur amour-propre, ordinairement très irritable. Il faut exciter leur émulation et ménager la louange qui ne serait méritée qu'à certains égards, afin qu'elle ne soit pas reçue comme une approbation formelle. Les éclaircissements doivent être demandés avec art, pour cacher les doutes qu'on pourrait avoir ou sur la vérité des faits, ou sur les lumières et l'intelligence de l'observateur. M. Bordenave a été continué plusieurs années, à la satisfaction de l'Académie, dans les fonctions de commissaire des correspondances. Il ne les a quittées que pour passer successivement aux places de vice-directeur et de directeur de la compagnie.

M. de la Peyronie avait doté, par son testament, les adjoints des cinq professeurs et démonstrateurs royaux établis depuis 1724, à la condition expresse que l'enseignement serait doublé, et qu'ils feraient les mêmes cours que les titulaires. Ces dispositions exigeaient un nouveau règlement, pour fixer l'ordre et la distribution des leçons à faire dorénavant tous les jours, matin et soir, dans l'amphithéâtre de nos écoles. M. de Lamartinière s'en occupa; et, sur sa présentation, M. Bordenave eut le brevet de professeur royal adjoint pour la physiologie. Il a enseigné cette partie fondamentale pendant environ vingt-cinq ans et jusqu'à sa mort. Le nombreux concours des élèves a prouvé le cas qu'ils faisaient de ses leçons.

L'hospice fondé par le roi, à la suite de nos écoles, n'avait originairement que six lits, et les professeurs, à portée d'y rendre des services, y faisaient les fonctions de chirurgien en chef alternativement, de six en six mois. M. Bordenave a montré, pendant son semestre, qu'il avait les meilleurs principes; qu'il en savait faire une juste application et qu'il possédait parfaitement les bonnes méthodes d'opérer. Il fallait être fort clairvoyant pour s'apercevoir qu'un peu de lenteur dans les procédés manuels venait plutôt du défaut d'habitude que d'un excès de prudence. Je lui ai vu faire au village d'Issy avec succès une opération de taille et tirer une pierre assez volumineuse, avec une intelligence et une dextérité peu communes, qu'on ne trouve pas toujours chez ceux qui sont le plus exercés dans ces sortes de cas.

Nous n'avons jusqu'ici considéré M. Bordenave que dans la suite de ses travaux relatifs au collége, à l'Académie et aux écoles de chirurgie. Son zèle ne s'est point renfermé dans cette enceinte. L'Académie des sciences de Dijon a réuni dans un volume et donné au public trois mémoires, qui ont concouru pour le prix qu'elle avait proposé, en 1767, sur la nature, la manière d'agir et l'usage des antiseptiques. Le mémoire couronné était de M. de Boissieu, docteur en médecine de la Faculté de Montpellier, professeur agrégé au collége des médecins de Lyon. M. Bordenave a eu le premier accessit. Le savant interprète du jugement de l'Académie dit en termes exprès, dans un discours préliminaire, que si M. Bordenave ne partage pas le prix, c'est qu'on aurait désiré qu'il eût traité la partie médicale avec autant de supériorité que la chirurgicale. M. Maret témoigne la sincérité des regrets de l'Académie de n'avoir pas autant de prix à adjuger qu'il y avait de concurrents.

Il y a apparence que M. Bordenave ne négligeait pas les questions proposées par les Académies pour le sujet de leurs prix, lorsqu'elles ressortissaient à ses connaissances. L'Académie des sciences et belles-lettres de Toulouse a demandé jusqu'à trois fois d'établir la théorie des contre-coups, et quels sont leurs effets dans les différentes parties du corps. Le prix, quoique triple, n'a pas été adjugé, l'Académie n'ayant pas reçu des mémoires satisfaisants sur cette importante question. M. Sabouraut, professeur de chirurgie à Toulouse et membre de l'Académie des sciences, m'invita en particulier à travailler sur cette matière pour la satisfaction de la compagnie, et m'adressa en original trois mémoires envoyés à Toulouse pour concourir au prix triple. Il y en avait un que je reconnus à l'écriture pour être de M. Bordenave. Fidèle dépositaire, je ne révélai point son secret; mais je ne crus pas devoir user de la facilité que m'offrait la communication des travaux d'autrui, et il répugnait encore plus à ma délicatesse de faire profit d'une récompense si aisée à obtenir et d'en céder l'honneur à un autre. Le trafic en choses intellectuelles n'est pas honnête. La simonie a été mise par tous les casuistes au rang des crimes.

En 1768, M. Bordenave s'engagea avec le libraire Guillyn à publier les éléments de physiologie par M. Haller, connus sous le titre de *Primæ lineæ*. Feu M. Tarin avait donné la traduction de la première édition, si l'on peut donner ce nom à un travail où la doctrine de l'auteur était inintelligible et défigurée par une infinité de contre-sens. Nommé censeur de la nouvelle traduction, je crus devoir faire sentir à mon confrère que la latinité de M. de Haller n'était pas fort claire, et que par la concision du style, un sens profond étant caché sous l'écorce de la lettre, il ne pouvait être saisi que par une très grande et laborieuse application. Mais le libraire était pressé de jouir. M. Bordenave avait promis de ne pas mettre son nom à la tête de ce livre; l'intérêt du libraire l'exigea, et je ne crus pas devoir faire à l'amitié le sacrifice de la vérité. Le privilége fut expédié sur une approbation illusoire. Ma déclaration fut simplement d'avoir lu cette traduction par ordre de Mgr le vice-chancelier.

M. Bordenave donna des soins plus attentifs à un *Essai de physiologie* de sa composition, dont il y a eu trois éditions; la dernière, en 1778, en deux volumes, est dédiée à M. le duc de Brissac, gouverneur de la ville de Paris. Cette qualité le fait chef de l'Hôtel de ville, et rend raison des motifs de l'hommage. Au frontispice de ce traité, M. Bordenave, outre ses titres connus, prend ceux d'associé des Académies de Rouen, de Lyon et de Florence. Il a été depuis censeur royal.

Le désir de la célébrité ne l'occupait pas tellement qu'il ne songeât à la rendre utile. Il se mettait sur les rangs et postulait toutes les places vacantes ou prêtes à vaquer. Il négociait avec les titulaires qui méditaient leur retraite. A cette espèce d'encan, on met sa démission au plus haut prix, et M. Bordenave, qui ne savait pas calculer à son désavantage, allait toujours au rabais. Après un marché rompu, nous l'avons vu, dans une assemblée où il avait un discours à prononcer, déclamer oratoirement et assez vivement contre l'abus de la vénalité des places. Il avait raison dans la thèse générale.

Avec tout le mérite requis pour les remplir, il aurait manqué toutes les places qu'on n'aurait accordées qu'à une sollicitation fort pressante. Il n'avait de tenue que pour les affaires qui se mènent lentement ; avec de la persévérance, on surmonte beaucoup d'obstacles.

Une ambition louable à tous égards était de parvenir à l'Académie royale des sciences. Au commencement de l'année 1758, M. Bordenave manifesta ce désir par la lecture de deux mémoires ; l'un avait pour titre : *Recherches sur l'ostéogénie, ou la formation des os*. Le second était intitulé : *Recherches sur la façon dont se fait la réunion des os fracturés*. M. Bordenave y expose une doctrine opposée à celle de M. Duhamel, ce qui a donné lieu à M. Fougeroux, de l'Académie des sciences, de répondre aux objections proposées contre le système de monsieur son oncle, dans un mémoire sur les os publié en 1760, et où l'on trouve, avec les dissertations de M. Bordenave, celle de M. de Haller sur la formation des os et ses expériences sur le cal.

Plusieurs observations, présentées à l'Académie des sciences, donnaient à M. Bordenave l'espérance de devenir membre de cette compagnie dans la classe de l'anatomie. L'occasion s'en présenta en 1774. Il se trouva malheureusement en concurrence avec un homme d'un mérite très distingué, dont on désirait faire l'acquisition. Le règlement de l'Académie porte en termes formels qu'elle présentera deux sujets au roi, afin qu'il plaise à Sa Majesté d'en choisir un. M. Bordenave n'eut que les secondes voix. Des amis assez puissants auprès du ministre firent valoir son ancienneté en qualité de postulant, et il obtint la nomination à la place d'adjoint, vacante. Quoique cette nomination ne pût pas passer pour irrégulière, suivant le texte de la loi fondamentale, l'Académie, trompée dans son vœu, crut devoir faire une députation à M. le duc de la Vrillière pour soutenir ses premières représentations. Enfin on trouva le moyen de concilier le droit de l'autorité avec la résistance qu'on lui opposait. M. Bordenave fut maintenu dans la qualité de membre de l'Académie royale des sciences, en lui donnant celle de vétéran comme associé. C'était lui donner un titre dans une classe supérieure à celle des adjoints, qu'on a supprimée depuis.

Suivant l'usage et la valeur du terme, le titre de vétéran ne doit être accordé qu'à ceux qui, après avoir travaillé utilement dans l'Académie pendant plusieurs années, se trouveraient hors d'état ou dans l'impossibilité d'y continuer leurs travaux. C'est pour se retirer de l'Académie qu'on sollicite le titre de vétéran, et c'est en y entrant qu'on l'a donné à M. Bordenave. Ce n'est que dans un siècle extrêmement policé et parvenu au plus haut degré de civilisation qu'on peut trouver l'art de faire, à peu près à la satisfaction de tous, des arrangements jugés raisonnables, en éludant ce que l'ordre et la raison prescrivent.

Un succès plus brillant et de trop courte durée a couronné les démarches de M. Bordenave dans une autre carrière. Par les déclarations du roi en faveur de la chirurgie, ceux qui professent cet art jouissent de tous les droits de citoyens notables. M. Bordenave s'était fait inscrire, en cette qualité, au bureau de la ville, pour parvenir à la magistrature municipale. On n'élit chaque année que deux échevins, et il faut attendre à peu près quinze ans, plus ou moins, suivant le nombre des postulants inscrits précédemment, pour être dans le cas de solliciter les suffrages. Ils sont fort brigués. M. Bordenave les obtint en 1780. La noblesse, qu'il acquit par ce moyen, ne fut qu'un premier degré d'honneur. L'heureuse naissance de Mgr le dauphin lui procura, l'année suivante, l'avantage inattendu d'être nommé chevalier de l'ordre de Saint-Michel, dont il lui fut permis de porter le ruban et la croix du jour que Sa Majesté honora l'Hôtel de ville de sa présence et y vint dîner, accompagnée de la reine et de toute la famille royale.

Les personnes qui prétendaient à l'échevinage en même temps que lui avaient fait des efforts inutiles pour l'empêcher d'y parvenir. Manque-t-on jamais de prétextes pour mettre obstacle à l'avancement d'un rival ? On avait exagéré le nombre et l'importance de ses occupations, et le peu de rapport qu'elles avaient avec les fonctions de la municipalité, pour faire croire qu'il négligerait le service de la ville ; mais sa juridiction a un code facile à entendre. Les ordonnances qu'elle publie ont des formules connues et réglées, et il n'est pas difficile de porter un jugement sur les infractions de sa police. M. Bordenave fut très exact à ses devoirs ; il était flatté de les remplir. Il se rendait partout où sa présence était nécessaire, et il s'est fait considérer de ses collègues par son amour pour la justice, par sa prudence et son intelligence dans les affaires, et par la fermeté avec laquelle il s'opposait aux entreprises et réformait les abus que l'intolérance et l'inattention avaient soufferts, et que l'autorité et la protection auraient voulu conserver.

Son zèle l'a rendu inattentif aux signes avant-coureurs de la maladie à laquelle il a succombé, après huit jours de souffrances. Obligé de signer un grand nombre de contrats de rente, il s'était senti plusieurs fois le bras et la main engourdis au point de ne pouvoir continuer. Sobre et frugal par habitude, il ne pensa pas à se soustraire aux grands repas très multipliés donnés et reçus, par obligation d'usage. On assure avoir observé que ces banquets sont assez souvent funestes à quelques personnes dans les mêmes circonstances. Une attaque d'apoplexie, précédée de paralysie, a terminé la vie de M. Bordenave, à l'âge de cinquante-quatre ans, au moment de jouir paisiblement de tous les avantages qu'il pouvait désirer.

Le tableau de sa vie privée le rendra plus respectable encore que les talents par lesquels il a mérité l'estime publique. La pureté de ses mœurs lui avait imposé l'obligation de se choisir une compagne. Il avait souvent été frappé, en assistant aux offices de l'église, du maintien modeste et de la piété d'une jeune demoiselle d'une figure aimable; il apprit que, née et élevée noblement, elle avait toutes les qualités que peut désirer un homme vertueux. De leur union sont nées deux demoiselles, qu'il a établies honorablement. Sa maison était pour lui une retraite agréable, où, aussi tendre époux que père affectionné et fils respectueux, il se trouvait heureux par tous les devoirs qu'il se plaisait à remplir. La perte prématurée de son estimable épouse l'attacha plus particulièrement à l'éducation de ses enfants. Il assistait aux leçons des différents maîtres, afin d'être en état d'en prendre l'esprit et de prolonger l'instruction en leur absence, par forme d'amusement. L'exercice de sa profession, la confiance et l'amitié des personnes qui l'appelaient à leur secours, l'occupaient au dehors, et chez lui le travail du cabinet servait de distraction et de délassement aux devoirs que son cœur lui imposait. L'esprit lui était subordonné. Est-il donc étonnant que ses écrits ne soient pas animés de ce feu qui est le principe de la vie dans toute espèce de production? Sans une application vivement soutenue, on manque de la vigueur et de l'énergie capables de donner une impulsion nouvelle aux connaissances que nos prédécesseurs nous ont transmises. Il est certain que des distractions habituelles, quelque louable, quelque respectable qu'en soit le motif, sont un grand obstacle au progrès des arts. Elles dérobent le temps précieux que les recherches et la profonde méditation exigent également.

NOTES.

J'ai donné à la suite de l'éloge de Lecat toutes les pièces de l'espèce de procès qui fut intenté à Louis à l'occasion de sa lecture; ces pièces étaient importantes. La défense de Louis est un morceau du plus grand mérite, et le jugement de la commission était un modèle de sagesse et d'impartialité ; l'éloge de Bordenave devait aussi causer quelque émotion dans la famille ; tout en louant Bordenave avec un tact parfait et une grande délicatesse, Louis s'était laissé aller à dire quelques vérités sur son caractère et ses intrigues souterraines. Bordenave était veuf ; ce n'est pas une épouse qui pouvait réclamer, mais il avait laissé un gendre ; or les gendres, à cette époque, étaient déjà disposés à se montrer très susceptibles en ce qui concernait leurs beaux-pères. Nous avons trouvé annexée à l'éloge de Bordenave une réclamation tout à fait semblable à celle de David, et qu'un M. de Vallancourt, gendre de Bordenave, avait adressée à Louis.

Louis nous a conservé la réponse qu'il crut devoir faire à M. de Vallancourt ; elle est digne, ferme et modérée, comme tout ce qui sortait de sa plume.

Très insolente dans sa forme, la missive adressée à Louis est conçue en ces termes : « Monsieur de Vallancourt n'est plus surpris que M. Louis ne lui ait pas fait part du discours qu'il devait prononcer sur M. Bordenave. Malgré qu'il n'ait pas reçu d'invitation, il s'y est toujours rendu sur la foi publique *qu'il* allait entendre l'éloge *qu'il* croyait mérité de son beau-père. Mais quelle a été sa surprise, lorsque au lieu d'un éloge il n'a entendu qu'une critique et un persiflage indécent, et de quelle part ! A peine puis-je le croire ; d'une personne qui de son vivant se disait son ami. Mais, au reste, M. Louis saura que M. de Vallancourt a été bien dédommagé par le public, qui n'a pas donné le moindre applaudissement, et dans tous les cas il préfère le public au particulier. »

Voici la réponse de Louis.

« Le 29 avril 1786.

» M. Louis croyait avoir donné à feu M. Bordenave des témoignages très marqués d'estime et d'amitié dans l'éloge qu'il a prononcé avant-hier à la séance de l'Académie royale de chirurgie. Il prie M. de Vallancourt de vouloir bien lui nommer un juge non prévenu et impartial avec qui il puisse en conférer, et il est prêt à supprimer ou corriger ce qu'il y aurait de répréhensible. Il se respecte trop pour s'être permis des persiflages et des indécences. Un secrétaire d'Académie est historien et non panégyriste. Encore dans les panégyriques de sainte Madeleine et de saint Augustin est-on forcé de dire à la face des autels que l'une a été pécheresse et l'autre un libertin.

» Les devoirs des secrétaires d'Académie sont décrits au mot *Éloge académique* dans le *Dictionnaire encyclopédique*. M. de Vallancourt est prié d'y jeter les yeux et de ne pas croire la rumeur des ennemis qui blâmeraient moins l'éloge de M. Bordenave s'il était plus mal fait.

» Sa personne, ses mœurs, son zèle, sont loués partout et en tout. La nécessité d'apprécier les ouvrages était indispensable. L'amitié a dicté à cet égard les plus grands ménagements, et M. Louis devait s'attendre à des remercîments et non à des reproches amers. »

ÉLOGE
DE DAVID,

LU DANS LA SÉANCE PUBLIQUE DU 19 AVRIL 1787.

Jean-Pierre David naquit en 1737 à Gex, au duché de Bourgogne, d'une famille honnête. Il fit ses études au collége de cette ville. L'éducation publique donne, dès l'adolescence, à ceux qui en profitent comme l'a fait M. David, l'amour du travail et l'habitude de l'application, dispositions avantageuses et nécessaires pour faire des progrès dans les sciences et les arts qu'on devra cultiver.

Un chirurgien de Seyssel, ville du Bugey, jouissait d'une réputation distinguée. M. David, destiné à la chirurgie, lui fut confié pendant deux ans. C'est encore un avantage, qui n'est pas assez senti, de ne pas arriver directement à la source des grandes instructions dénué de toute espèce de connaissances sur l'art qu'on veut apprendre. C'est toujours par les faits qu'il faut commencer. Il est très utile d'avoir été initié. Quelle idée, en effet, la lecture d'un livre ou la leçon d'un professeur peuvent-elles donner à un étudiant, dont les sens n'auraient jamais été frappés des objets sur lesquels il entend disserter profondément? Le début, en qualité d'élève, sous un maître praticien, fait également naître le désir et sentir le besoin d'être instruit sur les choses qui ont été soumises à la vue, et qui ont nécessairement échappé à l'intelligence. Sous son premier maître, M. David devint en état de profiter, à Lyon, de la fréquentation assidue du grand Hôtel-Dieu de cette ville, pendant l'espace de trois ans.

Il arriva à Paris vers l'âge de vingt-trois ans, déjà bien préparé, comme l'on voit, et capable d'apprécier les instructions des professeurs en tout genre, dont la capitale abonde. Il sentit bientôt que toutes les connaissances qu'il devait acquérir avaient besoin d'une base fondamentale. La physique expérimentale eut pour lui de grands attraits. L'abbé Nollet distingua bientôt, dans la foule de ses auditeurs, un jeune homme empressé de se placer à ses côtés, et qui marquait la plus vive ardeur. L'amitié du professeur fut utile aux progrès du disciple.

Les connaissances physiques tiennent essentiellement à l'anatomie et à toutes les parties de l'art de guérir; elles en facilitent l'étude et dévoilent ses mystères. M. David en fit une heureuse application dans un ouvrage qu'il publia en 1762, à l'âge de vingt-cinq ans. Il a pour titre : *Recherches sur la manière d'agir de la saignée, et sur les effets qu'elle produit relativement à la partie où on la fait.*

Les premières productions littéraires sont ordinairement des fruits précoces, nés principalement du désir de se faire connaître. Les recherches de M. David marquent plus de maturité. Les lumières que MM. Sylva, Quesnay et Sénac ont répandues sur cette matière l'ont éclairée. Son ambition est de marcher sur de si belles traces. Et s'il y a quelque chose de neuf et de vrai dans cet essai, dit-il modestement, j'en suis en partie redevable à la lecture de ces grands maîtres. Il reproche cependant à M. Quesnay de n'avoir pas eu raison de regarder comme un préjugé des anciens la pratique, généralement adoptée, de faire des saignées à différentes parties du corps, relativement au siége des maladies. Cette matière a été très savamment traitée dans un ouvrage latin, publié en 1737 par M. Lefèvre, professeur de médecine en l'université de Besançon. Sous la forme aphoristique, il donne les préceptes les plus sages relativement à l'usage de la saignée dans toutes les maladies. L'explication de ces aphorismes offre sur chaque point une concordance des sentiments et de l'expérience de tous les auteurs, depuis Hippocrate jusqu'à Boerhaave. C'est une mine précieuse, exploitée avec un savoir et une érudition qui donnent de l'admiration pour l'auteur d'un ouvrage très peu connu. Celui de M. David sur la saignée parvint bientôt à M. de Lamartinière, dont le zèle ardent pour l'honneur de la chirurgie se manifestait dans toutes les occasions possibles. Il me chargea de faire connaissance avec l'auteur, de le pressentir sur ses vues et de lui offrir, s'il voulait se fixer à Paris, comme une récompense de ses talents et des espérances qu'ils donnaient, de faire les frais de sa réception au collége de chirurgie. M. David accepta ces offres avec reconnaissance, et il ne tarda pas à être immatriculé et mis au nombre de nos candidats.

La Société des sciences, établie à Harlem, venait de couronner une dissertation qu'il lui avait envoyée sur la question : *Qu'est-ce qu'il convient de faire pour augmenter, diminuer ou supprimer le lait des femmes? Quels accidents il occasionne le plus souvent, et comment on peut les prévenir?*

Les actes très multipliés de la licence en chirurgie n'empêchèrent pas M. David de s'occuper à d'autres objets. L'Académie avait proposé, pour le prix de l'année 1762, de *déterminer la manière d'ouvrir les abcès, et leur traitement méthodique, suivant les différentes parties du corps*. Peu satisfaite des mémoires qui lui avaient été envoyés, elle remit la même question pour le prix de l'année 1764, avec promesse d'un prix double. Il fut adjugé au mémoire de M. David, qui le reçut à la séance publique de l'Académie, le 3 mai 1764.

Cet ouvrage, imprimé dans la première partie du tome IV des Mémoires sur les sujets proposés pour le prix de l'Académie royale de chirurgie, méritait sans doute les suffrages qu'il a obtenus. Il n'était guère possible qu'on fît mieux à cette époque. L'Académie n'avait pas encore publié la doctrine admise, après un mûr examen et une discussion très réfléchie, contre la possibilité de la régénération des chairs, qu'on supposait se faire dans les plaies et dans les ulcères, dans ceux même où il n'y a aucune perte de substance. Ainsi il n'est pas étonnant que les digestifs ordinaires, les remèdes gras et onctueux, qui produisent si souvent des chairs fongueuses et de mauvaises suppurations, soient recommandés d'après la pratique d'usage, et qu'on leur attribue la propriété de déterger et de cicatriser, qu'ils ne peuvent avoir. C'est la nécessité de cette réforme, afin de mettre la pratique d'accord avec la nouvelle théorie, également fondée en raison et en expérience, qui a déterminé l'Académie à proposer, pour le prix de l'année 1770, d'exposer les inconvénients qui résultent de l'abus des onguents et des emplâtres, et d'indiquer la réforme dont la pratique vulgaire est susceptible à cet égard, dans le traitement des ulcères. Cette matière a été savamment traitée dans les trois mémoires que l'Académie a fait imprimer, et qui forment presque en entier la seconde partie du quatrième volume des prix.

Je me permettrai de répéter ici ce que je disais, il y a vingt ans, à pareil jour, dans l'éloge de M. Bertrandi (1), qu'il serait à souhaiter, pour le bien de l'humanité, que la chirurgie se perfectionnât au point que, tous les dix ans, nous puissions trouver à corriger les livres que nous aurions estimés comme parfaits et excellents. Ce serait une preuve très certaine et bien satisfaisante des progrès de notre art. C'est le but de notre institution, et notre gloire est d'y atteindre.

M. David soutint pour sa réception à la maîtrise en chirurgie, le 24 novembre 1764, sous ma présidence, une thèse sur l'opération césarienne. La dissertation est savante. Elle prouve que le candidat avait une connaissance très étendue des auteurs qui avaient traité ce sujet. On n'exige dans ces sortes d'ouvrages, dont la destinée est ordinairement éphémère, que la saine doctrine, au moins réputée telle, avec la clarté et la méthode dans l'exposition des matières.

Je crois ajouter à l'éloge de M. David, en disant que si nous avions la satisfaction de jouir de sa présence, son amour pour le progrès de l'art l'aurait porté à joindre ses applaudissements à ceux que M. Lauverjat vient de recevoir, pour l'heu-

(1) Voyez plus haut, pag. 107.

reuse perfection à laquelle il a porté l'opération césarienne (1).

M. David devint un athlète redoutable dans la concurrence aux prix proposés par les Académies. Il fut couronné en 1765 par l'Académie des sciences, des belles-lettres et des arts de Rouen, pour une *Dissertation sur le mécanisme et les usages de la respiration.* L'Académie avait reçu beaucoup de mémoires l'année précédente, sur le même sujet, et n'en avait pas été satisfaite. Elle crut devoir désigner par sa devise la dissertation qui avait le plus approché du but. Ce mémoire, dit-on, plein de choses neuves, bien observées, est malheureusement un peu prolixe sur les notions les plus faciles et laconique sur quelques articles essentiels. Dans l'embarras des travaux de sa licence, il y avait bien du mérite à M. David de s'être occupé d'une matière d'une aussi difficile discussion. Il profita de l'avis, retravailla son sujet, envoya son mémoire sous la même devise, et ses nouveaux efforts lui ont mérité le prix qu'il reçut solennellement, à la séance publique de l'Académie de Rouen, le 7 août 1765.

Il est très probable que M. David ne prévoyait pas alors qu'il serait dans peu très intimement attaché à cette compagnie savante. M. Lecat, qui y tenait un rang très distingué, avait une fille unique dans l'âge d'être pourvue. Les grâces de la jeunesse et de la figure recevaient un nouveau prix d'une éducation très soignée. Mais M. son père, dont la culture des sciences avait toujours été la passion dominante, plus occupé de sa réputation et de la gloire qu'il y attachait que de la fortune, jugea que les arrangements domestiques demandaient un gendre qui pût lui succéder avec honneur dans toutes ses places. C'était une très bonne dot, et elle fut accordée à M. David. M. Lecat fit connaître ses intentions, et, sans indiquer précisément un concours, les choses s'arrangèrent de façon que plusieurs jeunes

---

(1) Voyez son ouvrage : *Nouvelle méthode de pratiquer l'opération césarienne, et parallèle de cette opération et de la section des os pubis,* Paris, 1788, in-8.

chirurgiens se rendirent de Paris à Rouen dans l'intention de mériter la palme. M. David était du nombre. On aurait pu parier, presque à coup sûr, qu'il aurait l'aveu du père, d'après les succès académiques, qui étaient si fort de son goût. La victime paraissait ignorer qu'elle était l'objet de la recherche de ces messieurs, et il est assez probable qu'elle redoutait le sacrifice qu'on devait faire de sa personne. Des personnes inconnues ne devaient pas beaucoup l'intéresser. Si l'on s'en rapporte au mécontentement ou peut-être au dépit des rivaux, qui ont été trompés dans leurs espérances, M. David ne s'est occupé qu'à se rendre agréable à la mère, et il a réussi. Il sut donc mieux qu'eux calculer les moyens de parvenir à son but.

Il perdit son beau-père au mois d'août 1768. Devenu chef de la chirurgie dans un grand hôpital, il put donner essor à son génie, profiter des occasions de rectifier les spéculations par l'exercice de l'art et perfectionner la pratique par les lumières d'une saine théorie. M. Hunczowsky, chirurgien en chef de l'hôpital militaire de Vienne, en Autriche, après avoir passé deux ans tant à Londres qu'à Paris, sous la protection de son auguste souverain, en reçut l'ordre de visiter les principaux hôpitaux de la France avant de revenir à Vienne. Ses observations forment un volume in-8°, publié en langue allemande. Il y rend un compte assez détaillé de l'Hôtel-Dieu de Rouen, de la pratique de M. David et de ses succès en grand nombre de cas; mais il lui reproche de trop ménager les incisions dans le traitement des fractures compliquées et dans les plaies par armes à feu. C'est, en effet, par des incisions convenables qu'on ramène, autant qu'il est possible, les plaies dangereuses à l'état de plaies simples. Par ce moyen, on donne issue aux sucs épanchés; on en prévient la pourriture, et l'on détruit les étranglements qui causent la gangrène ou de très grandes suppurations en différents foyers. Mais le reproche aurait mérité d'autant plus d'être vérifié que M. David portait, en d'autres cas, l'usage des incisions au point de faire remarquer son intrépidité. Il a communiqué à l'Académie plusieurs observations sur la carie des côtes, où l'on voit qu'il a coupé, sans le moindre ménagement, les muscles en travers sur toute l'étendue de la côte cariée, afin d'en faire la résection limitrophe des parties saines et emporter toute la portion altérée. M. Hunczowsky, en faisant mention de ces cures hardies, dit que le succès n'a pas toujours couronné l'opération. Il avoue que sur cinq, trois ont été guéris. Mais ces malades étaient des victimes dévouées à une mort certaine, faute des entreprises courageuses qui ont sauvé la vie au plus grand nombre. Il y a, en chirurgie comme à la guerre, des occasions décisives où une noble audace promet et donne les plus grands succès. La témérité est toujours un effet d'aveuglement et de folie, et il y a souvent raison et sagesse à affronter de grands périls.

M. David publia, en 1771, un *Traité de la nutrition et de l'accroissement*, précédé d'une dissertation sur l'usage des eaux de l'amnios. Son nom est au frontispice avec ses qualités de maître ès-arts et en chirurgie de Paris, professeur royal de chirurgie et d'anatomie à Rouen, lithotomiste-pensionnaire, chirurgien en chef de l'Hôtel-Dieu et membre de l'Académie des sciences, belles-lettres et arts de la même ville. Mais il met à la tête de tous ces titres celui de docteur en médecine. Les mânes de M. David ne s'offenseront point si l'on trouve cet arrangement peu raisonnable, et il avait trop l'amour de son état pour ne s'être pas rendu à l'observation qu'on lui aurait faite sur cette distraction. Le titre de docteur en médecine est respectable sans doute, mais M. David était chirurgien. C'est en cette qualité qu'il avait été pourvu de places honorables et utiles. La chirurgie était son état capital et essentiel ; sa qualité de médecin n'étant qu'accessoire et superflue, pourquoi la présenter comme titre principal ? Le grade qui le donne, comme il l'avait, est si facile à obtenir, qu'il ne peut jamais faire présumer une capacité distinguée. Les préjugés populaires se perpétueront tant qu'ils seront accrédités par l'exemple de ceux qui sont le plus capables de les détruire, et l'on pourrait paraître manquer de respect à son corps, quand on se croit moins honoré par les avantages qu'on tient de lui.

Au reste, le Traité de la nutrition et de l'accroissement, qui a exigé de nous cette remarque, est fort savant et fera honneur à la mémoire de son auteur, quoiqu'il admette la régénération des chairs dans les plaies et qu'il se déclare partisan des naissances tardives. Le pour et le contre sur cette dernière question ont été si débattus, qu'il serait difficile de rien dire de neuf. Le savant jurisconsulte, auteur du *Code matrimonial*, donné en deux volumes in-4° en 1770, a fait impartialement l'histoire de la contestation, et l'extrait des différents mémoires publiés sur cette importante matière. La jurisprudence a enfin rejeté les naissances tardives, et depuis nos discussions, une fille, née onze mois et sept jours après la mort du mari de sa mère, a été déclarée illégitime, par arrêt du parlement, le 5 janvier 1768, sur les conclusions de M. l'avocat général de Barentin, aujourd'hui premier président de la Cour des aides (1).

Avec une imagination vive et féconde, M. David s'appliquait par goût aux mécaniques et avec succès. Il a publié une machine de son invention pour piloter avec deux chevaux, plus promptement et plus solidement que par le travail de vingt

---

(1) Horace a dit qu'un trait d'esprit, une plaisanterie fine tranchait souvent les plus grandes difficultés, beaucoup mieux et avec plus de succès que les raisons les plus solides.

. . . . *Ridiculum acri*
Fortiùs ac meliùs magnas plerumque secat res.

Mais des discussions sérieuses en matière grave et mises sous les yeux des magistrats ne permettaient pas d'avoir recours à cette arme, que nous aurait fournie un auteur fameux, dont les connaissances en tout genre étaient d'une étendue prodigieuse ; auteur trop décrié aujourd'hui, mais qui était singulièrement estimé des hommes du plus grand mérite dans le XVI° siècle, si fécond en savants. C'est Rabelais, admirable sur cette matière, à laquelle il a destiné le chapitre troisième du premier volume de ses œuvres, sous ce titre : *Comment Gargantua fut onze mois au ventre de sa mère.*

(*Note de Louis.*)

hommes. Il est auteur d'une autre machine propre à couper les pieux, à dix-huit pieds au-dessous de la surface de l'eau. Elle est, à ce qu'on assure, supérieure à ce que les plus habiles ingénieurs avaient proposé. On dit aussi qu'à l'occasion du bombardement de Gibraltar, il avait proposé au ministre de la marine un vaisseau incombustible, et qu'il en avait reçu une lettre de remercîment très satisfaisante.

Depuis quelques années, des idées de fortune l'occupaient singulièrement. Dans un temps où le luxe a fait de si grands progrès, on n'est pas blâmable de trouver que le superflu est chose très nécessaire. *Vidus Vidius*, que François Ier avait appelé de Florence à Paris, pour y enseigner la médecine au collége royal, après avoir parlé de toutes les perfections du corps et de l'esprit dont un chirurgien doit être doué, désire qu'il ait de la fortune, afin de pouvoir imposer au vulgaire par autorité, et d'être, avec tranquillité, indépendant de son état. *Bona fortunæ et autoritatem comparant apud vulgus et otium, ita ut libere liceat chirurgiam exercere* (1). On peut désirer du bien par des motifs plus louables et pour un plus noble usage (2), tel que le soulagement des malheureux, qui est la vocation naturelle d'un chirurgien. M. David a fait des spéculations de commerce qui ne lui ont pas réussi. Il s'est engagé, ou plutôt fourvoyé, dans des sentiers qu'il croyait lucratifs et qui l'ont conduit à sa ruine. Vivement affecté de l'état de ses affaires, il négligea peu à peu ses devoirs essentiels, et le dérangement de sa santé le conduisit au tombeau, le 21 août 1784, âgé d'environ quarante-sept ans. Son esprit, ses talents lui promettaient une carrière plus heureuse. Des chagrins domestiques ont plongé dans l'apathie la plus étrange l'homme qui avait montré longtemps une émulation fort soutenue et peu commune.

(1) Vidus Vidius, *De chirurg.*, lib. I, cap. III.
(2) Salomon l'a dit, *Ecclésiaste*, chap. VII, vers. 12 : *Utilior est sapientia cum divitiis et magis prodest.*   (*Note de Louis.*)

NOTES.

Quoique David ait été un des ennemis les plus actifs de Louis, et que dans l'affaire de Lecat il ait attaqué le secrétaire perpétuel avec la plus grande violence, Louis a été plutôt bienveillant qu'hostile dans son éloge ; si ce n'est les quelques mots relatifs à son mariage avec la fille de Lecat, il lui a rendu pleine et entière justice.

Les différentes publications de David ont été judicieusement analysées ; seulement il en est une que Louis lui-même a passée sous silence, et qui vient en quelque sorte de nous être révélée par M. Bouvier. Nous voulons parler de la *Dissertation sur les effets du mouvement et du repos dans les maladies chirurgicales*. Paris, 1779, in-12.

M. Bouvier a raison de dire que ce livre était resté enfoui dans la poussière des bibliothèques. Le hasard l'a fait tomber entre ses mains, et ce hasard a été heureux, car il a permis à M. Bouvier de faire un acte de justice ; nous consignerons ici ces vives paroles, ce sera un supplément curieux et utile à l'éloge de David.

« Vers la fin du siècle dernier, dit M. Bouvier, dans la même année 1779, parurent deux opuscules qui traitaient du mal vertébral ; les auteurs de ces dissertations s'ignoraient l'un l'autre ; ils écrivaient au même moment, l'un à Londres, l'autre à Rouen. L'un jouissait d'une des plus hautes positions chirurgicales de l'Europe et du monde entier, l'autre était un modeste chirurgien de l'ancienne capitale de la Normandie, de beaucoup inférieur d'ailleurs par l'âge comme par la renommée à celui qui fut le premier maître de Hunter. »

« Dans un de ces opuscules on lisait :

» Je publie un détail du bon succès qui a suivi la méthode particulière de traiter une maladie *que tous les efforts de l'art n'ont encore pu guérir*.... Le motif qui m'a fait publier cet ouvrage est le désir de perdre le moins de temps possible à indiquer les moyens de secours pour un mal *qui a résisté à tous les remèdes avant que celui-ci fût connu*.... Les patients de tout âge que j'ai traités au commencement de la maladie ont tous été guéris. »

« Dans l'autre on lisait :

» Une maladie aussi grave, dira peut-être quelqu'un, est un essai des ressources de l'art et des efforts de la nature ; gardons-nous de prononcer aussi légèrement, et d'assigner à celle-ci des bornes qu'elle ne s'est prescrites ; elle nous offre des caries de vertèbres dorsales guéries par ses seuls bienfaits....

Serait-il étonnant que la nature, après s'être servie du pus pour dissoudre la pièce osseuse, le rappelât dans les voies générales de la circulation?.... Quant aux os primitivement affectés, ils ne sont pas plutôt débarrassés de ces débris, qu'ils commencent à reprendre de la solidité, et si plusieurs vertèbres, par exemple, ont participé au désordre, elles forment entre elles une masse commune d'ossification qui termine cette *grande réaction*, qui, comme on le voit, *doit être l'ouvrage de la nature, du temps et du repos.* »

« Lequel de ces deux textes, poursuit M. Bouvier, est le plus conforme à nos connaissances actuelles? Lequel décèle l'observateur profond et attentif, l'interprète judicieux, exact des procédés curatifs de l'organisation malade?.... Lequel, au contraire, semble un de ces guérisseurs plus ou moins convaincus de toute la puissance de leurs remèdes, mais voulant surtout imposer cette conviction à leurs semblables? Ne croiriez-vous pas que l'obscur chirurgien normand doit avoir écrit les phrases que j'ai citées en premier lieu, et que l'éminent professeur de la Grande-Bretagne est l'auteur des autres? Eh bien, non, c'est justement le contraire; le premier passage, cousu d'assertions fausses et hasardées, est de l'illustre Pott, le second de David, le modeste chirurgien rouennais;.... et cependant qu'est-il advenu? La renommée l'a emporté sur la vérité, les illusions ou les vanteries de Pott ont été traduites dans toutes les langues; et le livre de David?.... Personne ne l'a lu, bien peu au moins... » (*Leçons cliniques sur les maladies chroniques de l'appareil locomotif*, par Bouvier. Paris. 1858, 1 vol. in-8.)

ÉLOGE
DE FAURE,

LU DANS LA SÉANCE PUBLIQUE DU 3 AVRIL 1788.

Jean-François Faure naquit à Avignon, dans les derniers jours du mois de janvier 1701, de parents honnêtes, mais sans fortune, vivant du produit d'un très petit commerce. Les sentiments de religion qui lui furent inspirés dès ses plus jeunes ans fructifièrent par une heureuse inclination, et ses contemporains se souvenaient, dans un âge avancé, que le jeune Faure leur avait toujours été proposé pour exemple et pour modèle de sagesse, lorsqu'on voulait réprimer la pétulance naturelle de leur enfance.

Il fit ses études au collége des jésuites. Malgré les avantages de l'éducation gratuite, que des parents peu aisés peuvent procurer dans une grande ville, les besoins physiques des enfants, charge de jour en jour plus dispendieuse, mettent dans l'obligation de leur prescrire prématurément le choix d'un état, par lequel ils puissent pourvoir à leur subsistance. Le cours des études du jeune Faure fut interrompu par ce seul motif, après avoir fini sa rhétorique. Ainsi disposé, il ne pouvait, en obéissant à ses parents, se déterminer que pour un état auquel le fruit de son éducation serait applicable, et il se dévoua à l'étude de la chirurgie.

Pour y être initié, il fallait, suivant l'usage du temps, dont on ne sent peut-être pas assez les avantages, contracter un engagement légal chez un maître de l'art pour y être instruit, pendant l'espace de trois années, sans la moindre interruption.

La résidence actuelle et exacte était de rigueur, et il fallait avoir donné une grande satisfaction au maître pour que le temps de cette espèce de stage pût être diminué d'un an. Ces précautions, prescrites par de sages règlements, avaient pour but d'attacher indissolublement, pour le temps convenu, l'élève au maître, de prévenir la légèreté de l'un et d'empêcher que les leçons de l'autre ne fussent infructueuses, faute d'un temps suffisant. L'abolition de cette espèce de noviciat n'est pas sans inconvénients. La commensalité forme une union inappréciable pour l'instruction familière et quotidienne. Cette institution rappelle la naissance de l'art, et lorsqu'il était l'objet de l'application des esprits les plus cultivés. Hippocrate, l'un des premiers maîtres du plus illustre des arts, ainsi qu'il l'appelait, promit solennellement, dans ce Serment fameux qui a bravé l'outrage des temps (1), d'enseigner par des préceptes abrégés et des explications étendues, et d'instruire de même ses enfants et les disciples qu'on aura mis sous sa conduite et qui auront été immatriculés (2).

Le jeune Faure, âgé de seize ans, se soumit aux usages indispensables et obtint, par ce moyen, au bout de deux ans, ce qu'on nommait le brevet d'apprentissage. Capable de saigner et de faire des pansements ordinaires, il sentit le besoin d'acquérir de plus grands talents, et prit le parti usité d'aller successivement, en différentes villes du Languedoc, offrir ses services aux maîtres en chirurgie qui voudraient bien les agréer.

Les personnes qui ne connaissent pas les détails que comporte l'exercice de la chirurgie dans le public, n'ont aucune idée des fonctions pénibles d'un praticien accrédité. Dans toutes les professions, il y a des intervalles où les occupations cessent; elles ont des repos marqués, sur lesquels on peut compter. Le chirurgien n'en a point. Le soulagement des malades commande

---

(1) OEuvres d'Hippocrate, trad. par Littré, t. IV, pag. 638.
(2) Nous avons déjà fait usage de cette autorité dans l'éloge de M. Bassuel ; voyez page 22. (*Note de Louis.*)

impérieusement le jour, la nuit, à toute heure, en toute saison. L'honorable et triste emploi d'être secourable forme, de notre état, la condition la plus pénible de la société. Il faut que des élèves, pour leur instruction et pour le bien de l'humanité, portent une partie du fardeau. Dès les premiers pas qu'ils font dans la carrière, ils deviennent nécessaires dans un grand nombre de fonctions ministérielles, auxquelles il est facile de les former, et ne fussent-ils envoyés que pour témoigner aux malades l'intérêt affectueux du maître, qui veut être informé de leur état, ceux-ci en reçoivent de la consolation, ce qui contribue plus qu'on ne le pense au succès des secours essentiels et capitaux.

L'élève, employé comme aide, prend sur son art des notions expérimentales, auxquelles on ne peut suppléer ni par récit, ni par lecture. Il se familiarise avec les objets qu'il lui importe le plus d'observer intuitivement. Les préceptes qu'Horace donnait sur l'art dramatique sont applicables à l'étude de la chirurgie, parce que la raison, la lumière de l'esprit est l'âme de toutes les connaissances humaines, sans aucune exception. Ce qu'on entend raconter frappe moins que ce qu'on voit. Les yeux sont plus fidèles. Le spectateur a l'avantage d'apprendre par lui-même.

Segnius irritant animos demissa per aurem,
Quam quæ sunt oculis subjecta fidelibus, et quæ
Ipse sibi tradit spectator. . . . . .

La première station de M. Faure fut à Nîmes, où il séjourna quatre années, sous les auspices du chirurgien en chef de l'Hôtel-Dieu de cette ville. De Nîmes, il vint à Montpellier, et fut reçu chez M. Soulier, célèbre par ses démonstrations d'anatomie et de chirurgie, et chirurgien en chef d'un hôpital. Sous un tel maître, on avait les occasions de cultiver également la théorie et la pratique. Les leçons des différents professeurs sont d'autant plus profitables qu'elles tombent sur un fonds déjà préparé à les recevoir. Les connaissances, acquises par la seule expérience, sont éclairées utilement par de nouvelles lumières ; celles-ci ne produiraient qu'un vain éclat et éblouiraient en pure perte, sans ces heureuses dispositions.

Après trois années d'études et d'application assidue à Montpellier, M. Faure vint à Lyon, où la célébrité des grands hôpitaux l'attirait, comme dans la meilleure école qu'il pût fréquenter.

On a trop abandonné ces moyens de s'instruire, parce qu'on a vu, sans doute, que les voyages qu'on a toujours admis comme pouvant être utiles aux progrès des connaissances, dans tous les genres et dans tous les ordres, étaient fort dispendieux ; qu'ils étaient communément plutôt un objet de dissipation et de curiosité que de solide instruction. Ce sont des courses plus ou moins rapides, suivant le goût et les occasions, et même suivant l'agrément des lieux. Mais si, comme l'a fait M. Faure, on se transportait d'un lieu dans un autre, non comme voyageur, mais par des émigrations successives, on verrait les diverses méthodes de pratiquer des différents maîtres ; leurs fautes mêmes, s'ils en avaient commises, deviendraient instructives. L'élève, qui n'a pas un assez grand fonds de lumières pour apprécier les différentes pratiques, a nécessairement des doutes, sur lesquels il se croira obligé de chercher des éclaircissements par l'étude et la réflexion. La routine d'un seul homme, étayée par des succès équivoques, ne lui paraîtra plus une règle à suivre. Il sera à l'abri de la prévention qui entraîne et captive ceux qui n'ont pas la défiance qu'un doute raisonnable fait naître.

Écoutons encore sur cette importante question ce qu'Hippocrate a dit dans le petit Traité philosophique, qu'il a intitulé *la Loi* (1) : « L'étude de la médecine (et l'on sait que la chirurgie tenait le premier rang sous cette dénomination), l'étude de la médecine ressemble parfaitement à la culture des fruits de la terre. Notre nature, c'est-à-dire notre esprit, c'est le champ.

(1) Œuvres d'Hippocrate, trad. par Littré, t. IV, pag. 628.

Commencer de bonne heure, c'est jeter la semence dans la bonne saison. Le lieu propre à cette étude, c'est le bon air qui nourrit cette semence et la fait croître. Le travail, c'est toutes les façons qu'il faut donner à ce champ pour le rendre fertile, et enfin la longueur du temps, c'est ce qui fortifie, nourrit et mûrit toutes choses. »

« Voilà, continue ce grand homme, cet homme qui a mérité le nom de divin : Voilà les secours dont il faut être muni pour acquérir cette science, et quand on l'a véritablement acquise, il faut voyager dans les villes, pour n'être pas seulement médecin de nom, mais pour l'être en effet. Car le défaut d'expérience est un très mauvais fonds pour ceux qui le possèdent, et un pernicieux trésor et en songe et en effet ; c'est l'ennemi de la tranquillité que donne une conduite sage et de la bonne confiance, et la source de l'audace et de la timidité; car l'impuissance produit la timidité, et l'audace est la fille de l'ignorance. »

M. Faure, arrivé à Lyon en 1725, trouva à se placer chez un chirurgien très accrédité dans un des faubourgs de cette grande ville. Celui-ci s'aperçut bientôt du mérite de son coadjuteur et en reçut une assistance utile, dans une clientèle très étendue. L'amitié et la confiance du maître lui firent saisir une occasion de mettre son élève à portée de voler de ses propres ailes. Un chirurgien, dont les occupations étaient assez multipliées dans un faubourg éloigné du centre de la ville, vint à mourir, et laissait sa veuve dans un grand embarras. Il lui fallait un homme capable de soutenir son établissement, et qui voulût exercer sous son privilège. M. Faure lui fut indiqué. Il gagna bientôt la confiance de ce quartier. Ses attentions, son assiduité, lui méritèrent l'estime de tous ceux qui avaient recours à des soins qu'il donnait plus par zèle que par intérêt, car son état était précaire. Il cultivait laborieusement, d'une manière honorable, un champ peu fertile. Un léger glanage tenait lieu de récolte, et ne lui promettait tout au plus qu'un moyen suffisant pour être à l'abri de l'indigence. Nous ne croyons pas devoir dissimuler quelle fut la ressource qui servit à améliorer son sort.

Il aimait la musique, et jouait parfaitement de la flûte. Ce moyen de récréation lui fit faire connaissance avec quelques amateurs. Ce n'est qu'au même titre qu'il fut admis dans des concerts. N'ayant rien perdu des germes de la bonne éducation qu'il avait reçue de ses premiers maîtres, ses manières polies et honnêtes, son maintien, sa conversation, lui firent des amis. On porta sur l'homme de l'art la bonne opinion qu'inspirait l'homme de société. Il fonda sa réputation, jugea que la partie des accouchements pourrait lui être profitable. Il prit un autre essor, changea de domicile pour se rapprocher de ses amis, de ses patrons. Il se mit sur les bancs et fut admis, en 1733, au nombre des maîtres en chirurgie de Lyon, après les actes probatoires, qu'il soutint avec beaucoup d'applaudissements.

Ses liaisons avec les abonnés du concert, au nombre desquels il se mit, l'approchaient des personnes les plus distinguées, des plus riches négociants, dont il captiva la considération et l'amitié. Le cercle de ses partisans s'agrandissait chaque jour. Les sentiments de piété religieuse, dont il n'a jamais cessé d'être pénétré, le firent entrer dans une confrérie de pénitents. Les plus honnêtes gens se faisaient honneur d'être membres de cette association, dévouée à des œuvres de charité et de bienfaisance. Les suppliciés sont l'objet de son attention particulière; ils sont consolés par l'espérance de la miséricorde divine, en acceptant la mort comme une juste expiation de leurs forfaits. C'est en considération du bonheur promis pour l'autre vie qu'ils sont enterrés avec une espèce de solennité, dans une chapelle. Je manquerais à la reconnaissance, si je ne parlais pas ici des services que M. Faure m'a rendus et à la chose publique. A ma sollicitation, il a examiné anatomiquement plus de vingt criminels exécutés, et ses remarques m'ont été utiles pour la dissertation que j'ai lue à notre séance publique de 1763, à l'occasion de la fameuse affaire des Calas. Il s'agissait d'*établir les principes pour distinguer, à l'inspection d'un corps trouvé pendu, les signes du suicide d'avec ceux de l'assassinat.*

Les mœurs douces et sociales de M. Faure lui avaient même concilié l'amitié de ses confrères. Il s'attacha particulièrement à celui qui jouissait de la plus brillante réputation (M. Parisot), et il obtint sa bienveillance, qui lui a été avantageuse. Jamais il ne perdit de vue les moyens de s'instruire. Il aurait pu se renfermer dans la pratique des accouchements, qui le soumettait à des devoirs assidus et pénibles. Il savait mettre à profit tous les instants dont il pouvait disposer pour cultiver la société des chirurgiens en chef des hôpitaux. Recherches anatomiques, nouvelles méthodes d'opérer, toutes les expériences relatives à ce qu'on présentait comme moyen de perfectionner l'art, étaient répétées et examinées à sa sollicitation. Il aimait la chirurgie pour elle-même. Il n'y eut jamais de passion plus vive et plus constante. Il nous a donné des preuves de ses connaissances sur toutes les parties de l'art, dans le mémoire qui lui a mérité, en 1752, le prix sur le caractère des tumeurs scrofuleuses, leurs espèces, leurs signes et leur cure. L'exposition de la doctrine des anciens sur ces maladies fait honneur à l'érudition de M. Faure. Ce qu'il dit sur le caractère de ces tumeurs est prouvé par plusieurs observations, auxquelles une saine physiologie sert de base. Les erreurs sur les causes de ces maladies sont bien établies, et il démontre quel est le concours de circonstances qui peut y donner lieu ; enfin la méthode curative résulte d'indications positives et très bien raisonnées. Il propose en outre un remède qu'il croit spécifique, de l'usage duquel il a obtenu les effets les plus satisfaisants. Ce mémoire, indépendamment du fonds, pourrait, par sa seule contexture, servir de modèle pour composer méthodiquement une dissertation sur toute autre matière. L'auteur a partagé le prix, qui était double, avec M. de Bordeu, qui s'est fait depuis un nom si célèbre dans la faculté de médecine. M. Faure a eu la première palme en concurrence, et nous sommes instruits de l'usage qu'il a fait de ce prix. Il ne pouvait en abandonner l'honneur. Les pauvres ont eu la médaille.

Cette même année 1752, il a envoyé à l'Académie deux Observations intéressantes sur des tumeurs sublinguales, formant, par vice de conformation, un bourrelet charnu, qu'on aurait pu prendre pour une seconde langue et qui empêchait les enfants de teter. M. Faure rend compte des opérations qui ont empêché ces enfants d'être la victime de l'abandon où l'ignorance de leur état et celle de la possibilité de les secourir les auraient laissés. Ces Observations ont été publiées dans le cinquième tome de nos Mémoires, et ont valu à leur auteur le titre de correspondant de l'Académie.

Ses occupations très multipliées, dont l'amour de son état rendait le fardeau plus pesant qu'il n'eût été pour beaucoup d'autres, altérèrent sa santé. Il sentit la nécessité d'un moindre travail. Ce fut le motif du voyage qu'il fit à Paris en 1763. Après quelques mois de séjour dans la capitale, il retourna à Lyon, dans la ferme résolution de consacrer une fortune honnête, si honnêtement acquise, au soulagement exclusif des pauvres. En conséquence, il se chargea, en 1764, de visiter gratuitement les indigents malades de la paroisse Saint-Nizier, la plus considérable de la ville, et il remplit cette tâche avec le zèle le plus édifiant. Il les assistait de ses conseils et de sa bourse. L'habitude de voir les maux de l'humanité ne fait des impressions moins vives que sur les âmes naturellement dures. M. Faure pourrait servir d'exemple et de preuve que l'exercice de la bienfaisance et le soulagement des malheureux étaient devenus un vrai besoin pour sa sensibilité. Toutes les personnes qui l'ont connu attestent que jamais pauvre ne s'est présenté à lui sans en obtenir quelque bienfait.

Il prit, en 1769, le parti de se retirer à Avignon, sa patrie. Une sœur aînée, qu'il avait toujours tendrement chérie et à qui il faisait part de son aisance, lui inspira cette résolution. Il ne put résister à ses instances.

Son âme active et bienfaisante le portait naturellement vers les asiles que la charité publique a consacrés au soulagement des pauvres. Il accepta les places d'administrateur de toutes les œuvres pies. Après avoir été à la tête d'un établissement pendant le temps d'usage, il s'y chargeait d'un emploi subalterne. Tout lui était égal, pourvu qu'il fût à portée de faire le bien. Il avait acheté 12 000 livres, à son arrivée à Avignon, une maison très agréable, avec un jardin. Dès la première année de son rectorat à l'aumône, il fit don de cette maison au profit des pauvres, ne s'en réservant que l'usufruit. Dans une autre occasion, il donna son argenterie : c'était un objet de 8000 livres.

Mgr l'archevêque d'Avignon, qui avait une estime particulière pour M. Faure, l'engagea à être recteur de l'œuvre des Insensés, et l'on eut beaucoup à se louer de ses soins, tant pour le bon ordre que pour l'économie. Il fut prié de prendre intérêt à l'œuvre des Filles de la Garde, prête à manquer par la perte d'un procès. Il donna à cet établissement des soins efficaces, et lui légua 6000 fr. par son testament.

Il aidait pécuniairement les jeunes gens qui manquaient de moyens pour suivre l'état qu'ils avaient embrassé. Je puis rendre témoignage des recommandations qu'il m'a faites pour plusieurs de ses protégés, et je ne puis résister au désir de faire connaître à quel intérêt il plaçait son argent. Un jeune homme qui montrait de grandes dispositions, sans avoir les moyens nécessaires pour aller prendre ses grades de médecine en l'université de Valence, reçut de lui les secours suffisants, à deux conditions : la première pour avoir pris part à tout ce qu'il ferait pour les pauvres, et la seconde qu'il aiderait à son tour un sujet qui en aurait besoin, en lui recommandant d'agir ainsi à l'égard d'un troisième, et ainsi de suite. Voilà un nouveau genre de substitution, dont il n'est fait aucune mention dans nos coutumes, mais qui doit faire le plus grand honneur à celui qui en a eu la pensée.

Tout entier aux actes de bienfaisance, il trouvait du temps pour satisfaire son autre passion favorite, l'amour de son état. L'Académie n'avait pas été parfaitement satisfaite de deux concours sur la question suivante : *Quels sont les inconvénients qui résultent de l'abus des onguents et des emplâtres, et de quelle ré-*

forme la pratique vulgaire est-elle susceptible à cet égard dans le traitement des ulcères? Ce sujet, proposé pour la troisième fois, avec promesse d'un prix triple, pour l'année 1774, anima l'émulation de M. Faure, plus que septuagénaire. Il envoya pour le concours un mémoire qui fit une grande sensation. On le jugea l'ouvrage d'un homme de génie et d'un praticien instruit, qui a très bien vu les abus des onguents et des emplâtres. Il prouve qu'ils sont communément ou préjudiciables ou inutiles, et il les proscrit absolument, en leur substituant un moyen qui n'est pas inconnu dans l'art, mais dont personne n'avait fait un usage aussi suivi que lui, et qu'il a rédigé en méthode : c'est l'action de chauffer la partie ulcérée. La chaleur actuelle agit avec grande efficacité. La circonférence de l'ulcère transpire; ses bords se relâchent; le dégorgement purulent se fait en même temps. Le fond et les parois étant embarrassés de l'infarction des humeurs, la détersion et l'exsiccation des chairs sont les effets de la continuation du même moyen. La sensibilité du malade est en même temps le guide de l'opérateur et la règle de l'opération. L'action du feu sur les solides et sur les fluides, expliquée par une bonne théorie, est appuyée d'un grand nombre d'observations, qui paraissent ne laisser aucun doute sur les avantages de cette méthode, lorsqu'on en usera avec les connaissances requises. Ce travail a mérité à son auteur le titre d'associé de l'Académie, et il est imprimé dans le cinquième tome de nos Mémoires.

M. Faure avait été affligé, en 1779, d'une rétention d'urine avec des douleurs affreuses. On ne pouvait lui laisser la sonde pendant deux minutes. On jugea que la cause de cette maladie était une humeur dartreuse sur la vessie. La vie du malade était menacée. Il se mit à l'usage du lait, et ce moyen procura la guérison.

Parvenu à sa quatre-vingt-cinquième année, il sentit par le déclin de ses forces qu'il touchait à la fin de sa carrière. Une transpiration supprimée ayant excité de la fièvre, l'humeur dartreuse, assoupie depuis longtemps, se manifesta sur toute l'habitude du corps par une éruption croûteuse. Il fit son testament, et institua l'aumône générale, à laquelle il avait fait tant de bien, son héritière. Fermement résigné à la volonté du Tout-Puissant, il vit sans trouble que la poitrine s'embarrassait. Le 13 décembre 1785 fut le dernier de ses jours, par le nombre desquels on pourrait compter les bonnes actions d'un citoyen si vertueux.

NOTES.

Dans cette seule séance du 3 avril 1788, Louis prononça quatre éloges, très succincts il est vrai, mais faits avec beaucoup de soin. Celui de Faure d'abord, puis celui de Caqué; quant aux deux autres, le plumitif dit seulement qu'*il a été fait mention honorable* de MM. Fagner frères.

Nous voyons aussi apparaître pour la première fois dans cette séance de 1788 un nom qui depuis a acquis une grande et juste célébrité, il est dit que le prix de cette année a été emporté par M. Percy, chirurgien-major du régiment de Berry cavalerie.

Dans l'intervalle des deux premiers éloges, l'Héritier lut un mémoire sur les plaies simples de la trachée-artère, mémoire dans lequel il chercha à prouver que ces plaies ne doivent pas être réunies avant la cessation absolue du suintement qui les accompagne.

Pipelet troisième communiqua un mémoire *Sur un vice de conformation des voies urinaires;* le procès-verbal ajoute que Pipelet, dans ce mémoire, a eu surtout en vue d'étudier le domaine de la prothèse, pour remédier à une incommodité très fâcheuse sur laquelle il donna plusieurs observations.

Coutouly fut ensuite entendu; il présenta un nouveau forceps dont il chercha à démontrer les avantages, puis il exposa pourquoi on doit proscrire les crochets et les remplacer par un instrument qui n'en a pas les dangereux inconvénients.

ÉLOGE

DE CAQUÉ,

LU DANS LA SÉANCE PUBLIQUE DU 3 AVRIL 1788.

Jean-Baptiste Caqué, maître en chirurgie, lieutenant de M. le premier chirurgien du roi, chirurgien de l'Hôtel-Dieu de la ville de Reims, associé de l'Académie royale de chirurgie et pensionnaire du roi, naquit à Machaule, bourg de Champagne, le 9 octobre 1720. Ses parents étaient d'honnêtes gens qui, libres de toute autre affaire, goûtant les douceurs de la vie champêtre, cultivaient, à l'exemple des premiers hommes, l'héritage de leurs pères. Il montra, dans sa première éducation, des dispositions heureuses, de la mémoire, du jugement, un grand désir d'apprendre, et l'on préjugea qu'il pourrait réussir dans un autre état que celui auquel sa famille était adonnée de pères en fils.

Le chirurgien du lieu, ami de ses parents, se chargea avec plaisir de lui donner les premiers éléments de son art, et ses espérances ne furent point trompées. Le jeune Caqué fut envoyé à Reims, à l'âge de dix-huit ans, et mis sous la direction d'un habile chirurgien de cette ville. Au bout de quatre ans, il sentit la nécessité d'une instruction plus lumineuse, et vint à Paris pour faire ses cours. M. Benomont, son compatriote, le reçut chez lui comme élève, et ne tarda pas à en faire son ami.

La guerre offrit un champ plus vaste à l'émulation de ce jeune homme. Il fut employé dans les hôpitaux des armées, depuis 1744 jusqu'en 1747, et y acquit l'estime et la confiance de ses chefs. Il était très laborieux et remplissait ses devoirs avec exactitude. Au siège de Fribourg, il passa huit jours et huit nuits à la tranchée, sans relâche, continuellement occupé à panser les blessés. A la fin de chaque campagne, il revenait passer les hivers à Paris pour suivre la pratique des hôpitaux, cultiver dans les amphithéâtres l'étude de l'anatomie, et s'y exercer aux opérations les plus importantes.

La paix faite en 1748, après le siége de Maestricht, permit à M. Caqué de songer à un établissement solide. De retour dans sa patrie, il épousa une de ses parentes, qui lui apporta pour dot des vertus et une fortune honnête qui en relevait l'éclat. Il était dans sa vingt-neuvième année, son épouse avait été élevée à la campagne. Il se décida par goût à s'y fixer, à l'exemple de ses ancêtres, heureux de n'avoir jamais connu les embarras et le tumulte des villes. M. Caqué se fit recevoir à Reims, le 17 juin 1749, maître en chirurgie pour Rilly-la-Montagne.

Ce village est un beau vignoble à quelques lieues de Reims, près de Puisieux et de Sillery. Le mérite du chirurgien de campagne ne tarda pas à être apprécié ; car, dès l'année suivante, la place de chirurgien de l'Hôtel-Dieu de Reims ayant vaqué, par la mort d'un homme qui y avait obtenu la confiance publique, par un long et heureux exercice de son art, M. Caqué fut invité à venir le remplacer. Il hésita sur l'acceptation ; enfin, il se rendit aux instances des personnes distinguées, qui fondaient de plus grandes espérances sur son mérite que lui-même ; car il n'était nullement avantageux. Il avait une haute idée de son art. La probité et la modestie ne lui laissaient pas la liberté de s'estimer ce qu'il valait.

La qualité de maître en chirurgie de la ville de Reims était requise pour remplir, dans l'Hôtel-Dieu, les fonctions de chirurgien en chef. On peut juger qu'il soutint les examens que la loi prescrit et donna des preuves non équivoques de sa capacité, et il fut reçu le 20 janvier 1751.

Dès les premiers jours de ce nouvel établissement, il recueillit les observations les plus intéressantes qu'il avait faites dans les hôpitaux des villes et des armées, et en 1752, l'Académie, sur ces marques de zèle, l'admit au nombre de ses correspondants.

On a pu s'apercevoir que chaque année était marquée par de nouveaux progrès. En 1756, il obtint une médaille d'or de 100 francs; celle de 200 francs lui fut adjugée en 1757; et l'Académie le mit, au mois de janvier 1759, au nombre de ses associés, distinction qu'il avait méritée par la constance et l'utilité de ses travaux, auxquels elle ne mit pas un terme.

Nos Mémoires rendent un témoignage authentique de son émulation. Deux observations communiquées sur des hernies avec gangrène sont employées utilement dans notre travail sur cette matière, au troisième volume des Mémoires de l'Académie. Celui de M. Pipelet l'aîné, sur la ligature de l'épiploon, est terminé dans le même volume, par le résultat de neuf opérations de hernies faites par M. Caqué, où il assure avoir coupé l'épiploon, dans la partie saine, sans ligature, et qu'il n'en a résulté aucun inconvénient.

Le Mémoire de M. Pibrac, sur l'abus des sutures, fait mention, d'après lui, de l'inutilité et même du danger de la suture après l'opération césarienne. On lui doit des remarques intéressantes sur les précautions à prendre, pour se servir sans danger du lithotome caché. Elles sont insérées dans le rapport des expériences faites par l'Académie royale de chirurgie, sur différentes méthodes de tailler. Il termine le troisième tome de nos Mémoires. M. Caqué avait un grand succès dans la pratique de cette opération. Il a tenu un état exact de ses cures; monsieur son fils, docteur et professeur de médecine en l'université de Reims, a bien voulu me le communiquer. De 1751 à 1786, il a taillé cent soixante et dix sujets, dont dix-huit femmes ou filles. Celles-ci m'intéressent particulièrement, puisque je dois à l'Académie compte de ma méthode d'opérer, pratiquée pour la première fois en 1747, il y a quarante et un ans. Des dix-huit femmes que M. Caqué a taillées, dix l'ont été par la prétendue dilatation. Deux sont mortes, et les autres ont été sujettes à la perte involontaire des urines, effet presque nécessaire du déchirement et de la désorganisation du col de la vessie. Ayant fait à l'Hôtel-Dieu de Reims, en 1774, en présence et à la prière de M. Caqué, l'opération de la taille à une vieille femme, il adopta ma méthode, et sept personnes, qu'il a taillées depuis, ont toutes été guéries, sans accident consécutif.

Je dois ici une justice au bon ordre observé dans cet Hôtel-Dieu. Rien de plus édifiant que les soins affectueux des dames religieuses, et leur empressement à concourir de tout leur pouvoir au succès des secours de l'art. Fidèles à leur vocation, elles s'honorent de leurs services. Elles n'ont point la morgue orgueilleuse de croire que l'état respectable de servantes des pauvres perde de sa dignité, par l'obligation de donner les choses nécessaires à ceux qui partagent leurs fonctions en servant les pauvres comme elles; sachant qu'il n'y a qu'une manse, celle des pauvres, que les libéralités et les aumônes ont établie, elles n'argumentent pas d'une prétendue propriété pour se dire les maîtresses de la maison. Elles sont satisfaites d'être subordonnées, de droit comme de fait, à ceux qui, chargés du traitement des malades, ordonnent respectueusement à des filles respectables qui, de leur côté, remplissent un devoir sacré; obéissance qu'on ne pourrait considérer comme servile et avilissante, qu'en oubliant l'esprit de modestie et l'humilité de la profession religieuse, qui en tire sa gloire. M. Caqué, doux, honnête, compatissant, avait la confiance de ces dames et jouissait de leur plus tendre estime.

Une longue pratique, étayée de bons principes, lui avait procuré des succès dans toutes ses opérations. On peut lire dans le cinquième tome de nos Mémoires ce que l'art doit à celles qu'il a faites par la rescision des amygdales tuméfiées. Constamment occupé de la perfection de la chirurgie, il n'en a abandonné l'exercice que quand la maladie grave, à laquelle il a succombé, l'a forcé de le faire.

Tourmenté, vers la fin de 1786, par une humeur rhumatisante goutteuse, elle affecta insensiblement les poumons. Il ne se fit pas illusion sur son état, lorsqu'il reconnut que l'expectoration était purulente. Il a fini par consomption, le 16 septembre dernier (1787), dans sa soixante-huitième année, regretté de tous les gens de bien et pleuré des pauvres, au secours desquels il avait été si affectueusement dévoué.

En 1766, sur les bons témoignages de M. de la Martinière, il avait obtenu du roi, à la demande de M. le marquis de Puisieux, ministre d'État, et de M. le cardinal de la Roche-Aymon, archevêque de Reims, qui l'honoraient, l'un et l'autre, d'une estime particulière, une pension de douze cents livres. Le mérite fut récompensé sans intrigues et sans ces sollicitations importunes, qui arrachent les grâces plutôt qu'elles ne les obtiennent.

M. Caqué, à l'exception des fatigues de son état, avait mené une vie douce et tranquille au sein d'une famille aimable, occupé de l'éducation de ses enfants, qui correspondaient tous à la tendresse de ses soins. Cette douceur a été troublée dans deux occasions qui lui ont été très sensibles : la perte de son épouse, en 1757, et celle d'un fils aîné, mort en 1780, chanoine de l'église métropolitaine de Reims.

NOTES.

On peut voir dans cette notice historique de combien d'entraves était entouré l'exercice de notre art avant la révolution ; un praticien distingué, après avoir servi honorablement dans les armées, se fait recevoir maître en chirurgie, et par goût va s'établir dans une campagne au voisinage de la ville de Reims ; au bout de quelques années, la place de chirurgien en chef de l'Hôtel-Dieu de cette ville était devenue vacante ; ce praticien, après avoir longtemps hésité, finit par céder aux instances des personnes les plus considérables ; mais il n'avait pas été reçu maître en chirurgie pour Reims ; il fut obligé de se soumettre à de nouveaux examens, de donner, après tant d'années d'exercice, des preuves non équivoques, est-il dit, de sa capacité.

Il y a en outre dans cet éloge un passage très curieux sur les devoirs des religieuses attachées au service des hôpitaux ; passage très sagement écrit et fortement pensé. On sait que Louis en d'autres temps avait eu de très vives contestations avec les religieux chargées du service des malades ; il a saisi l'occasion de dire ici toute sa pensée sur les véritables attributions des sœurs hospitalières.

On a vu en quels excellents termes il a fait ici l'éloge des religieuses de l'Hôtel-Dieu de Reims ; c'était une leçon donnée à celles qui affectent de grandes prétentions ; « Fidèles à leur vocation, dit-il, ces dames s'honorent de leurs services, elles n'ont point la morgue orgueilleuse (d'autres l'avaient sans doute) de croire que l'état respectable de servantes des pauvres perd de sa dignité par l'obligation de donner les choses nécessaires à ceux qui partagent leurs fonctions en servant les pauvres comme elles ; sachant qu'il n'y a qu'une manse, celle des pauvres, que les libéralités et les aumônes ont établies, elles n'argumentent pas d'une prétendue propriété pour se dire les maîtresses de la maison, etc., etc. »

Peut-être pourrait-on appliquer quelques-unes de ces judicieuses remarques à ce qui se passe encore aujourd'hui dans plusieurs hôpitaux de province.

ÉLOGES

DE

PIERRE ET DE RENÉ FAGNER,

LUS DANS LA SÉANCE PUBLIQUE DU 3 AVRIL 1784.

Les deux associés (1) qui ont mérité à juste titre, par des travaux utiles, l'estime de leurs contemporains, ont dû vous paraître, par leurs talents et leurs vertus, dignes de nos regrets. Ils avaient rempli honorablement une assez longue carrière. Mais deux autres pertes nous affligent sensiblement. Deux frères, membres intimes de cette Académie, ont été enlevés prématurément à nos espérances : ce sont MM. Fagner, dont les parents honorables sont attachés au commerce dans la ville du Mans.

L'aîné, Pierre Fagner, né en 1733, après le cours des études ordinaires au collége du Mans, se destina à la chirurgie et en reçut les premiers documents dans sa patrie, sous le chirurgien en chef de l'hôpital. Il vint à Paris à l'âge de dix-neuf ans, et fut admis, le 1er décembre 1752, au nombre des élèves de l'hôpital de la Salpêtrière. Il y parvint, par succession de temps, à la place de premier élève, se mit en état de concourir, en 1757, pour les places de gagnant-maîtrise de l'hôpital général avec assez de distinction; mais l'ancienneté des compétiteurs, dont je n'entends pas diminuer le mérite, retarda sa course dans cette carrière, sans porter la moindre atteinte à la bonne opinion qu'un examen rigoureux avait donnée de ses progrès. Au bout de six ans, il concourut de nouveau. La con-

(1) MM. Faure et Caqué, dont les éloges venaient d'être prononcés dans la même séance.

stance de ses services dans la maison de la Salpêtrière lui fit obtenir, avec justice, la première place, à laquelle il avait déjà aspiré. Son agrégation au collège de chirurgie date du 1er juillet 1769. Il y soutint, sous ma présidence, une thèse sur les avantages du gorgeret tranchant de Haukins, dans l'opération de la lithotomie : *De methodi hawkinsiana in calculosorum sectione præstantia.*

Il y avait déjà quelques années que je l'avais présenté à M. le duc de Villeroy, pour la place de chirurgien-major de la compagnie des gardes du corps du roi, qui est sous le commandement de ce seigneur, fort affectionné à la chirurgie. Nous pouvons rappeler avec reconnaissance que c'est chez feu M. le duc de Villeroy que M. Quesnay, qui a été la gloire de notre Académie, a trouvé asile et protection, identifiés avec les sentiments de la haute estime et de l'amitié.

René-Alexandre Fagner, destiné d'abord au commerce, fut appelé à Paris par son frère à l'âge de vingt-cinq ans, et placé au même hôpital, en qualité d'élève en chirurgie, au mois de juin 1765. Il avait sept ans moins que son aîné. Après dix années de services non interrompus dans cette maison, il passa, le 1er mars 1775, à Bicêtre pour y gagner la maîtrise en chirurgie, par six années d'exercice gratuit. Il fut agrégé à la Compagnie le 29 juillet 1782, après avoir soutenu, sous la présidence de son frère aîné, une thèse qui avait pour sujet le traitement de la maladie vénérienne aux enfants nouveau-nés : *De lue venerea in recens natis.* L'hôpital de Bicêtre est la piscine où les pauvres de l'un et de l'autre sexe, affligés de cette maladie, sont purifiés. M. Fagner le jeune avait acquis de l'expérience en cette partie, et on lui confia un établissement à Vaugirard, dans une maison destinée par le gouvernement pour traiter les femmes grosses qui avaient ce mal, et continuer la cure sur les nourrices infectées, à qui on laissait le soin de l'allaitement des enfants. M. Fagner a publié la méthode qu'on a suivie dans cet hospice. Il est mort en peu d'heures, suffoqué par une esquinancie gangréneuse, le 4 janvier 1785, à l'âge de quarante-cinq ans. La veuve de monsieur son frère m'a rendu dépositaire d'un grand registre, dans lequel sont consignés les faits rares qu'il avait observés pendant les six années de son séjour à Bicêtre. Il avait eu sous sa main un dessinateur habile, et il y a des dessins fort précieux sur plusieurs cas intéressants. C'est à ce titre qu'il me paraît recommandable et mériter une mention distinguée, par cet hommage simple et sincère.

Monsieur son frère a donné des marques plus particulières d'émulation et d'une plus grande étendue de lumières. Nous avons de lui plusieurs observations utiles, dans le cinquième tome de nos Mémoires. Il m'en a envoyé quelques-unes à rédiger, lorsqu'il a senti, par la dégradation de ses forces, que sa fin était prochaine. Il est mort de consomption, le 27 août dernier (1787), âgé de cinquante-quatre ans.

Il s'était fait, par plusieurs cures heureuses, une belle réputation dans la compagnie des gardes du roi, à laquelle il était attaché. On a pu juger par sa bibliothèque, composée de livres choisis et dont il faisait usage, que l'étude recherchée de son art était l'une de ses occupations favorites. Peu de chirurgiens ont une collection aussi complète d'instruments en tous genres que celle qu'il a laissée. Les maladies des yeux, la lithotomie, les accouchements, la partie du dentiste, etc., pouvaient se présenter sous toute espèce de faces; il n'était pas obligé d'aller à l'emprunt des secours. Tant qu'il a été à portée d'assister aux assemblées de l'Académie, personne n'a marqué plus d'assiduité que lui. Mais ce que j'ai été à même de voir plus particulièrement dans l'examen qu'on m'a prié de faire de ses papiers, c'est qu'en rentrant chez lui, il rédigeait ses idées sur ce qui avait été lu et dit à chaque séance : discussions intéressantes sur différents objets, observations judicieuses, critique impartiale, doutes réfléchis, notes sur les points qui lui paraissaient mériter un examen plus approfondi. Ce zèle paraît caractériser un académicien respectable, très digne d'être regretté.

NOTES.

Les deux petites notices réunies ici en une seule ont été maintenues par Louis sous le titre d'*Éloges*. Louis en cela a imité Fontenelle, dont plusieurs éloges n'ont que trois ou quatre pages d'étendue, et sont autant de petits chefs-d'œuvre.

Louis a du reste associé très heureusement ici l'éloge des deux frères Fagner, non pas en parlant successivement de chacun d'eux, comme Cuvier l'avait fait de Corvisart, de Hallé et de Pinel, mais en confondant dans le même tableau les incidents de la vie des deux frères.

Ajoutons que cette manière était d'autant mieux appropriée ici, que les frères Fagner avaient eux-mêmes confondu leur existence ; on a vu que c'était l'aîné qui avait appelé à Paris son jeune frère, et que c'était sous sa présidence qu'il lui avait fait soutenir sa thèse, et ainsi dans le reste de leur courte carrière. Comment dès lors séparer ce qui avait été si intimement uni ?

ÉLOGE

DE CAMPER,

LU DANS LA SÉANCE PUBLIQUE DU 15 AVRIL 1790.

Pierre Camper naquit à Leyde le 11 mai 1722. Son père, savant théologien, s'était fait une grande réputation à Batavia, par la distinction avec laquelle il y avait rempli les fonctions du ministère évangélique. Il était revenu d'Asie en Europe, dans l'unique dessein de procurer à ses enfants une bonne éducation et de la surveiller. Il eut tout lieu d'être satisfait de ses soins. Les plus heureuses dispositions se manifestèrent en son fils Pierre, sujet de cet éloge, dès sa plus tendre enfance. L'application semblait lui être absolument nécessaire, et l'on suffisait à peine à lui fournir les moyens de la contenter. Son goût particulier fut le dessin; il s'y exerça naturellement de très bonne heure, et l'on seconda cette inclination. De bons maîtres lui furent donnés, dessinateurs, peintres, graveurs. Tous s'applaudirent du succès de leur élève.

Ces talents agréables, qui ont fait le charme de son enfance, lui ont été d'une grande utilité en plus d'une circonstance, et l'ont conduit à des travaux qu'il n'eût point suivis sans leur secours. Ceux qui dirigent l'éducation des enfants craignent quelquefois de les fixer par l'attrait de l'amusement pour lequel ils se passionnent, et qu'il ne les détourne, dans la suite, de l'application nécessaire à l'état qu'ils doivent embrasser. Cela ne peut avoir lieu que pour des esprits bornés.

En général, on ne saurait donner trop d'attention à faire contracter aux enfants l'habitude d'être occupés. Elle se conserve, et l'on s'y affermit. Il vient une époque où l'on sent tout le prix de cette heureuse habitude. Lorsqu'au sortir de l'enfance, à l'âge où commence la maturité des sens et qu'un certain degré de force dans tous les organes renouvelle en quelque sorte la nature, l'assujettissement habituel à un travail, à un exercice tel qu'il soit, ferme l'accès à l'oisiveté et à tous les vices qui sont à sa suite, empêche que le goût des frivolités ne s'empare de l'esprit d'un jeune homme au moment le plus intéressant de sa vie. De la négligence des instituteurs vient ce grand nombre d'hommes superficiels qui, admis aux grandes places ou entrés dans la carrière des sciences, dont ils connaissent à peine les premiers éléments, ne s'en occupent guère, n'examinent jamais et décident toujours.

Le jeune Camper, mis à l'abri de ces dangers, brilla dans ses études scolastiques. Parvenu à l'âge où il faut penser sérieusement au choix d'un état, il se détermina pour l'art de guérir. Son père avait été l'intime ami de Boerhaave, dont il regrettait la perte récente avec l'expression du plus tendre sentiment. La mémoire de ce grand homme était en vénération. Les élèves qu'il avait formés semblaient participer à la gloire de leur maître, et jouissaient d'une grande considération en qualité de professeurs. Le jeune Camper, animé du désir de la gloire, se sentant capable de marcher sur leurs traces, se dévoua, avec l'ardeur qui lui était naturelle, à l'étude de toutes les parties de la médecine, sous les habiles maîtres, et après six années, il parvint, en l'université de Leyde, à ce qu'on appelle les honneurs académiques.

Une circonstance remarquable, c'est qu'il y fut promu le même jour, 14 octobre 1746, au milieu de sa vingt-cinquième année, et inscrit sur la liste des docteurs en philosophie et sur celle des docteurs en médecine, après avoir soutenu un acte public dans chacune de ces facultés.

Le sens de la vue fut le sujet de la dissertation qu'il présenta à la faculté de philosophie. La structure de l'œil, l'usage et le mécanisme des parties qui entrent dans la composition de cet organe, sont l'objet de celle dont il fit hommage à la faculté de médecine. Dans l'ordre de l'étude et de l'instruction, cette dernière doit précéder l'autre. Les lois de l'optique y sont algébriquement démontrées dans le premier paragraphe. Il est question, dans le suivant, des idées qu'on acquiert par la vue; les illusions qu'elle cause et les phénomènes de la réfraction des rayons lumineux sont exposés dans le troisième et dernier paragraphe.

L'autre dissertation, qui a mérité à M. Camper le grade de docteur en médecine, donne une idée avantageuse de l'habileté et du jugement de son auteur dans les recherches anatomiques. Ces deux ouvrages ont été placés par M. de Haller dans le tome quatrième de sa collection : *Disputationum anatomicarum*. Il est étonnant que M. Camper ait oublié d'en faire mention dans la lettre imprimée en 1779, et qu'il a adressée aux amateurs de l'histoire littéraire : *rei litterariæ cultoribus*. Il y indique, par ordre de dates, les ouvrages qu'il a publiés sur différentes matières. M. de Haller avait donné l'exemple d'une pareille conduite, et elle n'avait pas été interprétée à son avantage. Il n'y fait pas grâce de la plus légère production, pas même de simples extraits insérés dans les journaux de différents pays. On y trouve le titre des livres dont il a été l'éditeur; de ceux qu'il a traduits; des préfaces qu'il a faites; des ouvrages qu'il est sur le point de publier; de ceux mêmes dont il n'a encore conçu que le projet, et auxquels il se propose de travailler dans la suite, si Dieu lui prête vie : *si Deus benedicet*.

On n'a jamais passé qu'aux poëtes la possession où ils se sont mis de se vanter, eux et leurs vers. Horace, dans sa belle ode :

Exegi monumentum ære perennius,

dit que ses ouvrages le couvriront d'une gloire immortelle. Cela est admiré comme le sentiment d'un noble orgueil, excité par l'enthousiasme d'un poëte lyrique qui se place, sans façon, au rang des dieux. Mais les détails minutieux d'un catalogue qu'un auteur vivant donne de ses ouvrages peut affecter autrement l'esprit des contemporains, trop disposés à juger défavorablement des actions dont ils n'aperçoivent pas les motifs. Il semble que des hommes estimables, qui jouissent d'une grande réputation, à laquelle ils tiennent et qu'ils ont acquise laborieusement, que des hommes studieux et zélés pour le progrès des sciences qu'ils cultivent avec succès, ne devraient pas être soupçonnés légèrement d'une vaine présomption. M. Camper avait senti plus d'une fois, et avec une peine que les personnes animées du même zèle garantiraient pour l'avoir éprouvée; M. Camper, dis-je, avait été sensiblement affecté du besoin d'être éclairé par les lumières d'autrui, et du regret de n'avoir pas connu tout ce qui avait été fait et écrit sur les sujets qu'il voulait approfondir. Son but était d'ouvrir une correspondance littéraire au profit de l'art. A quel autre dessein aurait-il donné son adresse précise à la fin de la liste de ses productions? Il était trop au-dessus, et ne pouvait être touché de la petite vanité de passer pour un écrivain fécond. Il savait parfaitement que ce n'est ni du nombre ni de l'étendue, mais du mérite réel des ouvrages qu'on peut se faire honneur.

La qualité de docteur ne ralentit point l'amour de M. Camper pour l'étude. Il s'occupa encore deux ans, à Leyde, à étendre et à perfectionner ses connaissances. La piété filiale le retenait près de son vénérable père, qui était dans un âge avancé et qu'il perdit en 1748. Il exécuta alors la résolution qu'il avait déjà prise de parcourir le plus tôt possible les pays étrangers, où il pourrait satisfaire sa passion de devenir un homme utile par l'étendue du savoir.

Ses premiers pas furent dirigés vers l'Angleterre. Il s'était préparé à ce voyage par l'étude de l'anglais, qu'il parlait avec autant de facilité que sa langue maternelle, et arriva à Londres à la fin de l'année 1748. Tout ce que cette capitale offre d'intéressant et de curieux attira l'attention de M. Camper. Il visita les bibliothèques, les cabinets d'histoire naturelle, ceux de machines et d'instruments de physique. Muni de lettres de recommandation pour les savants et les amateurs en tous genres, il en avait moins besoin qu'un autre. Il reçut partout l'accueil le plus distingué. L'air noble et spirituel, une physionomie ouverte, le rendaient intéressant. Son port, son geste, son regard, inspiraient la confiance. Tout décelait en lui un homme fort éclairé, qui cherchait à s'instruire et qui invitait à le satisfaire.

Les expériences sur l'électricité, alors fort en vogue, et la pratique de l'inoculation de la petite vérole arrêtèrent particulièrement ses regards. Mais l'anatomie et l'art des accouchements furent des objets de prédilection. Il suivit, sur cette dernière partie, deux cours sous le célèbre Smellie.

De Londres, M. Camper vint à Paris, au mois de juin 1749. Les choses bien observées en Angleterre, et qu'il retrouvait à Paris, n'exigeaient plus une attention aussi suivie. Il ne voulait s'occuper essentiellement que de la chirurgie. Fixé à Paris depuis plus de cinq ans, à la tête de la Salpêtrière, maison de l'hôpital général, où il y avait alors plus de huit mille personnes, j'avais en tout temps des cadavres à ma disposition. La saison ne pouvait pas être un obstacle à la démonstration des opérations de chirurgie, parce que de très longues conférences, où l'on a discuté la nécessité d'une opération et raisonné sur les préceptes qu'il convient de suivre en différentes circonstances, se terminent par le procédé opératoire, qu'on exécute souvent en moins d'une minute.

Pendant trois mois de séjour à Paris, M. Camper venait presque tous les jours passer plusieurs heures avec moi. Il me voua le plus sincère attachement. Nous étions, à une année près, du même âge, et si j'avais eu moins de zèle pour mon état, je lui aurais eu l'obligation de me l'inspirer. C'est avec moi qu'il a rendu visite à MM. de Buffon, de Mairan et de Réaumur, de l'Académie des sciences; qu'il s'est présenté chez les *Nestor* de l'anatomie et de la chirurgie, MM. Winslow et Petit, chez MM. Verdier et Foubert, d'où il sortait toujours flatté et reconnaissant de la gracieuse réception qui lui avait été faite.

Les entretiens étaient plus longs chez M. Levret, avec qui j'étais étroitement lié. Rempli d'ardeur pour la partie des accouchements, dans laquelle il s'initiait et où M. Camper était plus avancé, cette espèce d'opposition leur a été également utile.

De retour dans sa patrie, vers la fin de l'année 1749, M. Camper fut nommé à une place de professeur à Francker, en Frise. Chargé d'y enseigner l'anatomie et la chirurgie, il profita du temps des vacances, en 1752, pour un second voyage à Londres et recevoir de nouvelles instructions de M. Smellie sur les accouchements. Pendant ce séjour, il fut agrégé à la Société royale des sciences.

Le zèle, l'assiduité et sa manière d'enseigner attirèrent à Francker un concours extraordinaire d'étudiants en médecine et en chirurgie. Ils n'étaient qu'au nombre de quatre lorsqu'il prit, en 1750, possession de sa chaire, et lorsqu'il la quitta, en 1755, pour aller à Amsterdam remplir les mêmes fonctions, le nombre des étudiants était de vingt-sept. Ce serait peut-être un avantage pour le progrès des maîtres et pour celui des disciples que l'assemblée fût moins grande. Elle serait nécessairement plus attentive, et au lieu de simples auditeurs et spectateurs, il y aurait vraisemblablement plus d'émules.

Appelé à Amsterdam par la réputation qu'il s'était faite à Francker, il ne pouvait la soutenir sur un plus grand théâtre que par de nouveaux soins capables de l'accroître. La chaire avait été occupée par Ruysch, que ses travaux anatomiques ont rendu si célèbre. Sa perte était récente. Il n'est mort qu'en 1731, dans un âge très avancé (quatre-vingt-douze ans). Personne ne pouvait en diminuer les regrets et la réparer, qu'un homme aussi industrieux que M. Camper. Par goût et par pur délassement, il avait acquis dans sa jeunesse une grande dextérité à manier des ciseaux et des maillets, diverses espèces de scies et autres instruments et outils, à l'usage des arts mécaniques. Son génie a su en faire une heureuse application aux préparations anatomiques. Il s'en est servi à diversifier la méthode de démontrer l'arrangement et la structure des parties du corps humain. On lui a vu faire un Cours complet d'anatomie, en commençant par l'ouverture de la colonne vertébrale et conduisant les nerfs de la moelle épinière dans toutes les parties où ils vont se rendre. Une autre année, c'était par le système vasculaire, en prenant les artères à leur origine, au cœur, et après avoir parcouru toutes les parties, revenir par les veines au point central. Dans une autre démonstration, il faisait connaître la position des viscères et leur rapport dans les cavités qu'ils occupent par une coupe verticale du tronc. Enfin, c'est à Amsterdam qu'il a publié, en 1760, l'ouvrage admirable qui a pour titre: *Demonstrationum anatomico-pathologicarum*, lib. 11. La *première partie* traite de l'anatomie du bras et des maladies qui lui sont propres, ayant leur siége dans les différents organes qui le composent. La *seconde partie*, qui a paru deux ans après, expose la structure du bassin et rappelle les maladies auxquelles sont sujets les différents viscères qu'il renferme. Il y a d'excellentes observations sur la lithotomie, sur les fistules à l'anus, sur les maladies de l'urèthre, de la vessie, de la matrice, etc. C'est en anatomie et en chirurgie l'une des plus précieuses productions de notre siècle.

Ce grand travail ne prenait pas tout son temps. On conçoit à peine comment il en trouvait pour mettre au jour nombre d'observations, toutes utiles ou très curieuses sur différentes matières. Il a traduit en hollandais le Traité de Mauriceau sur les maladies des femmes enceintes, et y a joint pour commentaires six dissertations sur divers objets relatifs à l'art des accouchements. Il y a de lui plusieurs mémoires sur l'anatomie comparée, sur l'art vétérinaire, sur l'histoire naturelle. C'était un homme infatigable. Son association à l'Académie royale des sciences de Paris a été méritée par un mémoire sur l'organe de l'ouïe des poissons, et par une dissertation sur l'accès de l'air dans la cavité des os des oiseaux. On lit dans le cinquième volume des Mémoires de notre Académie celui qu'il lui a envoyé *sur la construction des bandages pour les hernies* et des *remarques sur les accouchements laborieux par l'enclavement de la tête*, et sur l'usage du levier de Roonhuysen dans ce cas. En nommer l'auteur, c'est en avoir fait l'éloge.

M. Camper a été couronné, en 1774, sur la question suivante : *Quels sont les inconvénients qui résultent de l'abus des onguents et des emplâtres, et de quelle réforme la pratique vulgaire est susceptible à cet égard dans le traitement des ulcères?* Son mémoire est d'une érudition recherchée. On y voit l'histoire de l'art dans les variations de la pratique ancienne et moderne. La matière est traitée savamment et d'une manière aussi agréable qu'instructive. M. Camper a été couronné deux autres fois sur des sujets d'hygiène, qui seront publiés en leur temps dans la suite des volumes relatifs aux prix.

Ces récompenses ne pouvaient rien ajouter à sa gloire. Il répondit à mon compliment sur sa triple couronne, par laquelle, suivant l'expression d'Horace, il était élevé, *tergeminis honoribus*, en m'avouant que le seul motif qui l'avait porté à concourir était la satisfaction de laisser à chacun de ses fils une marque ostensible de ses succès à l'Académie de chirurgie. La vérité est qu'il cédait bien plutôt à son génie, qui lui faisait saisir avec une activité qu'il ne pouvait maîtriser toutes occasions de s'occuper. C'était un besoin impérieux qu'il lui fallait satisfaire. Le plus mince sujet aiguillonnait son esprit et lui fournissait l'emploi des plus profondes connaissances.

Des élèves formés sous un si habile maître, et que son zèle excitait à donner essor à leur intelligence par quelques dissertations, éludaient ses instances, en alléguant que les matières étaient épuisées, et qu'il y avait peu de sujets assez neufs sur lesquels on pût s'exercer avec honneur et distinction. Peu satisfait de cette excuse, il leur soutint avec vivacité que c'était toujours l'ouvrier qui manquait à la matière (1). Le sujet le moins important, leur disait-il, fût-ce un soulier, un sabot, peut de-

---

(1) C'est la pensée de Phèdre :

. . . . . *Materiæ tanta abundat copia*
Labori faber ut desit, non fabro labor.
Fabul. lib. III.

venir intéressant par le travail d'un homme capable d'en parler avec connaissance de cause. Ce mot, lâché par plaisanterie, donna lieu à une espèce de défi qui nous a valu, de la part de M. Camper, une *Dissertation sur la meilleure forme des souliers*. Les connaissances anatomiques sur la structure du pied lui servent de guide dans ses utiles remarques. Il observe d'abord que le pied en repos est plus court que quand l'on marche et qu'il soutient le poids du corps; alors il s'allonge et devient plus large. De là il improuve la manière dont on prend la mesure des souliers, sans le moindre égard à ces variations dans la figure du pied. Faute de cette attention, les souliers seront trop courts; les doigts, pressés et repoussés, se courbent, il se formera des durillons, des cors qui font le tourment de beaucoup de personnes. Le talon du soulier n'est pas assez avancé sous la plante du pied et ne répond pas à la ligne de gravité du corps. Par là l'on se fatigue plus dans l'action de marcher, faute d'un point d'appui suffisant. Selon M. Camper, la structure du soulier devrait être différente, suivant la différence du pavé des villes qu'on habite. Il en donne la raison et le prouve par des exemples. Les femmes, sur la fin de leur grossesse, devraient avoir une chaussure arrangée d'après la manière dont elles sont obligées de marcher dans cet état.

L'auteur, paraissant vouloir se justifier sur le choix du sujet qu'il traite, rappelle que Xénophon, grand général, n'a pas dédaigné de transmettre à la postérité des instructions judicieuses pour conserver le pied des chevaux; que le duc de New-Castle s'est fait un mérite d'écrire sur les sabots des chevaux, et sur la manière de les préserver de tout mal, par une ferrure convenable. Nos pieds valent bien ceux de ce fier animal, dit M. Camper, et la charité bien entendue commence par soi-même. Je consacre donc à l'homme toute mon attention et tous mes soins.

Le directoire de la guerre ayant désiré du conseil de santé des hôpitaux militaires un mémoire sur la chaussure la plus commode à donner aux troupes, pour les préserver des accidents fréquents qui surviennent aux pieds dans les longues marches, je fus chargé de ce travail. Et après avoir fait des recherches sur la chaussure des soldats dans les armées romaines, vu ce qu'avait écrit à ce sujet le maréchal de Saxe, à qui rien n'échappait de ce qui pouvait contribuer à l'avantage et à la conservation des troupes, c'est dans l'ouvrage de M. Camper que j'ai puisé le plus de lumières pour faire un rapport utile sur cette matière.

Il était décoré de tous les titres académiques possibles, étant associé de presque toutes les sociétés littéraires de l'Europe. Il avait été quelques années professeur de médecine à Groningue. Il avait recherché cette vocation en 1764, pour quitter Amsterdam et se rapprocher de sa terre de Kleinlaukeen, en Frise. Il se proposait d'embellir à son gré un lieu de retraite, d'y arranger dans le meilleur ordre ses cabinets, dont les pièces les plus curieuses étaient en quelque sorte l'ouvrage de ses mains, et le fruit d'une industrieuse et vigilante recherche. Mais il était trop actif pour jouir prématurément de ce que Cicéron appelle un respectable loisir : *otium cum dignitate*. Attaché au prince stathouder, il accepta une place dans le gouvernement, et se trouva, par circonstance, engagé dans le parti opposé à celui qu'on désignait sous le nom de patriotes. Ces temps de troubles et de discorde, où la moitié des citoyens est aigrie et animée contre l'autre, fournissent à l'éloge de M. Camper. Nous avons vu un assez grand nombre de personnes de considération réfugiées en France, dont il avait perdu l'amitié, et même excité la haine, rendre justice à ses talents. Il avait conservé leur estime. Dans ce désastre, et dans le risque de perdre la vie, il prit moins de soin de sa conservation que de celle de ses pièces d'histoire naturelle. C'est surtout une très précieuse collection d'os qui ont été affectés de diverses maladies, qu'il s'était attaché à sauver de préférence. Il me manda qu'il les avait fait emballer avec précaution et enfouir les caisses en terre, d'où on les retirerait dans un temps plus calme.

Ce savant, cet homme de génie, dont tous les travaux ont été consacrés au bien de l'humanité, est mort à la Haye, d'une fluxion de poitrine, après douze jours de souffrance, le 8 avril 1789, à la fin de sa soixante-septième année.

Les sociétés savantes qui l'avaient adopté, les facultés de médecine auxquelles il a appartenu s'honoreront avec raison d'avoir eu un collègue d'un mérite si éminent. Nous lui rendons le même hommage, en observant qu'il était chirurgien dans toute la signification qu'on donne à ce mot, disons mieux, à ce titre, il s'en faisait honneur, et n'a jamais mordu le sein de sa nourrice. Les mauvais exemples ne l'avaient point corrompu. M. de Fontenelle, dans l'éloge de M. Littre, célèbre anatomiste de l'Académie des sciences, mort en 1725, remarque qu'il a dû son état à un chirurgien de la Salpêtrière, qui avait tous les cadavres de l'hôpital à sa disposition, et qu'il s'enferma avec lui pendant l'hiver de 1684, qui heureusement fut fort long et fort froid. Dans une saison moins rigoureuse, soixante-cinq ans après, le même hôpital a été pour M. Camper, déjà docteur en médecine, son berceau en chirurgie. Qu'il me soit permis de rappeler cette anecdote, d'après son témoignage, consigné dans la plus savante et la plus utile de ses productions.

Louis, *censor regius ac chirurgiæ professor, cujus amicitia et institutionibus Parisiis usus sum, et cui qualescumque progressus in chirurgia fecerim debeo.* Petri Camper, *Demonstrationum anatomico-pathologicarum*, lib. II, cap. V, § 4.

En rendant à des talents si rares la justice qu'on ne peut leur refuser, il me reste le regret de n'avoir pu manifester par d'assez dignes expressions les sentiments dont je suis pénétré pour un ami respectable, dont la perte, après quarante ans de la plus parfaite intimité, m'afflige autant qu'elle est à déplorer pour le progrès des connaissances humaines.

NOTES.

Jamais panégyriste n'a pu puiser à des sources plus abondantes que Louis en ce qui concernait Pierre Camper; il avait été en relation constante avec le professeur de Groningue, qui dès lors avait eu soin de rédiger un catalogue très exact de toutes ses publications; puis par l'intermédiaire de ses fils, il avait reçu des renseignements nombreux; une notice enfin très détaillée lui avait été envoyée par Jacob Camper, et cette extrême publicité, loin de se ralentir, a plutôt augmenté depuis la lecture de Louis. Ainsi, on a réuni sous le titre de : *Œuvres de Pierre Camper, tous les travaux qui ont pour objet l'histoire naturelle, la physiologie et l'anatomie comparée*. Paris, 1803, 3 vol. in-8, avec atlas in-fol. de 34 planches, collection considérable qui contient : 1° De l'Orang-outang et de quelques autres espèces de singes. 2° Du Rhinocéros à deux cornes. 3° Du Renne. 4° Conjectures sur les pétrifications trouvées dans la montagne de Saint-Pierre-de-Maestricht. 5° Description anatomique d'un Éléphant mâle. 6° Exposition des raisons physiques pourquoi l'homme est sujet à plus de maladies que les autres animaux. 7° De l'origine et de la couleur des nègres. 8° Du dragon et de la sirène. 9° Leçons sur l'épizootie. 10° De l'éducation physique des enfants. 11° Discours sur la manière dont les différentes passions se peignent sur le visage et sur l'analogie qu'il y a entre la structure du corps humain et celles des quadrupèdes, des oiseaux et des poissons. 12° Du beau physique ou de la beauté des formes. 13° De la génération du Pipo. 14° Observations sur le chant ou croassements des grenouilles mâles. 15° De la structure des os dans les oiseaux.

Puis on a publié : *Observations anatomiques sur la structure intérieure et le squelette de plusieurs espèces de cétacés*, par PIERRE CAMPER, publiées par son fils A.-G. CAMPER, avec des notes par G. CUVIER, Paris, 1820, 1 vol. in-4 avec atlas de 53 planches in-4.

Quant aux mémoires, en voici les titres : *Dissertatio chirurgica de somnis et vigiliæ indole, atque usu, in morbis qui manu curantur* (1782). — *Mémoire sur les excrétions* (1782). — *Essai sur l'influence que l'air, par ses diverses qualités, peut avoir dans les maladies chirurgicales, et sur les moyens de la rendre salutaire dans leur traitement* (1783). — *Mémoires sur les sujets proposés pour les prix de l'Académie de chirurgie*. Paris, an VI, t. V, pag. 709 à 864, pag. 915 à 976.

Camper ne ressemblait donc en aucune manière à ce M. Willius, dont il a été question plus haut; c'était un homme universel, qui s'est occupé de tout ce qui était propre à tous; bon ouvrier, bon artiste et savant intrépide; occupant toutes les Académies de sa personne, relevant des couronnes de toutes parts, voulant tout savoir, tout connaître; assez satisfait de ses travaux et de lui-même, et bien décidé à ne pas se laisser oublier.

Je le ferai peut-être mieux connaître que ne l'ont fait des panégyristes officiels, en reproduisant ici une lettre qu'il écrivit à Louis, et que j'ai retrouvée dans nos archives; l'homme se trahit toujours dans ses propres écrits, même quand ils ne sont pas précisément confidentiels; voici cette pièce:

« Monsieur, j'ai fini à présent la partie mécanique des bandages, j'ai forgé, j'ai trempé, j'ai fait les expériences les plus curieuses; je suis allé plus loin que Réaumur; en un mot, j'ai fait des bandages d'acier d'une souplesse, d'une netteté surprenantes à très peu de frais; pour un petit écu je puis fournir un bandage pour un prince. Vous le pouvez faire aussi bien que le meilleur coutelier, tant j'ai simplifié une machine qui est devenue aussi nécessaire aux hommes que leur habit. Je voudrais bien vous en faire part si je savais que l'Académie voulût faire honneur à mon ouvrage.

» J'ai fait nombre d'accouchements avec beaucoup de succès, plusieurs avec le levier de Roonhuysen, dont un cas mérite votre attention et celle de vos confrères. On vint me demander pour délivrer une femme de quarante-deux ans, qui ne pouvait pas accoucher de son premier enfant, parce que la tête était enclavée; je trouvai tant de résistance que le levier plia considérablement pendant l'opération, la partie extérieure touchait presque le ventre de la femme avant que la tête sortît; enfin j'en vins à bout, l'enfant vint en bon état, mais considérant mon levier, et comparant l'effort que j'avais dû faire pour forcer un pareil instrument, qui m'avait servi si souvent, j'eus des inquiétudes pour la mère, car l'enfant n'en portait aucune marque; elle se porta bien pendant cinq jours, le sixième elle eut une rétention d'urine, mais l'application de lait chaud en forme de fomentations sur toutes les parties naturelles et le pubis remédia en bien peu de temps à cet accident. Le lendemain il y eut incontinence. Il n'y avait pourtant aucune contusion manifeste. J'appliquai une éponge avec de l'eau de vie qui la tira d'affaire en trois jours. Il y a de cela plus de trois semaines; la mère et l'enfant se portent également bien.

» L'Académie royale des sciences m'a choisi correspondant, je lui envoie un Mémoire sur les os des oiseaux, qui sont concaves, et qui reçoivent l'air par la respiration; découverte singulière que j'ai faite il y a un an et demi.

J'y ai joint quelques observations anatomiques sur le fourmilier aux longues oreilles, et sur les baleines. Je publie actuellement un traité sur les orangs-outangs, sur les rhinocéros à deux cornes, et un essai sur la diversité dans l'espèce humaine, et principalement dans le visage.

» J'ai envoyé à l'Académie de Toulouse un mémoire qui a été couronné au mois d'août dernier, sur les avantages et la meilleure méthode d'inoculer la petite vérole.

» Je recommence cette année à continuer le troisième tome de mes démonstrations sur la tête, le cerveau, le nerf intercostal, etc., etc.

» J'ai voulu essayer la section de la synchondrose du pubis sur une femme condamnée à mourir ; mais je n'ai pas pu obtenir la permission ! cette opération m'a merveilleusement réussi sur un cochon !

» Je vous prie très humblement de vouloir faire mes compliments respectueux à l'Académie royale de chirurgie, et de prier ces messieurs de vouloir bien m'instruire du succès du levier de Roonhuysen à Paris ; je m'en sers habituellement depuis quatre ans, j'ai abandonné le forceps de Smellie, et je m'en trouve bien. »

Cette lettre, je le répète, en dit plus sur la personne de Camper que tout ce qu'on a écrit de lui. Il a, comme je le disais tout à l'heure, tout fait, et tout fait mieux que les autres ; tout lui a réussi, et il s'est trouvé très bien de tout.

Quelle furie ensuite de tout essayer, de tout tenter ; mais ce qui finit par être odieux, c'est cette proposition d'ouvrir le ventre et de fendre le pubis d'une femme vivante ! N'est-ce pas là une proposition abominable, et qu'on aurait dû flétrir en pleine Académie? Les magistrats de Groningue ont été, j'ose le dire en cette circonstance, plus humains que le médecin ; ils l'ont empêché de suppléer le bourreau ! Mais il y a des expérimentateurs ainsi faits, qui, dans leurs mutilations, passeraient indifféremment d'un cochon à une femme !

Quoi qu'il en soit, on doit prévoir qu'ayant eu pendant sa vie le privilége d'occuper presque en même temps toutes les Académies de sa personne, Camper a dû être loué après sa mort dans plusieurs Académies à la fois ; il a été loué en effet presque en même temps par Louis à l'Académie royale de chirurgie et par Vicq-d'Azyr dans le sein de la Société royale. Condorcet aussi n'a pas pu se dispenser de faire son éloge. L'éloge de Vicq-d'Azyr semble sortir d'un moule généralement adopté ; il a son préambule et sa péroraison obligés, mais le préambule n'est qu'une fastueuse énumération de tous les titres académiques de Pierre Camper, le tout pour finir par l'indication de l'époque et du lieu de sa naissance. Il y aurait encore une autre remarque à faire sur la forme de cet éloge ; c'est qu'il a tout à fait la couleur de l'époque. Camper était mort en 1789 ; on était en 1790 et déjà la révolution agitait tous les esprits.

Les talents fermes et plus concentrés résistent à ces influences du temps ; ils conservent leur caractère. Louis a écrit son substantiel éloge de Camper comme il l'aurait fait du temps de J.-L. Petit ; Vicq-d'Azyr, plus flexible, plus impressionnable, a pris le langage de l'époque ; c'est du J.-J. Rousseau et du Raynal ; veut-il nous parler, par exemple, de la première éducation de Camper, c'est de l'*Émile* tout pur ; il loue le père d'avoir eu la « sagesse de n'imposer aucune gêne à son fils ! » Puis vient une maxime : « C'est à cela, ajoute-t-il, que se réduit tout l'art de rendre utile à l'enfance l'instruction qu'on lui destine. » S'agit-il de parler des voyages de Camper, de son séjour à Paris ? Vicq-d'Azyr ne manque pas de le mettre en rapport avec les philosophes de l'époque ; il lui fait visiter tour à tour Helvétius, d'Alembert et Diderot, et surtout J.-J. Rousseau, « dont le puissant génie, dit-il, a si fortement influencé sur l'instruction publique, de laquelle on voit *enfin* que dépendent le sort des peuples et la destinée des empires ! » S'agit-il enfin de parler des troubles de la Hollande, des factions qui la divisaient et des accusations portées contre Camper, qu'on ne trouvait pas assez ardent ? Vicq d'Azyr se récrie et demande « si le philosophe qui cultive ce qui aime la nature pourrait ne pas chérir aussi la liberté ? »

Je n'ai pas besoin de dire que Louis n'a pas sacrifié ainsi au goût et aux idées du moment. Il est resté savant et savant sévère ; il n'a pas craint de blâmer dans Camper cet amour excessif de renommée qui lui avait fait répandre partout la liste très minutieuse et très détaillée de ses moindres productions ; liste que nous avons retrouvée dans nos archives, et au bas de laquelle il avait placé son adresse ; ajoutant *très humblement* qu'on pourrait ainsi correspondre avec lui. Voici du reste les propres termes de cette réclame : « P. S. *Humilissime rogo, ut, qui litteras ad me mittere volunt, hoc modo inscriptionem dirigant :* — A monsieur, monsieur Petrus Camper, professeur honoraire en médecine, membre de plusieurs Académies, etc., à Klein-Rankum, près Franeker, en Frise. »

Tout en disant que Camper était au-dessus des petites vanités, et que c'était pour s'éclairer qu'il avait ainsi provoqué une correspondance *cum cultoribus historiæ litterariæ*, Louis n'en a pas moins indirectement blâmé Camper d'avoir fait ainsi de son vivant, son *exegi monumentum*, et d'y avoir mis son adresse

ÉLOGE
DE HEVIN,

LU DANS LA SÉANCE PUBLIQUE DU 5 MAI 1791.

Prudent Hevin naquit à Paris le 10 janvier 1715. Son père, fils d'un honnête marchand à Lille en Flandre, après avoir reçu dans cette ville les premières instructions sur la chirurgie, vint à Paris pour acquérir des connaissances plus étendues. Au bout de quelques années, prêt à retourner dans sa province, il trouva une occasion favorable de s'établir dans la capitale et y exerça, sous un titre alors légal, la chirurgie avec moins de célébrité que d'honneur. A la mort de ce respectable père, son fils eut une preuve bien flatteuse de la considération dont il avait joui. Une foule innombrable d'honnêtes citoyens, d'indigents et de pauvres, suivaient le modeste convoi et exprimaient d'une manière touchante leurs regrets de la perte de l'homme vertueux, à qui ils avaient les plus grandes obligations pour les secours et les consolations qu'ils en avaient reçus dans leurs maux. Ce tribut attendrissant d'estime et de reconnaissance honorait plus véritablement la mémoire du défunt, que les pompes funéraires dont l'appareil fastueux est un spectacle préparé par la vanité des survivants et semble fait pour l'amusement d'un très grand nombre de spectateurs, qu'une oisive curiosité attire et qui sont étrangers au cortége de représentation.

Cet hommage fut une leçon publique dont l'impression sur l'âme tendre et sensible du fils rendit plus profitables celles qu'il avait reçues dans son éducation privée. Il ne fut jamais éloigné de la maison paternelle, pendant le cours de ses études au collége Mazarin, qu'il fréquenta comme externe. Après y avoir fait ses humanités et sa philosophie, il embrassa la chirurgie et suivit, avec assiduité et une grande application, les cours publics et particuliers, sous les meilleurs instituteurs. Initié en même temps à la pratique, en qualité d'élève, dans l'hôpital de la Charité, dont M. Morand était alors chirurgien major, il fut en état de se présenter et d'être admis avec distinction au nombre des maîtres en chirurgie, au mois de juillet 1737, à l'âge de vingt-deux ans.

A cette époque, M. de la Peyronie, toujours occupé de l'illustration de son art et connaissant le mérite éminent de M. Quesnay, lui avait ménagé une place honorable et utile pour le fixer à Paris. On pensa aussi à un établissement pour mademoiselle sa fille, en âge d'être pourvue. Le choix d'un mari ne pouvait qu'honorer celui qui en serait l'objet. Les suffrages des personnes consultées se réunirent sur M. Hevin, qui n'espérait alors d'autre avancement que de sa bonne conduite et de l'usage de ses talents et de ses services envers le public. M. Quesnay, chargé du secrétariat de l'Académie, en 1741, ne pouvait, par le genre de ses autres devoirs, être assidu aux assemblées. Il fut soulagé des détails de cette place par son gendre, qui tint le registre de ce qui se passait à chaque séance. On lui confia pour son compte particulier le soin de la correspondance, emploi dont il s'acquitta à la satisfaction de tous ceux qui étaient en état d'apprécier l'utilité et la difficulté de ce travail.

La guerre de 1741 fournit l'occasion de favoriser M. Hevin, en augmentant ses occupations. On détermina le chirurgien gagnant maîtrise de l'hôpital de la Charité à accepter une place d'aide-major à l'armée, et M. Hevin fut admis à remplir ses fonctions au service gratuit des pauvres.

M. Foubert, alors chirurgien major de cette maison, fut charmé de pouvoir contribuer à la perfection d'un jeune confrère si digne d'estime. Il lui confiait ses affaires les plus délicates. Le jeune homme était flatté d'exercer sous la direction et les conseils utiles d'un praticien renommé ; et celui-ci n'était pas moins satisfait de mettre quelquefois à profit les nouvelles lumières que des études assidues pouvaient répandre dans les entretiens consultatifs qu'ils avaient sur l'état de leurs malades, à l'hôpital.

Pour son début dans la carrière académique, M. Hevin se chargea de donner un mémoire sur les corps étrangers qui ont été avalés. Il tient une grande place dans le premier tome des mémoires que l'Académie a publiés en 1743. Aux faits en assez grand nombre qui avaient été communiqués à l'Académie, M. Hevin se crut obligé de joindre tout ce que les auteurs, tant anciens que modernes, ont dit sur le même sujet. Une compilation si étendue exigeait de longues recherches, travail pénible et ingrat, et qui ne laissait à l'esprit que la satisfaction de mettre en ordre tant de matériaux.

Ils sont rangés sous quatre classes. La première comprend les corps étrangers arrêtés dans l'œsophage et qu'on peut pousser dans l'estomac. On considère, à cette occasion, la diversité des corps étrangers par rapport à leur nature, leur volume, leur configuration, et ce qu'on a à craindre et à espérer, à ces différents égards, de leur séjour dans l'estomac. La seconde classe a pour objet les corps étrangers arrêtés dans l'œsophage et qui doivent en être retirés; ce qui n'est pas toujours possible. Les moyens que l'art emploie pour y parvenir, les divers instruments que le génie a inventés et qu'on doit choisir par préférence suivant la variété des cas et la manière de s'en servir, sont exposés, ainsi que les secours accessoires, qui peuvent contribuer au succès. Des observations multipliées font connaître quelles ont été les ressources de la nature dans ces cas, et comment on doit favoriser ses efforts.

Les corps étrangers qu'il faudrait retirer et qu'on est obligé d'enfoncer, sont rangés dans la troisième classe, et la quatrième traite de ceux qui, enfoncés dans l'estomac, ne peuvent être rejetés par les voies naturelles. Quelquefois ils s'ouvrent spontanément un passage à travers les parties. Ce dernier cas cause souvent des accidents très fâcheux, dans lesquels on voit que la chirurgie offre de grandes ressources.

L'auteur a semé, en plusieurs endroits de ce travail, des réflexions dont l'objet est d'en justifier la longueur et de prouver l'utilité de réunir un si grand nombre de faits. Nous conviendrons que les compilateurs ont rendu de grands services à ceux qui se dévouent à l'étude des arts. Des écrivains, tels que les Schenkius, les Schurigius, les Garmann et autres, quoique simples copistes, ont des droits à notre reconnaissance, par la peine qu'ils ont prise et dont nous profitons. Mais lorsqu'on emploie dogmatiquement ces matériaux pour établir des principes et en tirer des inductions, c'est un nouveau travail et plus méritoire. L'on ne peut trop sévèrement apprécier les faits recueillis par d'autres, afin de ne pas les employer indistinctement. Il faut principalement se défier des écrivains abréviateurs, tels que les journalistes, comme Blegny, les *Actes des savants de Leipsick*, ouvrage d'ailleurs si estimable. On y trouve des exraits très bien faits; mais ce ne sont que des extraits; les faits n'y sont exposés qu'en abrégé; on les présente communément sous le seul point de vue qui a paru suffire pour indiquer leur objet en général; et quand on peut remonter aux sources, on voit que des circonstances essentielles ont été omises et que la plupart des observations sont tronquées et mutilées.

Quelle que soit l'utilité de la réunion des faits qui nous ont été transmis par des praticiens qui ont vécu en différents temps et en différents lieux, il y a un plus grand fonds d'instruction à acquérir de l'examen judicieux de chaque observation séparée. L'histoire la mieux faite ne dispense pas de la lecture des mémoires particuliers et des anecdotes.

C'est au zèle laborieux de M. Hevin qu'on doit les tables de notre premier volume.

Le succès de cet ouvrage était dû en grande partie à M. Quesnay, et M. de la Peyronie, qui y prenait le plus vif intérêt, saisit une occasion de lui marquer utilement sa satisfaction, en procurant à son gendre la place de premier chirurgien de Madame la première Dauphine. Il fut du cortége qui reçut cette princesse aux frontières d'Espagne. Il mérita dans ce voyage l'amitié des dames et des seigneurs de la cour, à laquelle il allait être attaché, et il avait tout ce qu'il fallait pour réussir. Agé de trente ans, d'une taille et d'une figure distinguées, il avait le maintien grave qui, suivant la remarque d'Hippocrate, dans le traité *De habitu decoro et decenti*, fait présumer la maturité de l'esprit et un bon jugement. Ce premier maître de l'art a porté son attention jusqu'aux plus petits détails. Il recommande la décence dans les vêtements, comme un moyen de gagner la confiance et de se faire respecter. Les Grecs n'étaient pas moins frivoles qu'on l'est maintenant ; et j'estime qu'on ne calcule pas, autant qu'on le devrait, quel tort on peut se faire par l'oubli des bienséances dans un état où la considération est si utile. M. Hevin s'est toujours assujetti au costume noble et distingué qui convenait à son état et à sa position.

Le choix de M. de la Peyronie reçut l'applaudissement le plus flatteur pour le protecteur et pour le protégé. Un sentiment contraire n'aurait pu être justifié qu'en ceux qui, s'intéressant vivement à l'honneur de l'Académie, auraient vu avec regret qu'elle allait être privée d'un membre fort assidu, et qui lui était devenu nécessaire dans les travaux de son régime habituel. On craignait encore pour lui l'inoccupation et les distractions de la cour. Mais il fut garanti de ce piége. Rapproché de son beau-père qui y vivait en qualité de médecin consulant du roi, il le seconda utilement dans ses travaux littéraires.

M. Quesnay publia, en 1747, la seconde édition de son *Essai physique sur l'économie animale*, augmentée de deux volumes, avec des tables fort amples. Elles devinrent un sujet de critique, par cela même qu'elles étaient fort amples ; et, en effet, celle du premier tome fait presque la moitié du volume. On a toujours ignoré qu'elles étaient l'ouvrage de M. Hevin. Si ce travail ne pouvait être justifié contre d'injustes censures, ce n'est pas dans un éloge qu'il aurait fallu révéler cette anecdote.

A la manière dont la plupart des lecteurs font usage des

livres, la table est un hors-d'œuvre, et c'est un grand obstacle au succès des études. Des savants littérateurs, dont l'autorité est respectable, ont prononcé que la table d'un livre en était l'âme; que rien n'était plus utile qu'une table bien faite; et ils ont porté leurs remarques à cet égard jusqu'à dire que les auteurs qui ont un grand feu d'inspiration, ne sont pas si propres à composer eux-mêmes les indices de leurs ouvrages, que des étrangers, hommes de jugement et laborieux.

Je ne dissimulerai pas que M. Hevin, avec ces qualités si judicieusement requises, ne se soit un peu trop livré à son goût, peut-être même à son loisir. Mais cette surabondance n'a aucun inconvénient pour ceux qui ne lisent point les tables, et c'est le plus grand nombre; mais elles sont d'une grande utilité aux personnes studieuses. On sait que les bons livres doivent être relus avec attention, et c'est précisément une table où l'on trouverait à reprendre ce qui paraît surabondant, qui donnerait cet avantage. Le mérite des tables faites avec intelligence est de donner plus d'étendue à la nomenclature. C'est un moyen de favoriser la recherche des sujets traités dans les livres utiles à consulter. Elles rendent le bon office de mettre plusieurs fois sous les yeux la substance de l'ouvrage. Elles garantissent des inconvénients d'une lecture superficielle, faite sans l'application qui lui donnerait le caractère de l'étude.

M. Hevin a rendu le même service par des tables raisonnées aux autres ouvrages que M. Quesnay a publiés successivement sur la suppuration et sur la gangrène en 1749, au *Traité des effets et de l'usage de la saignée* en 1750, et aux deux volumes du *Traité des fièvres* mis au jour en 1753. Ce genre de travail, assez minutieux, qui captive l'attention sans permettre le moindre essor, et sur lequel l'attachement et l'amitié pouvaient seuls soutenir la patience, a fait contracter à M. Hevin l'habitude de s'occuper dans son cabinet à des recherches longues et suivies sur différents objets.

On a fait usage dans le second tome des Mémoires de l'Académie, publié en 1753, de trois observations fort intéressantes de feu M. Laffitte, par lesquelles il est prouvé que la chirurgie peut venir au secours de ceux qui ont une pierre dans le rein, et faire avec succès l'extraction du corps étranger; mais c'est dans la circonstance heureuse où la nature, par la formation d'un abcès, aura préparé et indiqué manifestement la route qu'on peut tenir avec sûreté. M. Hevin, qui adopte les faits de pratique de M. Laffitte, comme utiles aux progrès de l'art, a cru pouvoir revenir utilement sur cette matière dans un mémoire qui a pour titre : *Recherches historiques et critiques sur la néphrotomie ou taille du rein*. Elles sont insérées dans le troisième tome de nos Mémoires. On y retrace toutes les discussions auxquelles les gens de l'art se sont livrés, pour savoir si c'est de la pierre dans le rein ou dans la vessie qu'était affligé le criminel condamné à mort, à qui l'on prétend qu'a été faite la première tentative de l'opération de la taille en France. La manière équivoque dont nos historiens en ont parlé, a donné naissance à la diversité des opinions. Les uns ont placé le fait sous le règne de Charles VIII, les autres sous celui de Louis XI. Les uns disent que le malade était un habitant de Bagnolet; d'autres le désignent sous la qualité de *franc archer de Meudon;* et tout cela n'importe guère.

Sur ces sortes de questions il serait plus essentiel de se régler d'après le sentiment du docteur Allen, médecin de Londres, dans la préface de son abrégé de toute la médecine pratique. Il reconnaît qu'on a fait de grands progrès dans la théorie, mais il ne croit pas que la pratique, qui est la partie la plus utile de l'art, soit parvenue à un grand degré de perfection. « L'on a vu, dit-il, peu de médecins qui aient excellé dans la guérison des maladies. Au lieu d'établir une meilleure méthode dans la pratique de la médecine, on invente tous les ans de nouvelles hypothèses avec beaucoup d'ostentation et peu d'utilité. »

M. Hevin n'aurait fait aucune difficulté de souscrire à ce sentiment, puisque dans un très bon mémoire de notre quatrième tome, intitulé : *Recherches historiques sur la gastrotomie ou l'ouverture du bas-ventre dans le cas de volvulus, ou de l'intus-*

susception d'un intestin. Il dit à l'occasion d'une controverse assez intéressante : « Que les opinions flottantes et incertaines des auteurs, qui n'ont été que de simples écrivains, devraient être proscrites et regardées comme non avenues. Mais, ajoute-t-il, on veut faire usage de tout pour imposer par un vain appareil d'érudition, qui ne consiste que dans la peine de copier servilement les livres et souvent sans la moindre attention. »

Nous avons dans le dépôt de l'Académie deux autres dissertations qui peuvent rendre témoignage du zèle de M. Hevin pour le maintien de la saine doctrine. L'une a pour titre : *Recherches historiques sur l'extirpation des ovaires.* Il ne s'était occupé de ce travail que pour réfuter plus amplement une proposition qui l'avait déjà été d'une manière convaincante. L'on avait annoncé un peu légèrement et d'une manière problématique s'il ne serait pas, en même temps, possible et sûr d'enlever les ovaires attaqués de tuméfaction squirrheuse ou d'hydropisie enkystée. Ce que les naturalistes rapportent sur la castration des femelles d'animaux, la fausse acception de ce terme dans l'espèce humaine, toutes les observations qu'on a pu recueillir sur les affections contre nature des ovaires sont rappelés dans ce mémoire et amènent la conclusion négative. Cet ouvrage, du consentement même de l'auteur, ne pourra être employé que par extrait.

L'occasion de l'autre mémoire a été l'examen d'un projet d'opération pour la cure de l'apoplexie, de l'épilepsie, de la manie, de la frénésie et de toutes les maladies dont le siège est dans l'intérieur de la tête, et qu'on présume causées par la pléthore sanguine. Cette opération consisterait à faire la ligature des artères carotides, afin de diminuer la trop grande quantité de sang qui abonde au cerveau. M. Hevin fait connaître les sophismes que de fausses lumières en anatomie, des paradoxes en pathologie et des analogies illusoires en thérapeutique ont suggérées. Il conclut, avec ceux qui avaient déjà médité sur ce projet d'opération, qu'elle ne pouvait remplir les vues qu'on s'en promettrait, qu'elle méritait les qualifications d'audacieuse et de téméraire, et qu'elle ne pourrait manquer d'avoir des suites funestes.

Une occupation plus fructueuse s'est présentée à M. Hevin, vers la fin de sa carrière. M. Simon, ci-devant professeur royal à nos écoles, chirurgien major de la compagnie des chevau-légers de la garde du roi, corps qu'il a suivi pendant les brillantes campagnes du maréchal de Saxe en Flandre, puis premier chirurgien de l'électeur de Bavière, revenu à Paris, avait commencé dans sa retraite de mettre en ordre les matériaux d'un *Cours de pathologie et de thérapeutique chirurgicales*. Sentant sa fin prochaine, il avait expressément recommandé qu'on remît ses manuscrits entre les mains de son intime et ancien ami, qu'il laissait absolument le maître d'en faire usage ou de les supprimer. M. Hevin, sensible à cette marque de confiance, donna tous ses soins à la rédaction et publia l'ouvrage en 1780, sous le nom de son ami, et ne se réserva que la qualité d'éditeur, quoiqu'il eût pu sans scrupule se déclarer l'auteur, parce qu'il y a nécessairement dans tous les livres élémentaires destinés aux étudiants, des choses qui appartiennent tellement à tout le monde, qu'elles ne peuvent être revendiquées que de ceux qui prennent la peine de les mettre en ordre. Le succès de cet ouvrage détermina le libraire à en demander une seconde édition. Elle fut considérablement augmentée et devint propre à M. Hevin, qui la donna sous son nom, en 1785.

Il fut constamment honoré de la confiance de ses maîtres. Il joignit la place de chirurgien de feu M. le Dauphin, à celle de premier chirurgien de son auguste épouse, mère du roi. La perte de cette princesse ayant été suivie assez prochainement de la mort de la feue reine, la maison de la reine fut réservée pour la future dauphine, et celle de la dauphine a passé au service de Madame, comtesse de Provence, aujourd'hui Madame. M. Hevin, ayant obtenu d'être remplacé par son fils aîné près de cette princesse, prit la résolution de fixer son séjour à Paris, dans le sein d'un honnête loisir. L'Académie le voyant avec plaisir fréquenter assidûment ses assemblées, forma un vœu unanime pour lui offrir la place de vice-directeur, dont il n'a pas eu le temps de prendre possession. Le dépérissement de sa santé, sans cause bien marquée, a terminé ses jours, le troisième décembre 1790, vers la fin de sa soixante-quinzième année. Sa bonne constitution semblait lui donner l'espoir d'une plus longue vie.

Il avait été associé à l'Académie des sciences et belles-lettres de Lyon et à celle de Stockholm.

Professeur de thérapeutique depuis 1742, il en avait toujours rempli les fonctions, et il a fini son dernier cours, dans l'amphithéâtre de nos écoles, un mois avant sa mort.

Ceux qui ont fait des traités sur les méthodes d'étudier et d'enseigner, disent que la capacité des maîtres demande trois choses : la science, la clarté et l'affection. Il faut, disent-ils, qu'il soit savant pour bien traiter les sujets et d'après les meilleurs principes. Il a besoin de clarté pour se faire bien comprendre et pour enseigner avec méthode. Il faut aussi qu'il ait de l'affection pour l'avancement de ses écoliers, plus que pour son honneur ou sa propre satisfaction. Aucune de ces trois qualités ne manquait en M. Hevin. J'en ajouterai une quatrième, qui rend recommandable l'homme qui parle en public. Par une voix pleine et des sons distinctement articulés, il fixait tellement l'attention de ses auditeurs, que le plus enclin à la distraction ne pouvait guère y succomber.

M. Hevin a été généralement regretté de ses confrères, comme homme honnête et vertueux ; et des élèves pour s'être acquitté, pendant longues années, de leur instruction avec autant de zèle que de succès.

NOTES.

Nous voyons apparaître pour la seconde fois, dans la séance du 5 mai 1791, le nom de Percy. Le grand prix proposé par l'Académie avait été de nouveau remporté par le chirurgien-major du régiment de Berry-cavalerie, en quartier à Compiègne ; le plumitif fait remarquer qu'il était présent à la séance.

Nous trouvons encore, au nombre de ceux qui figurèrent dans cette séance, un nom bien connu et qui nous était cher, celui de M. Duval, que nous avions vu si longtemps parmi nous comme un des derniers représentants de l'Académie royale de chirurgie.

M. Duval avait donné lecture de recherches historiques sur l'art du dentiste chez les anciens.

Le morceau capital de la séance avait été l'éloge historique de Hevin.

Hevin, gendre de Quesnay, avait été membre de l'Académie presque dès sa création, et on vient de montrer qu'il mourut en 1790, trois ans avant la suppression de cette compagnie. Mais on peut dire que son mariage avait fait sa fortune ; il arriva à tout, grâce au patronage de son beau-père. Pendant le secrétariat de Quesnay c'était lui qui siégeait au bureau ; nous l'avons vu aussi bien dans les séances annuelles publiques que dans les réunions particulières. Il fut porté ensuite à la cour et nommé médecin des princes et princesses, toujours grâce à la protection de Quesnay ; il faut dire cependant qu'il a fait des travaux estimables. On a cru, il y a quelques années, avoir doté la science d'un document précieux en publiant la copie originale du mémoire de Hevin sur les étranglements internes, copie qu'on avait trouvée dans les papiers de l'Académie. Mais on ne s'était pas aperçu d'une chose, c'est que cette copie, originale en effet, n'était en quelque sorte que la première ébauche du travail de Hevin. C'étaient bien ses premières idées ; mais comme elles n'étaient pas encore devenues l'objet d'une discussion à l'Académie, elles étaient demeurées telles qu'il les avait conçues, c'est-à-dire très imparfaites, tandis que la version imprimée dans les volumes de l'Académie, ayant été discutée, puis revue par Louis, était la seule dont on devait tenir compte.

ÉLOGE

DE CLAUDE PIPELET,

LU DANS LA SÉANCE PUBLIQUE DU 19 AVRIL 1792.

Claude Pipelet naquit le 18 mars 1718, à Coucy-le-château, petite ville du département de l'Aisne, ci-devant de la province de Picardie, au diocèse de Soissons. Son père, chirurgien de ce lieu, chargé du soin d'un petit hôpital, reçut ce fils premier-né et le voua à son état ; mais avant que de pouvoir y être initié par les plus simples documents, un savant bénédictin de l'abbaye de Nogent-sous-Coucy, ami de ses parents, prit l'enfant en affection, s'attacha à lui former le cœur et l'esprit, et par des soins suivis lui inspira avec la bonne foi et la franchise qui passent pour être le caractère naturel des gens du pays, l'amour de ses devoirs, la complaisance, l'affabilité et la décence, qualités et vertus dont il a recueilli les fruits d'une manière honorable et utile dans les diverses circonstances de sa vie.

A peine sorti de la première enfance on le familiarisa avec les objets de l'art qui étaient à sa portée ; ils ne pouvaient être que relatifs à la pratique. J'oserais à peine prendre sur moi, dans un éloge à l'Académie, de présenter des détails minutieux, si une longue expérience ne m'avait appris que les personnes qui commencent à un âge où l'esprit est plus avancé que la raison, s'attachent volontiers à des études plus relevées, qu'elles négligent les petites choses et finissent même par les dédaigner, faute d'avoir été instruites que de la moindre circonstance peut dépendre le succès de l'opération la plus importante. Celui même qui tient une bougie pour éclairer l'opérateur exerce une fonction soumise à des règles rationnelles, et la vie d'un homme peut être exposée par le défaut d'intelligence ou par la simple inattention de celui qui est chargé d'un soin si petit en apparence.

M. Pipelet conçut de bonne heure qu'il y avait plus de mérite à bien faire les choses réputées faciles. Habitué aux emplois ministériels que l'on confie aux plus jeunes élèves, déjà capable de rendre des services utiles, on pensa au choix d'une école où l'instruction pourrait être plus étendue que dans la maison paternelle : le jeune homme fut envoyé à Soissons, recommandé aux soins des chirurgiens en chef de l'Hôtel-Dieu de cette ville.

C'est principalement dans les hôpitaux qu'on apprend par l'usage à connaître les maladies de vue, si l'on peut se servir de ce terme inusité et pourtant expressif. Dans l'étude des arts on renverse assez communément l'ordre naturel, en inculquant d'abord les idées scientifiques nécessairement abstraites. Elles s'imprimeraient bien plus aisément dans l'esprit et dans la mémoire, si elles avaient un objet sensible, car c'est par les sens que nous acquérons nos connaissances : les spéculations dénuées de ce secours laissent longtemps un vide que l'observation intuitive préliminaire aurait rempli avec un avantage marqué.

Mais il faut convenir que la seule pratique ne formerait que des hommes d'habitude, des imitateurs serviles et dangereux : il faut que l'art soit éclairé par la science : c'est dans cette vue, qu'après deux années de séjour à Soissons, le jeune Pipelet fut envoyé à Paris à l'âge de vingt ans.

Il y fréquenta, comme il est d'usage, les écoles publiques ; il eut des maîtres particuliers pour la dissection ; fit des cours d'anatomie, d'opérations, de bandage, de botanique : le service des hôpitaux eut pour lui un attrait de prédilection. Son assiduité à celui de la Charité le fit bientôt remarquer de MM. Morand et Guérin, chirurgiens en chef, et il ne tarda pas d'y être employé activement. Le soin qu'il donnait à la préparation des appareils, la dextérité dans leur application, l'exactitude officieuse avec laquelle il remplissait ses devoirs, lui procurèrent l'estime de ses maîtres, et, par leur choix, il fut souvent placé en ville près des malades, à qui les soins d'un élève attentif et vigilant pourraient être utiles dans l'intervalle des visites. Partout il inspirait la confiance et se faisait aimer. Son maintien honnête et la physionomie la plus heureuse pouvaient y contribuer.

Les élèves ainsi occupés sous des hommes en réputation, sont à la meilleure école, également profitable pour leur instruction et pour leur futur établissement. Ces rapports intimes entre les maîtres et les disciples mettent ceux-ci à portée de suivre le cours des maladies avec une attention plus réfléchie. Obligés de rendre compte des divers mouvements de la nature, ils profitent chaque jour des lumières et de l'expérience de leurs supérieurs sur la variété des incidents; ils voient les moyens dont on se sert pour favoriser les mouvements salutaires et pour combattre les accidents. Ces avantages sont inappréciables pour former un praticien. Ils ont été bien sentis par un de nos anciens maîtres, Jacques Guillemeau père, et bien affectueusement exprimés dans l'épître dédicatoire de l'édition latine des œuvres d'Ambroise Paré.

Après avoir suivi pendant deux ans à l'Hôtel-Dieu la pratique des plus habiles médecins et chirurgiens de la capitale, sa plus grande ambition fut de devenir l'élève de Paré. En lui vouant ses services il crut entrer dans la famille de Machaon et de Podalire : il l'a accompagné à la guerre dans les camps, dans les batailles. La réputation de ce grand homme le faisant appeler chez les citoyens de tous les ordres, Guillemeau se félicite d'avoir été partout le témoin de ses utiles travaux, et d'avoir servi d'aide à cet illustre et excellent maître. Hippocrate donne formellement le précepte de mettre près des malades un disciple qui fasse exécuter les ordres, et qui serve comme le second : « pour cet effet on choisira, dit-il, les plus avancés et les plus habiles, afin qu'ils puissent faire et donner sûrement la plupart des choses qui seront nécessaires, et qu'on soit assuré de savoir précisément tout ce qui se sera passé dans les intervalles. »

Une observation intéressante prouve que M. Pipelet a su profiter comme disciple; en 1740, l'époque est précieuse, il n'avait que vingt-deux ans, M. Guérin avait fait l'opération de la hernie crurale à une femme de quarante-deux ans ; la séparation de cinq pouces d'intestin gangrené donna issue aux matières stercorales par la plaie : après quatre mois de traitement on n'avait plus d'espoir que dans la conservation de ce nouvel anus. La malade, qu'on avait tenue à un régime assez sévère, s'oublia sur ce point, et, par indigestion, eut la fièvre et des coliques assez vives. M. Pipelet, qui lui donnait ses soins, jugea à propos de la purger avec deux onces de manne dans un verre de décoction de casse. L'effet de ce minoratif fut de procurer une évacuation copieuse, non par la plaie, comme on pouvait s'y attendre, mais par les voies naturelles.

Le fait est consigné dans un mémoire *Sur les hernies avec gangrène*, au troisième tome de l'Académie. L'art en a profité par les inductions auxquelles ce fait a donné lieu, pour vérifier les procédés suivis en pareil cas sous des apparences spécieuses par le raisonnement, mais erronées et que l'expérience et la raison *désavouent* (1).

Un illustre étranger établi en France, le comte de Saint-Severin-d'Arragon, fut attaqué d'un engorgement au foie, maladie très grave sur le caractère de laquelle les avis des gens de l'art étaient partagés : il se termina par suppuration, et M. Morand, chargé de faire l'ouverture de l'abcès, plaça M. Pipelet près de ce malade. Ses soins furent donnés avec autant de zèle que d'utilité. M. de Saint-Severin, reconnaissant et touché sensiblement de l'affection que M. Pipelet lui avait témoignée, ne voulut pas se séparer de son ami. C'est le titre qu'il donna à son chirurgien auxiliaire.

Homme de cour aussi profondément versé dans la connaissance des hommes que dans la politique, M. de Saint-Severin avait discerné le vrai caractère de M. Pipelet, et n'avait pas

---

(1) Ce mot ayant été raturé sur le manuscrit est devenu difficile à lire.

confondu ses complaisances avec cette douceur servile et affectée dont la fausseté se décèle à la moindre occasion où l'on est dispensé de contrainte et de circonspection.

Déterminé par le conseil des personnes qui avaient la direction principale de sa santé, M. de Saint-Severin se rendit à Aix-la-Chapelle pour y prendre les eaux ; son parfait rétablissement lui permit de travailler à la conclusion de la paix en qualité de ministre plénipotentiaire en 1748.

M. Pipelet, qui l'avait accompagné dans ce voyage, y eut tous les agréments que pourraient trouver près de l'ambassadeur de France les personnes les plus distinguées par leur rang.

A son retour à Paris il proposa à M. Pipelet un appartement honnête dans son hôtel, sa table et un honoraire annuel. Celui-ci consulta moins ses intérêts que son cœur, pour accepter ces propositions. Il connaissait l'âme vertueuse de son patron et combien elle était à l'abri de la contagion des dignités fastueuses. Il avait assez l'usage du monde qui change en art le commerce de la société, pour prévoir qu'il pourrait dans ce nouvel ordre faire d'utiles connaissances. L'appui qu'il y trouverait paraissait d'ailleurs pouvoir aplanir les difficultés d'un établissement isolé dont le succès quelquefois incertain est toujours lent et plus ou moins tardif.

Il s'aperçut bientôt qu'il ne s'était pas trompé dans ses conjectures ; mais la confiance qui l'appelait à l'exercice de la chirurgie ne lui en donnait pas le droit. Il était trop honnête et pensait trop noblement pour s'y immiscer sans titre et qualité. Quoiqu'il n'eût alors que trente ans, il redoutait la multiplicité des épreuves scholastiques si sagement établies pour obliger les jeunes gens à donner des preuves de leur capacité, pour les forcer en quelque sorte à réparer par une nouvelle application la négligence ou la distraction qu'ils auraient mise dans l'étude de certaines parties de l'art. On n'a trouvé que trop de moyens pour se soustraire à ces utiles et salutaires exercices.

Le célèbre Quesnay, médecin consultant du roi et depuis devenu premier médecin ordinaire de Sa Majesté, était dans le cas de vendre sa charge de chirurgien aux rapports de la prévôté de l'hôtel, charge créée sous le duc d'Orléans régent, en faveur de M. de la Peyronie pour servir à son agrégation au corps des chirurgiens de Paris.

M. Pipelet en fit l'acquisition. Quoique illustrée par ces deux premiers titulaires dont la mémoire sera toujours en vénération parmi nous, il ne sera pas moins vrai de dire qu'elle autorise une infraction formelle de la législation la plus ancienne et la plus sage qui ait été dictée pour le salut public ; elle interdit l'exercice de l'art de guérir à tout homme qui n'en a pas acquis le droit par des épreuves légales et probatoires de sa capacité.

A toutes les solides raisons données en général contre la vénalité des charges en office au barreau, dans la magistrature, dans l'ordre militaire même, qu'on a jugée avec raison humiliante pour la nation et préjudiciable au bien public, ne peut-on pas ajouter combien il était absurde et barbare que pour satisfaire la cupidité de quelques particuliers sous le nom de princes et de grands officiers, on ait si longtemps souffert ce trafic dangereux de priviléges et de patentes dans la chirurgie et dans la médecine, et leur abolition sera à jamais un bienfait mémorable de la nouvelle constitution. Les rétablir aujourd'hui sous quelque forme que ce soit serait un attentat contre la vie des citoyens. Je ne crains pas de trancher le mot, ce serait un forfait, un crime de lèse-humanité au premier chef.

M. Pipelet ne tarda pas à se montrer digne de l'agrégation qu'il avait obtenue ; il ne manquait pas une séance académique et a pris part à nos travaux. Nous avons de lui un mémoire fort instructif *Sur la ligature de l'épiploon ;* elle était recommandée par tous les auteurs qui ont traité des hernies et des plaies du bas-ventre avec issue et altération de cette membrane. Des observations avaient élevé quelques doutes sur ce précepte. M. Pipelet a examiné ce sujet avec la plus grande attention et a fait des expériences sur des animaux vivants ; elles ont porté jusqu'à la conviction la preuve des inconvénients et des dangers inséparables de ce procédé. Ce mémoire se trouve dans le troisième tome de ceux de l'Académie.

Ces expériences ont eu un double avantage, elles ont fourni l'occasion de pratiquer l'opération de la gastroraphie ou suture pour la réunion des plaies pénétrantes du bas-ventre. M. Pipelet y a trouvé le sujet d'un mémoire qui est déposé dans les registres de l'Académie, et qu'on a jugé digne d'être publié.

La pratique de l'inoculation parut un problème que le Parlement avait donné à résoudre à la Faculté de médecine et à celle de théologie.

La Sorbonne eut le bon esprit de ne s'en point mêler. M. Pipelet en trouva la solution dans le succès; mais éloigné par caractère de toute espèce de tracasserie, amateur du repos au moral, il craignit que l'esprit de parti ne troublât la paix intérieure à laquelle il attachait un grand prix, et s'apercevant que dans le cercle de ses connaissances on s'informait avec inquiétude s'il ne donnait pas ses soins à des personnes atteintes de la petite vérole, il prit la résolution de faire le sacrifice de cette occupation à sa tranquillité et à celle des autres.

La femme qui, par ses soins, avait obtenu de l'effet d'un *minoratif* le rétablissement du cours naturel des matières dans la continuité du canal intestinal, mourut le 5 février 1766, âgée de quatre-vingt-deux ans, et d'une cause tout à fait étrangère à l'opération qui lui avait été faite vingt-cinq ans auparavant. Il ne l'avait point perdue de vue, et ayant demandé et obtenu l'ouverture du corps, l'examen des parties lui a donné occasion de tracer quelle avait été la marche de la nature dans ce cas où cinq pouces d'intestin, comme nous l'avons plus haut observé, avaient été séparés par la gangrène.

Dans le mémoire qu'il a donné à ce sujet, il fait connaître la nécessité de distinguer par les signes commémoratifs et par les symptômes à quelle classe appartient l'espèce particulière de la hernie qu'on a à traiter. Car il y en a où la nature se suffit à elle-même, où l'on n'a besoin que de légers secours, et où il serait dangereux que l'art voulût lui en accorder plus qu'elle n'en exige. En d'autres cas, le salut du malade a besoin de leurs efforts réunis, et il serait difficile d'assigner qui des deux, de la nature ou de l'art, peut le plus contribuer au succès. M. Pipelet remarque enfin qu'il y a des circonstances où la nature, absolument impuissante, irait à sa propre destruction sans le secours de la chirurgie. Ses progrès sur les hernies avec gangrène sont dus aux travaux de l'Académie : les anciens ne nous en ont laissé des notions qu'en nous montrant qu'ils les ont méconnues. M. Pipelet ne doute pas qu'au milieu du IVe siècle le comte d'Orient, oncle de l'empereur Julien, ne soit mort des suites d'une hernie avec gangrène, ainsi qu'on en peut juger par le fait rapporté dans la vie de Julien, par l'abbé de la Bletterie, en ces termes : « Il fut attaqué un soir d'une colique violente et frappé bientôt après dans les entrailles d'une plaie incurable. Les chairs extérieures les plus voisines se corrompirent et engendrèrent une quantité prodigieuse de vers. Il s'en forma aussi en dedans, qui le rongèrent peu à peu, malgré tous les secours de la médecine, et surtout par la bouche avec les autres aliments qui ne trouvaient plus d'autre issue. Cette maladie dura environ deux mois. »

M. Pipelet, dont le dévouement et la modération étaient estimés de tous ses confrères, fut nommé directeur de l'Académie à l'unanimité de leurs suffrages. Il a parfaitement rempli le vœu de la Compagnie dans la place où elle l'avait appelé. Cette place demande plus de talents qu'elle ne présente de difficultés apparentes. Il n'est pas, en effet, difficile de présider une assemblée et d'y maintenir l'ordre, quand les membres qui la composent, animés du même esprit, cherchent mutuellement à s'éclairer pour parvenir à la perfection de l'art dont les progrès les instruit et les honore tous individuellement. Si dans les discussions nécessaires à la recherche de la vérité on met quelquefois un peu trop de chaleur à faire valoir son opinion ; si le zèle emporte, la sagesse et la prudence du directeur qu'on estime mettent le calme dans les esprits. Par une interprétation favorable, il empêche que des paroles un peu trop vives ne paraissent offensantes, et il les fait excuser par la pureté de l'intention. Ces occasions d'employer l'esprit de paix et de conciliation sont assez rares parmi nous. C'est dans le choix des commissaires pour l'examen des ouvrages communiqués à l'Académie que le talent d'un directeur se fait principalement connaître. L'art est très étendu et les lumières sur ses différents objets sont partagées et inégalement réparties. Les hommes ne peuvent être égaux en savoir, puisque le temps, les études, les occasions et l'application qui le procurent, sont sujets à de grandes diversités. On ne peut connaître le mérite respectif des hommes, dans la Société, que par une longue étude et une observation judicieuse de leurs manières de penser et d'agir.

C'est d'après une attention suivie, qu'un directeur a appris à discerner celui qui, porté à l'indulgence, approuve facilement ce qui est soumis à son examen et sait gré des moindres efforts. Un autre, plus sévère, rejette tout ce qui ne lui paraît pas marqué au coin de la perfection et ne pardonne pas les fautes de négligence ou de simple distraction. L'usage apprend quelles sont sur certains objets les opinions diverses des membres de la compagnie; il faut donc que pendant la lecture d'une observation particulière l'attention du directeur soit soutenue, qu'il porte intérieurement son jugement sur la valeur intrinsèque de la production, afin d'en confier l'examen ultérieur à celui ou à ceux dont les opinions concordantes ou opposées serviront à éclairer la compagnie, et à déterminer un jugement en connaissance de cause pour le plus grand bien. Ainsi, de tous les académiciens, c'est le directeur qui fera d'une manière occulte la fonction la plus laborieuse pendant la tenue de chaque séance.

Honoré et flatté de l'estime de ses confrères, M. Pipelet jouissait du fruit de ses travaux, il avait peu à peu élagué ce qu'ils avaient de plus pénible, après avoir rempli les devoirs publics de son état, toujours avec humanité et bienfaisance; il terminaît assez ordinairement le cours de la journée dans une société peu nombreuse, mais très distinguée, de gens de lettres et d'amateurs des beaux-arts; il goûtait la douce satisfaction d'y être admis sous les auspices de l'amitié et de la reconnaissance.

Sous les apparences d'une santé assez brillante, était caché le germe de la funeste maladie qui a terminé ses jours. Il commença à se plaindre de palpitations quand il avait fait, même avec modération, quelque chemin à pied. Cette incommodité, réputée nerveuse, et que de légers antispasmodiques faisaient cesser, lui fit perdre insensiblement beaucoup de sa gaieté ordinaire et le rendit soucieux.

Il se plaignit ensuite de malaise aux pieds en marchant dont il fit assez peu de cas, parce qu'il avait éprouvé pareille chose précédemment, avant et après quelques attaques de goutte.

En dernier lieu, ayant été passer quelques semaines à la campagne, il aperçut une petite pustule en dedans du petit orteil au pied droit. Ce mal circonscrit, superficiel et simplement cutané en apparence, résista aux petits remèdes topiques qu'on jugeait à propos pour sa guérison. Ce petit doigt fut frappé d'un froid glacial avec des douleurs dans le pied, comme la goutte bien caractérisée les occasionne. Le doigt premier affecté devint noir et se dessécha. Les autres doigts subirent successivement le même sort, ainsi que la plante du pied, malgré tous les secours que l'art prescrit en pareil cas.

Le jour qu'on en fit part à l'Académie fut un jour mémorable par le tendre intérêt que tous les assistants ont témoigné. Le temps destiné à la séance a été rempli par le récit de faits analogues.

Chacun s'empressait de faire part des lumières acquises par ses études et par son expérience. On rendit justice à feu M. Pott, chirurgien de la plus haute réputation à Londres, qui a écrit le plus savamment sur cette maladie.

Les discussions qui ont eu lieu dans l'Académie et l'attention particulière de ceux qui ont observé les circonstances de la naissance et des progrès successifs de la maladie de M. Pipelet pourront jeter de nouvelles lumières sur cette fâcheuse affection. Il est constaté que ce qui est visible au dehors n'est que la manifestation d'un mal plus profond.

Ce n'est pas assurément par les progrès de la petite pustule primitive que les os ont été consécutivement attaqués, le vice radical était originairement en eux.

Primitivement frappées de mort, c'est de proche en proche que les parties molles montrent la contagion qui les gagne à mesure que le principe vital s'y éteint.

Dans la crainte d'affliger ses amis qui tâchaient de lui cacher leurs inquiétudes, il écoutait de sang-froid les espérances qu'ils lui donnaient d'une séparation spontanée des parties *sphacélées*. Il y en a des exemples; mais il était trop éclairé pour ne pas sentir qu'il se mourait en détail. Il l'a dit avec attendrissement à ses anciens domestiques très affligés de la perte prochaine de leur bon maître. Il se comparait à un arbre dont toutes les parties étaient saines, à l'exception d'une branche devenue aride et desséchée, faute de la séve nourricière qui ne pouvait plus y parvenir. C'est avec cette tranquillité d'esprit qu'il a terminé sa carrière le 7 mars dernier (1792), à la fin de sa soixante-quatorzième année.

Quoique célibataire, il n'avait jamais témoigné le moindre éloignement pour le lien honnête qui semble être également le vœu de la nature et celui de la Société : mais, artisan de sa fortune, bornée volontairement par le désintéressement et par des actes multipliés de bienfaisance envers des pauvres et des amis, aimant sa tranquillité et la source de son bonheur dans l'asile respectable qui lui avait été offert, il sentit qu'il serait dérangé par les soins domestiques et par les sollicitudes inséparables de l'union conjugale. Il n'en parlait jamais en détracteur; il aimait mieux en être l'apôtre que le martyr.

Il a en quelque sorte payé à cet égard sa dette envers la Société en favorisant le mariage d'un frère unique, l'objet de sa plus tendre affection, dont le fils aîné va vous faire part à l'instant d'une observation intéressante ; elle nous donne l'espérance de le voir marcher dignement sur les traces de son père et de son oncle, aujourd'hui le sujet de nos justes regrets.

NOTES.

Cet éloge est le dernier que Louis ait prononcé à l'Académie royale de chirurgie. C'était dans la séance du 19 avril 1792. Un mois après, le 20 mai, il succombait, comme je l'ai dit, dans l'accomplissement de ses devoirs.

Pipelet loué par Louis était connu sous le nom de Pipelet premier; c'était un des conseillers de l'Académie. Le fils de son frère Pipelet deuxième ou second, présent à cette même séance, donna lecture d'une observation sur une hernie étranglée, accompagnée, est-il dit dans le plumitif, d'accidents singuliers.

L'éloge de Pipelet était au nombre de ceux dont nous avions à regretter la perte; mais pour celui-ci du moins nos recherches n'ont pas été infructueuses; grâce à l'obligeance d'un praticien des plus distingués, M. le docteur Maréchal, de Metz, nous avons pu faire procéder à un examen minutieux des papiers de Louis qui se trouvent déposés à la bibliothèque de sa ville natale. Dans la liasse V n° 13, on a retrouvé cet éloge de Pipelet; nous aurions préféré qu'on mît la main sur l'éloge de Levret; mais enfin celui de Pipelet, que M. Maréchal a bien voulu faire copier à notre demande, ajoute une année de plus à celles que nous possédions; dans une autre liasse portant la lettre R, se trouvent des copies des éloges inédits de Haller, de Morand, Houstet et de Faure; mais ces discours se trouvaient dans les cartons de l'Académie. Nous aurions bien désiré avoir communication des *Remarques de Louis sur les Éloges de Fontenelle*, qu'on nous annonçait comme devant se trouver dans la liasse n° 13; mais toutes les recherches à ce sujet ont été sans résultat.

ÉLOGE
DE LOUIS,

PAR P. SUE,

LU DANS LA SÉANCE PUBLIQUE DU 11 AVRIL 1793.

Dans tous les temps la reconnaissance publique a accompagné le nom des grands hommes au delà du trépas : dans tous les temps on leur a décerné, après leur mort, des honneurs que l'envie même n'osait désavouer. La Grèce leur dressait des autels : Rome leur élevait des statues : dans nos Académies, l'éloquence les célèbre par des éloges publics réservés ou à des personnages rares qui ont rendu à la patrie des services essentiels, ou à des citoyens qui, comme celui dont nous déplorons la perte, ont consacré tous les instants de leur vie à conserver et à prolonger celle de leurs semblables.

Le tribut que nous allons payer à la mémoire du citoyen Louis ne pouvait être acquitté dans un lieu plus convenable que celui qui nous rassemble (1), dans ce lieu, le théâtre de sa gloire et de ses triomphes. J'ai senti tout le poids des devoirs qui me sont imposés, et combien mes moyens pour les remplir sont insuffisants. Je n'ai à présenter en ma faveur que l'intérêt du sujet : sans doute il fixera l'attention des auditeurs. Puissé-je la soutenir jusqu'à la fin, au gré de leurs désirs!

---

(1) La grande salle des écoles de chirurgie, où se soutiennent les actes publics des candidats, et où se tient, tous les ans, la séance publique de l'Académie de chirurgie. (Cette note et les suivantes, placées au bas des pages, sont de P. Sue.)

ÉLOGE DE LOUIS.

Antoine Louis naquit à Metz le 13 février 1723. Nous ferions là remarquer qu'il était issu de parents nobles, si, dans le temps même où une pareille recommandation pouvait avoir un certain prix, elle eût ajouté quelque chose à la gloire personnelle d'un homme qui s'est illustré par ses travaux.

La nature, en comblant Louis de ses dons les plus précieux, le plaça dans les circonstances les plus propres à les faire paraître. Il entra de bonne heure chez les jésuites : il fit sous leur direction les meilleures humanités, et étudia à fond la logique. Ces habiles instituteurs avaient pour habitude de s'attacher de préférence aux sujets qui montraient d'heureuses dispositions, dont ils espéraient tirer parti un jour pour eux-mêmes. Ils furent trompés dans leur attente à l'égard de Louis, et son goût ne s'accorda pas avec leurs vues. Quand il fallut faire choix d'un état, Louis n'hésita pas entre la profession de son père, chirurgien-major de l'hôpital militaire de Metz (1), et la proposition qui lui fut faite d'entrer dans la célèbre société, dont il était alors impossible de prévoir la destruction.

Louis prit les premiers éléments de l'art de guérir dans l'hôpital de Metz; son père fut son maître et son guide, et ne négligea aucun des moyens qu'il crut capables de hâter les progrès du jeune homme. A l'âge de vingt et un ans, à cet âge où le plaisir est presque l'unique besoin de la jeunesse, où elle ne s'occupe le plus souvent que du présent, sans songer à l'avenir, Louis avait déjà donné cinq ou six ans à l'étude et à l'exercice de la chirurgie. Il avait déjà été employé dans les armées en qualité d'aide-major et de chirurgien-major de régiment.

Le célèbre La Peyronie, qui donnait alors tous ses soins à la formation d'un nouveau corps de chirurgie, fut informé des talents de Louis; il le fit venir à Paris, et se disposait à lui

(1) Le père de M. Louis exerçait avec autant de réputation que d'habileté la chirurgie à Metz. Il était consulté dans les cas les plus épineux. Il y a de lui, t. III des *Mémoires de l'Académie de chirurgie*, p. 396, une observation avec des remarques judicieuses sur une plaie du bas-ventre accompagnée de l'issue de l'épiploon.

procurer une place avantageuse, lorsque celle de gagnant-maîtrise de la Salpêtrière vint à vaquer. Louis, qui ambitionnait un titre qu'il dût à ses efforts pour l'obtenir et non à la protection de son bienfaiteur, se présenta au concours, et ne craignit pas de se mesurer avec des rivaux qui avaient dans l'art plus d'années d'exercice, s'ils n'avaient pas plus d'étude. Il sortit vainqueur du combat, et sa victoire eut cela de remarquable, qu'on ne douta pas plus de son mérite que de l'intégrité de ses juges.

L'établissement presque récent de la société académique de chirurgie avait excité, parmi tous ceux qui cultivaient cette science, une émulation qui des maîtres était passée aux disciples. Dès son entrée à l'hôpital, Louis conçut le désir d'être admis dans cette société. Il prit le moyen le plus sûr pour y parvenir, celui de concourir aux prix qu'elle proposait chaque année. Le sujet de celui de 1744 était les remèdes émollients. Louis obtint le second *accessit*. Il fut plus heureux l'année suivante, et son mémoire sur les remèdes anodins ayant réuni tous les suffrages, il fut couronné (1).

C'est surtout vers l'âge de vingt-quatre ans que les succès ont un charme qu'on ne peut exprimer, soit parce qu'on les sent d'une manière plus vive, soit parce qu'il est rare de les obtenir à cette époque, soit parce que, joignant l'illusion de l'espérance au bonheur d'une jouissance prématurée, l'imagination embellit le présent par la promesse d'un avenir encore

(1) On a cru longtemps, et bien des personnes croient encore, à cause de l'identité de nom, que Louis est l'auteur de deux autres mémoires, l'un, n° 8, qui a partagé le prix double en 1747; l'autre, n° 14, qui a obtenu en 1755 le premier *accessit* sur le feu ou le cautère actuel. Mais il est certain que ces deux mémoires, auxquels une main officieuse et fraternelle a pu prêter quelques ornements, sont d'un frère aîné de M. Louis, qui, comme lui, a parcouru la carrière chirurgicale, s'est distingué dans les armées, et est mort en 176... avec la réputation d'un habile chirurgien, d'un homme intrépide et plein de courage, dont il a donné des preuves en nombre d'occasions.

plus brillant. Cet avenir heureux, que présageaient à Louis ses succès dans la lice où il s'était signalé, semblait confirmé par les ouvrages qu'il publia vers le même temps, et dont quelques-uns, par l'effet des circonstances, par un enchaînement d'événements dans lesquels il se vit forcé de jouer un rôle, furent l'origine ou le prétexte de querelles littéraires qu'il n'avait pas suscitées.

La déclaration de 1743 qui, rédigée par l'immortel d'Aguesseau, porte l'empreinte de sa sagesse et de son discernement, rappelait la chirurgie à son ancien état de gloire, à celui où les chirurgiens, qu'on nommait de *robe longue*, étaient lettrés ; cette déclaration donna lieu à un long procès entre deux corps, que l'intérêt public aurait dû tenir toujours réunis, et donna naissance à nombre d'écrits polémiques, dans lesquels la plume de Louis trouva un exercice d'autant plus facile, que son esprit naturellement vif, et excité par l'importance du sujet, était plus disposé à faire valoir les arguments décisifs de la cause qu'il défendait (1).

Les découvertes, les inventions, dans quelque genre que ce soit, sont de toutes les propriétés de l'esprit celles que l'homme possède le plus légitimement ; ce sont aussi celles qu'il est le moins disposé à partager, et qu'il défend avec le plus de chaleur. En 1746 Louis lut à la séance publique de l'Académie, un Mémoire sur la taille des femmes, dans lequel il décrivait un nouvel instrument pour pratiquer plus sûrement cette opération. Son principal but était de remédier à l'incontinence d'urine, suite assez ordinaire, chez les femmes, de l'extraction de la pierre par la dilatation. Il parut à Louis qu'une double section latérale du conduit de l'urèthre depuis son orifice exté-

(1) Les écrits connus de Louis dans cette dispute sont : *Réfutation du mémoire sur la subordination des chirurgiens aux médecins. — Lettre d'un chirurgien de Paris à un chirurgien de province. — Examen des plaintes des médecins de province. — Réfutation de divers mémoires composés par M. Combalusier, au sujet du procès entre les médecins et les chirurgiens,* le tout sous la date de 1748, et format in-4°.

rieur jusque dans la vessie, ouvrirait une voie libre pour introduire des tenettes et extraire la pierre. Lecat avait antérieurement, en 1742, proposé sur le même sujet, dans un des cahiers du journal de Verdun, un gorgeret dilatateur à lames tranchantes, qui paraissait remplir les mêmes vues que celui de Louis, et dont il n'avait fait aucune mention dans son mémoire. Lecat prit de l'humeur, attaqua le mémoire, se permit contre l'auteur des personnalités que la cause la plus juste ne pouvait justifier. Louis se défendit vivement. Cette malheureuse querelle a duré plus de deux ans, entretenue par les journalistes et par les écrits publiés de part et d'autre. Bien loin d'en donner ici les détails, nous désirerions au contraire pouvoir en effacer le souvenir.

Un programme raisonné sous le titre de *Cours de chirurgie pratique sur les plaies d'armes à feu* (1), un Essai sur la nature de l'âme (2), des Observations sur l'électricité (3), un Mémoire sur la transmission des maladies héréditaires (4), à l'existence des-

(1) Publié en 1746, sous la forme in-4°.

(2) *Essai sur la nature de l'âme, où l'on tâche d'expliquer son union avec les corps et les lois de cette union.* Paris, 1747, in-12. Cet ouvrage de M. Louis, auquel il n'a pas mis son nom, n'est que l'analyse d'un traité plus étendu de M. Themiseul de Saint-Hyacinthe, intitulé : *Recherches sur les moyens de s'assurer par soi-même de la vérité.* Londres, 1743, in-8.

(3) *Observations sur l'électricité, où l'on tâche d'expliquer son mécanisme et ses effets sur l'économie animale, avec des remarques sur son usage.* Paris, 1747, in-12. Cet ouvrage déplut à l'abbé Nollet, professeur de physique expérimentale au collège de Navarre : il eut la dureté, dans la critique qu'il en fit, de déployer toutes ses forces pour étouffer un talent naissant, qu'il aurait dû, au contraire, exciter et encourager. Louis répondit par une lettre in-12, qu'il publia en 1749, où il dit qu'il n'a pas la prétention de donner à l'abbé Nollet des leçons sur la physique, mais qu'il serait en droit de lui en donner quelques-unes sur la politesse littéraire. — En 1753 parurent sans nom d'auteur 2 volumes in-12, intitulés : *Réflexions sur l'électricité médicale;* on les attribue à Louis.

(4) L'académie de Dijon avait proposé de déterminer pour le prix de 1748, *Comment se fait la transmission des maladies héréditaires?* L'aca-

quelles Louis ne croyait pas alors, des observations et remarques sur le virus cancéreux (1), tels furent les ouvrages que Louis fit paraître pendant le cours des six années qui précédèrent son agrégation au collége de chirurgie. Un arrêt du conseil du mois d'avril 1749 avait terminé les débats juridiques des médecins et des chirurgiens, et autorisait ceux-ci à faire soutenir aux candidats un acte public sur une question anatomique et chirurgicale.

Un exercice consécutif de six années dans l'hôpital de la Salpêtrière dispensait Louis de subir cet acte. Mais il était maître ès arts ; il était depuis trois ans associé de l'Académie ; elle lui avait conféré ce titre dans sa séance publique de 1746. Il crut ne pas devoir profiter d'une exemption qui pouvait donner lieu à des soupçons sur sa capacité. Il sollicita et obtint la faveur de soutenir le premier acte public qui ait eu lieu dans nos écoles depuis plus de cent ans, depuis l'extinction des chirurgiens de *robe longue*. Le sujet de la thèse était les plaies de tête (2).

L'assemblée fut nombreuse et bien composée. Pendant la première heure, trois membres de la Faculté de médecine, suivant le règlement qui lui en donnait le droit, interrogèrent

démie préjugeant la question par son programme, et Louis n'étant pas de l'opinion de la transmission, son mémoire fut rejeté.

(1) Deux fractures presque spontanées, arrivées à une femme affectée du virus cancéreux, et confiée aux soins de Louis, donnèrent lieu à ces remarques et observations, où il rend compte des dispositions pathologiques et des effets qui en furent la suite.

(2) En voici le titre : *Positiones anatomicæ et chirurgicæ, de vulneribus capitis, quas, præside salvatore Morand, tueri conabitur Antonius Louis. Parisiis, in regiis chirurgorum scholis, die 25 sept. anni 1749, pro actu publico et solemni coaptatione*, 7 pages in-4°. Louis fit imprimer quelques exemplaires de sa thèse en grand format, sur le modèle de celles de philosophie. Il y mit l'image du serpent d'airain, élevé par Moïse dans le désert, pour le salut des Israélites, avec cette heureuse inscription, à l'honneur de la chirurgie : *Noxius, reptando; excelsus, spes certa salutis. Il nuit, lorsqu'il rampe : élevé, il est l'espoir certain du salut.*

le récipiendaire. Antoine Petit, qui par un assemblage rare et presque unique de vastes connaissances sur l'anatomie, la chirurgie et la médecine, s'est acquis la grande réputation dont il jouit, interrogea avec beaucoup de méthode et de politesse. Procope, dont l'esprit enjoué savait égayer les matières les plus sérieuses et les plus importantes, oublia sans peine la gravité de sa mission, et regardant cet acte comme une occasion de déployer son talent particulier pour la plaisanterie, il aima mieux faire briller son esprit que sa capacité et celle du candidat : il aima mieux amuser l'assemblée que l'instruire. *Il fallait bien*, dit à ce sujet le célèbre Aristarque Fréron (1), *il fallait bien une petite pièce dans un spectacle aussi sérieux*. Martinenq, le troisième médecin qui interrogea, mit dans ses questions beaucoup d'ordre, de justesse et de décence, après avoir néanmoins, en sa qualité de doyen de la Faculté, protesté contre ce qu'elle croyait attentatoire à ses droits dans cette cérémonie. Les réponses de Louis furent toujours analogues au genre de questions qui lui furent faites ; on admira sa sagacité et son habileté à saisir leur nature, leur degré d'importance, et jusqu'à l'intention de celui qui les faisait (2).

La mort de La Peyronie venait d'enlever à Louis son bienfaiteur. Cette perte, à laquelle sa reconnaissance le rendit sensible toute sa vie, aurait pu retarder son avancement dans les différents grades en chirurgie, auxquels son mérite lui permettait d'aspirer, s'il n'eût trouvé dans le successeur de La Peyronie, dans La Martinière, un second bienfaiteur, un protecteur zélé, qui lui procura les occasions les plus brillantes de développer

---

(1) *Lettres sur quelques écrits de ce temps.* Lettre V.

(2) Peu de temps après, il parut sur cette cérémonie, dont la nouveauté intéressa la cour et la ville, une critique très-plaisante in-4°, que quelques-uns attribuèrent à Antoine Petit ; et d'autres, avec plus de fondement, à Procope. Après avoir amusé un moment le public, elle eut le sort des pièces polémiques qui meurent toujours presque en naissant, parce que la plupart pèchent par le fond, et n'ont pour elles que la forme et l'à-propos.

ses talents. En effet, à peine était-il agrégé au collége, qu'il fut nommé professeur de physiologie et commissaire de l'Académie pour les extraits. Il a conservé cette dernière place jusqu'à sa promotion à celle de secrétaire.

Le moyen le plus sûr pour acquérir dans une science des connaissances exactes et complètes, c'est de l'enseigner. Le vrai moyen de s'instruire, c'est d'instruire les autres. Mais aussi, quel art exige plus de travaux et de talents, plus de patience et d'activité que celui de l'enseignement? Un professeur qui veut dignement remplir ses fonctions, doit connaître dans tous ses rapports la science qu'il enseigne, la posséder dans tous ses détails, la réduire à ses éléments, mettre autant de soin à en exposer les premiers principes que d'habileté à en expliquer les théorèmes les plus compliqués, lier adroitement la théorie avec la pratique, répandre sur tous les objets qu'il traite cet intérêt si propre à faire naître le goût de l'étude dans l'âme des jeunes gens, pour la plupart distraits et inappliqués. Doué de ces qualités si difficiles, et cependant si nécessaires à réunir, Louis, toujours entouré d'un nombreux auditoire, a enseigné pendant plus de quarante ans la physiologie dans nos écoles.

Une opinion singulière et soumise à des contradictions raisonnables peut prendre du crédit, lorsqu'on la soutient par des autorités respectables, par des exemples assortis, par des faits apportés en preuve, lors surtout qu'on l'établit sur l'intérêt même de la Société, eu égard aux suites qui peuvent en résulter à son avantage. Tel fut le moyen dont usa en 1742 Bruhier, médecin de Paris, pour démontrer l'incertitude des signes de la mort et l'abus des enterrements précipités (1). Comment

(1) Il ne parut d'abord en 1742 qu'un volume sous ce titre : *Dissertation sur l'incertitude des signes de la mort et l'abus des enterrements et embaumements précipités*, par M. Jacques-Bénigne *Winslow*, docteur régent de la faculté de médecine de Paris, de l'Académie royale des sciences, etc., traduite et commentée par Jacques-Jean Bruhier, docteur en médecine. Trois ans après, en 1745, il publia une seconde partie pour justifier la première, et répondre aux critiques qui en avaient été faites.

ne serait-il pas venu à bout de séduire l'imagination de ses lecteurs? Il les épouvantait par l'idée affreuse que présentent le danger et la crainte d'être enterré vivant : il faisait le récit circonstancié de quatre-vingts prétendus morts, enterrés et ressuscités : il citait pour garant le témoignage d'un médecin pieux, d'un célèbre anatomiste (1), qui assurait avoir été deux fois réputé mort, même par jugement de ses confrères, et deux fois enseveli.

Louis, qui ne partagea pas l'enthousiasme qu'excita l'ouvrage de Bruhier, écrivit pour le réfuter. Il entreprit d'éclairer le public en soutenant l'inverse des assertions de l'auteur. Les lettres, au nombre de six (2), qu'il publia sur la certitude des signes de la mort, tendent à prouver que s'il n'y a pas de signes certains de la mort, il n'y a pas de médecine, d'après l'autorité même de Boerhaave ; que la plupart des faits ramassés dans l'ouvrage de Bruhier ne soutiendraient pas un examen rigoureux, et qu'ils ne sont bons qu'à grossir infructueusement l'énorme compilation de Kormann, *De miraculis mortuorum;* qu'enfin plusieurs d'entre eux prouvent précisément le contraire de ce que l'auteur a voulu établir, c'est-à-dire qu'ils prouvent non l'incertitude, mais la certitude des signes de la mort (3).

---

(1) En 1740, Winslow fit soutenir aux écoles de médecine une thèse dont le sujet était : *An mortis incertæ signa minùs incerta à chirurgicis quàm ab aliis experimentis? Les épreuves chirurgiques donnent-elles des signes plus certains d'une mort douteuse que les autres expériences?* Et il conclut pour l'affirmative. C'est cette thèse que, deux ans après, Bruhier a traduite et commentée. Portal, dans son *Histoire de l'anatomie et de la chirurgie,* tome IV, page 489, attribue à Winslow cette traduction et les commentaires.

(2) *Lettres sur la certitude des signes de la mort, où l'on rassure les citoyens de la crainte d'être enterrés vivants, avec des observations et des expériences sur les noyés,* par M. Louis. Paris, 1752, in-12.

(3) En 1787, M. Thierry, médecin de la faculté, a publié un ouvrage in-8, fondé sur les mêmes principes que celui de M. Louis, et dans lequel

Louis a joint à ces lettres des observations et des expériences sur les noyés; il les avait déjà lues à l'Académie des sciences, le 18 janvier 1748. Il y prouve d'une manière évidente l'entrée de l'eau dans les poumons des noyés : il fait un examen raisonné des différents moyens mis en usage pour les secourir, conseille ceux qu'il croit les plus convenables, et indique la manière de les administrer. Ces mêmes principes, fondés sur les mêmes raisonnements, sont développés dans sa réponse à MM. Faisolle et Champeaux, chirurgiens distingués à Lyon, à la suite de leurs mémoires et rapports publiés en 1768, sur la mort de Claudine Ronge.

Deux ans après (1754), Louis publia une lettre sur les maladies vénériennes (1). On vantait beaucoup alors la méthode de préparer le mercure, de manière que la plus forte dose n'excitât pas la salivation. Des charlatans avaient fait sur ce prétendu secret des spéculations lucratives. Le but de cette lettre est de détromper le public, de prouver qu'on a regardé à tort comme nouvelle cette préparation du mercure, qui avait déjà été indiquée et décrite par Malouin, et Raulin, médecin à Nérac; Van Swieten, et Dupouy, membre du collége de chirurgie de Paris, et autres.

Vers le même temps, Louis contribua à une entreprise, la plus grande et la plus utile que l'esprit humain ait jamais formée. Il s'agissait de réunir dans un dictionnaire tout ce qui avait été découvert dans les sciences, tout ce qu'on connaissait des productions du globe, les détails des arts que les hommes ont inventés, les principes de la morale, ceux de la politique

on trouve à peu près les mêmes résultats. Il est intitulé : *La vie de l'homme respectée et défendue dans ses derniers moments, ou instructions sur les soins qu'on doit aux morts et à ceux qui paraissent l'être, sur les funérailles et sur les sépultures.*

(1) *Lettre sur les maladies vénériennes, dans laquelle on publie la manière de préparer le mercure, dont la plus forte dose n'excite point de salivation, par M. Louis. Imprimé à Luxembourg, et se trouve à Paris,* in-12, 1754.

et de la législation, les lois qui gouvernent les Sociétés, la métaphysique des langues et les règles de la grammaire, l'analyse de nos facultés, et jusqu'à l'histoire de nos opinions. Voilà ce qu'ont entrepris et exécuté, malgré les plus grandes contrariétés, Diderot et d'Alembert, éditeurs de l'*Encyclopédie*. Le discours préliminaire seul est, suivant la remarque de Condorcet, un de ces ouvrages précieux que deux ou trois hommes tout au plus dans un siècle sont en état de produire.

La chirurgie devait nécessairement occuper une place dans ce monument élevé à la gloire des sciences. Louis, alors dans la vigueur de l'âge, de cet âge le plus propre pour observer, où l'on connaît mieux la valeur de ce que l'on voit et même de ce que l'on a vu, où l'on apprécie l'expérience des autres par la sienne propre; Louis, déjà connu avantageusement du public par plusieurs ouvrages sur l'art qu'il professait, était l'homme qui paraissait le plus capable de seconder, dans cette partie, les vues des éditeurs : aussi fut-il choisi, et la supériorité avec laquelle il s'est acquitté du travail qui lui fut confié, fait regretter qu'il n'ait pas rempli un pareil engagement qu'il avait contracté pour la nouvelle Encyclopédie par ordre de matières (1).

Depuis 1724 jusqu'en 1761, l'hôpital de la Charité a été le séminaire des chirurgiens de la capitale qui, déjà un peu exercés dans la pratique de la chirurgie, désiraient s'y *perfectionner*. Louis crut devoir ambitionner une place qui pouvait lui fournir les occasions d'un rapport plus fréquent avec le public. Le 15 avril 1757 il fut nommé substitut de M. Dufouart, alors chirurgien en chef de cet hôpital. Pendant à peu près quatre ans que dura l'exercice de Louis, il essuya toutes sortes

(1) Dans les notices publiées sur M. Louis, depuis sa mort, on lui attribue un recueil in-12 en 2 volumes, de pièces sur différentes maladies chirurgicales. Nous ignorons ce que c'est que ce recueil. Nous savons qu'en 1772 des libraires réunirent en deux volumes in-8° les différents articles de chirurgie fournis à l'encyclopédie par M. Louis. Peut-être est-ce de cette réunion qu'on a voulu parler.

de contradictions et de dégoûts : il fut presque toujours en querelle avec les frères de la Charité. Sa réputation même fut compromise ; car dans un libelle anonyme et diffamatoire publié contre lui, la même année qu'il commença ses fonctions, on lui reproche trois prétendus faits d'impéritie ; un mémoire à consulter, qu'il fit imprimer, le disculpa de manière à réduire au silence ses calomniateurs.

Il est vraisemblable que ces tracasseries furent une des principales causes qui le déterminèrent à rentrer dans la carrière de la chirurgie militaire. Un brevet, qui lui fut accordé le 23 mai 1761, de chirurgien major consultant de l'armée du Haut-Rhin, remplit ses vues, et il quitta l'hôpital de la Charité pour aller à l'armée. Quoique en qualité de chirurgien major consultant il ne fût tenu à aucun des détails qui rendent pénible et très délicate la place de chirurgien major en chef, nous l'avons cependant vu plusieurs fois s'occuper de ces détails pour le bien du service, et s'en acquitter à la satisfaction de tous ceux qui avaient affaire à lui. A sa seconde campagne, il fut attaqué à Cassel d'une maladie grave dont il faillit périr. Sa convalescence fut longue, et il ne dut son entier rétablissement qu'à l'air de Montpellier, où il passa quelque temps, et qu'il quitta avec le titre de membre de la Société des sciences de cette ville.

Des travaux d'un autre genre l'appelaient à Paris ; car, malgré son absence, le Collége de chirurgie lui avait conféré le grade de prévôt, dont la principale fonction consiste dans l'examen des candidats qui se présentent pour être reçus maîtres. Ses interrogats, clairs et précis, facilitaient les réponses, et les commentaires qu'il y ajoutait devenaient pour les aspirants une source d'instruction. En 1767, il remplit une seconde fois la même place par le suffrage unanime de ses confrères.

La paix qui termina la guerre en 1763, rendit Louis aux occupations littéraires et académiques, que son séjour à l'armée avait en partie interrompues : je dis en partie ; car, outre qu'il entretenait toujours une correspondance suivie sur les travaux de l'Académie, avec ses amis de Paris, il composa et publia dans le tumulte des armes quelques écrits, et, entre autres, un mémoire sur une question chirurgicale relative à la jurisprudence.

Il y avait déjà longtemps que l'Académie entière désignait Louis pour succéder à Morand, dans la place de secrétaire. En 1764, des arrangements particuliers ayant levé tous les obstacles qui jusqu'alors avaient retardé la retraite de Morand, Louis fut nommé secrétaire.

Nous voilà arrivés à l'époque la plus brillante de sa vie, à celle qui nous touche de plus près, et dans laquelle on va voir l'académicien assidu et laborieux, le secrétaire instruit et éloquent. Les tomes II et III de nos Mémoires, qui ont paru sous le secrétariat de Morand, mais à la rédaction desquels les archives de l'Académie prouvent que Louis a beaucoup contribué, renferment de lui nombre de productions, qui presque toutes ont été, dans les séances académiques, ou l'origine ou la suite de discussions utiles et tendant aux progrès de l'art. On en peut dire autant de celles que contiennent les tomes IV et V; leur nombre est tel, qu'il ne nous est pas même possible d'en donner ici la nomenclature; mais il en est une dont nous ne pouvons nous dispenser de parler, parce qu'elle a donné lieu à une discussion polémique qui a attristé Louis, au point de lui inspirer des projets de retraite.

Le quatrième volume du recueil académique renferme un mémoire de Louis sur le bec-de-lièvre, où il tâche d'établir le premier principe de l'art de réunir les plaies, et propose un bandage simplement contentif pour opérer la réunion et la cicatrice des bords divisés. En 1770, M. Valentin, membre de l'Académie, lut un mémoire sur le même sujet: il se permit contre celui de Louis une critique très amère, à laquelle cependant celui-ci répondit article par article, mais en se plaignant en même temps à l'Académie de l'indécence du procédé de son confrère. Des commissaires furent nommés pour examiner les écrits réciproques : ils blâment dans leur rapport l'attaque de M. Valentin, la trouvent répréhensible à tous égards ; ils concluent par dire que *l'Académie doit être un foyer d'où on puisse tirer des étincelles lumineuses, mais dans lequel on ne doit jamais chercher le feu de l'embrasement et de la destruction.*

Ce rapport est du 11 octobre 1770 ; il semblait avoir terminé une querelle qui n'aurait jamais dû être élevée, lorsque, deux ans après, parurent des *Recherches critiques sur la chirurgie moderne* par M. Valentin, avec des lettres injurieuses à M. Louis. Il eut la sagesse, dont il n'aurait jamais dû s'écarter, de n'y pas répondre ; mais son âme en fut vivement affectée : ce fut alors qu'il conçut des projets de retraite. Nous en trouvons la preuve dans une lettre de Lamartinière : les expressions en sont trop frappantes, trop énergiques, pour ne les pas rapporter.

Après des compliments à Louis sur une cinquième opération de la taille qu'il venait de faire à la même personne, il lui écrit : « A la fin le public ouvrira les yeux ; mais vous ne devez pas oublier que, lorsqu'il est une fois prévenu, il faut du temps pour le désabuser. Tel est le sort de l'humanité d'aimer, pour ainsi dire, à croupir dans l'erreur, contre ses plus sincères intérêts. Quelle peine n'a point eue notre célèbre et respectable ami, M. Petit ? Faites comme lui et quelques autres honnêtes gens ; roidissez-vous contre les difficultés ; n'opposez à vos ennemis que le bouclier du savoir ; vous n'aurez pas grand'peine. Ne leur faites pas apercevoir que vous connaissez leur faiblesse ; que la douceur et la modestie vous servent toujours de guide. Par cette conduite, vous les terrasserez tous, et nous les verrons bientôt à vos genoux... *Ne creusez plus votre imagination à faire des projets de retraite ;* il n'y a ni courage, ni élévation dans de pareilles idées, etc. »

Ces conseils sages, vraiment paternels, ranimèrent l'esprit abattu de Louis, et lui rendirent toute son énergie. Peu de temps après, en 1774, parut le cinquième volume de nos mémoires. Dix-huit ans environ se sont écoulés jusqu'à la mort de Louis, dans l'attente d'un sixième volume. On a peine à concilier ce long silence avec l'amour si vif dont Louis était pénétré pour les progrès de l'art et pour la gloire de l'Académie. Son insouciance à cet égard lui a attiré des reproches, même de la part des personnes qui l'aimaient et l'estimaient le plus. Il ne pouvait donner pour excuse qu'il manquât de matériaux. A quoi donc attribuer cette inaction? Il faut l'attribuer aux contrariétés sans nombre, aux tracasseries de toute espèce et souvent répétées, qu'il éprouva avant et depuis la publication du cinquième volume.

Lamartinière mourut, et Louis oublia ses sages conseils. Il ne fit pas réflexion qu'en se livrant à un repos, difficile à justifier, il augmentait le nombre de ses ennemis et leur fournissait de nouvelles armes contre lui. Ses amis crurent devoir lui représenter que ce repos, cette inaction compromettaient l'honneur du corps dont il était l'organe. Cette juste représentation commença à lui dessiller les yeux, et il reprit, malheureusement trop tard, un travail qui l'avait déjà tant illustré, et dont on attendait avec impatience les heureux fruits ; on a trouvé parmi ses papiers et ceux de l'Académie, plusieurs dispositions pour la confection d'un nouveau volume ; et il paraît qu'il s'en occupait, lorsque nous avons eu le malheur de le perdre.

Un des devoirs du secrétaire de l'Académie, est de faire aux rentrées publiques l'annonce des prix, et quelquefois un discours sur les ouvrages qui ont concouru. Ce devoir est un de ceux que Louis a remplis avec le plus de succès ; il a fait imprimer presque tous les discours qu'il a prononcés à cette occasion. Deux surtout (1) renferment des détails historiques sur une opération nouvellement imaginée pour remplacer l'opération césarienne. « Par une révolution qui se conçoit à peine, dit Louis, des femmes sensibles, dont l'âme était douloureusement affectée au récit d'une opération simple, se sont passionnées en faveur de la nouvelle opération, sans en avoir la

(1) Séances publiques de l'Académie de chirurgie, du 27 avril 1775 et du 18 avril 1776, où l'on traite de diverses matières intéressantes, et particulièrement de la section de la symphyse des os pubis. Paris, in-4°, 1779.

moindre idée. Elles paraissaient avoir conçu l'espérance d'accoucher dorénavant par ce moyen, avec autant de facilité qu'on les soulage, lorsque, mal à l'aise dans leur corset, on en relâche ou on en coupe les cordons. »

En 1778, Louis a publié un nouveau volume des mémoires qui ont été couronnés sur les sujets des prix : il contient ceux proposés depuis 1759 jusqu'en 1774. Ce volume (1) est précédé d'une préface qui renferme de sages et judicieuses réflexions sur la fondation des prix dans les académies, sur le choix du sujet, sur l'examen des ouvrages des concurrents, et sur les qualités nécessaires pour porter un jugement solide et équitable.

La diversité d'occupations littéraires, la variété des sujets à traiter ont de tout temps partagé la vie active de Louis : il quittait souvent un sujet pour en traiter un autre qui lui plaisait davantage, ou qu'une circonstance imprévue amenait ; ce qui a donné naissance aux divers ouvrages dont nous avons déjà rendu compte, et à ceux qu'il a composés pendant ses travaux du secrétariat, et que nous ne pouvons nous dispenser de faire connaître.

Le traitement des maladies vénériennes était devenu la pâture d'un vil troupeau de charlatans, qui sous l'appât trompeur de spécifiques contre cette maladie, abusaient de la crédulité publique, et trafiquaient ainsi de la vie des citoyens. Lamartinière engagea Louis à composer un ouvrage, dans lequel seraient mises à découvert les manœuvres perfides de ces empyriques, le danger de leurs préparations et de leurs prétendus secrets. Telle est l'origine du *Parallèle des différentes méthodes de traiter la maladie vénérienne*. Des circonstances analogues au temps, une protection décidée que trouvait un de ces empyriques dans un militaire du premier rang et dans un ministre alors tout-puissant, forcèrent Louis de ne pas mettre son nom

(1) Mémoires sur les sujets proposés pour le prix de l'Académie de chirurgie. Tome IV, première partie, 1 vol. in-4°. — Tome IV, deuxième partie, 1 vol. in-4°, 1778.

à la tête de son livre. Les gens à secret firent tout ce qu'ils purent pour en arrêter le débit : ils payèrent des écrivains mercenaires qui critiquèrent ce qu'ils ne comprenaient pas, ou ce qu'ils feignaient de ne pas comprendre ; mais leurs efforts furent impuissants : le public fit justice de leurs écrits éphémères, et accueillit favorablement un ouvrage que l'auteur avait entrepris, dans la seule vue de le préserver des ruses et des impostures des charlatans.

On doit savoir gré à ceux qui mettent une partie de leur gloire à augmenter celle des autres, soit en traduisant des ouvrages qu'il est utile de faire connaître, soit en réunissant des mémoires dont la collection intéresse les progrès des sciences, soit en faisant revivre des découvertes importantes et oubliées. Ce travail, moins brillant qu'il n'est utile, est un de ceux auxquels Louis s'est livré. En 1758, il a donné la cinquième édition du *Traité des maladies des os* de J.-L. Petit ; traité dont un des plus grands génies en médecine, le célèbre Boerhaave, a dit (1) *qu'on n'avait encore rien fait de comparable et qu'il n'eut jamais son pareil.* Louis convient n'avoir fait que quelques corrections de style au corps de l'ouvrage : mais il a mis à la tête un savant discours historique et critique, qui renferme un détail curieux et satisfaisant de toutes les pièces polémiques auxquelles ce Traité a donné lieu. On lit dans les *Opuscules* de Morand que Louis, écrivant alors à un de ses confrères, lui marquait : *Cette édition que je donne sera probablement la dernière ; car il faut espérer qu'on fera un meilleur Traité des maladies des os.* Cette espérance qu'annonçait Louis n'est pas encore remplie : il paraît qu'il n'y avait pas lui-même grande confiance, puisqu'en 1762 il a donné ou permis qu'on donnât, de l'ouvrage de Petit, une édition tout à fait semblable à celle publiée en 1758.

En 1766, Louis a présidé à un Recueil d'observations d'anatomie et de chirurgie (in-12), pour servir de base à la théorie

(1) *Omnibus præripuit palmam hic liber.* — *Nunquam sibi parem habuit.* De ossium morbis.

des lésions de la tête par contre-coup. Deux ans après, il a donné une nouvelle traduction avec des notes, des *Aphorismes de chirurgie* de Boerhaave, commentés par Van Swieten. Enfin, en 1777, il fit paraître une 5ᵉ édition du *Traité des maladies vénériennes* d'Astruc, à laquelle il a ajouté des remarques et des réflexions qui donnent un nouveau prix à cet ouvrage. C'est seulement à raison de l'utilité dont les deux premiers ont pu être en chirurgie, que nous réclamons la part que nous y avons eue, par la traduction du latin en français des pièces latines qui composent le volume sur les contre-coups, et par celle de la plus grande partie des tomes VI et VII des commentaires de Van Swieten. Il est trop glorieux d'avoir été le collaborateur de M. Louis, pour qu'on nous sache mauvais gré de cette remarque.

Louis a encore fourni divers articles à plusieurs journaux, et notamment à celui de médecine (1).

On sait que dans son premier mémoire sur la saillie de l'os après l'amputation, M. Louis propose, pour éviter cette saillie, de scier l'os à une plus grande hauteur, et, pour cet effet, de détacher les adhérences des muscles et de relever les chairs par le moyen d'une compresse fendue. C'est dans ce Mémoire qu'il rapporte avec exactitude les détails d'une discussion élevée dans l'Académie, entre MM. Andouillé et Bagieu, sur la partie saillante de l'os. Le premier voulait qu'on en abandonnât la séparation à la nature, et le second opinait pour une seconde amputation. Ces détails, très bien placés dans le mémoire de M. Louis, ont été le germe d'une querelle littéraire entre lui et M. Bagieu. Celui-ci, dans un ouvrage qu'il a publié sur les amputations, attaque le mémoire de M. Louis. Au lieu de

---

(1) 1° Sur la castration, tome IX, page 521. — 2° Remarques sur les frictions et sur leurs effets, tome V, page 207. — 3° Questions de jurisprudence sur la grossesse, tome XVI, page 236. — 4° Lettre sur le sarcocèle, tome XIV, page 171. — 5° Questions de jurisprudence sur le suicide, tome XIX, page 442.

garder le silence, et de laisser le public juge entre lui et son confrère, Louis crut devoir publier une lettre critique (1), où il traite durement M. Bagieu, dont il aurait dû respecter l'âge et les connaissances dans la chirurgie militaire.

On attribue enfin à Louis plusieurs pièces fugitives, auxquelles il n'a pas jugé à propos de mettre son nom, et entre autres les deux suivantes, de l'une desquelles nous devons venger sa mémoire. En 1762, Morand, alors secrétaire de l'Académie, fit un discours à la séance publique sur le sujet du prix proposé. Il parut, peu de temps après, une critique amère de ce discours : on l'attribue à Louis dans deux écrits publiés depuis sa mort. Si l'on en croit même ses ennemis, ce qui le porta à composer et publier cette critique, ce furent des vues particulières de rivalité, d'intérêt et d'ambition. Nous n'avons à opposer à cette assertion que la dénégation de Louis. En fait d'accusation dénuée de preuves, il nous semble que l'accusé qui nie est plus croyable que l'accusateur qui assure ce qu'il ne sait que par ouï-dire. Nous avons eu plusieurs fois occasion de parler à Louis de cette diatribe, et il nous a constamment répondu qu'elle n'était pas de lui, mais qu'il en connaissait l'auteur.

Une autre pièce fugitive qu'on lui attribue avec plus de vraisemblance, parce qu'il ne l'a pas désavouée, ce sont des observations sur une requête de la faculté de médecine, contre l'établissement formé, en 1777, d'une commission pour l'examen des remèdes particuliers et la distribution des eaux minérales. La faculté pouvait avoir eu tort de publier sa requête : mais l'auteur des observations avait-il plus de raison d'accuser

---

(1) *Lettre de M. Louis à M. Bagieu sur les amputations*, in-12, 1757, 42 pages. Il est vrai qu'on lit au verso de la première page, que « M. Louis ayant communiqué cet écrit à ses amis, l'un d'eux a cru devoir le faire imprimer sans la participation, et même contre la volonté de l'auteur. » On connaît la valeur de ces sortes d'excuses, et le prix qu'on doit y attacher.

la faculté de ne s'occuper que de son intérêt particulier, de la tourner en ridicule, et de vilipender quelques-uns de ses membres ?

La partie de l'art, après les mémoires académiques, où Louis s'est assuré des triomphes qui ne lui ont pas été contestés, c'est la chirurgie légale, sur laquelle il a publié nombre d'écrits et de consultations, qui pour la plupart ne sont pas connues. On s'adressait à lui dans toutes les affaires qui demandaient le concours des magistrats et des gens de l'art : ses décisions déterminèrent presque toujours les jugements des tribunaux. La place de chirurgien du Fort-l'Évêque, que Morand lui avait cédée, le mit dans le cas de faire beaucoup de rapports en justice, et d'apprécier les infirmités souvent exagérées des hommes sujets à la milice. Par son intégrité, par sa fermeté, par ses lumières, il a toujours obtenu sur ses rapports la confiance générale.

S'il pouvait y avoir un sujet plus noble que la conservation de la vie et de la santé des citoyens, je n'hésiterais pas à regarder l'avantage que nous avons de faire des rapports en justice comme la plus belle prérogative de notre profession. C'en est du moins une partie très intéressante, qui suppose autant de lumières que de probité et de désintéressement, et qui demande une application souvent difficile des préceptes de l'art. Dans beaucoup de cas, les connaissances sans bornes qu'elle exige dépendent moins de l'étude et de l'expérience que de la justesse d'esprit et de la sagacité, afin de discerner, à travers une infinité d'incidents qui jettent de l'obscurité sur un fait, les vérités qui en établissent la certitude physique, d'après laquelle les experts doivent principalement prononcer.

Dans l'impossibilité où nous sommes de parler de toutes les affaires relatives à la médecine légale, sur lesquelles Louis a écrit, il nous suffira d'en rapporter deux plus connues. La première, celle malheureusement trop célèbre des Calas, a été l'occasion d'un mémoire que Louis a lu à la séance publique de l'Académie, du 14 avril 1763 (1). Ce mémoire, livré presque aussitôt à l'impression, fut attaqué dans le journal de médecine par un médecin plein d'esprit et de mérite (2), qui sut observer les règles d'une critique sage et raisonnée. Louis répondit et défendit ses principes avec succès. On est seulement étonné qu'il ait avancé une assertion qui paraît contraire aux faits les plus avérés, celle que les vertèbres du cou ne se luxent jamais, quand un homme se pend lui-même, tandis que quelqu'une d'elles est constamment luxée, lorsque la personne est pendue par d'autres.

La seconde affaire importante de médecine légale que Louis a traitée un des premiers, et qui a donné lieu à une infinité de brochures polémiques, dans lesquelles les auteurs, pour la plupart, ont montré plus de chaleur qu'on n'en met ordinairement lorsqu'on est conduit par le seul amour de la vérité ; cette affaire est celle des naissances tardives. La solution de la question à juger offrait deux écueils également dangereux à éviter, celui de faire entrer un enfant étranger dans la jouissance de biens qui ne lui appartenaient pas par la loi, ou celui de priver un enfant légitime du nom et de la fortune de ses ancêtres, en couvrant celle qui lui avait donné le jour d'un opprobre ineffaçable. Qui osera fixer des limites entre deux points sur lesquels l'expérience elle-même est environnée d'incertitudes ? Quel naturaliste ou physiologiste sera assez hardi pour décider ce que Buffon, avec tout son génie, n'a pas osé faire pour juger la nature elle-même et lui fixer des bornes ? Applaudissons aux efforts des savants qui ont approfondi la question sans la résoudre, de manière à ne laisser aucun doute ;

---

(1) *Mémoire sur une question anatomique relative à la jurisprudence, dans lequel on établit les principes pour distinguer, à l'inspection d'un corps trouvé pendu, les signes du suicide d'avec ceux de l'assassinat.*

(2) *Observations sur ce Mémoire*, par M. Philip, médecin de la faculté de médecine. *Journal de médecine*, tome XIX, pages 223 et 301. — *Réponse de M. Louis à ces observations*, même journal, 442.

applaudissons aux recherches et à l'érudition qui distinguent les deux mémoires publiés par Louis (1) contre la légitimité des naissances prétendues tardives ; admirons l'art avec lequel il tâche de concilier les lois civiles avec celles de l'économie animale ; ne lui faisons pas le reproche d'avoir borné à neuf mois dix jours la latitude de la gestation, puisqu'il a pour lui l'autorité d'Hippocrate ; croyons même que telle est l'opinion du plus grand nombre des physiologistes et peut-être des meilleurs ; mais ne blâmons pas ceux qui sont d'un avis contraire : songeons qu'ils ont aussi pour eux des autorités respectables. Laissons la morale et la jurisprudence se décider pour l'illégitimité des naissances tardives, par les circonstances accessoires, et à cause des suites fâcheuses de l'opinion contraire.

Depuis longtemps Louis promettait un ouvrage très étendu sur la chirurgie légale. Cet ouvrage non-seulement n'est pas fait, mais n'est pas même ébauché (2).

Il me reste encore plusieurs détails à rapporter sur la vie de Louis : je dois parler de ses Éloges académiques ; je dois donner au moins quelques notions sur sa vie morale et politique.

« S'il est juste de rendre, après leur mort, aux membres des compagnies savantes le tribut de louanges qu'exige la célébrité dont ils ont joui, il est quelquefois très embarrassant pour celui qui par devoir est chargé de payer ce tribut, de satisfaire éga-

---

(2) *Mémoire contre la légitimité des naissances prétendues tardives, dans lequel on concilie les lois civiles avec celles de l'économie animale*, par M. Louis. Paris, 1764, in-8°. — *Supplément au Mémoire contre la légitimité des naissances prétendues tardives*, par M. Louis, 1764, in-8.

(1) Il peut nous être permis de parler avec cette assurance, lorsque des matériaux que nous avions disposés, et qui nous ont servi, d'après les conseils de Louis, à faire aux écoles deux cours publics de chirurgie légale, devaient être employés, avec ceux que Louis voulait bien nous communiquer, à composer un corps complet de cette science, dont la rédaction était prochaine, lorsque la mort de Louis l'a suspendue. Les matériaux sont prêts : il ne leur manque que la main habile qui devait les mettre en œuvre, d'une manière utile et avantageuse au public.

lement aux égards que méritent sa compagnie, le public et la vérité. Ce sont des intérêts différents, assez difficiles à ménager, lorsque de temps en temps on les trouve opposés les uns aux autres. On ne doit pas perdre de vue que les éloges de nos confrères sont destinés à faire partie de l'histoire de l'Académie, laquelle histoire doit être lue dans des temps éloignés, où l'amitié et toutes les considérations, qui préviennent diversement les contemporains, n'auront plus la même influence. » Tel est le début de l'éloge de Lecat, prononcé par Louis à la séance publique de l'Académie du 6 avril 1769. Ce début annonce un orateur impartial, sans prévention, et incapable de donner des louanges aux dépens de la vérité. On devait donc s'attendre que Louis la dirait, et il l'a dite : on lui en a fait un crime ; on a traité de satire ce que l'Académie, d'après le rapport de ses commissaires, a jugé être *la fidèle peinture, le tableau exact de la vie de Lecat.*

Si les bornes de ce discours nous permettaient d'entrer ici dans des détails, si nous pouvions administrer les preuves que nous avons entre les mains, et qui justifient Louis des reproches outrés qu'on lui a faits sur la plupart de ses éloges académiques, on serait étonné de la légèreté avec laquelle il a été inculpé à ce sujet ; on verrait que ces reproches étaient presque toujours l'unique effet de la prévention, du défaut de réflexion, et de l'interprétation maligne donnée à des expressions qu'on avait l'art d'isoler, de séparer de celles qui les précédaient ou les suivaient. Sans cette prévention, on eût rendu à l'auteur, relativement au fond de ses éloges, la même justice qu'on lui a rendue quant à la forme, puisque ses ennemis eux-mêmes ont écrit *qu'il avait un talent décidé pour ce genre de littérature.*

Ses premiers essais, les éloges de Petit, Bassuel, Malaval et Verdier présentent un style clair et précis, simple, mais toujours noble et soutenu ; ceux qu'il a faits depuis, et qui ont vu le jour, ont plus d'élégance, sont plus fortement pensés et plus philosophiques. Celui de M. Pipelet, son ami intime depuis plus de quarante ans, est le dernier qu'il ait prononcé. Il a semblé que sa vie ne tenait qu'à ce témoignage de la plus ardente amitié. A peine M. Louis a-t-il survécu un mois. Il est décédé le 20 mai 1792, à cinq heures du matin, des suites d'une hydropisie de poitrine.

L'imagination trouve un certain plaisir à se retracer l'image d'un homme célèbre, à connaître son extérieur, les traits de son visage, qui souvent portent l'empreinte de ses mœurs. Rappelons donc que Louis était d'une taille avantageuse, sans être très grande, que sa physionomie pleine d'expression variait selon le degré d'énergie des idées qui occupaient son esprit. Tous les arts semblent s'être disputé l'avantage de transmettre ses traits à la postérité. Pline le jeune, pour prouver que de son temps il restait encore de l'honneur et de la probité parmi les hommes, parle de l'affection avec laquelle un de ses contemporains conservait les portraits de ceux qui avaient honoré la patrie par leurs vertus. « L'on n'aime point tant le mérite d'autrui, dit-il, sans en avoir beaucoup, et il n'est pas plus glorieux de mériter une statue, que de la faire dresser à celui qui la mérite. »

Louis a vécu célibataire : le soin qu'il prenait de sa réputation, ses différents genres d'occupations, les places qu'il a remplies ne lui ayant jamais laissé éprouver ni vide dans sa vie, ni le besoin, absolu pour le plus grand nombre, d'une société domestique, peut-être n'a-t-il jamais eu le loisir de songer à se marier. Son célibat est une des causes par lesquelles on peut expliquer comment il a pu suffire aux travaux d'une vie aussi active que la sienne, qui paraît n'avoir été qu'un enchaînement successif de fatigues (1). Deux autres causes ont pu faciliter les

---

(1) L'activité de la vie de Louis ne l'empêchait pas de former de temps en temps de nouveaux projets pour les progrès de l'art, d'annoncer de nouveaux ouvrages. C'est ainsi qu'on lui a souvent entendu dire qu'il devait, suivant ses propres expressions, *habiller Paré à la moderne*, composer un nouveau traité des maladies des os, etc.; rien de tout cela n'a été exécuté, pas même commencé. Il a seulement laissé des remarques

nombreux travaux de Louis : 1° une honnête aisance, dont la Peyronie avait posé les premiers fondements. Elle dispensait Louis de rechercher une pratique qui, lors même qu'elle est le plus lucrative, n'est pas toujours le prix du savoir et de l'habileté ; 2° l'habitude constante où il était, et qu'il avait contractée depuis son séjour à l'hôpital de la Salpêtrière, de rentrer chez lui le soir de bonne heure et d'en sortir tard le matin. Il n'y a que les gens d'étude qui sachent combien la tranquillité des matinées est précieuse pour le travail du cabinet, combien elle le rend plus facile, plus prompt, combien enfin elle le perfectionne.

Louis employait une partie de ses matinées, ou à sa grande correspondance et à celle de l'Académie, ou à des consultations, tant verbales que par écrit, et même à recevoir des visites, la plupart oiseuses et importunes. Nous remarquerons ici que c'est un faible assez ordinaire à la plupart des hommes célèbres, d'accorder trop légèrement à d'inutiles visites, à d'ennuyeuses invitations des heures qui sont perdues pour leur gloire, ou qui sont au moins prises sur leur repos. Nous ne placerons pas dans ce genre la visite que reçut Louis il y a quelques années du comte de Falckenstein, Joseph II. Les deux heures qu'il passa avec lui furent si bien employées, qu'il en est résulté une correspondance utile aux progrès de l'art, qu'entretint constamment Louis, jusqu'à sa mort, avec M. Brambilla, premier chirurgien du prince.

L'association d'un savant à des corps littéraires, peut, selon les circonstances, être envisagée, ou comme une récompense

précieuses sur deux ouvrages achetés à la vente de sa bibliothèque ; savoir, les *Monita et Præcepta medica* de Mead et le Traité des plaies de tête de Rouhault ; il faisait en général des notes sur tout ce qu'il lisait ; mais il paraît qu'il les oubliait ensuite, car nous en avons recueilli éparses çà et là dans les archives de l'Académie, et dans des endroits où, d'après le sujet qu'elles traitent, elles ne devaient pas se trouver. Le plus considérable de ses manuscrits est son Cours de physiologie, avec les corrections et additions qu'il y faisait chaque année.

et un encouragement pour le premier, ou comme un honneur pour les derniers. Ce fut l'un et l'autre à l'égard de Louis, suivant les différentes époques de sa vie. Les titres académiques nationaux et étrangers sont venus presque tous se réunir sur sa tête : les diplômes des facultés lui furent prodigués de toutes parts. Ses titres étaient en si grand nombre, qu'on se lasse à les compter, et qu'il se lassait lui-même à les placer à la tête de ses ouvrages : aussi les variait-il suivant la nature des reproductions qu'il publiait. On lui a reproché d'avoir pris deux grades qui semblaient étrangers à sa profession : l'envie et la méchanceté ont jeté du ridicule sur les titres d'avocat et de docteur en droit, que crut devoir ajouter Louis à ses autres qualités, sans doute à cause de l'analogie qu'il vit entre ces titres et ses travaux dans la chirurgie légale. Quels qu'aient été au surplus ses motifs dans cette détermination, nous devons les respecter, et convenir que si les titres d'avocat et de docteur en droit n'ont rien ajouté à la gloire de Louis, au moins ne lui ont-ils pas nui.

Il possédait une bibliothèque très-considérable, qui renfermait un peu de tout, parce que son esprit était propre à tout. Certaines classes de livres cependant étaient plus étendues que d'autres, suivant les études de prédilection dont elles offraient le tableau. Ainsi Louis avait une collection presque complète des ouvrages qui traitent de la médecine et de la chirurgie légales, et de l'histoire littéraire de notre art. Il avait rassemblé presque tous les écrits qui traitent de l'histoire de son pays; car il portait dans le cœur une passion bien naturelle à l'homme qui vit éloigné de son berceau. Plein d'amour pour ses concitoyens de Metz, il était sans cesse occupé de leurs intérêts : la qualité de Messin était auprès de lui une puissante recommandation, et elle lui suffisait pour accorder un accueil flatteur et prévenant. Ne pouvant revoir ce pays aussi souvent qu'il l'aurait désiré, il l'avait pour ainsi dire créé dans l'appartement qu'en qualité de bibliothécaire il occupait aux écoles. Il avait fait peindre sur une toile dont il couvrit les murs de son salon, les portraits des plus grands hommes nés à Metz, et avait mis au bas de chaque portrait des inscriptions latines, composées avec autant de goût que d'élégance. Il fit exécuter en marbre les bustes de ces grands hommes, et en gratifia la municipalité de Metz (1).

Les détails de la vie de Louis ont prouvé qu'il avait eu des ennemis en tout temps : n'en a-t-il pas encore aujourd'hui que le tombeau, qui devrait éteindre toutes les rivalités, toutes les haines, met un intervalle immense entre l'homme qui juge et celui qui est jugé? Plein de mépris pour ces ennemis cachés qui, sous le voile de l'anonyme, se font un plaisir méchant de censurer la vertu qu'ils n'ont pas, de tourmenter le mérite qu'ils voudraient avoir, Louis n'était sensible qu'aux insultes qu'il recevait de gens qui, pour bien des raisons, et principalement à titre de reconnaissance, auraient dû respecter jusqu'à ses défauts. Cependant loin de chercher à leur nuire, à tirer vengeance de leurs outrages, il s'intéressait encore à eux, et nous en connaissons à qui il a rendu des services essentiels, quoiqu'il eût les plus grands sujets de plainte à former contre eux.

(1) Son amour pour la gloire de l'art et sa reconnaissance pour les services que lui ont rendus le squatre restaurateurs de la chirurgie en Europe, *Paré, Fabrice de Hilden, Fabrice d'Aquapendente et Marc-Aurèle Séverin*, le portèrent à faire graver sur une même planche et exécuter en marbre les portraits de ces grands génies. On lui a fait un crime du cinquième portrait placé sur cette même planche au-dessous des autres. Mais on n'a pas fait attention aux expressions de la dédicace et de l'inscription de ce tableau votif : on y aurait vu que ce n'était de la part de Louis que la suite d'un hommage rendu aux talents, par celui qui plus que personne était en état de les apprécier. Sa réputation, d'ailleurs, lorsqu'il fit exécuter ce tableau, était trop bien établie partout, pour que l'envie ou la jalousie pussent critiquer légitimement une association qui tournait tout entière à l'honneur de la chirurgie française. Je me hasardai un jour à lui faire part des critiques que faisaient ses ennemis sur cette association. Voici en propres termes sa réponse : *Peu m'importe : ma tête et mon cœur m'ont placé là : j'y resterai en dépit des envieux et des méchants.*

La liste des amis des hommes célèbres a prouvé quelquefois qu'ils aimaient mieux des flatteurs que des amis véritables, comme si l'idée de l'égalité les eût fatigués. Si l'on y fait bien attention, on remarquera que la plupart de ceux qui ont mérité ce reproche avaient usurpé une partie de leur célébrité, et on en conclura aisément qu'ils craignaient plus les lumières de leurs égaux que leur société, qu'ils craignaient plus d'être jugés que d'être surpassés. Comment aurait-on pu soupçonner Louis de s'être laissé dominer par cette espèce d'orgueil? N'avait-il pas des amis dans toutes les classes, parmi les riches comme parmi les pauvres, parmi les ignorants comme parmi les savants? Ne lui en a-t-on pas connu parmi les hommes qui pouvaient marcher sur la même ligne que lui, dans quelque genre que ce fût, et parmi ceux qui n'avaient auprès de lui, pour recommandation, que leur honnêteté et leur probité?

Mais il ne savait pas, a-t-on dit, conserver ses amis? On ignore donc qu'il fut pendant longtemps et jusqu'à leur mort l'ami constant des la Peyronie, Lamartinière, Houstet, Pibrac, Fagner, Pipelet, Bertrandi, Tronchin, Camper, Brambilla et autres. C'est surtout le témoignage de plusieurs de nos confrères, c'est celui de ses anciens disciples, c'est le vôtre, Chaussier, Saucerotte, Percy, que j'invoque ici : c'est sur la tombe de votre ami fidèle que vous devez le venger du reproche injuste de n'avoir pas su conserver ses amis.

La compassion est un sentiment gravé par la nature dans le cœur de tous les hommes : elle devient nécessairement une habitude pour le chirurgien qui, honoré de la confiance du peuple, goûte chaque jour le plaisir inexprimable d'essuyer des larmes et de soulager des malheureux, dont les maux physiques ne sont pas toujours la plus grande infortune. Cette espèce de bienfaisance, Louis la possédait au plus haut degré. Sa complaisance sans bornes, ses paroles douces et affectueuses, dans ces moments surtout où la douleur arrache des cris au stoïcisme le plus courageux, inspiraient à ses malades une telle confiance, que la plupart après leur guérison devenaient ses amis.

La vie de Louis offre plusieurs traits de cette bienfaisance, qui consiste à se dépouiller pour soulager ses semblables, qui ne permet pas de voir avec indifférence et sans la secourir le tableau déchirant de l'indigence. On nous a donné nombre de preuves de sa charité pour les pauvres et de sa générosité envers des familles qui avaient recours à ses bienfaits. Peu de temps après sa mort, deux filles infortunées, qui touchent de près à l'Académie, nous disaient avoir perdu avec Louis leur plus grand bienfaiteur, dont elles n'ont connu la générosité qu'après en avoir longtemps profité.

Si Louis était libéral et bienfaisant envers des étrangers, on doit juger que sa famille devait être à cet égard l'objet de ses plus tendres sollicitudes. Il suffit d'ouvrir son testament (1) pour s'en convaincre. La dernière clause porte : *qu'il compte sur la religion et le bon cœur de ses légataires pour doubler les bienfaisances qu'elles étaient annuellement chargées d'acquitter pour lui envers plusieurs membres de sa famille, et qu'il espère surtout qu'elles pourvoiront au bien-être de trois petits malheureux orphelins, parents très éloignés, mais dont l'infortune suffit pour qu'il s'intéresse à leur sort.* Ajoutons que la citoyenne Potier, sa nièce, une de ses légataires, digne de toute la confiance que Louis lui accordait, nous autorise à déclarer ici qu'elle a presque toujours vécu des bienfaits et des libéralités de son oncle (2).

---

(1) Dans son testament il ordonne que ses cendres reposent à côté de celles des pauvres qu'il a servis pendant son séjour à l'hôpital de la Salpêtrière. Jamais il n'a abandonné cette maison : il la fréquentait souvent, et chaque fois qu'il y allait, il visitait les infirmes, les consolait dans leurs peines, leur donnait tous les secours qui dépendaient de lui : aussi la bénédiction des pauvres, cette seule récompense digne de l'homme charitable et sensible, l'a-t-elle suivi jusqu'après sa mort, et les larmes qu'ont versées les pauvres de la Salpêtrière, en recevant les restes inanimés de leur ami, honorent mieux sa mémoire que ne le ferait l'éloge académique le plus brillant.

(2) Louis fut bon et excellent maître. Deux domestiques, une fille et un

Eh! comment Louis n'aurait-il pas été libéral et bienfaisant? l'intérêt ne le domina jamais. Toutes les actions de sa vie ont prouvé que son désintéressement était excessif et allait jusqu'à négliger le recouvrement des honoraires qui lui étaient légitimement dus, jusqu'à abandonner aux libraires le produit qu'il aurait pu retirer de ses travaux du cabinet (1).

Tel est cependant l'homme qu'on a accusé d'aimer l'argent et de thésauriser. S'il eût dépensé follement à la table, au jeu ou à satisfaire ces viles passions qui dégradent l'humanité, le produit honnête de la confiance publique, on l'eût accusé de prodigalité ; et parce qu'il a été économe, parce qu'il s'est toujours fait une règle d'avoir en réserve une ou deux années de ses revenus, on veut qu'il ait été avare, comme si l'on pouvait appeler avarice la prudence qui consiste à prévoir et à se précautionner contre les événements du hasard.

L'envie, qui cherche toujours à se dédommager des éloges que lui accorde le mérite, a prétendu que Louis était moins praticien que savant, qu'il avait horreur du sang, et qu'il craignait d'opérer, même dans les cas de nécessité absolue.

A qui pourra-t-on persuader qu'un chirurgien, qui a passé presque toute sa vie dans les hôpitaux, à l'armée, ou dans la pratique journalière d'une grande ville, et qui en conséquence a eu les occasions les plus fréquentes de pratiquer les plus

garçon, qui le servaient avec affection depuis plus de quarante ans, ne peuvent se consoler de sa mort. J'ai vu couler les larmes de son fidèle *Hantz* (c'est le nom du garçon), le jour que j'ai prononcé cet éloge. Il a toujours suivi son maître dans ses campagnes, dans ses voyages, et Louis m'a dit nombre de fois : *avec mon ami Hantz je ne manque de rien : il pourvoit à tous mes besoins et ne me laisse pas même le temps de désirer.*

(1) *Cavelier, Lambert,* libraires, avec lesquels Louis avait les plus grandes liaisons d'amitié, ont attesté, à tous ceux qui ont voulu l'entendre, qu'il n'avait jamais voulu accepter d'honoraires pour ses ouvrages; que quelquefois seulement, et presque malgré lui, il avait reçu en présent quelques livres, dont la valeur n'équivalait pas à beaucoup près aux peines et aux soins qu'il s'était donnés.

grandes opérations, en a négligé quelques-unes par la seule horreur du sang?

Il n'y a que la méchanceté qui puisse attribuer à une crainte pusillanime, dont pour l'ordinaire on ne se défait que trop aisément, et souvent trop promptement, ce qui chez Louis n'était que l'effet raisonné d'une grande prudence et d'une expérience consommée (1). Combien de fois, à cet égard, le chirurgien n'a-t-il pas eu à se louer d'avoir usé de ménagements et d'avoir temporisé? Combien de membres ont été conservés, même après que leur amputation avait été décidée par les plus habiles maîtres (2)? Voudrait-on donc ne faire

(1) En voici la preuve. Lorsqu'il était chirurgien en chef de l'hospice, on décide à la pluralité des voix une amputation de la cuisse : Louis refuse de la faire et allègue ses raisons. Un autre la fait, et la malade meurt deux heures après. Sans doute il n'y avait que l'amputation qui pût sauver la malade : mais si pour Louis il était physiquement démontré qu'elle ne pouvait, au contraire, que la faire périr plus tôt, comme l'expérience l'a prouvé, pourquoi lui faire un crime de n'avoir pas voulu opérer dans ce cas? Pourquoi citer ce fait comme une preuve qu'il craignait d'opérer?

(2) Entre mille exemples que nous pourrions citer, nous choisirons le suivant, parce qu'il est moins connu, parce qu'il intéresse la chirurgie française, et surtout l'Académie. En 1719, la Peyronie eut un érysipèle au pied, qui fut suivi des plus grands accidents; ils furent tels qu'une dernière consultation des maîtres de l'art les plus célèbres avait décidé l'amputation de la jambe. Le malade seul n'approuvait pas cette décision, non par la crainte de l'opération, mais parce qu'il était persuadé qu'il y avait d'autres moyens de le guérir. Cependant il s'était soumis à l'avis de ses confrères avec une telle résignation, que, la nuit qui précéda le jour fixé pour faire l'opération, il disposa sur son lit les instruments et tout l'appareil nécessaire, tristes et terribles préparatifs, dont on épargne ordinairement la vue aux malades, et que le philosophe même est louable de ne pouvoir envisager sans frémir. L'intrépidité de la Peyronie ne se démentit pas un seul instant. Il attendit le moment de l'opération, sans en paraître seulement ému. Les consultants arrivés examinent de nouveau la jambe, concluent qu'il n'y a pas de temps à perdre, qu'il faut opérer sur-le-champ. La Peyronie examine à son tour : il voit que le mal n'a pas fait de progrès :

consister notre capacité et notre mérite qu'à savoir mutiler avec hardiesse? Le succès des grandes opérations est sans doute le triomphe des chirurgiens; mais ce triomphe même peut souvent être la honte de la chirurgie. Qu'il serait à désirer qu'il nous fût possible de compter nos succès, plutôt par les opérations que nous aurions su prévenir, que par celles que nous aurions pratiquées, plutôt par les membres que nous aurions conservés, que par ceux que nous aurions amputés!

Si l'histoire biographique des membres d'une Académie ne présentait que leurs bonnes qualités, que leurs vertus, elle ne serait pas crue; et qu'est-ce qu'une histoire, qu'est-ce qu'un éloge qu'on ne croit pas? Tâchons d'imiter aujourd'hui l'indulgence philosophique du sage Fontenelle, indulgence seule propre à pallier les imperfections de la fragilité humaine. Apprenons de ce grand homme qu'un défaut est souvent voisin d'une bonne qualité, dont il ne s'éloigne que par abus ou par excès; et si en avouant ceux de Louis nous ne sommes pas aussi habiles que l'éloquent secrétaire de l'Académie des sciences, à tirer parti de ce voisinage, faisons au moins en sorte qu'on nous sache gré de notre impartialité, qui ne nous permettra jamais d'oublier que c'est un confrère que nous louons, ou que nous blâmons.

Un peu gâté par l'adulation qu'il aimait, Louis était très sensible aux témoignages ostensibles de sa capacité, espèce d'orgueil dont peu de savants ont été exempts, et que l'érudit Meckren a si ingénieusement censurée. Dans la dispute, Louis se répandait souvent en sarcasmes, quelquefois même en invectives, trop exagérées pour être véritablement injurieuses. Cette vivacité, portée beaucoup au delà des bornes qu'imposent les devoirs de la Société, était l'effet du premier mouvement : il ne fallait qu'attendre le second, et alors on trouvait

il propose de nouvelles incisions, prend un bistouri, et fait lui-même la première. Dès ce moment, tous les accidents diminuèrent sensiblement, la guérison devint complète avec le temps, et le malade dut à son habileté et à son expérience la conservation de sa jambe.

un homme patient qui raisonnait de sang-froid, prêt à avouer ses torts. Les meilleurs amis de Louis sont convenus que, aigri, irrité par les obstacles, son caractère n'était plus le même, qu'alors il n'était pas maître de ses discours. Sans ménagement pour l'expression, il ne donnait pas à entendre qu'un fait rapporté était faux, qu'une opinion trop légèrement avancée était absurde ; il le disait en propres termes : on était si accoutumé à cette franchise républicaine, à cet excès de sincérité, qu'à peine y faisait-on attention ; et ceux que la veille il avait offensés, sans en avoir eu la coupable intention, allaient le voir le lendemain, et en recevaient les témoignages du plus sincère et du plus parfait dévouement.

Louis était regardé en général par les chirurgiens et par le plus grand nombre de ses confrères, comme un censeur rigide, pour lequel on avait plus d'estime que d'amitié. On lui reprochait avec assez de fondement de n'avoir pas cette charité, cette indulgence, qui répand sur les imperfections des hommes un voile qu'on ne gagne jamais à soulever. Sans doute il aurait mieux valu qu'il eût réuni la douceur et la tranquillité d'âme à la vivacité de la pensée, la modération dans l'expression à l'amertume de l'apostrophe. Mais si l'on veut se donner la peine de remonter à la source de ces défauts de Louis, on sera bientôt convaincu qu'ils partaient plutôt de son esprit que de son cœur : on verra que le principe en était excusable : il s'indignait avec raison de l'injustice des hommes, jusque dans la distribution de la renommée et des récompenses qu'elle attire. Il n'était plus maître de lui-même quand il apprenait que le nouvel initié avait usurpé la place du savant laborieux, quand il voyait les cabales et les intrigues étouffer le mérite modeste, quand enfin, malgré ses avis, ses remontrances, le public, dupe de sa bonne foi, plaçait sa confiance dans des charlatans adroits et rusés qui n'avaient rien à perdre, pas même leur réputation. Était-ce alors pour ses intérêts qu'il s'échauffait ? N'était-ce pas pour ceux de la raison, pour l'accroissement et l'honneur de l'art qu'il professait ?

Louis, dit-on, maltraitait de paroles ses jeunes confrères qui, respectant en lui leur maître, avaient recours à ses lumières; mais il maltraitait de même ses amis les plus chers; et cependant sa plus douce satisfaction était d'obliger ses confrères, de leur être utile, de leur faciliter les premiers pas dans la carrière, preuve certaine de son véritable amour pour eux. Je ne crains pas de trop hasarder, en disant que plusieurs de ceux qui ont bien voulu me prêter une attention favorable sont prêts d'attester qu'ils ont éprouvé les heureux effets du zèle de Louis pour les progrès de l'art, et pour l'avancement de ceux qui le cultivent. Si mon témoignage pouvait être ici de quelque poids après celui que j'invoque, si le public voulait me faire la grâce de juger de mes sentiments pour Louis, non d'après des querelles particulières que lui et moi avions ensevelies dans le plus profond oubli, mais d'après le tableau simple et vrai que je viens de tracer de sa vie, je dirais que je m'estimerai toujours très heureux d'avoir trouvé nombre de fois dans ses conseils des leçons de tout genre, qui m'ont été très utiles. Ce n'est point ici un aveu préparé pour la circonstance: c'est le soulagement, c'est l'épanchement d'une âme sensible et reconnaissante; c'est l'expression de la douleur sur une perte qui prive l'Académie de chirurgie d'une de ses plus grandes lumières, qui enlève à la France un bon citoyen, et particulièrement au département de la Moselle un des plus grands hommes qui soient nés dans son sein.

NOTES.

La mort de Louis avait été un grand événement pour l'Académie royale de chirurgie; le plus vif intérêt s'attachait à tout ce qui pouvait rappeler sa personne; aussi, dans la séance du 24 mai suivant, c'est-à-dire quatre jours après son décès, l'Académie voulut entendre Pelletan, qui s'était chargé de lui faire un rapport sur la maladie, la mort et l'ouverture du corps de Louis ; Pelletan s'exprima en ces termes :

« Messieurs Pipelet, Chopart, Gay et moi, messieurs, avons versé les premières larmes sur la perte qui aujourd'hui vous afflige tous également. Je puis même dire, en mon particulier, que l'annonce inattendue de cet évènement m'a arraché un cri de douleur dont l'amertume n'a pu trouver qu'un faible adoucissement dans les pleurs que j'ai versés : tant était grand l'ascendant de cet homme extraordinaire, dont les talents éminents semblaient commander la considération dont il fut toujours entouré, et dont l'approche appelait l'amitié de ceux mêmes qui n'avaient aucun intérêt, je dis plus, aucune certitude d'en obtenir du retour.

» Le triste avantage, messieurs, d'avoir été instruits les premiers de la mort de celui qui fait l'objet de nos regrets, MM. Pipelet et Gay le doivent à leur attachement particulier pour M. Louis, et M. Chopart et moi, au hasard du voisinage ; et de ces circonstances réunies est résulté pour nous le devoir pénible, mais indispensable, de vous exposer les détails de la maladie, de la mort et de l'ouverture du corps de M. Louis.

» Il y avait environ quinze jours que M. Louis toussait plus que de coutume, et ne s'acquittait même qu'avec peine de ses exercices ordinaires à l'Académie, lorsque le samedi 5 de mai, au sortir de la comédie, il fut saisi du froid, qui était fort vif, et rentra se coucher en frissonnant ; il toussa beaucoup le lendemain, prit un bain qui parut le soulager, et se contenta de faire diète et de se coucher de bonne heure ; le lundi il fit l'ouverture de son cours de physiologie, mais avec beaucoup de peine, et tourmenté par une toux fréquente et sèche : ce ne fut que le lendemain, qu'ayant par hasard chez lui le docteur Philip, il en reçut le conseil de se faire saigner, et l'avertissement qu'il pouvait être gravement malade. La saignée fut faite par M. Gay ; mais la toux devint plus opiniâtre, et excessivement pénible. Le soir de mercredi au jeudi, M. Louis ne pouvant rester couché, dit à ses deux domestiques qui l'assistaient : « Je suis bien malade ; si cela va mieux d'ici à trois jours, je guérirai, sinon je mourrai : ne vous chagrinez pas, mes amis, j'ai pourvu à vos besoins, et vous serez contents ; surtout, mes amis, ne m'abandonnez pas. »

« Depuis ce moment, les accidents de la suffocation n'ont fait qu'augmenter, et le sentiment en était si pénible, qu'à plusieurs reprises M. Louis sollicita une nouvelle saignée, qui cependant n'eut pas lieu : la toux continuelle fournissait des crachats comparables à du plâtre détrempé et peu abondants : M. Louis en était réduit au point de ne pouvoir être qu'assis dans son lit ou dans son fauteuil; les jambes et les cuisses devinrent œdémateuses; la physionomie s'altéra sensiblement, et les passions de l'âme se réduisirent à une douce sensibilité qui avait ses amis pour objet, sans que l'idée d'une mort qu'il avait jugée inévitable, troublât aucunement sa sérénité.

» Le jeudi, 17, M. Louis trouva son état meilleur, et témoigna qu'il avait de l'espérance : ses amis en jugeaient autrement : l'affaissement de ses organes, avant-coureur de la mort, causait ce calme trompeur. C'est un moyen dont la nature se sert presque toujours pour nous soustraire aux horreurs qui accompagneraient notre instant fatal.

» La nuit du samedi au dimanche devait amener la fin de cette scène affligeante : M. Louis consentit à se coucher vers onze heures du soir; il prit un bouillon, exigea qu'on lui donnât du sirop diacode, dans l'espérance d'en obtenir le repos; la tête alors se troubla : M. Pipelet, appelé vers les quatre heures du matin, reçut pour dernière parole et signe de reconnaissance le doux nom d'ami, et M. Louis expira dans ses bras.

» Pendant cette quinzaine douloureuse, M. Louis n'avait pas cessé de s'occuper de lectures et d'écritures; il avait reçu un grand nombre de malades en consultation. Pourrais-je jamais oublier que le dernier qu'il consentit de voir, pour obéir aux recommandations d'un ancien ami, m'a été envoyé par lui, et m'a transmis les derniers témoignages de confiance et de bienveillance dont son indulgente amitié m'honorait, et qui sont pour toujours gravés dans mon cœur? Ah! faut-il que, dans cet instant fatal, des circonstances impérieuses, j'oserai même dire un excès de sensibilité, répréhensible sans doute, m'aient empêché de me joindre aux amis qui tâchaient d'adoucir les derniers maux qu'il devait endurer?

» Oh! mânes de mon maître, recevez ici l'aveu d'une faute que votre philosophie me pardonnait déjà, mais que mon cœur se reprochera sans cesse. Personne n'a plus que moi reconnu et respecté vos rares talents, votre profonde sagacité et toutes vos qualités personnelles. Peut-être même votre disciple aurait-il pu prétendre à s'unir avec vous par les liens les plus étroits de l'amitié, s'il eût osé franchir l'espace qui le séparait de vous.

» J'ai cru, messieurs, que nous devions recueillir avec intérêt tout ce qu'il nous serait possible des dépouilles mortelles de notre illustre confrère, et M. Pipelet a consenti que je présidasse à l'ouverture du corps de M. Louis.

» Toute la peau était d'une blancheur remarquable; le scrotum et les extrémités inférieures étaient œdémateux; la physionomie n'avait subi aucune altération; elle peignait encore la sérénité dont M. Louis jouissait habituellement, et qui avait son principe dans le caractère de la probité la plus exacte et de la bienfaisance la plus active; son esprit semblait encore animer ses traits et solliciter la confiance et l'amitié. Seulement un peu d'écume rougeâtre mouillait ses lèvres, comme pour soulager, mais trop tard, l'engorgement du poumon.

» Les viscères du bas-ventre se sont trouvés dans l'état le plus sain; mais nous avons observé qu'ils refoulaient beaucoup le diaphragme, et anticipaient sur la capacité de la poitrine.

» Les cartilages des côtes, parfaitement osseux, n'ont pu être coupés qu'avec la scie. La capacité de la poitrine nous a paru, comme auparavant, rétrécie par le volume des viscères du ventre; elle était prodigieusement remplie par les poumons boursouflés, et dont la couleur générale était très foncée. Le poumon droit était sans adhérence, et parfaitement sain, à cela près du boursouflement dont il vient d'être parlé; mais il s'est écoulé de ce côté de la poitrine environ une pinte et demie d'eau, de la couleur ordinaire. Le poumon gauche était presque généralement adhérent à la plèvre, d'adhérences anciennes et membraneuses. La partie inférieure en était rouge à sa surface et dans son épaisseur; cette rougeur semblait plutôt être d'ecchymose qu'inflammatoire; cependant la même partie du poumon était couverte et infiltrée à sa surface d'une lymphe épaissie par la chaleur, jusqu'à la consistance gélatineuse. Du reste, les glandes bronchiques étaient saines, et nul tubercule n'affectait les poumons, dont seulement la consistance était notamment plus considérable que de coutume.

» Cette anatomie de la poitrine explique tous les symptômes de la maladie de M. Louis. Le volume des viscères du ventre et l'ossification des cartilages des côtes préparaient certainement des obstacles à la respiration: une cause accidentelle a déterminé l'engorgement général des poumons; sans doute l'inflammation du côté gauche a produit les premiers symptômes que M. Louis a éprouvés; mais c'est à l'épanchement d'eau dans le côté droit de la poitrine qu'on doit particulièrement attribuer les autres accidents, et la mort qui les a terminés. La poitrine peut, il est vrai, contenir une bien plus grande quantité de fluide, sans qu'il y ait même aucun signe d'épanchement; c'est ce qui a lieu quand ce fluide y pleut avec lenteur et en beaucoup de temps: un épanchement subit rend, au contraire, la compression du poumon insupportable; et il nous semble qu'on pourrait dire que M. Louis a succombé à une hydropisie de poitrine aiguë, autant qu'à l'engorgement général des poumons.

» Le cœur était vide de sang, et la chair en était molle ; le péricarde ne contenait que peu d'eau.

» L'anatomie du cerveau nous a présenté une espèce de phénomène. Le volume de ce viscère était médiocre ; mais l'organisation générale en était déliée et distincte au delà de ce que j'ai jamais rencontré. On la disséquait avec les doigts, et on en aurait aisément séparé les fibres partout où la substance de cet organe est fibreuse ; les sillons de sa surface étaient d'une profondeur étonnante, et on en a mesuré qui avaient jusqu'à seize lignes. Cette surface étant dépouillée de la pie-mère, les circonvolutions du cerveau furent écartées avec les doigts, et elles flottaient aussi aisément que des intestins grêles suspendus par la mésentère, et agités en tous sens.

» Ce n'est pas se livrer à un système absurde que de rapprocher cette disposition des facultés intellectuelles de M. Louis. Il n'était pas sans doute un homme de génie ; mais la délicatesse et la précision de l'organisation de son cerveau pourraient à la fois être regardées comme l'emblème et la cause matérielle de l'étonnante perspicacité dont il était doué, et de la finesse de son jugement.

» Par un contraste bien remarquable, le cervelet était fort petit, mou, et il se laissait écraser plutôt que couper par le scalpel. D'autres observations importantes, messieurs, doivent être rapprochées de celle-ci : il ne s'est écoulé de sang d'aucune des parties du corps incisées ; à peine distinguait-on les plans charnus des parois du bas-ventre ; l'ouverture des sinus de la dure-mère n'a point fourni de sang, et l'on n'a pas même aperçu les veines situées entre les deux feuillets de la pie-mère, quoiqu'elles soient ordinairement aussi nombreuses que dilatées, surtout dans les sujets qui ont péri par un vice de la respiration. Ajoutez ce que nous avons dit du cœur, qui était mou et vide de sang, vous conclurez aisément de la réunion de ces faits, que l'action du cœur et la circulation avaient, chez M. Louis, plus de vivacité que d'énergie ; et le cervelet, qui fournit principalement les nerfs du cœur, devait être en opposition avec le cerveau, qui est le principal organe des fonctions intellectuelles.

» Une chose qui vous étonnera, messieurs, c'est la précision avec laquelle M. Louis avait jugé sa propre organisation. Je lui ai entendu dire dans une leçon de physiologie sur les tempéraments : *Vous me croyez sans doute, messieurs, d'un tempérament sanguin, parce que vous me voyez beaucoup de vivacité ? Eh bien, point du tout, je suis tout à fait du tempérament flegmatique.* L'assemblée se mit à rire ; elle avait peine à croire que M. Louis fût flegmatique : *Je suis vif,* reprit-il, *mais je n'ai pas de sang !* Pouvait-on parler de soi avec plus de vérité ?

» Si la tâche pénible que je remplis aujourd'hui, messieurs, m'en eût laissé les facultés, j'aurais porté plus loin le parallèle intéressant des qualités morales avec la disposition physique de M. Louis, et par ce moyen, peut-être nouveau, j'aurais voulu fermer la bouche à ses détracteurs : car c'est ainsi que la philosophie, qui nous prescrit d'être indulgents, marche à côté de la physique, qui nous fait connaître, dans l'organisation de chacun, le principe de ses défauts et de ses vertus.

» Je laisse à des esprits plus profonds que le mien, cette tâche difficile d'apprécier M. Louis, et à des bouches plus éloquentes, le soin de le louer dignement. Quant à moi, il m'a suffi, pour répandre les premières fleurs sur sa tombe, d'obéir à la sensibilité de mon cœur, et de couvrir ce papier de mes larmes. »

FIN.

TABLE.

Avertissement.................................... Page	1
Introduction par M. Fréd. Dubois, secrétaire perpétuel de l'Académie impériale de médecine................................	1
Éloge de J.-L. Petit................................	1
Notes....................................	18
Éloges de Bassuel, Malaval et Verdier................	20
Bassuel....................................	ib.
Malaval....................................	35
Verdier....................................	42
Notes....................................	57
Éloge de Rœderer....................................	59
Notes....................................	72
Éloge de Molinelli....................................	75
Notes....................................	88
Éloge de Bertrandi....................................	91
Notes....................................	109
Éloge de Foubert....................................	111
Notes....................................	127
Éloge de Lecat....................................	129
Notes....................................	151
Éloge de Ledran....................................	160
Notes....................................	174
Éloge de Pibrac....................................	176
Notes....................................	188
Éloge de Benomont....................................	190
Notes....................................	197
Éloge de Morand....................................	199
Notes....................................	215
Éloge de Van Swieten................................	233
Notes....................................	247
Éloge de Quesnay....................................	249
Notes....................................	264

TABLE.

Éloge de Haller	265
Notes	278
Éloge de Flurent	282
Notes	289
Éloge de Willius	291
Notes	294
Éloge de Lamartinière	296
Notes	301
Éloge de Houstet	306
Notes	317
Éloge de la Faye	319
Notes	328
Éloge de Bordenave	330
Notes	344
Éloge de David	346
Notes	355
Éloge de Faure	357
Notes	367
Éloge de Caqué	368
Notes	372
Éloge de Fagner	374
Notes	377
Éloge de Camper	378
Notes	389
Éloge de Hevin	393
Notes	403
Éloge de Pipelet	404
Notes	415
Éloge de Louis par P. Sue	416
Notes	449

J.-B. BAILLIÈRE ET FILS,
LIBRAIRES DE L'ACADÉMIE IMPÉRIALE DE MÉDECINE,
RUE HAUTEFEUILLE, 19, A PARIS.
A LONDRES, CHEZ H. BAILLIÈRE, 219, REGENT STREET.
A NEW-YORK, CHEZ H. BAILLIÈRE, LIBRAIRE, 290, BROADWAY.
A MADRID, CHEZ BAILLY-BAILLIÈRE, CALLE DEL PRINCIPE, 11.

―――― Janvier 1859. ――――

TRAITÉ DE PHRÉNOLOGIE HUMAINE ET COMPARÉE
Par le Docteur VIMONT,
Membre des Sociétés phrénologiques de Paris et de Londres.

2 vol. grand in-4° accompagnés d'un magnifique atlas in-folio de 134 planches contenant plus de 700 figures. Prix : 150 fr.

ANATOMIE ET PHYSIOLOGIE
DU SYSTÈME NERVEUX EN GÉNÉRAL
ET DU CERVEAU EN PARTICULIER.
Par les D^{rs} Fr. GALL et SPURZHEIM.

4 vol. grand in-folio, avec atlas de 100 planches gravées. — Cartonnés : 150 fr.
Le même : 4 vol. in-4" avec atlas in-folio de 100 planches gravées. — Cartonnés : 120 fr.

Il ne reste que très peu d'exemplaires de ces importants ouvrages que nous offrons avec une réduction de 75 p. 100 sur le prix de publication.

LEÇONS DE PHRÉNOLOGIE SCIENTIFIQUE ET PRATIQUE
COMPLÉTÉES PAR DE NOUVELLES ET IMPORTANTES DÉCOUVERTES PSYCHOLOGIQUES ET NERVO-ÉLECTRIQUES
Traduction de l'espagnol de Don Mariano CUBI Y SOLER.
Approuvé par Monseigneur l'évêque de Barcelone, 1858.

2 beaux volumes in-8, avec 147 gravures dans le texte. Prix : 15 fr.

ANATOMIE COMPARÉE DU SYSTÈME NERVEUX
CONSIDÉRÉ DANS SES RAPPORTS AVEC L'INTELLIGENCE,
Par Fr. LEURET, médecin de l'hospice de Bicêtre,
et P. GRATIOLET, aide naturaliste au Muséum d'histoire naturelle.

Paris, 1829-1857. Ouvrage complet, 2 vol. in-8 et atlas de 32 planches in-folio, dessinées
d'après nature, et gravées avec le plus grand soin. Figures noires : 48 fr.
Le même, Figures coloriées : 96 fr.

TOME I, par LEURET, comprend la description de l'encéphale et de la moelle rachidienne, le volume, le poids, la structure de ces organes chez les animaux vertébrés, l'histoire du système ganglionnaire des animaux articulés et des mollusques, et l'exposé de la relation qui existe entre la perfection progressive de ces centres nerveux et l'état des facultés in-tinctives, intellectuelles et morales.

TOME II, par P. GRATIOLET, comprend l'anatomie du cerveau de l'homme et des singes, des recherches nouvelles sur le développement du crâne et du cerveau, et une analyse comparée des fonctions de l'intelligence humaine.

Séparément le tome II. Paris, 1857. in-8° de 692 pages avec atlas de 46 planches dessinées d'après nature et gravées avec le plus grand soin. Figures noires. 24 fr
Figures coloriées. 48 fr

NÉVROLOGIE,
OU DESCRIPTION ET ICONOGRAPHIE DU SYSTÈME NERVEUX
ET DES ORGANES DES SENS DE L'HOMME,
AVEC LEUR MODE DE PRÉPARATION,
PAR MM. LUDOVIC HIRSCHFELD,
Docteur en médecine de la Faculté de Paris, professeur particulier d'anatomie à l'École pratique, etc.;
Et J.-B. LÉVEILLÉ,
Dessinateur.

Ouvrage complet publié en 10 livraisons. Paris, 1853, un beau volume in-4, de 368 pages
de texte, accompagné de 92 planches dessinées d'après nature.
Prix : figures noires, 50 fr.; — figures coloriées, 100 fr.
Demi-reliure, dos de maroquin, en plus, 6 fr. — En 2 vol. 12 fr.
Ouvrage adopté par le Conseil supérieur de l'Instruction publique.

OUVRAGES SUR LE SYSTÈME NERVEUX,
LES MALADIES NERVEUSES, LES MALADIES MENTALES, ETC.

ARCHAMBAULT. Note sur la suppression des quartiers de gâteux dans les asiles d'aliénés. Paris, 1853, in-8 de 31 pages. 75 c.

ARISTOTE. Traité de l'âme, traduit en français, pour la première fois, par J. Barthélemy-Saint-Hilaire. Paris. 1846, in-8. 8 fr.

ARNOLD (T.). Observations on the nature, kinds, causes and prevention of insanity, Lunacy, or Madness. Leicester, 1782, 2 vol. in-8. 20 fr.

AZAM. De la folie sympathique provoquée ou entretenue par les lésions organiques de l'utérus et de ses annexes. Bordeaux, 1858, in-8 de 52 pages. 1 fr. 25

BARADUC. Etudes théoriques et pratiques des affections nerveuses, considérées sous le rapport des modifications qu'opèrent sur elles la lumière et la chaleur ; théorie de l'inflammation ; des ventouses vésicantes. Paris, 1850, in-8 de 292 pages. 4 fr. 50 c.

BARBASTE. De l'homicide et de l'anthropophagie. Paris, 1856, in-8 de 584 pag. 7 fr. 50

BAYLE. Traité des maladies du cerveau et de ses membranes, première partie : *Maladies mentales.* Paris, 1826, in-8. 7 fr.

BAZIN. Du système nerveux, de la vie animale et de la vie végétative, de leurs connexions anatomiques et des rapports physiologiques, psychologiques et zoologiques qui existent entre eux, etc. Paris, 1841, in-4, avec 6 planches. 8 fr.

BEAUX. Mahomet considéré comme aliéné, rapport à l'Académie royale de médecine, par M. Renauldin. Paris, 1842, in-8. 1 fr. 50 c.

BELHOMME. Considérations sur l'appréciation de la folie ; sa localisation et son traitement. Paris, 1834-1848, 5 part. in-8. 12 fr.

— Essai sur l'Idiotie. Paris, 1843, in-8. 2 fr.

— Nouvelles recherches d'anatomie pathologique sur le cerveau des aliénés affectés de paralysie générale. Paris, 1845, in-8. 2 fr. 50 c.

BELL (CH.). The anatomy of the brain. London, 1802, in-4, avec 12 pl. coloriées. 15 fr.

BERNARD (Cl.). Leçons sur la physiologie et la pathologie du système nerveux, par Cl. BERNARD, professeur au collège de France et à la Faculté des sciences. Paris, 1858, 2 vol. in-8, avec figures intercalées dans le texte. 14 fr.

BERTRAND. Traité du suicide, considéré dans ses rapports avec la philosophie, la théologie, la médecine et la jurisprudence. *Ouvrage couronné par l'Académie de médecine.* Paris, 1857, in-8. 5 fr.

BESNARD. Réflexions critiques sur l'ouvrage de M. Broussais : De l'irritation et de la folie. Paris, 1829, in-8. 2 fr.

— L'entendement humain mis à découvert, d'après les principes de la physiologie et ceux de la métaphysique. Paris, 1820, in-12. 3 fr.

— Doctrine de M. Gall, son orthodoxie philosophique, son application au christianisme. Paris, 1831, in-8. 5 fr.

BESSIÈRES. Introduction à l'étude philosophique de la phrénologie, et nouvelle classification des facultés cérébrales. Paris, 1836, in-8. 4 fr.

BLANCHE. Du danger des rigueurs corporelles dans le traitement de la folie. 1839, in-8. 2 fr.

— De l'état actuel du traitement de la folie en France. 1840, in-8. 2 fr. 50 c.

BOILEAU CASTELNEAU. De l'épilepsie dans ses rapports avec l'aliénation mentale, considérée au point de vue médico-légal. 1852, in-8. 1 fr. 50 c.

BONNET (A.). De la monomanie du meurtre considérée dans ses rapports avec la médecine légale. Bordeaux, 1852, in-8. 1 fr. 25

BOTTEX. Programme et plan pour la construction de l'asile public des aliénés du Rhône. Lyon, 1847, in-8 avec planche. 1 fr. 25

BOUILLAUD. Recherches cliniques propres à démontrer que le sens du langage articulé et le principe coordonnateur des mouvements de la parole résident dans les lobules antérieurs du cerveau. Paris, 1848, in-8. 1 fr. 50 c.

BRACHET. Traité pratique des convulsions dans l'enfance, 2ᵉ *édition*, 1837, in-8. 7 fr.

BRACHET. Recherches expérimentales sur les fonctions du système nerveux ganglionnaire, et sur leur application à la pathologie, *ouvrage couronné par l'Institut, deuxième édition.* Paris, 1837, in-8. 7 fr.

BRIERRE DE BOISMONT. Du délire aigu observé dans les établissements d'aliénés, Paris, 1845, in-4. 3 fr.

BROUSSAIS. De l'irritation et de la folie, ouvrage dans lequel les rapports du physique et du moral sont établis sur les bases de la médecine physiologique, *deuxième édition, entièrement refondue.* Paris, 1839, 2 vol. in-8. 6 fr.

— Cours de phrénologie fait à la Faculté de médecine de Paris. 1836, in-8 de 850 pag. 6 fr.

BURROWS. Commentaries on the causes, forms, symptoms, and treatment moral and medical of insanity. London, 1828, in-8. 15 fr.

CABANIS (P.-G.). Rapports du physique et du moral de l'homme, et Lettre sur les causes premières, avec une Table analytique, par Destutt de Tracy. *Huitième édition*, augmentée de notes, et précédée d'une notice historique et philosophique sur la vie, les travaux et les doctrines de Cabanis, par L. Peisse. Paris, 1844, in-8 de 780 pages. 6 fr.

On a joint à cette édition la *Lettre sur les causes premières*, dans laquelle Cabanis explique sa dernière pensée sur ces grands problèmes philosophiques. Le livre des *Rapports* et la *Lettre* contiennent tout le système de Cabanis ; ces deux ouvrages s'interprètent et se complètent mutuellement ; l'édition publiée par M. Peisse est la seule qui les réunisse, et c'est aussi la seule qui soit accompagnée d'un travail historique et critique digne du sujet et de l'auteur.

CALMEIL. De la paralysie, considérée chez les aliénés. Recherches faites sous les yeux de M. Royer-Collard et de M. Esquirol. Paris, 1826, in-8. 6 fr. 50 c.

— De la folie, considérée sous le point de vue pathologique, philosophique, historique et judiciaire, depuis la renaissance des sciences en Europe jusqu'au dix-neuvième siècle ; description des grandes épidémies de délire simple ou compliqué qui ont atteint les populations d'autrefois, et régné dans les monastères. — Exposé des condamnations auxquelles la folie méconnue a souvent donné lieu. Paris, 1845, 2 vol. in-8. 14 fr.

CARRIÈRE. Du traitement rationnel de la congestion et de l'apoplexie par les alcalins, et en particulier par le bicarbonate de soude. Paris, 1854, in-8 de 32 pages. 1 fr. 25

CASTEL. Exposition des attributs du système nerveux, réfutation de la doctrine de Ch. Bell, et explication des phénomènes de la paralysie, *deuxième édit*. Paris, 1845, in-8. 4 fr.

CAZAUVIEILH. Du suicide, de l'aliénation mentale, et des crimes contre les personnes, comparés dans leurs rapports réciproques. Recherches sur ce premier penchant chez les habitants des campagnes. Paris, 1840, in-8. 4 fr.

CHARCELLAY. Rapport statistique sur les aliénés et les enfants trouvés de l'hospice général de Tours. Tours, 1842, in-4 de 97 pages. 3 fr.

CHARPENTIER. De la nature et du traitement de la maladie dite hydrocéphale aiguë, deuxième édition. Paris, 1837, in-8. 6 fr.

CHENEAU. Recherches sur le traitement de l'épilepsie (haut mal, mal caduc, mal sacré, etc.). Paris, 1849, in-8 de 34 pages. 1 fr. 50 c.

COLLINEAU. Analyse physiologique de l'entendement humain, d'après l'ordre dans lequel se manifestent, se développent et s'opèrent les mouvements sensitifs, intellectuels, affectifs et moraux, suivie d'exercices sur divers sujets de philosophie. Paris, 1843, in-8. 7 fr.

CONOLLY. Des méthodes de traitement de la folie adoptées dans les principaux asiles d'Angleterre, par le docteur Conolly, traduit de l'anglais et augmenté d'un Précis sur l'avenir des établissements d'aliénés en France, et principalement des hospices de Bicêtre et de la Salpêtrière, par M. Battel, chef de division à l'administration de l'assistance publique. Paris, 1859, 1 vol. in-8.

CRICHTON (A.). An inquiry into the nature and origin of mental derangement comprehending a concise system of the physiology and pathology of the human mind. London, 1798, 2 vol. in-8. 20 fr.

DEEN (Van). Disquisitio physiologica de differentia et nexu inter nervos vitæ animalis et vitæ organicæ. Lugd. Batav., 1834, in-8, fig. 6 fr. 50 c.

DESMOULINS (A.). Anatomie du système nerveux des animaux à vertèbres, appliquée à la physiologie et à la zoologie ; ouvrage fait conjointement avec M. Magendie. Paris, 1825, 2 vol. in-8, atlas in-4. 17 fr.

DUBOIS (d'Amiens). Histoire philosophique de l'hypochondrie et de l'hystérie. Paris, 1837, in-8. 7 f. 50 c.

DURAND (de Lunel). Nouvelle théorie de l'action nerveuse, et des principaux phénomènes de la vie, avec supplément. Paris, 1843-1845, in-8. 7 fr. 50 c.

DURAND-FARDEL. Traité du ramollissement du cerveau, *ouvrage couronné par l'Académie de médecine*. Paris, 1843, in-8 de 530 pages. 7 fr.

ESQUIROL. Des maladies mentales, considérées sous les rapports médical, hygiénique et médico-légal. Paris, 1838, 2 forts vol. in-8, avec un atlas de 27 pl. gravées. 20 fr.

« L'ouvrage que j'offre au public est le résultat de quarante ans d'études et d'observations. J'ai observé les symptômes de la folie et j'ai essayé les meilleures méthodes de traitement ; j'ai étudié les mœurs, les habitudes et les besoins des aliénés, au milieu desquels j'ai passé ma vie ; m'attachant aux faits, je les ai rapprochés par les affinités, je les raconte tels que je les ai vus. J'ai rarement cherché à les expliquer, et je me suis arrêté devant les systèmes qui m'ont toujours paru plus séduisants par leur éclat qu'utiles par leur application. » (*Extrait de la préface de l'auteur.*)

ESQUIROL. Des illusions chez les aliénés, question médico-légale sur l'isolement des aliénés. Paris, 1832, in-8. 2 fr. 50 c.

FALRET. (J.-P.). De l'hypochondrie et du suicide; Considérations sur les causes, le siége et le traitement de ces maladies, sur les moyens d'en arrêter les progrès et d'en prévenir le développement. Paris, 1822, in-8. 10 fr.
— Leçons cliniques de médecine mentale faites à l'hospice de la Salpêtrière. Symptomatologie générale. Paris, 1854, in-8 de 270 pages. 4 fr.
— De l'enseignement clinique des maladies mentales. Paris, 1850, in-8 de 135 pages. 2 fr.
— Visite à l'établissement d'aliénés d'Illenau, et Considérations générales sur les asiles d'aliénés. Paris, 1845, in-8. 2 fr. 50 c
— Considérations générales sur les maladies mentales. Paris, 1843, in-8. 2 fr.
— Observations sur le projet de loi relatif aux aliénés. Paris, 1837, in-8. 2 fr.
FALRET (H.). De la construction et de l'organisation des établissements d'aliénés. Paris, 1852, in-4. 2 fr. 50 c.
FALRET (J.). Recherches sur la folie paralytique et les diverses paralysies générales. Paris, 1853, in-4. 3 fr. 50 c.
FERRIER (A.). Introduction à l'étude philosophique et pratique de la phrénologie. Bruxelles, 1845, in-8 de 73 pag. et 1 pl. col. 2 fr.
FEUCHTERSLEBEN. Hygiène de l'âme, par M. de Feuchtersleben, professeur de la Faculté de médecine de Vienne, ancien ministre de l'instruction publique en Autriche; traduit de l'allemand sur la *neuvième édition*, par le docteur Schlesinger-Rahier. Paris, 1853, 1 vol. in-18 de 190 pages. 2 fr.

L'auteur a voulu, par une alliance de la morale et de l'hygiène, étudier, au point de vue pratique, l'influence de l'âme sur le corps humain et ses maladies. Exposé avec ordre et clarté, et empreint de cette douce philosophie morale qui caractérise les œuvres des penseurs allemands, cet ouvrage n'a pas d'analogue en France; il sera lu et médité par toutes les classes de la société.

FLOURENS (P.). Recherches sur les fonctions et les propriétés du Système nerveux dans les animaux vertébrés. *Deuxième édition*, entièrement refondue et considérablement augmentée. Paris, 1842, in-8 de 516 pages. 7 fr. 50 c.
FROTSCHER. Descriptio medullæ spinalis ejusque nervorum iconibus illustrata. Erlangæ, 1788, in-folio avec 2 planches. 6 fr.
GALL. Sur les fonctions du cerveau et sur celles de chacune de ses parties, avec des observations sur la possibilité de reconnaître les instincts, les penchants, les talents, ou les dispositions morales et intellectuelles des hommes et des animaux, par la configuration de leur cerveau et de leur tête. Paris, 1825, 6 vol. in-8. 42 fr.
GALL et **SPURZHEIM.** Recherches sur le système nerveux en général, et sur celui du cerveau en particulier. Paris, 1809, in-4, fig., br. 8 fr.
GAMA. Traité des plaies de tête et de l'encéphalite, principalement de celle qui leur est consécutive. Ouvrage dans lequel sont discutées plusieurs questions relatives aux fonctions du système nerveux en général; 2e édit. Paris, 1838, in-8. 7 fr.
GEORGET. De la physiologie du système nerveux, et spécialement du cerveau. Recherches sur les maladies nerveuses en général, et en particulier sur le siége, la nature et le traitement de l'hystérie, de l'hypochondrie, de l'épilepsie et de l'asthme convulsif. Paris, 1821, 2 vol. in-8. 12 fr.
— Dissertation sur les causes de la folie. Paris, 1820, in-4. 1 fr. 25
— Discussion médico-légale sur la folie, ou Aliénation mentale, suivie de l'examen du procès criminel de Henriette Cornier et de plusieurs autres procès dans lesquels cette maladie a été alléguée comme moyen de défense. Paris, 1826, in-8. 3 fr. 50 c.
GIRARD (H.). Considérations physiologiques et pathologiques sur les affections nerveuses dites hystériques. Paris, 1841, in-8. 2 fr.
— Compte administratif statistique et moral sur le service des aliénés du département de l'Yonne. Auxerre, 1846, in-8. 3 fr.
GOSSE. Essai sur les déformations artificielles du crâne. Paris, 1855, in-8 de 160 pages avec 7 planches. 4 fr.
GRANIER. Traité sur l'apoplexie, considérée en elle-même d'après les vues anciennes et modernes, et relativement aux maladies qui la simulent, la précèdent, l'accompagnent ou lui succèdent. Paris, 1826, in-8. 6 fr.
GUILLOT (Nat.). Exposition anatomique de l'organisation du centre nerveux dans les quatre classes d'animaux vertébrés, *ouvrage couronné par l'Académie royale des sciences de Bruxelles*. Paris, 1844, in-4 avec 18 pl. 16 fr.
GUISLAIN. Leçons orales sur les phrénopathies, ou Traité théorique et pratique des maladies mentales, Cours donné à la clinique des établissements d'aliénés de Gand. 1852, 3 vol. in-8, avec figures. 21 fr.
— Traité sur l'aliénation mentale et sur les hospices d'aliénés. Amsterdam, 1826, 2 vol. in-8, avec 13 planches. 20 fr.

HERMEL. Recherches sur le traitement de l'aliénation mentale. Paris, 1856, in-8.   2 fr. 50

HERPIN. Du pronostic et du traitement curatif de l'épilepsie. *Ouvrage couronné par l'Institut de France.* Paris, 1852, in-8 de 600 pages.   7 fr. 50 c.

Dans cet ouvrage l'auteur apprécie l'influence que les diverses conditions d'âge, de sexe, de constitution, ainsi que celle de différentes maladies, ou antécédentes ou concomitantes, peuvent exercer sur la gravité plus ou moins grande de l'épilepsie et sur son degré de curabilité. Il étudie encore sous le même rapport, l'influence bonne ou mauvaise qui peut être exercée par l'hérédité, la menstruation, la grossesse, l'état de mariage ou de célibat, le degré d'intelligence des individus, leur position sociale, et enfin l'ancienneté de la maladie elle-même. L'importance du sujet étudié par M. Herpin, la sévérité de la méthode qu'il a suivie pour observer et apprécier les faits, l'intérêt des résultats auxquels il est arrivé ont paru à la commission mériter, à ce médecin, une récompense de 1500 fr. (*Rapport à l'Institut sur les prix de médecine pour* 1850.)

— Études sur le lactate de zinc dans l'épilepsie. Paris, 1855, in-8.   1 fr.

HOFFBAUER. Médecine légale relative aux aliénés, aux sourds-muets, ou les lois appliquées aux désordres de l'intelligence; traduit de l'allemand par Chambeyron et augmenté de notes par MM. Esquirol et Itard. 1827, in-8.   6 fr.

HOOPER (R.). The morbid anatomy of the human brain; illustrated by coloured engravings of the most frequent and important organic diseases to which that viscus is subject. London, 1826, in-fol. avec 15 pl. col.   50 fr.

JAHR. Du traitement homœopathique des affections nerveuses et des maladies mentales. Paris, 1854, in-12.   6 fr.

JOBERT (de Lamballe). Études sur le système nerveux. Paris, 1838, 2 vol. in-8.   12 fr.

JOERDENS (J.-H). Descriptio nervi ischiadici iconibus illustrata. Erlangæ, 1788, in-fol. avec 5 pl.   8 fr.

JOIRE. Mémoire statistique sur l'asile d'aliénés de Lomelet, près Lille. Paris, 1852, 1 f. 50 c.

KLAATSCH. De cerebro piscium ostreocanthorum aquas nostras incolentium. Halæ, 1850, in-4, avec planches.   3 fr.

LABBEY (T.). La phrénologie et le jésuitisme, ou Discussion physiologique entre un médecin et un disciple de Loyola. Saint-Malo, 1843, in-8.   3 fr. 50 c.

LABITTE (G.). Rapport statistique sur le service médical de l'Asile privé (des aliénés) de Clermont (Oise), 1851, in-4.   2 fr.

LANDOUZY. Traité de l'hystérie, *ouvrage couronné par l'Académie impériale de médecine.* Paris, 1846, in-8.   7 fr.

LAURENCET. Anatomie du cerveau dans les quatre classes d'animaux vertébrés, comparée et appliquée spécialement à celle du cerveau de l'homme. 1825, in-8 avec 5 pl. 3 fr. 50 c.

LEE (R.). The anatomy of the nerves of the uterus. London, 1841, in-fol. avec 2 pl.   10 fr. 50 c.

LEFEBVRE-DURUFLÉ. Rapport présenté au conseil général du département de l'Eure, au nom de la commission des aliénés. Evreux, 1839, in-8 avec 4 planches représentant des hospices d'aliénés en France et en Angleterre.   2 fr. 50

LELUT. L'amulette de Pascal, pour servir à l'histoire des hallucinations. Paris, 1846, in-8 avec *fac-simile* de l'écriture de Pascal.   6 fr.

— Du démon de Socrate, spécimen d'une application de la médecine psychologique à celle de l'histoire. *Nouvelle édition*, revue, corrigée et augmentée d'une préface. Paris, 1856, in-18.   3 fr. 50

— Qu'est-ce que la phrénologie? ou Essai sur la signification et la valeur des systèmes de psychologie en général, et de celui de Gall en particulier. Paris, 1836, in-8.   7 fr.

— De l'organe phrénologique de la destruction chez les animaux, ou Examen de cette question : Les animaux carnassiers ou féroces ont-ils, à l'endroit des tempes, le cerveau, et par suite le crâne, plus large proportionnellement à sa longueur que ne l'ont les animaux d'une nature opposée? Paris, 1838, in-8.   2 fr. 50 c.

— Mémoire sur le sommeil, les songes et le somnambulisme. 1852, in-8.   1 fr. 25 c.

— Rejet de l'organologie phrénologique de Gall et de ses successeurs. Paris, 1843, in-8. 2 fr.

LEURET (F.) Du traitement moral de la folie. Paris, 1840, in-8.   6 fr.

— Des indications à suivre dans le traitement moral de la folie. Paris, 1846, in-8. 2 fr. 50 c.

— Fragments psychologiques sur la folie. Paris, 1834, in-8.   6 fr. 50 c.

LEURET et MITIVIÉ. De la fréquence du pouls chez les aliénés, 1832, in-8. 2 fr. 50 c.

LISLE (E.). Du suicide stastistique, médecine, histoire et législation. *Ouvrage couronné par l'Académie de médecine.* Paris, 1856, in-8.   7 fr.

LOBSTEIN. De nervi sympathici humani fabrica, usu et morbis commentatio anatomico-physiologico-pathologica. Parisiis, 1823, avec 10 planches ; *rare*. 15 fr.
LOISEAU (CH.) Mémoire sur la folie sympathique. Paris, 1856, in-4 de 88 pages. 2 fr.
LORRY. De melancholia et morbis melancholicis. Paris, 1765, 2 vol. in-8. 10 fr.
LUCAS Traité physiologique et philosophique de l'hérédité naturelle dans les états de santé et de maladie du système nerveux, avec l'application méthodique des lois de la procréation au traitement général des affections dont elle est le principe. — Ouvrage où la question est considérée dans ses rapports avec les lois primordiales, les théories de la génération, les causes déterminantes de la sexualité, les modifications acquises de la nature originelle des êtres et les diverses formes de névropathie et d'aliénation mentale. Paris, 1847-1850, 2 forts vol. in-8. 16 fr.
LUDWIG (C.-F.). Scriptores nevrologicæ minores selecti, sive Opera minora ad anatomiam, physiologiam et pathologiam nervorum spectantia. Lipsiæ, 1791-96, 4 vol. in-4, fig. 40 fr.
MACLOUGHLIN (D.). Consultation médico-légale sur quelques signes de paralysies vraies et sur leur valeur relative. 2ᵉ édition, Paris, 1845, in-8. 2 fr. 50 c.
MANEC. Anatomie analytique. Tableau représentant l'axe cérébro-spinal chez l'homme, avec l'origine et les premières divisions des nerfs qui en partent. Paris, 1829, planche et texte grand in-fol. 3 fr.
MARC. De la folie considérée dans ses rapports avec les questions médico-judiciaires. Paris, 1840, 2 vol. in-8. 15 fr.
Tout le monde reconnaît l'extrême importance des questions médico-légales que les lésions de l'entendement font surgir chaque jour dans les affaires criminelles et civiles, et auxquelles se rattachent souvent la vie, l'honneur et la fortune des citoyens. C'est dans le but de jeter de la lumière sur ces questions et de soumettre aux médecins et aux magistrats le fruit de sa longue expérience, que M. Marc a publié cet ouvrage, dont les chapitres comprennent : I, de la compétence médicale dans les questions judiciaires relatives à la folie ; II, de l'analogie légale entre l'imbécillité et la surdi-mutité ; III, des hallucinations et des illusions ; IV, des formes diverses de l'aliénation mentale ; V, des moyens de constater la réalité de l'aliénation mentale ; VI, de l'idiotie et de l'imbécillité ; VII, de l'analogie légale entre l'imbécillité et la surdi-mutité ; VIII, de la manie ; IX, de la monomanie homicide ; X, de la monomanie suicide ; XI, de la monomanie érotique, de la fureur génitale ; XII, de la monomanie religieuse et de la démonomanie ; XIII, de la monomanie du vol ; XIV, de la monomanie incendiaire ; XV, de la monomanie transmise par imitation ; XVI, de la démence ; XVII, de la folie transitoire ou passagère ; XVIII, des principales applications de la doctrine de la folie à la jurisprudence civile.
MARCÉ. Traité de la folie des femmes enceintes, des nouvelles accouchées et des nourrices, et considérations médico-légales qui se rattachent à ce sujet, par le docteur L.-V. MARCÉ, ancien interne, lauréat des hôpitaux et de la Faculté de médecine, membre titulaire de la Société anatomique. Paris, 1858, 1 vol. in-8. 6 fr.
MARCEL (C.-N.). De la folie causée par l'abus des boissons alcooliques. Paris, 1847, in-4. 2 fr. 50 c.
MARSHAL-HALL. On the diseases and derangements of the Nervous system, in their primary forms and in their modifications by age, sex, constitution, hereditary predisposition, excesses, general disorder and organic disease. London, 1841, avec 9 pl. grav. 20 fr.
MARTINI. De la folie considérée dans sa source, ses formes, ses développements. 1824, in-8. 2 fr.
MATHIEU. De la parole et du bégaiement, contenant des conseils utiles à tous les hommes pour perfectionner la faculté de parler, l'analyse du rhythme de la parole, puissant régulateur que personne n'avait encore expliqué, et une méthode infaillible pour la cure radicale du bégaiement. Paris, 1847, in-8. 2 fr. 50
MOREAU-CHRISTOPHE. De la mortalité et de la folie dans le système pénitentiaire. 1839, in 8. 2 fr. 50 c.
MOREJON. Étude médico-psychologique sur l'histoire de Don Quichotte, traduite et annotée par le docteur J.-M. Guardia. Paris, 1858, in-8. 1 fr.
MOREL. Traité des dégénérescences physiques, intellectuelles et morales de l'espèce humaine et des causes qui produisent ses variétés maladives. *Ouvrage couronné par l'Institut de France.* 1857, 1 vol. in-8 de 700 pag. et Atlas de 12 planches in-4°. 12 fr.
MOULIN. Traité de l'apoplexie ou hémorrhagie cérébrale ; considérations nouvelles sur les hydrocéphales ; description d'une hydropisie cérébrale particulière aux vieillards, récemment observée. Paris, 1819, in-8. 3 fr. 50 c.
NIEPCE (B.). Traité du goître et du crétinisme, suivi de la statistique des goîtreux et des crétins dans le bassin de l'Isère, en Savoie, dans les départements de l'Isère, des Hautes-Alpes, des Basses-Alpes, etc. Paris, 1851-1852, 2 vol. in-8. 9 fr.
PARCHAPPE. Recherches sur l'encéphale, sa structure, ses fonctions et ses maladies. Paris, 1836-1838, 2 parties, in-8. 7 fr.
La 1ʳᵉ partie comprend : *Du volume de la tête et de l'encéphale chez l'homme* ; la 2ᵉ partie : *Des altérations de l'encéphale dans l'aliénation mentale.*

PARENT' et MARTINET. Recherches sur l'inflammation de l'arachnoïde cérébrale et spinale. Paris, 1821, in-8. 5 fr.
PARIGOT. Thérapeutique naturelle de la folie, l'air libre et la vie de famille dans la commune de Gheel. 1852, in-8. 2 fr. 50 c.
— Tableau analytique des maladies mentales, à l'usage des jurisconsultes et des médecins. Gand, 1854, in-4 oblong. 3 fr.
PATAUD. Analyse sur les affections nerveuses. Clermont-Ferrand, an VIII, in-8. 2 fr.
PETIT (A.). Mémoire sur le traitement de l'aliénation mentale. Paris, 1843, in-8. 3 fr.
PINEL (PH.) Traité médico-philosophique sur l'aliénation mentale, *deuxième édition*. Paris, 1809, in-8, fig. br. 7 fr.
PINEL (Scipion) Traité de pathologie cérébrale ou des maladies du cerveau. Nouvelles recherches sur sa structure, ses fonctions, ses altérations et sur leur traitement thérapeutique, moral et hygiénique. Paris, 1844, in-8. 7 fr.
PINEL (Cas.). Du traitement de l'aliénation mentale aiguë, en général, et principalement par les bains tièdes prolongés et les arrosements continus d'eau fraiche sur la tête. Paris, 1856, in-4. 5 fr.
PORTAL (A.). Observations sur la nature et le traitement de l'apoplexie. 1811, in-8. 6 fr.
— Observations sur la nature et le traitement de l'épilepsie. Paris, 1827, in-8. 8 fr.
POTERIN DU MOTEL. Études sur la mélancolie et sur le traitement moral de cette maladie. Paris, 1859, in-4. 3 fr.
POUCHET. De la pluralité des races humaines. Essai anthropologique. 1858, in-8. 3 fr. 50
PRICHARD (J.-C.). Histoire naturelle de l'homme, comprenant des recherches sur l'influence des agents physiques et moraux, considérés comme cause des variétés qui distinguent entre elles les différentes Races humaines, traduit de l'anglais par F.-D. Roulin, sous-bibliothécaire de l'Institut de France. Paris, 1843, 2 vol. in-8, avec 90 fig. intercalées dans le texte et 40 pl. grav. et color. 20 fr.
— On the different forms of insanity, in relation to jurisprudence, designed for the use of persons concerned in legal questions regarding unsoundness of mind. 1847, in-12. 6 fr. 50 c.
RACHETTI (V.) Delle struttura, delle funzioni, e delle malattie della midolla spinale. Milano, 1816, 1 vol. in-8. 6 fr.
REIL (J.-C). Exercitationum anatomicarum fasciculus, de structura nervorum. Halæ, 1796, gr. in-fol. avec 3 pl. 10 fr.
REGNAULT (ELIAS). Du degré de compétence des médecins dans les questions judiciaires relatives à l'aliénation mentale et des théories physiologiques sur la monomanie homicide, suivi de nouvelles réflexions sur le suicide, la liberté morale, etc. Paris, 1830, in-8. 6 fr.
RENAUDIN. Notice statistique sur les Aliénés du département du Bas-Rhin, d'après les observations recueillies à l'hospice de Stéphansfeld pendant les années 1836 à 1839, Strasbourg, 1841, in-8. 2 fr.
— Etudes médico-psychologiques sur l'aliénation mentale. 1854, in-8 de 812 pages. 12 fr.
REVOLAT (F.-B.). Aperçu statistique et nosographique de l'asile des aliénés de Bordeaux, en onze tableaux, suivis de quelques extraits d'observations cliniques et d'autopsie. Bordeaux, 1846, in-4 de 44 pages. 2 fr. 50 c.
RIBES. Exposé sommaire des recherches faites sur quelques parties du cerveau. Paris, 1839. in-8. 2 fr. 50 c.
ROLANDO. Osservazioni sul cervelletto. Turin, 1823, in-4, avec 3 planches. 4 fr.
— Della struttura degli emisferi cerebrali. Turin, 1829, in-4, avec 10 planches. 8 fr.
— Recherches anatomiques sur la moelle allongée. 1822, in-4, avec 7 planches. 5 fr.
ROTH. Histoire de la musculation irrésistible ou de la chorée épidémique. Paris, 1850, in-8. 3 fr. 50
RUFZ et DE LUPPÉ. Mémoire sur la maison d'aliénés de Saint-Pierre-Martinique. Paris, 1856, in-8 de 56 pages. 1 fr. 25
SABLAIROLLES. Recherches d'anatomie et de physiologie pathologiques, relatives à la prédominance et à l'influence des organes digestifs des enfants sur le cerveau. Paris, 1827, in-8. 4 fr. 50 c.
SAINT-MARTIN. Monographie sur la rage, ouvrage couronné par le Cercle médical de Paris. Paris, 1826, in-8. 6 fr.
SARLANDIÈRE. Traité du système nerveux dans l'état actuel de la science. Paris, 1840, in-8, avec 6 pl. 9 fr.
— Examen critique de la classification des facultés cérébrales adoptée par Gall et Spurzheim, et des dénominations imposées à ces facultés. Paris, 1833, in-8, avec fig. 1 fr. 50 c.
SCHNEPF (B). Des aberrations du sentiment. Paris, 1855, in-4. 1 fr. 50

SÉGUIN (ED.). Traitement moral, hygiène et éducation des idiots, et des autres enfants arriérés ou retardés dans leurs développements, agités de mouvements involontaires, débiles, muets, non-sourds, bègues, etc. Paris, 1846, 1 vol. in-12 de 750 pages. 6 fr.

SOCIÉTÉ phrénologique de Paris, comptes rendus de ses travaux. 1841-1842, in-8. 2 fr.

SOLLY (S.). The human Brain, its configuration, structure, developpement, and physiology. London, 1836, in-8, avec 12 pl. 16 fr. 50 c.

SPURZHEIM. Observations sur la phrénologie, ou la connaissance de l'homme moral et intellectuel, fondée sur les fonctions du système nerveux. Paris, 1818, in-8, fig. 7 fr.
— The anatomy of the brain, with a general view of the nervous system. Boston, 1834, in 8, avec 18 pl. 15 fr.
— Observations sur la folie. Paris, 1818, in-8. 6 fr.

STILLING (B.). Disquisitiones de structura et functionibus cerebri. I. De Structura protuberantiæ annularis sive pontis Varolii. Jenæ, 1846, in-fol., avec 22 planches. 50 fr.

THORE. Etudes sur les maladies incidentes des aliénés. Paris. 1847, 1 vol. in-8. 5 fr.

TIEDEMANN (F.). Anatomie du cerveau, contenant l'histoire de son développement dans le fœtus, avec une exposition comparative de sa structure dans les animaux, traduit de l'allemand, avec un Discours préliminaire sur l'étude de la physiologie en général et sur celle de l'action du cerveau, par A.-J.-L. Jourdan. 1823, 1 vol. in-8 avec 14 pl. 7 fr.
— Tabulæ nervorum uteri. Heidelberg, 1822, grand in-fol. avec 2 pl. doubles. 20 fr.

TONNET. Considérations et observations sur l'apoplexie et la paralysie, etc. Niort, 1842, in-8. 1 fr. 50 c.

TOURDES. Du goître à Strasbourg et dans le département du Bas-Rhin. Strasbourg, 1854, in-8 de 72 pages. 1 fr. 50

TRÉLAT. Recherches historiques sur la folie. Paris, 1839, in-8. 3 fr.

TROLLIET. Nouveau traité de la rage. Paris, 1820, in-8. 4 fr. 50 c.

VALENTIN (G.). Traité de névrologie. Paris, 1843, in-8, avec fig. 8 fr.

VALLEIX. Traité des névralgies, ou affections douloureuses des nerfs. Paris, 1841, in-8 de 720 pages. 8 fr.

VICQ-D'AZYR. Traité d'anatomie et de physiologie du cerveau. Paris, 1786, in-fol. avec 35 planches coloriées. 80 fr.

VINGTRINIER. Opinion sur la question de la prédominance des causes morales ou physiques dans la production de la folie. Rouen, 1841, in-8. 1 fr. 25 c.
— Du goître endémique dans le département de la Seine-Inférieure, et de l'étiologie de cette maladie. Rouen, 1854, in-8 de 80 pages. 1 fr. 50

VOISIN (F.). Des causes morales et physiques des maladies mentales, et de quelques autres affections nerveuses, telles que l'hystérie, la nymphomanie, le satyriasis, in-8. 7 fr.
— Application de la physiologie du cerveau à l'étude des enfants qui nécessitent une éducation éducation spéciale. Paris, 1830, in-8. 1 fr. 50
— Du traitement intelligent de la folie et application de quelques-uns de ses principes à la réforme des criminels. Paris, 1847, in-8. 2 fr.
— De l'homme animal. Paris, 1839, in-8. 7 fr. 50 c.
— Analyse de l'entendement humain. Quelles sont ses facultés, quel en est le nom, quel en est le nombre, quel en doit être l'emploi? Paris, 1858, 1 vol. grand in-8. 7 fr. 50 c.

VOISIN (AUG.). De l'anesthésie cutanée hystérique. Paris, 1858, in-8. 1 fr. 25 c.

WENZEL (C.). De penitiori structura cerebri humanorum et brutorum. Tubingen, 1812, in-fol. avec 15 pl. 25 fr.

WEPFER. Historiæ apoplecticorum. Lug. Batav., 1734, in-12. 3 fr.
— Observationes medico-practicæ, de affectibus capitis internis et externis. Tiguri, 1745, 1 vol. in-4. 8 fr.

WOLKOFL. Quelques considérations en réponse à l'examen de la phrénologie de M. Flourens. Paris, 1846, in-8. 50 c.
— Notice sur l'épaisseur du crâne humain et sur l'appréciation du volume et de la configuration du cerveau. Paris, 1847, in-8 avec une planche. 1 fr. 50 c.

WRISBERG, Observationes anatomicæ de quinto pare nervorum encephali. Gœttingue, 1777, in-4, planches. 2 fr.
— De nervis viscerum abdominalium. Gœttingue, 1780, in-4. 2 fr.

ANNALES
D'HYGIÈNE PUBLIQUE
ET
DE MÉDECINE LÉGALE

PAR MM.

ADELON, ANDRAL, BOUDIN, BRIERRE DE BOISMONT,
CHEVALLIER, DEVERGIE, GAULTIER DE CLAUBRY, GUÉRARD, LASSAIGNE,
MÉLIER, MICHEL LÉVY, PIETRA-SANTA, AMB. TARDIEU,
A. TRÉBUCHET, VERNOIS, VILLERMÉ.

Ce n'est pas aux médecins et aux administrateurs qu'il est nécessaire de démontrer l'importance toujours croissante que prend l'hygiène dans notre vie de tous les jours et dans nos institutions sociales ; privée ou publique, sous une double dénomination elle tend à un même but, et ce but commun c'est le bien-être de l'homme.

Les *Annales d'hygiène et de médecine légale*, dont la publication compte trente années d'existence par les nombreuses questions qu'elles se sont efforcées de résoudre, ont eu une heureuse influence sur la marche progressive de cette science, sur le mouvement des esprits et des institutions.

Travaux immenses exécutés dans les grands centres pour donner de l'Air et de l'Eau aux populations qui en étaient pour ainsi dire déshéritées ; multiplication des Établissements de Bienfaisance : de la Crèche à la Salle d'asile, des Sociétés de secours mutuels à l'administration des secours à domicile ; création des Conseils d'hygiène dans tous les arrondissements de l'Empire ; des Commissions de statistique dans les divers cantons : telles sont les questions du plus haut intérêt qui trouveront leur place naturelle dans les Annales.

Lorsque ce recueil, qui manquait à notre pays, fut créé en 1829, les rédacteurs fondateurs prirent l'engagement « de ne négliger aucun moyen de ras- » sembler avec soin, tant en France que chez l'étranger, les faits, les décou- » vertes, les inventions, les institutions, les mesures administratives, les » écrits et les doctrines, qui auraient une influence réelle sur l'étude et sur » l'avancement des sciences auxquelles ils consacraient le nouveau journal. »

Cet engagement, les rédacteurs l'ont rempli autant qu'il a été possible de le faire ; le succès des *Annales*, qui ont servi de point de départ à presque tous les travaux sérieux récemment publiés en hygiène et en médecine légale, l'autorité qu'elles ont acquise dans le monde savant, les lumières qu'elles ont concouru à répandre et les préjugés qu'elles ont contribué à détruire, ont été, avec l'estime des esprits éclairés, la récompense de leurs efforts et de ceux de leurs collaborateurs.

L'adjonction de nouveaux collaborateurs assure une variété plus grande et une impulsion plus active à la rédaction de ce recueil. Une *Revue des travaux d'hygiène* sera consacrée à l'analyse de tout ce qui se publie en France et à l'étranger concernant la santé publique.

Parvenus au *cinquantième volume* de cette publication, nous avons cru utile de commencer une nouvelle série avec l'année 1854.

Nous ferons remarquer que chaque série constitue une collection complète, à peu près distincte de celles qui la précèdent ou la suivent. Par là nous facilitons le moyen de s'abonner à beaucoup de personnes qui, n'ayant pas les premières années, hésitaient à prendre un recueil dont elles ne pouvaient avoir la collection.

Dans cette nouvelle série, les rédacteurs ne s'écartent en rien de la marche adoptée pour la première, et ils s'attachent, comme ils l'ont toujours fait, non-seulement à tenir les lecteurs au courant des progrès de leurs sciences d'adoption, mais encore à contribuer à ces mêmes progrès par leurs propres efforts.

Le Conseil de salubrité, établi à Paris, est la première institution régulière placée comme auxiliaire et sous la main de l'administration, qui renvoie à son examen toutes les questions intéressant plus ou moins directement la santé publique.

Les services rendus par cette institution l'ont fait promptement adopter par presque toutes les grandes villes de France, et lui ont valu récemment l'honneur de servir de modèle à la nouvelle organisation adoptée par le gouvernement dans la création des *Conseils d'hygiène et de salubrité*.

Les *Annales d'hygiène publique et de médecine légale* sont devenues comme les archives de ces deux sciences; elles ont publié les travaux les plus importants émanés du Conseil de salubrité, et enregistré toutes les découvertes concernant les sciences auxquelles elles étaient consacrées, et, par suite de l'organisation des Conseils d'hygiène, elles peuvent seules fournir l'ensemble des documents nécessaires à la solution de la plupart des questions qui sont du ressort de ces Conseils.

La *médecine légale*, profitant des acquisitions récentes faites dans les sciences physiques, chimiques et naturelles, et d'une analyse plus rigoureuse des phénomènes de l'intelligence, fournit chaque jour aux médecins appelés devant les tribunaux des modes d'investigation plus précis et des renseignements plus certains pour la juste application des lois.

Sans entrer dans des détails sur les matières traitées dans la SECONDE SÉRIE des *Annales d'hygiène*, nous nous bornerons, pour donner une idée de leur importance, à indiquer les sujets d'un intérêt général traités dans les tomes I à X, qui composent les années 1854, 1855, 1856 1857 et 1858.

Hygiène publique et privée. — Considérations sur les tables de mortalité.—De l'application de la méthode statistique aux opérations de recrutement, par M. *Villermé*. — Recherches statistiques sur la mortalité dans la ville de Paris, par M. *Trébuchet*. — Statistique du sol et de la population de la France ; — du mouvement de la population en France et en Belgique, par M. *Boudin*.— Du mode d'assainissement des villes en Angleterre et en Écosse, par M. *Mille*. — De l'assistance publique dans ses rapports avec l'hygiène, par M. *Blondel*. — De la statistique nosologique des décès par M. *Guérard*,

Rapports généraux du Conseil de salubrité de Paris.—De quelques industries et en particulier sur le commerce des chiffons dans Paris, par MM. *Transon* et *Dublanc*.— Étude hygiénique sur la profession du mouleur en cuivre, par M. *Tardieu*. — De l'enrobage de la soie par l'acétate de plomb, par M. *Chevallier*. — Études sur les maladies des ouvriers de la manufacture d'armes de Chatellerault, par M. *Desayvre*.— Étude hygiénique et médico-légale sur la fabrication et l'emploi des allumettes chimiques, par M. *Tardieu*. — Des affections saturnines chez les dessinateurs en broderies sur étoffes, par M. *Thibault*.

Études sur l'eau au point de vue de l'hygiène publique, par M. *Boudin*.— Des effets de la compression de l'air appliquée au creusement des puits à houille, par MM. *Pol* et *Watelle*. — Des effets physiologiques de l'air comprimé, par M. *Guérard*. — Moyen de juger jusqu'à quel point une maison récemment bâtie est assez sèche pour être habitée impunément, par MM. *Marc d'Espine et Lassaigne*. — De la nécessité de bâtir des maisons pour les ouvriers, par M. *Chevallier*. —Histoire médicale de la foudre et de ses effets, sur l'homme, etc., par M. *Boudin*. — Épidémie de choléra à Paris, en 1854, par M. *Guérard*. — De l'épidémie typhoïde qui a régné à Paris, en 1854, par M. *Villermé*. — De l'influence du choléra sur l'élimination des composés métalliques, par MM. *Lassaigne* et *Tardieu*.—De l'influence du miasme cholérique sur les équipages des flottes anglaise et française dans la Baltique, par MM. *Babington* et *Senard*. — De l'influence de la navigation et des pays chauds sur la marche de la phthisie pulmonaire, par M. *Rochard*. — Topographie médicale des climats intertropicaux, par M. *Dutroulau*. — Du goître épidémique dans la Seine-Inférieure, par M. *Vingtrinier*. — Études géographiques sur le crétinisme, le goître et la surdi-mutité, par M. *Boudin*. — De l'origine miasmatique des fièvres endémo-épidémiques, par *F. Jacquot*. — Des déformations artificielles du crâne, par M. *Gosse*. — Mémoire sur les mesures hygiéniques propres à prévenir la propagation des maladies vénériennes, par M. *Lagneau*.

Recherches sur les moyens appliqués à la conservation des substances alimentaires. — Du charbon sous le rapport de l'hygiène publique. — Des effets du mélange de charbon et de vert-de-gris pris à l'intérieur. — De la coloration artificielle des vins. — Analyse chimique des vins. — Sur le commerce du lait à Paris, par M. *Chevallier*. — Analyse du lait, par MM. *Vernois* et *Becquerel*.

Des moyens de reconnaître les taches de vin sur le linge blanc d'avec les taches produites par des fruits rouges. — Moyen de constater les propriétés panifiables des farines de froment. — Notice sur les propriétés chimiques de la salicorne, par M. *Lassaigne*.

Étude sur la ventilation et le chauffage des hôpitaux, des églises et des prisons, par M. *Boudin*. — Chauffage et ventilation de l'hôpital Lariboisière. — Système de chauffage et de ventilation du docteur Van Hecke, à l'hôpital Beaujon. — Ventilation des navires, par M. *Grassi*. Sur la ventilation et l'éclairage des salles de spectacle par M. *Tripier*.

Des dispositions légales et réglementaires qui président aux opérations médicales du recrutement de l'armée. — Système des ambulances des armées française et anglaise, par M. *Boudin*.

De l'enseignement de la gymnastique dans les lycées, par M. *A. Thierry*. — Rapport sur les cas de rage observés en France, par M. *Tardieu*. — Ordonnance concernant la salubrité des habitations. — Service des vidanges. — Rapport de la commission des logements insalubres.

Médecine légale. — Questions de responsabilité médicale, par MM. *Tardieu, Denonvilliers* et *Nélaton*. — Étude médico-légale des effets de la combustion sur les différentes parties du corps humain. — Des cas de mort naturelle et de maladies spontanées qui peuvent être attribués à un empoisonnement. — Étude médico-légale sur le tatouage considéré comme signe d'identité. — Du charlatanisme médical qualifié et puni comme délit d'escroquerie, par M. *Tardieu*. — Des empreintes sanglantes des pieds et de leur mode de mensuration, par MM. *Caussé* et *Hugolin*. — Recherches sur les taches de sang déposées sur les lames de fer, d'acier, etc., par

M. *Lassaigne.* — Étude médico-légale sur l'avortement. — Étude médico-légale sur les attentats aux mœurs. — Mémoire sur la mort par suffocation, par M. *Tardieu.* — De la mort par suspension, par M. *Devergie* et par M. *Tardieu.* — De l'examen microscopique des taches formées par le méconium et l'enduit fœtal, par MM. *Ch. Robin* et *Tardieu.* —Examen à l'aide du microscope de taches de sang sur une blouse de coton bleu dans un cas d'assassinat, par MM. *Ch. Robin* et *Salmon.* — Des attentats à la pudeur et du viol. — Homicide par imprudence par suite d'un accouchement, par M. *Toulmouche.*— De l'infanticide : momification naturelle du cadavre, par M. *Bergeret.* — Rapport sur une accusation d'infanticide, par M. *Adelon.* — De l'asphyxie par la vapeur de charbon, par MM. *Lassaigne* et *Tardieu.* De l'empoisonnement par le phosphore et les allumettes chimiques, par MM. *Caussé, Chevallier* et *Henry.* — De l'innocuité du phosphore rouge, par M. *Chevallier.* — Empoisonnement par des sels de cuivre, par MM. *Chevallier* et *Lassaigne.* — Empoisonnement par l'arsenic, par MM. *Dieu* et *Chevallier.* — Analyse d'un cidre supposé empoisonné. — De la nécessité de proscrire les vases de plomb pour la conservation et la préparation des substances alimentaires, par M. *Chevallier.* — Mémoire sur l'if et sur ses propriétés toxiques, par MM. *Chevallier, Duchesne* et *Reynal.* — Mémoires sur l'empoisonnement par la strychnine, par M. *Tardieu* et *De Vry.* De la nécessité d'appeler deux médecins dans les affaires criminelles qui peuvent entraîner la peine capitale, par M. *Desbois.* — De la folie instantanée considérée au point de vue médico-judiciaire, par M. *Toulmouche.* — De l'influence de la civilisation sur le suicide. — De la monomanie dans ses rapports avec la médecine et la loi, par M. *Brierre de Boismont.* — Mémoire sur la maison d'aliénés de Saint-Pierre-Martinique, par M. *Rufz.* — De la folie affective considérée au point de vue judiciaire, par M. *Boileau de Castelneau.* — Recherches sur l'aliénation mentale chez les enfants par M. *Brierre de Boismont.*

Les *Annales d'hygiène publique et de médecine légale*, dont la SECONDE SÉRIE commence avec le cahier de janvier 1854, paraissent régulièrement tous les trois mois par cahiers de 15 à 16 feuilles d'impression in-8, environ 250 pages, avec des planches gravées.

Le prix de l'abonnement par an pour Paris est de.................. 18 fr.
20 fr., *franc de port*, pour les départements. — 24 fr. pour l'étranger.
La PREMIÈRE SÉRIE, collection complète de 1829 à 1853, dont il ne reste que peu d'exemplaires, 50 vol. in-8, fig., prix............... 450 fr.
Les dernières années séparément, prix de chacune................ 18 fr.
TABLES ALPHABÉTIQUES par ordre des matières et par noms d'auteurs des tomes I à L (1829 à 1855). Paris, 1856, in-8 de 130 pages à 2 colonnes. 3 fr. 50 c.

ON SOUSCRIT A PARIS,
CHEZ J.-B. BAILLIÈRE ET FILS,
LIBRAIRES DE L'ACADÉMIE IMPÉRIALE DE MÉDECINE,
Rue Hautefeuille, 19.

A Londres, chez H. BAILLIÈRE, 219, Regent-street.
A New-York, chez H. BAILLIÈRE, 290, Broadway.
A Madrid, chez C. BAILLY-BAILLIÈRE, calle del Principe, 11.

Paris. — Imprimerie de L. MARTINET, rue Mignon, 2.

TRAITÉ
D'ANATOMIE PATHOLOGIQUE
GÉNÉRALE ET SPÉCIALE

OU

DESCRIPTION ET ICONOGRAPHIE PATHOLOGIQUE

DES ALTÉRATIONS MORBIDES, TANT LIQUIDES QUE SOLIDES,

OBSERVÉES DANS LE CORPS HUMAIN,

PAR LE DOCTEUR

H. LEBERT,

Professeur de clinique médicale à l'université de Zurich,
Membre des Sociétés anatomique, de biologie, de chirurgie et médicale d'observation de Paris,
Lauréat de l'Institut de France et de l'Académie impériale de médecine,
Chevalier de la Légion d'honneur.

PROSPECTUS.

Tout le monde reconnaît aujourd'hui l'utilité pratique de l'anatomie pathologique. Les lésions, qu'elles soient cause ou effet, jouent un si grand rôle dans l'évolution des maladies, qu'il est presque toujours nécessaire de les bien connaître pour porter un diagnostic précis et pour diriger le traitement. L'anatomie pathologique est indispensable au pathologiste.

Cette grande étude est cependant négligée par la plupart des praticiens, même par ceux qui sont le plus convaincus de son utilité. Ce qui leur manque, ce n'est pas le désir, c'est la possibilité de s'instruire. L'élève le plus assidu réussit à peine, pendant la durée de ses études, à se faire une idée des affections les plus communes. Beaucoup de lésions lui demeurent à peu près inconnues, et il reste toujours dans son instruction de grandes lacunes, car les pièces déposées dans les musées, quelque utiles qu'elles soient, perdent, par le contact des liquides conservateurs, leurs caractères les plus importants.

Réunir dans un corps d'ouvrage la description et l'image fidèle de toutes les lésions morbides, en laissant aux parties malades leur forme et leur couleur naturelles, c'est mettre à la portée de tout le monde l'étude d'une science qui est devenue indispensable pour le praticien. Déjà plusieurs publications importantes ont répondu à ce besoin et ont été accueillies avec une faveur marquée. Nous citerons principalement les planches de Baillie, de Carswell, et surtout le grand *Traité d'anatomie pathologique* de

M. Cruveilhier. Ces beaux ouvrages resteront dans les annales de la science comme des monuments précieux, et indiqueront aux générations futures l'état des connaissances anatomo-pathologiques à l'époque où chacun d'eux a été publié.

Mais l'anatomie pathologique, science qui date à peine d'un siècle, et qui n'a acquis toute son importance que depuis environ cinquante ans, vient de subir en peu d'années de profondes modifications. L'application du microscope à l'étude des lésions lui a ouvert des horizons nouveaux et l'a poussée dans de nouvelles voies. Il ne s'agit plus seulement aujourd'hui de déterminer la couleur, la consistance et les autres caractères extérieurs des tissus morbides; grâce aux lentilles grossissantes, l'œil de l'observateur pénètre jusque dans les replis les plus cachés de leur organisation. Ce nouveau et puissant moyen d'investigation a effectué depuis quinze ans une révolution complète dans l'anatomie pathologique; on peut dire hardiment que les iconographies pathologiques anciennes ne suffisent plus aux besoins de notre époque, et il est devenu nécessaire de publier une nouvelle anatomie pathologique avec planches, conçue sur un plus vaste plan et en harmonie avec l'état actuel de la science.

Nul n'était en état, mieux que M. Lebert, d'entreprendre cette tâche immense; c'est lui que l'on considère, à juste titre, comme le fondateur de l'école micrographique française. Membre assidu de la Société anatomique, où viennent aboutir toutes les pièces pathologiques importantes des hôpitaux de Paris, il a constamment fréquenté, pendant plus de dix ans, les grands services de médecine et de chirurgie, recueillant d'abord les observations au lit des malades, puis assistant aux autopsies ou les pratiquant lui-même, examinant successivement les pièces pathologiques à l'œil nu, au microscope, faisant de fréquents appels à l'art des injections et à l'analyse chimique, mettant en usage, en un mot, tous les moyens connus d'observation et d'investigation.

Toutes les pièces importantes, recueillies pendant cette longue période d'études continuelles, ont été fidèlement reproduites, sous sa direction, par l'habile pinceau de M. Lackerbauer. Les dessins microscopiques ont été exécutés soit par cet artiste distingué, soit par M. Lebert lui-même. C'est seulement lorsque ces immenses matériaux ont été entièrement recueillis, que l'auteur, groupant ses planches et dépouillant ses observations, a entrepris la rédaction définitive d'un ouvrage commencé depuis si longtemps.

Cette rédaction était déjà fort avancée lorsque l'Université de Zurich appela M. Lebert au poste éminent de Professeur de Clinique médicale. En quittant Paris où s'étaient écoulées les plus belles années de sa vie scientifique, M. Lebert ne se sépara pas sans regret des maîtres illustres qui l'avaient si libéralement accueilli et des savants plus jeunes qui l'avaient si fraternellement secondé dans ses travaux. Ces souvenirs lui sont toujours chers : il se plaît, dans son *introduction*, à rappeler les services que lui ont rendus MM. Andral, Cruveilhier, Larrey, Lenoir, Louis, Rayer,

Ricord, Robert et Velpeau, en mettant à sa disposition les richesses de leurs services d'hôpital; MM. Claude Bernard, Broca, Follin, Leudet, Ch. Robin et Verneuil, en lui prêtant l'appui de leur amitié dévouée et le concours de leur zèle éclairé.

Placé depuis six ans à la tête d'un grand hôpital, où près de cent malades sont constamment confiés à ses soins, M. Lebert continue à recueillir des faits nouveaux pendant la publication de cet ouvrage. A mesure que ces faits se produisent sous ses yeux, il les compare à ceux qu'il a si laborieusement recueillis dans les hôpitaux de Paris; il contrôle et complète ainsi chaque jour les résultats de ses premières observations. Cette heureuse position a été pour l'auteur un motif puissant de continuer la tâche qu'il avait entreprise. C'est pour ainsi dire au lit du malade qu'il achève la rédaction du texte, complète l'atlas par l'addition importante de figures-types, ne voulant ainsi livrer son œuvre au public qu'après y avoir mis la dernière main. Nous insistons sur cette heureuse pensée, qui distinguera cette publication de toutes les autres iconographies et présentera une grande unité.

Après l'examen des planches de M. Lebert, l'un des professeurs les plus compétents et les plus illustres de la Faculté de Paris écrivait : « J'ai admiré l'exactitude, la beauté, la nouveauté des planches qui composent la majeure partie de cet ouvrage; j'ai été frappé de l'immensité des recherches originales et toutes propres à l'auteur qu'il a dû exiger. *Cet ouvrage n'a pas d'analogue en France ni dans aucun autre pays.* »

Cet important ouvrage se compose de deux parties.

Après avoir dans une INTRODUCTION rapide présenté l'histoire de l'anatomie pathologique depuis le XVIe siècle jusqu'à nos jours, M. Lebert embrasse dans la *première partie* de son livre l'ANATOMIE PATHOLOGIQUE GÉNÉRALE. Il passe successivement en revue l'Hyperémie et l'Inflammation, l'Ulcération, la Gangrène, l'Hémorrhagie, l'Atrophie, l'Hypertrophie, glandulaire en particulier, les TUMEURS, qu'il divise en productions Hypertrophiques, Homœomorphes hétérotopiques, Hétéromorphes et Parasitiques (règne animal et règne végétal). Dans un dernier chapitre il traite des Vices congénitaux de conformation. Cette première partie comprend les pages 1 à 426 du tome premier, et les planches 1 à 61.

La *deuxième partie*, sous le nom d'ANATOMIE PATHOLOGIQUE SPÉCIALE, traite des lésions considérées dans chaque organe en particulier. M. Lebert étudie successivement dans le livre I (pages 427 à 581, et planches 62 à 78) les maladies du Cœur et des Artères, les altérations des Veines, des Vaisseaux et Glandes lymphatiques; dans le livre II, les maladies du Larynx et de la Trachée, des Bronches, de la Plèvre, de la Glande thyréoïde et du Thymus (pages 582 à 753 et planches 79 à 94). Telles sont les matières traitées dans le Ier volume du texte et les lésions figurées dans le tome Ier de l'atlas.

Avec le tome II commence le livre III. Maladies du système nerveux (de l'Encéphale et de ses membranes, de la Moelle épinière et de ses enveloppes, des Nerfs, etc., comprenant les pages 1 à 132, et les planches 95 à 104. Le Livre IV est consacré aux Maladies du tube digestif et de ses annexes. M. Lebert passe successivement en revue dans ce livre les maladies des parties qui sont en rapport avec la muqueuse de la base du crâne, savoir, de la cavité nasale, des sinus frontaux et maxillaires et de la cavité buccale, puis il passe à la description de l'anatomie pathologique de la Bouche, du Pharynx, de l'Œsophage, de l'Estomac et des Intestins. Il traite ensuite des maladies du Foie et de la Rate, du Pancréas, du Péritoine, et enfin des altérations qui frappent le Tissu cellulaire retro-péritonéal et des Hémorrhoïdes.

Les planches de chaque livraison, avec leur explication, se rapportent toujours exactement aux questions étudiées dans le texte correspondant, complété par des observations détaillées des malades qui ont fourni les pièces représentées sur les dessins. L'œuvre de M. Lebert acquiert ainsi une grande utilité pratique. Nous croyons que cela suffit pour prouver que l'ouvrage n'a pas été conçu sous le point de vue exclusif de la micrographie. Pour M. Lebert, le microscope n'est pas l'*ultima ratio* de l'anatomie pathologique ; c'est un moyen de plus ajouté aux autres, et son rôle ne commence qu'après l'observation exacte des symptômes et l'étude rigoureuse de tous les caractères visibles à l'œil nu. Au surplus, nous croyons inutile d'insister plus longtemps sur la manière de voir de l'auteur dont le but constant a été l'union de la clinique et de l'anatomie pathologique, ainsi que leur application au perfectionnement de la thérapeutique.

Le *Traité d'anatomie pathologique générale et spéciale* se publie dans un ordre méthodique ; le texte en grande partie rédigé, toutes les planches dessinées, rien n'est négligé par l'éditeur pour publier régulièrement, autant que le temps nécessaire pour la bonne exécution le permet.

Ce bel ouvrage se composera de 2 volumes in-folio de texte, et 2 volumes comprenant 200 planches dessinées d'après nature, gravées et la plupart coloriées avec le plus grand soin. Le Tome Ier, Texte et Planches, est COMPLET en 20 livraisons.

Le Tome II est publié par livraisons, chacune composée de 30 à 40 pages de texte, sur beau papier vélin, et de 5 planches in-folio, gravées et coloriées. Une livraison paraît toutes les six semaines.

Vingt-huit livraisons sont en vente. — Prix de chaque, 15 fr.
AVEC LA 20e LIVRAISON, QUI COMPLÈTE LE TOME PREMIER,
a été publiée la première liste des Souscripteurs.

On souscrit :
A PARIS, CHEZ J.-B. BAILLIÈRE ET FILS,
LIBRAIRES DE L'ACADÉMIE IMPÉRIALE DE MÉDECINE,
19, rue Hautefeuille.

LONDRES,	NEW-YORK,
H. BAILLIÈRE, 219, REGENT-STREET.	H. BAILLIÈRE, 290, BROADWAY.

A MADRID, CHEZ C. BAILLY-BAILLIÈRE, CALLE DEL PRINCIPE, 11.
Et chez les principaux Libraires de la France et de l'Étranger.

Paris. — Imprimerie de L. MARTINET, rue Mignon, 2.

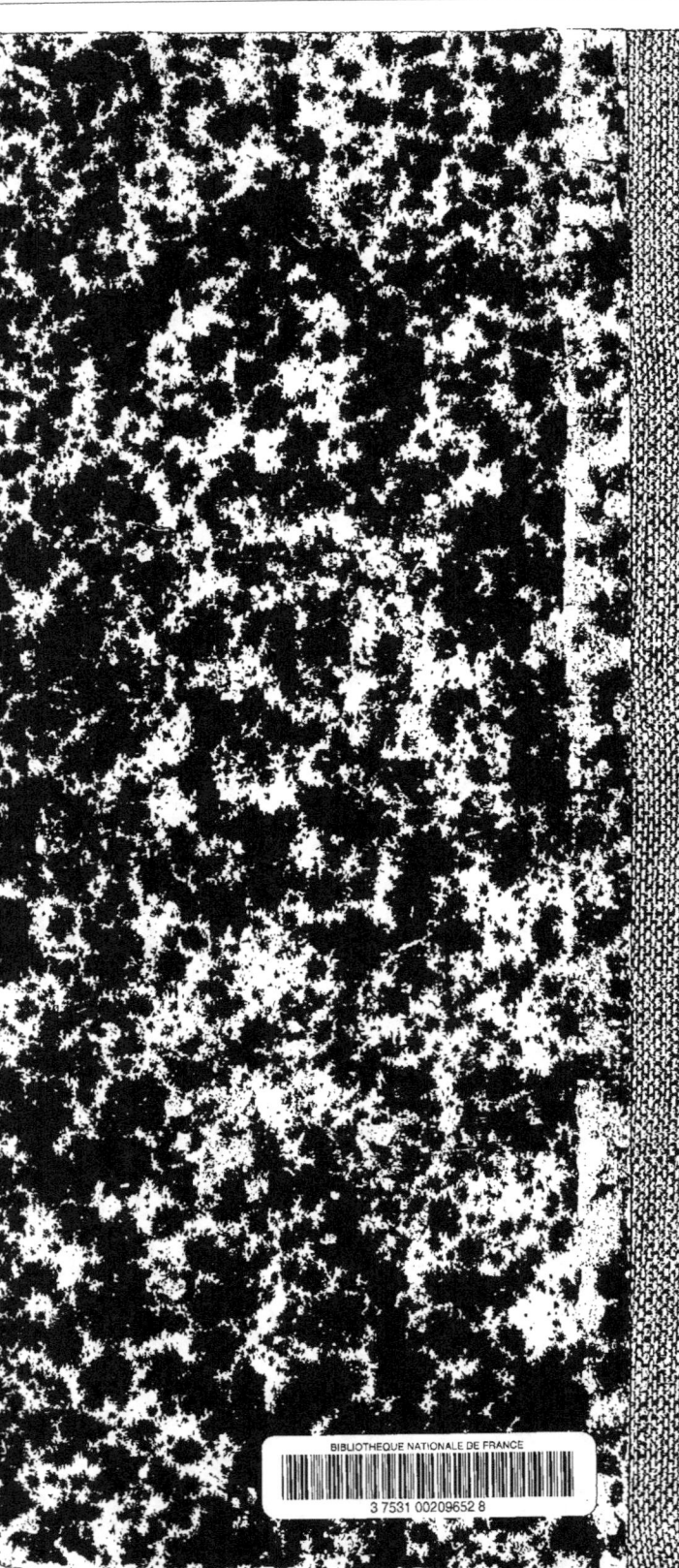

www.ingramcontent.com/pod-product-compliance
Lightning Source LLC
Chambersburg PA
CBHW050422240426
43661CB00055B/2236